DIE
SERÖSE ENTZÜNDUNG

EINE PERMEABILITÄTS-PATHOLOGIE

VON

DR. HANS EPPINGER
O. Ö. PROFESSOR, VORSTAND. DER I. MED. UNIVERSITÄTSKLINIK

DR. HANS KAUNITZ UND DR. HANS POPPER
IN WIEN

MIT EINEM ANHANG

ÜBER DEN MOLEKULAREN AUFBAU
DER EIWEISSSTOFFE

VON

DR. HERMANN MARK UND DR. ANTON VON WACEK
O. Ö. PROFESSOR, VORSTAND DES I. CHEM.   PRIVATDOZENT, ASSISTENT DES I. CHEM.
UNIVERSITÄTS-LABORATORIUMS   UNIVERSITÄTS-LABORATORIUMS
IN WIEN

MIT 124 TEXTABBILDUNGEN

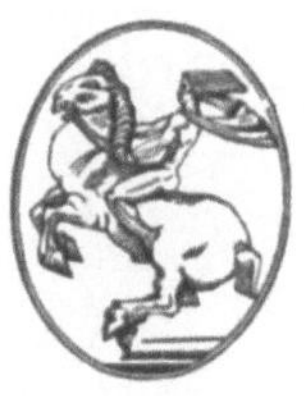

SPRINGER-VERLAG WIEN GMBH

DER ALTEN WIENER MEDIZINISCHEN SCHULE
ANLÄSSLICH DER 150-JAHRFEIER DES
ALLGEMEINEN KRANKENHAUSES
ZUGEEIGNET

Vorwort.

Unser Buch „Zur Pathologie und Therapie des menschlichen Ödems" bildete den Auftakt für eine Reihe von klinischen Untersuchungen, die sich mit der Bedeutung des peripheren Kreislaufes beschäftigten. Hier wurde erstmalig betont, wie wenig die Niere allein für die Entstehung der unterschiedlichen Formen von Wassersucht verantwortlich gemacht werden kann und wie sehr die peripheren Gewebe als ätiologischer Faktor in Betracht kommen. Als eigentliche Ursache vermuteten wir einen Kapillarschaden, der einen Eiweißaustritt aus der Blutbahn zur Folge hat; damals sprachen wir bereits von einer Albuminurie ins Gewebe.

Auf dem Umwege über das „Asthma cardiale", bei dem wir uns für eine Störung der Motorik der Kapillaren interessierten, näherten wir uns der Frage, was im Organismus geschieht, wenn es zu einem „Versagen des Kreislaufes" kommt; selbstverständlich sahen wir uns nicht im mindesten veranlaßt, die führende Rolle des Herzens zu schmälern, aber wir waren bemüht, Veränderungen in der Peripherie stärker zu betonen als es bis dahin tatsächlich geschehen ist. Wir mußten sogar beim Kreislaufversagen an allgemeine Gewebsstörungen denken, weshalb auch die Stoffwechselstörungen des Herzkranken unsere regste Aufmerksamkeit erheischen. Auch hier mußte der Grund der Stoffwechselveränderungen in Schädigungen des Kapillarsystems gesucht werden.

In weiterer Folge war es uns gelungen, das Geschehen während des Kollapses zu klären; hier begegnen wir dem peripheren Faktor in reinster Form, während das Herz bei dieser Kreislaufschädigung nur mittelbar betroffen erscheint. Als wir die Kapillarveränderungen während des Kollapses genauer verfolgten, gelang es uns, die ursprünglich nur vermutete Albuminurie ins Gewebe sicher zu stellen; wir müssen somit mit der Tatsache rechnen, daß die Eiweißkörper des Blutes gelegentlich die Gefäße verlassen und in die Gewebe übertreten. Dieser pathologische Vorgang stellt eine Erkrankung der Kapillaren dar, die sich bald in diesem, bald in jenem Organ stärker bemerkbar machen kann; sie beansprucht auch eine nominelle Sonderstellung, weswegen wir von einer „serösen Entzündung" sprechen. Unsere Aufgabe war, auf experimentellen und pathologisch-anatomischen Grundlagen aufbauend, die Klinik dieses Zustandes zu eröffnen. Daß wir mit dem Studium des Kollapses begannen, erleichterte unser Bemühen. Dies ist auch der Grund, warum wir bei der vorliegenden Darstellung auf die Analyse des Kollapses weitgehend eingingen.

Wien, im September 1935.

Die Verfasser.

Inhaltsverzeichnis.

Inhaltsverzeichnis.

Inhaltsverzeichnis. IX

I. Der Kollaps.

Umgrenzung des klinischen Begriffes Kollaps.

Die Bezeichnung Kollaps stammt aus der Klinik der Infektionskrankheiten. Die alten Ärzte sprachen von diesem Zustand, wenn es im Verlaufe einer fieberhaften Erkrankung zu einer *plötzlichen Verschlimmerung* des gesamten Krankheitsbildes kommt; scheinbar unvermittelt setzt *Tachykardie, Temperaturabfall* und *Ausbruch von kaltem Schweiß* ein; dabei liegen die Patienten starr und teilnahmslos da, die Gesichtszüge verfallen rasch, werden faltig; die Nase ist spitz, die Augen liegen glanzlos in den Höhlen und sind von breiten, dunklen Ringen umgeben; die Pupillen sind weit und reagieren träge, der Blick ist müde in die Ferne gerichtet; Haut und Schleimhäute sind blaß, Hände und Lippen ein wenig zyanotisch verfärbt; die Extremitäten fühlen sich kalt an, sie sind, ebenso wie der ganze Stamm und das Gesicht, von kaltem, klebrigem Schweiß bedeckt. *Venen* sind weder in der Kubitalgegend, noch am Handrücken zu sehen. Die Temperatur, die noch vor kurzer Zeit zwischen 39 und 40⁰ schwankte, ist unter 36⁰ gesunken, selbst die Temperatur im Rektum zeigt weniger als 37⁰. Die Sensibilität der Haut ist herabgesetzt, nur bei sehr energischem Zugreifen verziehen die Patienten ein wenig das sonst maskenhaft starre Gesicht, wobei sie nur schwache Abwehrbewegungen ausführen; die Kranken vermeiden jede spontane Bewegung, die passiv erhobene obere Extremität fällt wie leblos zurück; der *Puls der Art.* radialis ist klein, vielfach kaum tastbar, äußerst frequent und unregelmäßig, oft beängstigend lang überhaupt nicht zu fühlen; im Gegensatz hiezu klopfen die Karotiden deutlich, bei mageren Menschen mit fehlendem Meteorismus ist auch die Aorta abdominalis lebhaft hüpfend zu tasten. Das *Bewußtsein* ist meist nicht getrübt, die Patienten geben zwar träge, aber klare Antworten, sie klagen über Kälte, Ohnmachtsgefühl; gelegentlich kommt es zu einer auffallenden Geschwätzigkeit. Die *Atmung* ist unregelmäßig, mitunter bleibt sie längere Zeit aus. Hält der Zustand länger an, so steigert sich das Durstgefühl; versucht der Patient zu trinken, so kann es zu *Erbrechen* kommen; die Zunge wird trocken, der Bauch schwillt an, wobei es oft zu einer Vergrößerung der Leber kommt, die auch schmerzhaft werden kann; wenn sich das Krankheitsbild nicht rasch bessert, so tritt meist unter Verschlechterung des Pulses Bewußtlosigkeit und Versagen der Atemtätigkeit der Tod ein.

Wir haben auch mit dem Vorkommen von *milderen Graden des Kollapses* zu rechnen; die *Pseudokrisen,* wie sie im Verlaufe der Pneumonie oder des Typhus zu sehen sind, gehören hierher. Oft tritt der Kollaps ganz unvermittelt auf, gelegentlich schleicht er sich aber allmählich ein. Patienten, die beim Versuche sich aufzusetzen — selbst wenn sie gestützt werden — auffällig erblassen, Schwindelgefühl empfinden und dabei einen auffallend dikroten Puls zeigen, scheinen ganz besonders die Kandidaten für bedrohliche Kollapszustände zu sein.

Bei fieberhaften Erkrankungen tritt der Kollaps fast niemals im Beginn, sondern entweder auf der Höhe der Erkrankung oder während der Rekonvaleszenz auf; oft führt der Kollaps unmittelbar zum Tode. Immerhin steht man aber als Arzt dieser Kreislaufstörung nicht völlig ohnmächtig gegenüber.

Das Kindesalter bleibt im allgemeinen von schwerem Kollaps verschont, während man bei älteren Menschen, besonders bei Hypertonikern und Korpulenten, öfter damit zu rechnen hat.

Daß es sich beim Kollaps in erster Linie um eine *Gehirnanämie* handelt, darüber waren sich schon die alten Ärzte völlig im klaren; ebenso wie die Blutzufuhr, nach dem Puls zu schließen, zu den Extremitäten vermindert ist, erhält auch das Gehirn zu wenig Sauerstoff; deswegen beginnt es bald zu versagen. Was aber die eigentliche Ursache der Blutleere im gesamten arteriellen System ist, war lange Zeit völlig unklar.

Historische Entwicklung und Abgrenzung des Begriffes Kollaps von der Herzinsuffizienz.

a) Kardiale Theorie. Da die ältere Medizin nur das Herz als treibenden Faktor der Zirkulation kannte, so lag es nahe, die Ursache des Kollapses in einem Versagen der Herztätigkeit zu sehen; weil das Herz insuffizient ist, ist es nicht imstande, die Peripherie in entsprechender Weise mit Blut zu versorgen, nur deswegen kommt es zum Kollaps; das war die ursprüngliche Anschauung, der — leider muß man das einbekennen — auch heute noch viele Ärzte huldigen. Diese Vorstellung fand eine scheinbare Stütze in den Befunden der pathologischen Anatomen. Nach diesen erscheint das Herz bei der Sektion gelegentlich auffallend schlaff und zeigt Brüchigkeit der Muskulatur und Verfärbung; an dieser Tatsache ist übrigens nicht zu zweifeln. VIRCHOW[1] war sogar geneigt, hin und wieder von einer parenchymatösen Entzündung des Herzmuskels zu sprechen; die homogene Umwandlung der Muskelprimitivbündeln, ihre Auffaserung in Fibrillen, die albuminoide Körnelung sowie das Auftreten von Fetttröpfchen, also verschiedene

---

[1] VIRCHOW: Virchows Arch., **4,** S. 261. 1852.

Zeichen degenerativer Veränderung, galten ihm als Ausdruck einer solchen Entzündung; mitunter wurden sogar interstitielle Rundzellenanhäufungen und Intimaveränderungen an den Kranzarterien beobachtet, die scheinbar ganz besonders auf einen Zusammenhang zwischen Versagen der Herztätigkeit und Kollaps hinwiesen.

b) Gefäßerschlaffung. Aber auch schon damals wurden Stimmen laut, die an eine ausschließliche Schädigung des Herzens beim Kollaps nicht recht glauben wollten, die zum mindesten nicht für alle Fälle die anatomischen Veränderungen im Herzmuskel so einseitig überwerteten, wie es tatsächlich vielfach geschah.

Als ein Fortschritt auf diesem Gebiete müssen daher die Arbeiten von PFEUFFER[1] angesehen werden; er war der erste, der, von klinischen Erwägungen ausgehend, die Zirkulationsstörungen im Kollaps nicht so sehr vom Herzen abhängig machen wollte, als vielmehr von einer verminderten Spannung des gesamten Gefäßsystems. NAUNYN[2] und QUINCKE[3] verlegten, ebenso wie PFEUFFER, die mutmaßliche Ursache des Kollapses nicht in das Herz, sondern in das *Vasomotorensystem*, wohl deswegen, weil man damals ganz unter dem Eindruck des GOLTZschen Klopfversuches stand. Man studierte daher den Kreislauf nach Durchtrennung des Rückenmarkes, wobei sich viele Analogien mit dem experimentellen Fieber ergaben. Schon damals war es bekannt, wie leicht das Vasomotorensystem von Chloral, Chloroform und anderen Giften geschädigt wird und wie sich dabei Zustände entwickeln, die zum Kollaps in engster Beziehung stehen.

Auf die Fortleitung der Pulswellen durch die Kapillaren bis in die Venen, wie sie hauptsächlich im Fieber zu sehen ist, legte QUINCKE großen Wert, denn darin sah er einen wesentlichen Beweis für die Entspannung der Gefäße. QUINCKE sowie NAUNYN nahmen jedenfalls an, daß während eines Kollapses nur ausnahmsweise Zeichen wirklicher Herzschwäche bestehen, daß hingegen die Gefäßerschlaffung, die mit einer *abnormen Blutverteilung* einhergeht, von ausschlaggebender Bedeutung sei. MAREY,[4] der das ganze Problem nur vom Standpunkte des Physiologen betrachtete, glaubte bei der Entstehung eines Kollapses das Schwergewicht auf eine veränderte Blutverteilung legen zu müssen; er meinte, es könnte sich um einen ähnlichen Zustand handeln, wie er sich durch Pfortaderunterbindung erzeugen läßt.

c) Beziehungen zur Infektion. In ausgedehnten Untersuchungen hat sich ROMBERG[5] mit dem Problem der Kreislaufschädigung im Verlaufe

---

[1] PFEUFFER: Z. rat. Med., I., S. 409. 1844.

[2] NAUNYN: Arch. f. exper. Path., 1., S. 181. 1873.

[3] QUINCKE: Dubois Arch., S. 174 u. 521. 1869.

[4] MAREY: Circulation du Sang. Paris. 1881.

[5] ROMBERG: Arch. klin. Med., **64,** S. 652. 1899.

der akuten Infektionskrankheiten beschäftigt; da auch er von der Überzeugung ausging, daß eine Klärung dieser wichtigen Frage zunächst
durch Untersuchungen am Krankenbett nicht zu erwarten sei, war er
bemüht, im Experiment Zustände hervorzurufen, die sich mit dem
menschlichen Kollaps vergleichen lassen. Vergiftet man Kaninchen mit
Pneumokokken, Bac. Pyocyaneus oder Diphtherietoxin, so kommt es zu
schweren Kreislaufschäden, die, soweit man das im Tierversuch beurteilen kann, kaum auf Schädigungen des Herzens zu beziehen sind; im
Vordergrund steht die *Lähmung des Vasomotorenzentrums* im verlängerten
Mark. Dies ist die Ursache der sich allmählich einstellenden Blutdrucksenkung. Das Primäre scheint eine atypische Blutverteilung zu sein, denn
die Splanchnikusgefäße sind maximal mit Blut überfüllt, während in
den Muskeln, in der Haut und im Gehirn Blutleere besteht. Jedenfalls
ist das *Herz nicht primär beteiligt;* erst wenn der große Kreislauf durch die
Blutansammlung im Abdomen Schaden genommen hat, leidet auch das
Herz — aber erst sekundär — an den Folgen der mangelhaften Durchblutung der Koronargefäße.

Angeregt durch die Arbeiten von ROMBERG hat PÄSSLER[1] die verschiedenen „Herzmittel" auf ihre Bedeutung für das Vasomotorensystem
untersucht. Der durch die Toxine geschädigte Kreislauf konnte wohl
durch Koriamytrin und Koffein gebessert werden, doch waren diese
Pharmaka bei der gewählten Versuchsanordnung erst in Konzentrationen
wirksam, die schon als toxisch bezeichnet werden müssen. Einwandfreie,
allerdings nur vorübergehende Erfolge sah PÄSSLER nach Infusion von
Kochsalzlösung.

Ebenfalls unter dem Einflusse von ROMBERG ist eine Arbeit von
HEINECKE[2] entstanden, der sich mit dem Verhalten des Kreislaufes bei
experimenteller Peritonitis beschäftigte; auch dabei ist der schlechte
Puls auf eine Vasomotorenlähmung zu beziehen.

Überträgt man diese experimentellen Erfahrungen auf die menschliche Pathologie, so läßt sich sagen, daß die schweren Zirkulationsstörungen, wie sie im Verlaufe von Infektionskrankheiten und auch bei
der akuten Peritonitis zu sehen sind, wahrscheinlich auf eine *Gefäß-
paralyse*, bedingt durch Vasomotorenschädigung, und weniger oder gar
nicht auf eine Störung der Herzfunktion zurückzuführen sind.

Die wichtigen Beobachtungen von ROMBERG und seiner Schule haben
in der Folge zunächst nicht die Würdigung gefunden, die sie verdienen;
man sah in ihnen nur experimentelle Befunde, die nichts mit der Klinik zu
tun haben sollten; nach wie vor wurde das Herz als der ursächliche
Faktor für die Entstehung eines Kollapses beschuldigt und dementsprechend für die Behandlung dieser Zustände nur Digitalis verwendet.

---

[1] PÄSSLER: Arch. klin. Med., **64**, S. 715. 1899.
[2] HEINECKE: Arch. klin. Med., **69**, S. 429. 1901.

Identität von Shock und Kollaps, sowie Theorien ihrer Entstehung.

a) Einfluß des Traumas. Die alten Ärzte wurden bald auf die Ähnlichkeit aufmerksam, die zwischen dem schweren Verfall des Kreislaufes im Verlaufe der Infektionskrankheiten und dem völligen Zusammenbruch besteht, der sich nach schweren Traumen einstellen kann; fürs erste hat man hier eine nominelle Trennung vornehmen wollen, indem man in dem einen Fall (Fieber) von Kollaps sprach, während in dem anderen (Trauma) das Wort Shock in Anwendung kam. Derzeit wissen wir, daß es sich hier um den gleichen Vorgang handelt und daß somit dieser Streit um Worte nur mehr historisches Interesse besitzt. Jedenfalls wurde angenommen, daß es auch auf rein reflektorischem Wege — denn dieser Faktor wurde für die Entstehung des „traumatischen Shocks" verantwortlich gemacht — zu einem Kollaps kommen kann. Gerade die Tatsache, daß oft ganz kleine Traumen zu bösen Folgen führen können, war der Grund dafür, daß das nervös-reflektorische Moment so sehr in den Vordergrund gerückt wurde.

Dem Vorkommen von schwerem traumatischen Shock wurde während des Krieges von englischer Seite besondere Aufmerksamkeit geschenkt; die bedeutendsten englischen Physiologen wurden in den Dienst dieser Frage gestellt. Die zahlreichen, mehr oder weniger stumpfen Verletzungen, Quetschungen und schweren Verschüttungen gaben reichlich Gelegenheit, das Problem des Shocks zu studieren.

b) Das kleine Herz. Als gemeinsames Symptom bei diesen Erscheinungen wurde einstimmig die mangelhafte Füllung des Herzens mit Blut erkannt; dieser Umstand wurde nunmehr dafür verantwortlich gemacht, daß der arterielle Blutdruck und die Temperatur absinken. Den Untersuchern war es klar, daß das dabei auftretende Krankheitsbild dem Zustande nach einem schweren Blutverlust außerordentlich ähnlich sei; beim Shock müsse daher das Blut irgendwo im Körper liegenbleiben oder es müssen sich dem Blutumlaufe im Bereiche der feinsten Venen Hemmnisse entgegenstellen, welche den Rückfluß des Blutes in das Herz beeinträchtigen. Wie sehr die Autoren unter dem Einflusse dieser Vorstellung standen, beweisen ihre therapeutischen Vorschläge: man müsse das in den arteriellen Gebieten fehlende Blut in irgendeiner Weise ersetzen. Zunächst empfahl man Kochsalzlösungen, später die Injektion von Gummi-arabicum-Lösungen; die Erfolge waren aber nur vorübergehend. So klar der Mechanismus des Krankheitsbildes bei objektiver Betrachtung zu sein schien, so unklar war man sich über die eigentlichen Ursachen des traumatischen Kollapses. Jedenfalls waren diese Erfahrungen der Anlaß zu zahlreichen Theorien.

c) Vasomotorenlähmung. Crile[1] meinte, diese Befunde im Sinne einer Erschöpfungstheorie deuten zu können; ebenso wie es bei schweren Traumen zu Läsionen der verschiedensten Partien im Zentralnervensystem kommen kann, soll auch das Vasomotorensystem in Mitleidenschaft gezogen werden. Daß eine Ausschaltung des Vasomotorensystems zu Kapillarerweiterung im Bereiche des ganzen Splanchnikusgebietes führt, war bekannt. Der Unterschied in den Anschauungen bestand bloß darin, daß ursprünglich die Gehirnanämie als Folge der mangelhaften Blutfüllung betrachtet worden war, während Crile sich dafür einsetzte, daß die Gehirnläsion, speziell im Vasomotorensystem, schon vor der Blutdrucksenkung entsteht, somit das Primäre darstellt.

Im Prinzip ähnlich ist die Vorstellung von Porter[2], der an Fettembolien denkt, welche durch das Trauma entstehen; für manche Formen mag vielleicht eine Schädigung des Vasomotorenzentrums durch Fettembolie in Frage kommen, von einer Verallgemeinerung kann hier aber ganz sicher nicht die Rede sein, zumal Mott und McKibben[3] Fettembolien, besonders in der Vasomotorengegend, auch bei Personen gesehen haben, die in vivo nicht die geringsten Störungen darboten.

d) Nebennierenversagen. Wenig Wahrscheinlichkeit scheint auch die Vorstellung von Bainbridge[4] zu haben, der an ein plötzliches Versagen der Nebennierentätigkeit denkt; diese Annahme führte dazu, daß man in der Therapie zu großen Adrenalindosen griff. Vorübergehend waren wohl bei dieser Behandlung Erfolge zu sehen, aber Dauerheilungen wurden bei schweren Fällen kaum beobachtet.

e) Akapnietheorie — Kohlensäure. Da man bei vielen Fällen von traumatischem Shock eine erhöhte Atemtätigkeit findet, glaubte Henderson,[5] seine bekannte Akapnietheorie hier verwerten zu können. Bei jeder forcierten Hyperventilation kann es zu einer Abwanderung der Blutkohlensäure kommen, was meist zu einer Blutdrucksenkung führt. Im Hinblick darauf, daß gleichzeitig damit auch der Venendruck und die Körpertemperatur absinken, schien man damit der Lösung so manchen Rätsels, das der Kollaps bietet, etwas näher zu kommen. Nach Henderson soll im Bereiche des Vasomotorensystems auch ein Venomotorenmechanismus sein Zentrum besitzen, der für den Abtransport des Blutes aus den Geweben sorgt; ist dieser Mechanismus, der durch die Kohlensäure des Blutes reguliert wird, infolge Akapnie geschädigt, so kann das Blut in der Peripherie liegen bleiben; im Endeffekt kann ein Zustand wie bei einer plötzlichen Verblutung resultieren. Den Shock, der beispielsweise nach

---

[1] Crile: Ann. Surg., **62**, S. 262 (1915), und Amer. Med. Assoc. 1921, S. 149·
[2] Porter: Amer. J. Physiol., **20**, S. 399. 1907.
[3] Mott und McKibben: Lancet 1921, I., S. 519.
[4] Bainbridge: Lancet 1907, S. 1296, und Brit. med. J. 1917, S. 382.
[5] Henderson: Amer. med. Assoc. J. 1921, S. 424.

langen Operationen im Bereiche der Bauchhöhle beobachtet wird, will
HENDERSON in gleicher Weise gedeutet wissen; durch das Manipulieren
an den bloßgelegten Därmen entweicht aus den Mesenterialgefäßen
Kohlensäure, wodurch der Akapnie in doppelter Weise Vorschub geleistet
wird; einerseits durch die Hyperventilation, andererseits durch die
Öffnung der Bauchhöhle. Für manche Formen von postoperativem
Kollaps mag diese Vorstellung von HENDERSON Geltung haben; für viele
Fälle kommt eine solche Möglichkeit deshalb nicht in Betracht, weil das
wichtigste Symptom der Akapnie — der mangelnde Kohlensäuregehalt im
Blute — nicht nachweisbar ist. Immerhin muß an der Tatsache festgehalten
werden, daß wir in der Darreichung von Kohlensäure ein wichtiges Mittel
kennengelernt haben, um Kreislaufschädigungen nach Art des Kollapses
zu beseitigen.

f) Körpereigene Zerfallsprodukte — Histamin. Es liegen gewichtige
Tatsachen vor, die für die toxische Theorie des Kollapses sprechen.
Diese Theorie wurde nicht von einer einzelnen Persönlichkeit aufgestellt;
sie ergab sich gleichsam als Frucht der vielen Kollapsstudien, als gute
Erklärung für die verschiedensten Faktoren, die man kennengelernt hatte.
Es kommt nach schweren Muskelquetschungen sicherlich oft zu schweren
Kollapszuständen; die Annahme der Bildung irgendwelcher Gifte lag daher
nahe. Da Muskel- und Gewebezerstörungen bei größeren Operationen
unvermeidlich sind, so kann diese Theorie auch für die Deutung des
postoperativen Shocks verwendet werden. Ihre Grundlagen basieren auf
folgenden Tatsachen. Wird bei einem Tier das abführende Gefäß einer
Extremität vorübergehend ligiert, sodann eine ausgedehnte Quetschung
dieser Muskelpartien vorgenommen, so kommt es zu keiner Blutdrucksenkung; sie tritt aber sofort ein, wenn die bis dahin geschlossene Vene
geöffnet wird; bei der Zerquetschung müssen also toxische Produkte entstehen und auf diese Weise den gesamten Körper vergiften. Man dachte
vor allem an das Histamin, das bei intravenöser Injektion tatsächlich
kollapsähnliche Störungen zur Folge hat. Der Nachweis histaminähn-
licher Substanzen innerhalb des geschädigten Gewebes könnte als Beweis
dafür gelten, daß es im Shock zur Resorption solcher Substanzen kommt.
DALE und BEST[1] haben Histamin aus Lunge und Leber in chemisch reiner
Form isoliert. So gut sich diese Beobachtungen in den Rahmen einer
toxischen Shocktheorie einfügen lassen, so wenig darf man außer acht
lassen, daß hochgradige Blutdrucksenkungen sich nur durch die Injektion
relativ sehr großer Histamindosen erzielen lassen, also durch Mengen,
die in diesen Quantitäten im zerquetschten Gewebe wohl kaum entstehen.

g) Lebervenensperre. Eine wesentliche Förderung erfuhr das Kollapsproblem durch Untersuchungen von PICK und MAUTNER.[2] Sie fanden

---

[1] DALE, BEST, DUDLEY und THORPE: J. of Physiol., **62**, S. 397. 1926.
[2] PICK und MAUTNER: Arch. f. exper. Path., **142**, S. 271. 1929.

innerhalb der Lebervenen muskuläre Vorrichtungen, die bei ihrer Kontraktion den venösen Zufluß zum Herzen sehr stark drosseln können; dieser Schließmechanismus spricht auf Histamin an und bedingt eine mächtige Pfortaderstauung. Es lag daher nahe, diesen Klappenmechanismus mit dem Entstehen des Kollapses in Zusammenhang zu bringen; jedenfalls waren der toxischen Shocktheorie dadurch Wege gezeigt, in welcher Richtung die betreffenden Gifte ihre Wirksamkeit entfalten können.

Blutdepots und zirkulierende Blutmenge.

Mit der Existenz muskulärer Steuervorrichtungen innerhalb des venösen Kreislaufes gewinnt auch eine andere Frage erhöhtes Interesse, die mit dem Kollapsproblem in inniger Verbindung steht; es ist dies die Bedeutung der Blutdepots für den normalen und pathologischen Kreislauf. Wie kam man darauf, die Möglichkeit in Betracht zu ziehen, daß es neben der zirkulierenden Blutmenge auch Blut gibt, das sich vorübergehend der allgemeinen Zirkulation entziehen kann, weil es in den sogenannten Blutdepots verstaut liegt? BARCROFT[1] interessierte sich ursprünglich nur für die Frage, warum Menschen in großen Höhen, z. B. auf den Anden, also in einer Höhe von stellenweise über 5000 m, eine zyanotische Gesichtsfarbe haben. Um dieses Problem zu studieren, wurde eine Expedition ausgerüstet, die neben anderen Studien an Kreislaufstörungen im Höhenklima auch Untersuchungen der Blutmenge mit dem Kohlenoxydverfahren durchführte. Schon auf dem Wege nach Peru, als man in heiße Zonen kam, zeigten sich merkwürdige Änderungen in der Blutmenge. So wurden im Bereiche des Äquators die höchsten Blutmengenwerte gefunden, während man in Peru, wo es wieder kühler war, viel niedrigere Werte fand. Die Blutmenge, die z. B. in Cambridge 4,6 l betrug, stieg in der Nähe des Äquators auf 6,5 l und fiel in Peru wieder auf 5,3 l. Das einzige Moment, das zur Erklärung dieser Schwankungen in Betracht gezogen werden konnte, war die Änderung der Temperatur. Um die Richtigkeit dieser Annahme zu überprüfen, wurden in Cambridge in einer Glaskammer, deren Innentemperatur beliebig geändert werden konnte, analoge Versuche durchgeführt; dabei konnte der einwandfreie Beweis geliefert werden, daß unter den verschiedenen Faktoren, die die mit der Kohlenoxydmenge erfaßbare Blutmenge beeinflussen können, die Außentemperatur eine große Rolle spielt. Da die in der Glaskammer vorgenommenen Versuche schon innerhalb sehr kurzer Zeit Schwankungen der Blutmenge erkennen ließen, so dürften diese Änderungen in der Blutmenge keineswegs auf rasch einsetzende Regenerationen von roten Blutkörperchen bezogen werden. BARCROFT zog daher den einzig möglichen Schluß, nämlich den, daß es

---

[1] BARCROFT: J. of Physiol., **60**, S. 79, 443 (1925), und **64**, S. 1, 23 (1927).

in unserem Organismus Blut geben muß, das gelegentlich mit der allgemeinen Zirkulation nicht in Verbindung steht, wohl aber unter bestimmten Bedingungen ins Rollen gelangen kann. Ebenso wie es in unserem Körper Fett- und Glykogendepots gibt, sollen auch Blutreserven vorkommen, die manchmal in Anspruch genommen, bei anderer Gelegenheit wieder außer Zirkulation gesetzt werden; in diesem Sinne spricht BARCROFT von *deponierten* und *zirkulierenden Blutmengen*.

Bei der Frage, wo diese Depots zu suchen seien, die rasch so große Blutmengen, z. B. 1—1½ l Blut, zur Verfügung stellen, richtet sich die Hauptaufmerksamkeit auf die Milz und die Leber; wie richtig BARCROFTS Überlegung war, hiebei an die Milz zu denken, beweist folgende Tatsache: wurden Tiere mit Kohlenoxyd vergiftet, so blieb das Milzblut frei von Kohlenoxyd; von dem Blut der Milzpulpa, die bekanntlich große Blutmengen enthält, darf daher angenommen werden, daß es von der allgemeinen Zirkulation irgendwie getrennt sein muß oder, wie BARCROFT sich ausdrückt, durch Türen abgeschlossen ist, die gelegentlich geöffnet, zu anderen Zeiten geschlossen sind. Als ein Vorgang, der vielleicht diese „Milztüren" öffnet, kommt neben der Erhitzung auch die Muskeltätigkeit in Betracht.

Es ist nicht gerechtfertigt, aus diesen Experimenten für die Milz allein Konsequenzen abzuleiten, da, wie JANSSEN und REIN[1] gezeigt haben, ganz sicher auch die Leber als Blutdepot berücksichtigt werden muß; jedenfalls kann man auf die Tatsache verweisen, daß es nunmehr mittels des Kohlenoxydverfahrens gelingt, das in unserem Körper vorhandene Blut funktionell in zwei Gruppen zu teilen. Es gibt eine zirkulierende, dem Kohlenoxyd leicht zugängliche Blutquantität und eine in bestimmten Depots verstaute Blutmenge, die nur unter bestimmten Umständen dem Organismus verfügbar wird und somit als Reservematerial angesehen werden muß.

Verminderung der zirkulierenden Blutmenge als eigentliche Ursache des Kollapses.

Das Problem der zirkulierenden Blutmenge wurde von uns[2] auf die Pathologie übertragen; eine Unzahl von Fragen drängte sich auf, die unter diesem Gesichtspunkte einer Untersuchung zugeführt werden mußte. Vor allem schien die Kollapsfrage das geeignete Objekt, da es sich hier um einen Zustand handelt, bei dem, wie wir bereits gesagt haben, das Herz zu wenig Blut erhält und dementsprechend auch nur wenig Blut an die Peripherie abgegeben werden kann; die Ursache des zu geringen Angebotes ist sicher unabhängig von der Herztätigkeit; alles drängt

---

[1] JANSSEN und REIN: Z. Biol., **89**, S. 324. 1930.
[2] EPPINGER und SCHÜRMEYER: Klin. Wschr. 1928, S. 777.

vielmehr zu der Vorstellung, daß das Blut irgendwo im Körper zurückgehalten und deswegen der Zirkulation entzogen wird; es lag daher nahe,
anzunehmen, daß während des Kollapses Blut in den Depots zurückgehalten wird und daß *die eigentliche Ursache der mangelhaften Blutfüllung des Herzens in einer Verminderung der zirkulierenden Blutmenge*
zu suchen ist.

Dadurch, daß es uns möglich war, sowohl beim Menschen als auch
beim Tier den Kollaps unter dem Gesichtspunkte der Blutdepots zu
studieren, wobei wir in beiden Fällen eine Verkleinerung der zirkulierenden
Blutmenge nachweisen konnten, wurde der sichere Beweis erbracht, daß
die Blutdepots im Rahmen des ganzen Kollapsproblems sowohl pathogenetisch als auch diagnostisch von ausschlaggebender Bedeutung sein
müssen.

Genau so, wie es nicht angeht, alle Kollapsformen, die uns die menschliche Pathologie vorführt, auf eine gemeinsame Ursache zurückzuführen,
so geht es auch nicht an, einen gemeinsamen Standpunkt bezüglich
der Pathogenese der Verminderung der zirkulierenden Blutmenge anzunehmen, obwohl dieser Faktor bei allen Kollapsarten von entscheidender
Bedeutung ist.

II. Der Kollaps im Experiment.

Der erfahrene Arzt war sich immer darüber im klaren, daß am
Krankenbett zwischen einer reinen Herzinsuffizienz und einer peripheren
Kreislaufstörung zu unterscheiden ist; die notwendige Trennung dieser
beiden Krankheitsbilder geschah zunächst rein intuitiv und eigentlich
nur auf Grund großer persönlicher Erfahrung; auf welche klinische
Symptome man dabei besonders zu achten hat, war zunächst nicht
ganz sicher. Wenn wir in der Erkenntnis dieses schwierigen Problems
etwas weitergekommen sind, so verdanken wir dies in erster Linie den
Ergebnissen verschiedener experimenteller Untersuchungen. Da wir an
Hand dieser Erfahrungen dem Wesen der *„peripheren Kreislaufschädigung“*, unter anderem auch dem des Kollapses, am nächsten gekommen
sind, erscheint es angebracht, mit dem Tierexperiment zu beginnen.
Ist es gelungen, so zu einer Trennung der verschiedenen peripheren Kreislaufstörungen zu gelangen, dann erst hat es einen Zweck, unter ähnlichen
Gesichtspunkten auch die einzelnen klinischen Krankheitsbilder zu
studieren.

Der Pepton-Shock.

a) **Symptomenbild.** Seit den Untersuchungen von SCHMIDT-MÜHL-
HEIM[1] ist es bekannt, daß die durch künstliche Verdauung von Eiweiß

---

[1] SCHMIDT-MÜHLHEIM: Arch. Anat. u. Physiol. (phys. Abt.) 1880, S. 33.

hergestellten Peptone nach intravenöser Injektion drei typische Veränderungen bewirken: hochgradige Blutdrucksenkung mit starker Gefäßerweiterung im Splanchnikusgebiet, schwere Benommenheit und Hinfälligkeit und schließlich durch längere Zeit anhaltende Ungerinnbarkeit des Blutes. Als sehr wirksames Präparat erweist sich das käufliche Wittepepton, weshalb alle in dieser Richtung durchgeführten Versuche damit angestellt wurden.

Die Blutdrucksenkung wird vielfach als Zeichen einer ausgedehnten Vasodilatation gedeutet und damit erklärt, daß das Pepton auf die Wan-

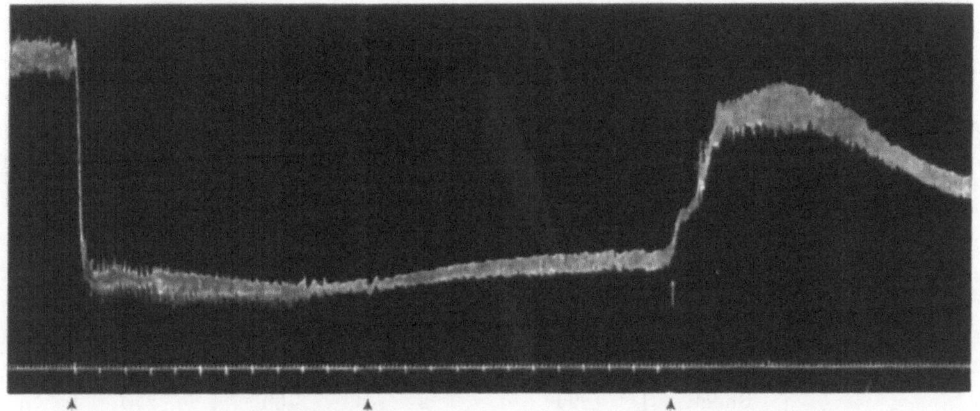

Abb. 1. Einfluß einer Peptoninjektion auf den Blutdruck, nachträglich Pituitrin. Abfall des Blutdruckes von 175 mm Hg auf 50 mm Hg. Zirkulierende Blutmenge bei Probe I 1000 ccm, bei Probe II 460 ccm, bei Probe III 820 ccm.

dungen der peripheren Blutgefäße im Sinne einer Einschränkung oder temporären Aufhebung der Vasomobilität einwirkt. Da es gleichzeitig mit dieser Blutdrucksenkung gelegentlich auch zu Temperaturabfall, Kot- und Harnentleerung, Erbrechen, Depression und Anurie kommt, also zu Erscheinungen, welche weitgehend an die Veränderungen erinnern, die beim menschlichen Kollaps zu beobachten sind, so schien uns gerade die Peptonvergiftung geeignet, einen typischen experimentellen Kollaps hervorzurufen und an Hand desselben nach der eigentlichen Ursache der Kreislaufschädigung zu fahnden. Die von BARCROFT begonnenen Untersuchungen über das wechselseitige Verhältnis zwischen zirkulierender und deponierter Blutmenge haben uns veranlaßt, die Peptonvergiftung von diesem Gesichtspunkte aus zu prüfen.

b) Versuchsanordnung und Verhalten des Kreislaufes. Injiziert man einem Hund (s. Abb. 1) 0,1 g Wittepepton, pro Kilogramm Körpergewicht, in physiologischer Kochsalzlösung gelöst intravenös, so stürzt binnen kürzester Zeit der arterielle Blutdruck meist unter die Hälfte des An-

1a*

fangsdruckes und bleibt lange Zeit in dieser Höhe; ermittelt man gleichzeitig auch den venösen Druck (am besten im rechten Vorhof), so fällt er ebenfalls auf fast unmeßbar niedrige Werte. Das nach dem FICKschen Prinzip berechnete Minutenvolumen zeigt gleichfalls eine beträchtliche Abnahme. Untersucht man ferner bei einem solchen Tier vor, während und nach dem Shock die zirkulierende Blutmenge, soweit sie durch das Kohlenoxydverfahren zu ermitteln ist, so findet man sie während des Peptonkollapses bis weit unter die Hälfte der Ausgangswerte gesunken. Die in Tabelle 1 zusammengestellten Beispiele sind aus einer größeren Versuchsreihe herausgegriffen, die einheitlich stets dasselbe Resultat ergeben haben.

Tabelle 1.

		Arterieller Blutdruck mm Hg	Venöser Blutdruck cm H_2O	Minuten-volumen ccm	Zirkulierende Blutmenge ccm
Versuch I	Vor d. Shock	175	12	1070	725
	Während d. Shock	70	3	380	318
Versuch II	Vor d. Shock	185	11	1806	971
	Während d. Shock	90	2	460	270

Wenn man sich nun unter Berücksichtigung dieser Befunde die Frage vorlegt, was die Ursache der während der Peptonvergiftung einsetzenden Blutdrucksenkung sein mag, so kommt man zu einem eindeutigen Resultat. Der größte Teil des im Körper befindlichen Blutes kann — im Sinne BARCROFTS gesprochen — weder aus den Depots, noch aus den Kapillaren zweckdienlich verwertet werden; der unökonomisch arbeitende Organismus beschickt sein Herz mit nur sehr geringen Blutmengen, so daß ein Vergleich mit dem Zustande, der nach einem schweren Blutverlust einsetzt, vollkommen gerechtfertigt erscheint.

Einen weiteren Beweis dafür, daß das Herz während eines Peptonshocks mit nur sehr wenig Blut beschickt wird, bietet die Abb. 2. Links sehen wir das Orthodiagramm des Herzens vor der Peptoninjektion und rechts das Herz auf der Höhe des Kollapses. Wäre die Blutdrucksenkung der Ausdruck einer wirklichen Herzinsuffizienz, so müßte, abgesehen von einer Drucksteigerung im rechten Vorhof, die tatsächlich nicht vorhanden ist, die Herzgröße zunehmen; das Gegenteil ist der Fall. Das Blut, das während eines Peptonkollapses der allgemeinen Zirkulation entzogen wird, kann auch während einer Muskelbetätigung nicht in Bewegung gesetzt werden, denn wenn man das Minutenvolumen bei der

Arbeit, die durch faradische Reizung einzelner Muskeln ausgelöst wird, vor und auf der Höhe des Shocks miteinander vergleicht, so ergeben sich die ungünstigsten Bedingungen für die Muskelarbeit, was schon daraus zu ersehen ist, daß unmittelbar nach Beginn der Blutdrucksenkung die Zuckungskurve innerhalb ganz kurzer Zeit auf Null herabsinkt. Gelingt es durch eine plötzlich einsetzende Maßnahme, den Blutdruck neuerdings zu heben, so beantwortet der dauernd elektrisch erregte Muskel den Reiz sofort mit einer entsprechenden Kontraktion, als Zeichen dafür, daß jetzt die Ernährung sich wieder bessert.

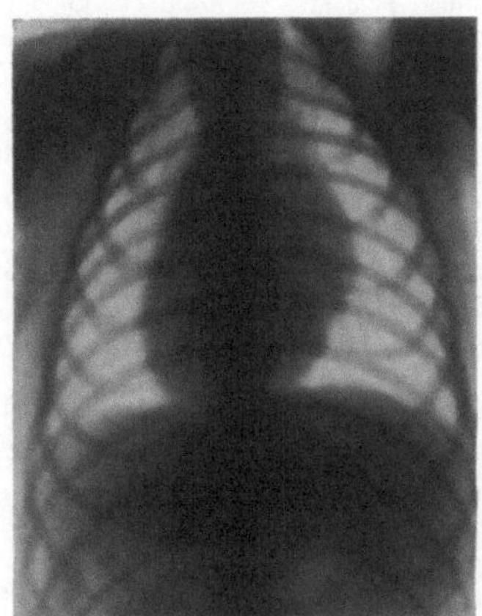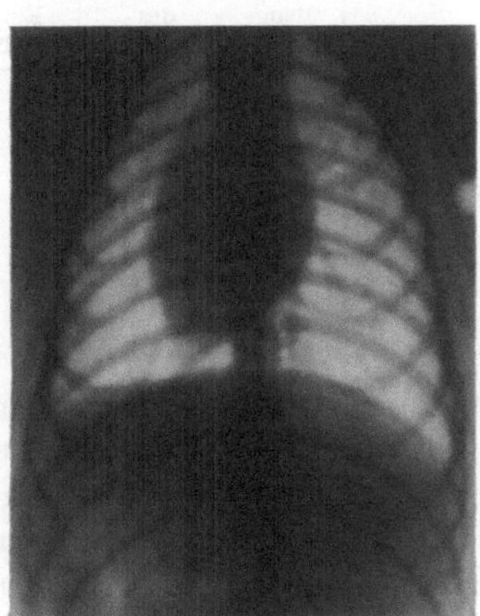

Abb. 2. Fernaufnahme eines Hundeherzens vor und während des Peptonkollapses.

c) **Beeinflussung durch Medikamente.** Schon BIEDL und KRAUS,[1] die besonders auf die Beziehungen des Peptons zum Shock aufmerksam gemacht haben, waren bemüht, die Blutdrucksenkung durch Medikamente zu beeinflussen. Nach ihrer Ansicht gibt es nur ein Mittel, das den daniederliegenden Druck heben kann: das Bariumchlorid. Von der Richtigkeit dieser Angabe konnten wir uns überzeugen. Solange der Blutdruck im Anschluß an eine Peptonvergiftung daniederliegt, ist nur Barium wirksam; injiziert man Barium vor der Peptongabe, so können die Folgen der Peptoninjektion schwächer ausfallen oder völlig fehlen.

Obzwar auf der Höhe eines Kollapses — kenntlich an dem Tiefstand des Blutdruckes — außer Bariumchlorid mehr oder weniger alle Analeptika unwirksam zu sein scheinen, kann man doch gewisse Wirkungen erzielen, wenn sich das Tier in einer Erholungsperiode befindet, der Blutdruck also bereits Tendenz zum Steigen zeigt. Wieweit das zutrifft, geht aus Tabelle 2 hervor, die die Einflußnahme verschiedener Medikamente auf Blutdruck und zirkulierende Blutmenge beleuchtet. Auf Grund dieser

---

[1] BIEDL und KRAUS: Handb. d. Immunitätsforschung, Erg.-Bd., S. 255 (1911); Wien. klin. Wschr. 1909, p. 363; 1910, p. 844.

Tabelle muß man annehmen, daß viele Medikamente, die erfahrungsgemäß einen außerordentlich günstigen Einfluß bei der Verhütung und
Behandlung des menschlichen Kollapses haben, auch den Peptonkollaps
bessern können und gleichzeitig auch eine Zunahme der zirkulierenden
Blutmenge bedingen. (Über das Verhalten der Lymphe im Peptonshock
siehe S. 27.)

Tabelle 2.

	Blutdruck in mm Hg			Blutmenge in ccm		
	Vor dem Shock	Während des Shocks	Unter dem Einfluß der Medikamente	Vor dem Shock	Während des Shocks	Unter dem Einfluß der Medikamente
Adrenalin	146	48	180	1040	505	980
Hexeton	170	42	135	1380	785	1030
Bariumchlorid ..	152	58	180	725	318	868
Strychnin	170	48	190	983	270	879
Pituitrin	180	36	120	1000	459	868
Wärme	180	70	85	860	410	510
Kohlensäure	170	35	68	1000	608	876

d) Zusammenfassung. Zusammenfassend glauben wir sagen zu
können, daß die Erkenntnis der Wechselbeziehungen zwischen zirkulierender und deponierter Blutmenge nicht nur eine Unzahl physiologischer Fragen beleuchtet, sondern auch geeignet ist, manche unserer Vorstellungen auf dem Gebiete der Kreislaufpathologie zu beeinflussen. Es gibt
experimentelle Krankheitsbilder, die auf eine starke Verminderung der
zirkulierenden Blutmenge zu beziehen sind — es ist dies die Peptonvergiftung. Obwohl sie manche Symptome darbietet, die bei echten kardialen
Störungen zu sehen sind, hat sie nichts mit Herzschwäche zu tun. Das
Punctum saliens dieser Störung ist in der *Verringerung der dem Herzen
angebotenen Blutmenge* zu sehen; da zu wenig Blut in das Herz gelangt,
kommt zu wenig Blut in das arterielle System; die mangelnde arterielle
Füllung führt zu einer Schädigung lebenswichtiger Organe, vor allem
der Nieren und des Gehirns, aber auch des Herzens selbst. Rückwirkend
können deshalb sekundäre Störungen des Herzens und des Gehirns
das ursprünglich eindeutige Bild des Kollapses komplizieren. Diese
Schwierigkeit ergibt sich nicht nur im Experiment, sondern — wie
wir später sehen werden — auch am Krankenbett, so daß es vor allem
dem Arzt nicht immer leicht fallen wird, eine scharfe Trennung zwischen
Kollaps und Herzschwäche durchzuführen. Der *Füllungszustand der
Venen* scheint uns das geeignete Mittel, sich in unklaren Fällen zu-
rechtzufinden.

Der Histamin-Shock.

a) Symptomenbild. Der Peptonshock diente uns zunächst zum
Studium der hämodynamischen Verhältnisse; bei der Analyse der Hista-

minvergiftung sind wir um einen Schritt weitergekommen. Verabfolgt man Katzen oder Hunden entsprechende Mengen Histamin durch intravenöse Injektion, so fällt der Blutdruck steil ab und steigt nach kurzer Zeit wieder auf die ursprüngliche Höhe; werden aber größere Dosen verabfolgt, so sinkt der Blutdruck auf 30 bis 50 mm Hg und verweilt lange auf diesem Niveau. Die Manometerausschläge werden immer kleiner und verschwinden nach einer Weile fast vollkommen. Gleichzeitig wird die Atmung ganz oberflächlich, so daß künstliche Atmung eingeschaltet werden muß; schließlich liegt das Tier völlig erschlafft da; es gehen spontan Stuhl und Harn ab; die Gefahr, daß dieser Zustand zum Tode führt, besteht immer. Meistens aber erholt sich das Tier allmählich, der Blutdruck steigt wieder an und nach ungefähr einer Stunde scheinen normale Verhältnisse eingetreten zu sein. Wird der Versuch in Narkose durchgeführt, so hat es den Anschein, als ob die Wirkung des Histamins noch ausgesprochener wäre.

b) Verhalten des Kreislaufes. Wir haben das hämodynamische Verhalten während einer solchen Vergiftung genau studiert und sind zu denselben Ergebnissen gekommen wie Dale und Laidlow,[1] nämlich daß es sich hier um einen typischen Kollaps handelt. Das Wesentliche ist auch hier die Verringerung der Blutzufuhr zum Herzen, die Abnahme der zirkulierenden Blutmenge, die Abnahme des Druckes im rechten Vorhof und die Verkleinerung des Herzens, was sich durch die Feststellung des Orthodiagramms leicht überprüfen läßt. Wir sehen somit dieselben Verhältnisse, die wir bei der Peptonvergiftung beschrieben haben; auch die Histaminvergiftung ist, bei entsprechender Dosierung, als Kollaps aufzufassen.

Die Deutung der Blutdrucksenkung fällt nicht leicht; zunächst stellte man sich vor, daß es dabei zu einer allgemeinen Gefäßerweiterung kommt; dagegen spricht aber die Tatsache, daß die Durchspülung einer Extremität mit Histamin nicht nur keine Erweiterung, sondern im Gegenteil eine Verengerung bewirkt. Große Bedeutung gewann die Vorstellung von Pick und Mautner; die Autoren zeigten, daß sowohl in der Leber wie auch in den Lungen sehr wirksame Sperrmechanismen existieren, deren einer den Zufluß zum rechten, der andere jenen zum linken Herzen zu beherrschen vermag. Die Wirkung des Histamins deuten sie nunmehr so, daß das Gift einen Krampf in diesem Mechanismus auslöst, wodurch das Blut aus dem Splanchnikusgebiet keinen freien Zufluß zum Herzen findet. Pick und Mautner sehen in diesem Krampf ein häufiges Ereignis, das sie auch im anaphylaktischen und im Peptonshock nachweisen konnten. Wenn die Theorie von Pick und Mautner zu Recht besteht, so wäre der Kollaps auf eine Kontraktion glatter Muskeln zu

---

[1] Dale und Laidlow: J. of Physiol. **52**, S. 355. 1919.

beziehen, ein Mechanismus, der sich bald mehr in der Lunge, bald mehr in der Leber auswirkt.

c) Bluteindickung. Im Verlaufe des Histaminkollapses zeigen sich eigentümliche Veränderungen im Blutbild, die für die Auffassung des ganzen Kollapsproblems von größter Bedeutung wurden. Untersucht man nämlich während und nach dem Histaminshock die Erythrozytenzahl und den Hämoglobingehalt nach SAHLI, so findet man einen starken Erythrozyten- und Hämoglobinanstieg. EPPINGER und LEUCHTENBERGER[1] fanden z. B. die in Tabelle 3 zusammengefaßten Werte.

Tabelle 3.

Vers. Nr.	Vor Histamin			30 Minuten nach Histamin			3 Stunden nach Histamin		
	Erythr. in Mill.	Hb nach Sahli	Eiweiß in %	Erythr. in Mill.	Hb nach Sahli	Eiweiß in %	Erythr. in Mill.	Hb nach Sahli	Eiweiß in %
1	5,20	75	6,82	7,42	100	6,72	6,98	92	6,82
2	5,70	76	7,53	7,86	98	7,38	7,60	90	7,40
3	7,40	85	7,09	8,60	110	7,09	8,58	105	7,09
4	5,42	72	6,42	8,03	100	6,50	7,83	90	6,48

Kurze Zeit nach der Histamininjektion zeigt sich also eine beträchtliche Eindickung des Blutes. Die Zahl der Erythrozyten kann, wie die Tabelle 3 lehrt, um 30 bis 50% ansteigen; zu gleichen Ergebnissen führt die Bestimmung des Hämoglobingehaltes. Bei stärkerem Kollaps dauert es oft über 24 Stunden, bis die Werte wieder zur Norm zurückkehren.

Die *Blutkörperchenvermehrung* nach der Histamininjektion ist dabei als Folge einer *Plasmaauswanderung aus den Gefäßen* anzusehen; wenn man nämlich gleichzeitig den Eiweißgehalt im Blut bestimmt, so sieht man, wie ebenfalls aus der Tabelle hervorgeht, daß es trotz der Steigerung der Erythrozytenzahl zu *keiner prozentuellen Zunahme des Eiweißgehaltes* kommt. Da sich außerdem im Histaminkollaps mittels des Kohlenoxydverfahrens eine *Verringerung der zirkulierenden Blutmenge* nachweisen läßt, so kann nur ein Teil des Anstiegs der Erythrozytenzahl auf Auspressung der Blutdepots zurückgeführt werden. Dementsprechend muß die Verringerung der zirkulierenden Blutmenge, mindestens zum großen Teil, der Ausdruck eines Plasmaverlustes sein. Der Plasmaaustritt, bzw. die Bluteindickung ist für den Histaminshock ziemlich charakteristisch, denn die Polycythaemie bleibt auch dann bestehen, wenn der Blutdruck, z. B. durch Bariumchlorid, erhöht wird.

d) Permeabilitätssteigerung, Lymphfluß und Lebervenensperre. Der Mechanismus des Plasmaaustrittes wird verschieden erklärt, je nachdem ob man die Anschauung vertritt, daß das Histamin eine primäre Permeabili-

---

[1] EPPINGER und LEUCHTENBERGER: Z. exper. Med. **85**, S. 585. 1932.

tätsänderung des Kapillarendothels zur Folge hat (DALE und LAIDLOW), oder ob man im Sinne von PICK und MAUTNER das Wesentliche in der passiven Stauung sieht, die indirekt die Endotheldurchlässigkeit erhöht.

An der Tatsache, daß es bei der Histaminwirkung zu einer *erhöhten Permeabilität der Kapillarwand* für das Plasma kommt, ist nicht zu zweifeln; schon der einfache Quaddelversuch an der Haut (EPPINGER[1]) beweist dies. Zugunsten dieser Vorstellung sprechen auch Untersuchungen an der Lymphe im Histaminshock. DALE und LAIDLOW sahen schon eine *Vermehrung des Lymphflusses* aus dem Ductus thoracicus auf das Dreifache, gleichzeitig kam es zu einer „Konzentrationserhöhung" der Lymphe. Sie erklärten diese Konzentrationsvermehrung zunächst durch einen im Histaminshock erhöhten Kapillardruck. Diese Konzentrationserhöhung kommt, wie unsere Versuche lehren, im erhöhten Eiweißgehalt sehr gut zum Ausdruck (Abb. 3). In Verbindung mit den oben angeführten Untersuchungen (Erythrozytenanstieg, Verminderung der zirkulierenden Blutmenge, Gleichbleiben des Eiweißgehaltes im Plasma) stützen auch diese Befunde die Annahme eines Plasmaaustrittes aus den Gefäßen. Allerdings tritt eine mäßige Erhöhung des Eiweißgehaltes auch nach Abschnürung der Lebervenen ein, worauf schon STARLING[2] und HEINZ[3] hinwiesen, während SIMMONDS und

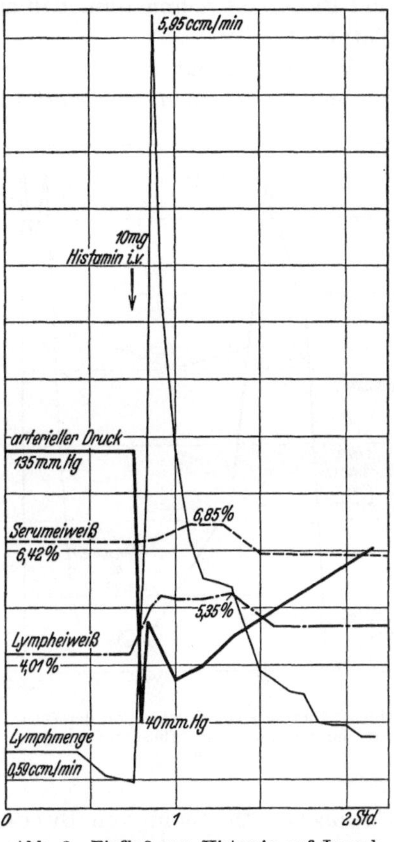

Abb. 3. Einfluß von Histamin auf Lymphmenge, Lympheiweiß und Serumeiweiß.

BRANDES,[4] wie MANWARING und JAFFÉ[5] (nach Blockade der Lebervenen mit Öl) diesen Eiweißanstieg nicht sahen. In einem Versuch (siehe Abb. 4) konnten wir ähnliche Befunde erheben wie STARLING und HEINZ.

---

[1] EPPINGER: Wien. med. Wschr. 1913, S. 1414.
[2] STARLING: J. of Physiol. **16.** S. 224. 1894.
[3] HEINZ: Exp. Pathologie II/$_1$ S. 303. 1906.
[4] SIMMONDS und BRANDES: Amer. J. Physiol., 72, S. 320. 1925.
[5] MANWARING und JAFFÉ: J. of Immun. 8., S. 849. 1923.

Anderseits sprechen die neuesten Leberdurchströmungen von BAER und RÖSSLER[1] dafür, daß das Histamin die Venae hepaticae zur Kontraktion bringt; nicht zuletzt sind es die histologischen Untersuchungen von POPPER,[2] die erweisen, daß es unter dem Einfluß von Histamin zu einem fast totalen Verschluß der Venae hepaticae kommt. SIMMONDS und BRANDES[3] nehmen an, daß auch die Peptonwirkung ganz ähnlicher Natur ist.

Vermutlich hat *das Histamin eine doppelte Wirkung*, indem es rein mechanisch vor allem *in der Leber den Blutkreislauf drosselt* und außerdem gleichzeitig die *Permeabilität der Kapillaren* erhöht.

e) Beeinflussung der Gasdiffusion. Die Störung der Permeabilität führt zu Veränderungen, die die höchste Beachtung erfordern. Untersucht man das arterielle Blut auf der Höhe eines Histaminkollapses, so erscheint es weitgehend reduziert; läßt man in einem solchen Versuch reinen Sauerstoff atmen, so kann dieser Zustand deswegen hintangehalten werden, weil es zu einer Erhöhung des alveolären Sauerstoffdruckes gekommen ist. Ein gleiches läßt sich durch Darreichung von Adrenalin oder Strophantin erreichen. Die histologische Untersuchung der durch Histamin geschädigten Lungen zeigt *Wandveränderungen in den Kapillaren*, ebenso beginnendes Lungenödem (RÜHL[4]); der Zustand kann als sogenannte

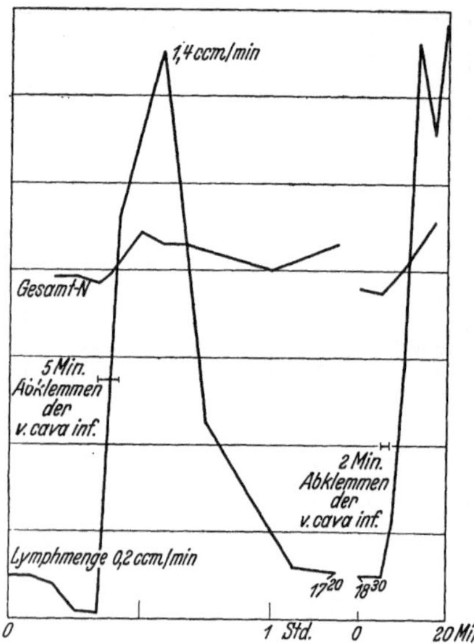

Abb. 4. Einfluß einer Kompression der Vena cava inferior auf Lymphfluß und Lympheiweiß.

Pneumonose im Sinne von BRAUER gedeutet werden; darunter versteht man eine Störung des Sauerstoffdiffusionsvorganges in der Lunge, die zu einer ungenügenden Sättigung des arteriellen Blutes führt. Wenn man von der oben erwähnten Tatsache ausgeht, daß es im Histaminshock zu einem Plasmaaustritt kommt, dann dürften die Kapillarveränderungen innerhalb der Lunge wohl auf ödematöse Quellung *der Kapillarwandungen*, zu beziehen sein. Dort, wo es zu einer besonders schweren Kapillarschädigung gekommen ist, kann sogar eine

[1] BAER und RÖSSLER: Arch. f. exper. Path., **119**, S. 204. 1927.
[2] POPPER: Klin. Wschr. 1931, S. 2129.
[3] L. c. Seite 17.
[4] RÜHL: Arch. f. exper. Path., **158**, S. 282 (1930), und **164**, S. 695 (1932).

Flüssigkeitsansammlung innerhalb der Alveolen, also ein wirkliches *Lungenödem*, auftreten. Nach den Untersuchungen von SEEMANN,[1] der nachweisen konnte, daß die Alveolarepithelien ohne topographischen Zusammenhang mit den Lungenkapillaren angeordnet sind, dürfte die gefundene Störung des Sauerstoffdurchtrittes vielleicht auch auf einem

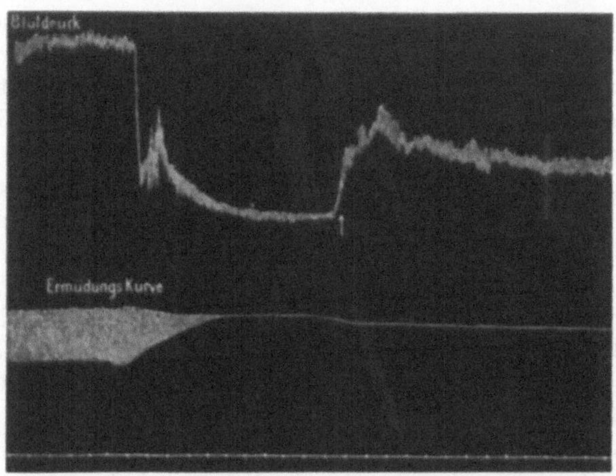

Abb. 5. Einfluß eines Histaminshocks auf die Ermüdungskurve.

Ödem zwischen Kapillarendothelien und Alveolarepithelien beruhen; jedenfalls sind dies alles Faktoren, die es uns verständlich machen, warum die physiologische Sauerstoffspannung im Alveolarbaum das aus der Peripherie kommende Blut nicht oder nur ungenügend zu arterialisieren imstande ist, während dies bei höherer Sauerstoffspannung doch geschieht. Hinsichtlich der Wirkung des Strophantins und Adrenalins muß wohl an eine Beeinflussung der ödematösen Kapillarwand gedacht werden.

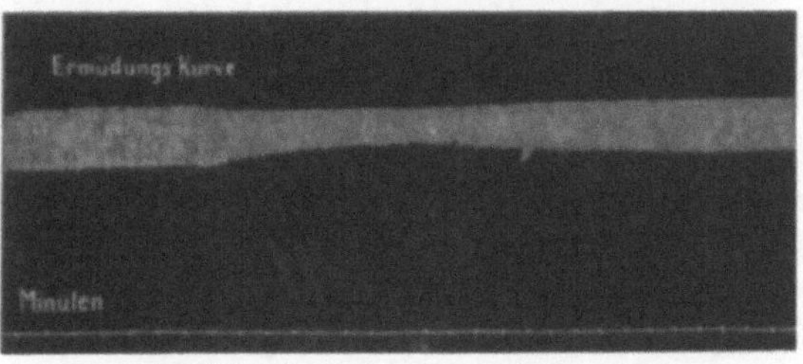

Abb. 6. Einfluß einer 10 Minuten lang während Abbindung der Art. femoralis auf die Ermüdungskurve.

f) Beeinflussung der Muskeltätigkeit. Noch in einer anderen Richtung läßt sich eine Organstörung während des Histaminshocks nachweisen. Studiert man die Kontraktion des Skelettmuskels, indem man an einem narkotisierten Hund während eines Histaminkollapses den Gastrocnemius in

---

[1] SEEMANN: Lungenalveole. Jena: G. Fischer. 1930.

2*

einem bestimmten Intervall elektrisch reizt, so sieht man, daß der Muskel bald nach Einsetzen der Blutdrucksenkung auf elektrische Reize nicht mehr reagiert (s. Abb. 5). In dem Maße, in welchem sich das Tier vom Kollaps erholt, beginnt der Muskel, der während der ganzen Zeit elektrisch gereizt wurde, allmählich wieder zu zucken. Wir[1] waren zunächst geneigt, die Ermüdung auf eine schlechte Blutversorgung zu beziehen, da doch während des Kollapses das Minutenvolumen auf ein Minimum absinkt. Was uns aber bei dieser Annahme Schwierigkeiten bereitete, war die Tatsache, daß weder das Abbinden der Art. femoralis (Abb. 6), noch der Vena femoralis eine wesentliche Änderung der Muskeltätigkeit nach sich zieht. Bei der Unterbindung der Vena cava zeigte sich dasselbe Verhalten, ebenso, wenn man die Tiere durch Verabfolgung einer nur 10% Sauerstoff enthaltenden Luftmischung in einen außerordentlich hypoxämischen Zustand versetzte.

In ähnlicher Weise deutete ursprünglich auch RÜHL[2] den ungünstigen Einfluß von Histamin auf die Herztätigkeit. Kennt man allerdings den Einfluß des Histamins auf die Gasdiffusion, so dürften hier ganz ähnliche Vorstellungen gelten, wie sie sich für die Lungen ergeben haben. Vermutlich kommt es in beiden Fällen auch zu einem Ödem der Kapillarwand, wodurch die Sauerstoffversorgung der Muskelzellen ebenso Schaden nimmt, wie wir dies für die Lunge angenommen haben. Daß nicht allein die schlechte Durchblutung die Ursache dieser Störung sein kann, beweisen die Versuche mit der Unterbindung der Art. femoralis und der Vena cava inferior.

Auch Stoffwechseluntersuchungen am ermüdeten Muskel scheinen dafür zu sprechen, daß unter dem Einfluß eines Histaminkollapses die Kapillartätigkeit Schaden erleiden kann. Die Muskelkontraktion stellt einen anoxybiotischen Prozeß dar, bei dem verschiedene Spaltungsprodukte frei werden, darunter auch Milchsäure; während der Erholung nimmt der Muskel Sauerstoff auf, um einen Teil der Spaltungsprodukte zu resynthetisieren, den anderen Teil abzubauen; bei der Ermüdung kommt es zu einer starken Anhäufung dieser Stoffe, darunter der Milchsäure, die der Resynthese entgangen sind und jetzt oxydativ beseitigt werden sollen. Nachdem es gelungen war, durch die verschiedenen Kollapsformen Muskelermüdung zu erzeugen, mußte sich der Beweis erbringen lassen, daß es bei dieser Versuchsanordnung ebenfalls zu einer Milchsäureanhäufung kommt. Tatsächlich ergibt sich während des Histaminkollapses fast in allen Muskeln eine starke Anhäufung von Milchsäure; diese ist noch viel ergiebiger, wenn gleichzeitig auf der Höhe des Kollapses Arbeit geleistet wird. In Analogie zu dem oben erwähnten Verhalten nach Unterbindung der Arteria, bzw. Vena

---

[1] EPPINGER, LASZLO und SCHÜRMEYER: Klin. Wschr. 1928, S. 2231.
[2] RÜHL: Arch. f. exper. Path., **172**, S. 568 (1933); **174**, S. 96 (1934).

femoralis bleibt eine wesentliche Anhäufung von Milchsäure ebenfalls aus; es ergibt sich somit ein weitgehender Parallelismus zwischen Ermüdung und Milchsäureanhäufung. Da wir das Recht haben, in der Vermehrung der Muskelmilchsäure ein Kriterium für eine *mangelhafte Resynthese* zu sehen, so scheinen diese Versuche zu beweisen, daß während des Histaminkollapses die Resynthese sich viel ungünstiger gestaltet als z. B. nach Ligatur der zu-, bzw. abführenden Gefäße. Da für die Umwandlung der Milchsäure Sauerstoff die unbedingte Voraussetzung darstellt, so kann daraus der weitere Schluß abgeleitet werden, daß *während des Histaminkollapses die Sauerstoffversorgung der Muskelelemente viel stärker leidet als bei Ligatur der Gefäße.*

Tabelle 4.

		Muskel-milchsäure %
I. Versuch	Ante	0,167
	Histaminshock 10 Min. .	0,269
	10 Min. nach Ende des Shocks	0,221
	20 Min. post	0,213
	30 Min. post	0,170
	40 Min. post	0,157
II. Versuch	Ante	0,180
	Shock (Histamin)	0,240
	10 Min. post	0,220
	30 Min. post	0,190
	Shock + 10 Min. Arbeit	0,340
	10 Min. post	0,300
	30 Min. post	0,280

Nachdem durch die Shockversuche gleichzeitig mit der Ermüdung eine Vermehrung der Muskelmilchsäure festgestellt worden war, die wieder verschwindet, sobald die Zirkulation zur Norm zurückgekehrt ist, war es eigentlich selbstverständlich, daß mit dem Abklingen des Kollapses der Sauerstoffverbrauch im Sinne eines Debts in die Höhe geht.

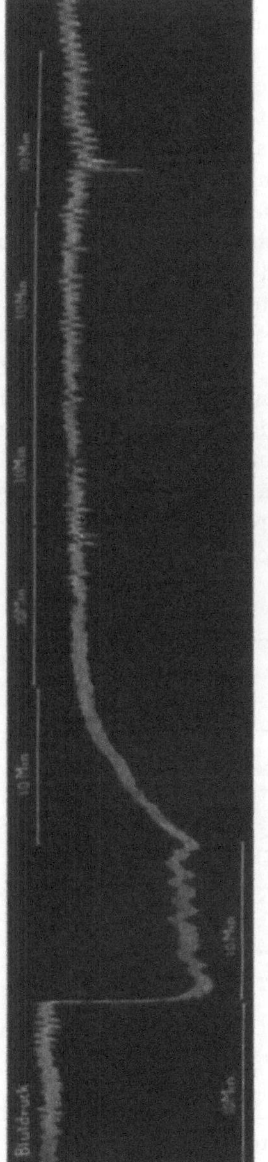

Abb. 7. Histaminshock (etwa 10 Minuten lang anhaltend). Blutdrucksenkung von 180 mm Hg auf 60 mm Hg.

Aus der beigegebenen Abb. 7 sowie der Tabelle 5, die die zugehörigen Sauerstoffwerte bringt, ist zu entnehmen, daß es zunächst auf der Höhe des Histaminkollapses, der auf zirka zehn Minuten ausgedehnt wurde, vorerst zu einem starken Abfall des Sauerstoffverbrauches kommt; dann tritt allmählich eine Steigerung des Sauerstoffverbrauches ein; er steigt parallel mit der Besserung des Kreislaufes, wobei weitaus größere Mengen als vor dem Shock verbraucht werden. Diese Steigerung hält lange Zeit an, denn selbst nach einer Stunde ist das Gleichgewicht noch nicht erreicht. In der Rubrik „Bilanz" der Tabelle 5 ist der Mehr- und Minderverbrauch im Verhältnis zum Anfangswert zusammengestellt, sodaß sich daraus die Erhebung über die Norm berechnen läßt. Je nach dem Gewicht des Tieres und anscheinend auch der Intensität des Kollapses ergeben sich große Differenzen; im Prinzip kommt es aber immer nach dem Abklingen des Shocks zu einer beträchtlichen Steigerung des Sauerstoffverbrauches. Würde man die hier gefundenen Debtzahlen auf die Oxydation von retinierter Milchsäure beziehen, so ergäbe sich bei dem obigen Versuch eine Retention von 30 g Milchsäure bei einem 24 kg schweren Hund (1 l Sauerstoff entspricht 7 g Milchsäure).

Tabelle 5.

	Versuchsdauer Min.	Atemvolumen p. Min. l	CO_2	O_2	Bilanz	
			ccm pro Min.			
Ante	10	4,70	184	206		
Histaminshock . . .	10	5,04	116	137	— 690	} — 915
I. Nachperiode .	15	6,03	166	191	— 225	
II. Nachperiode .	19	7,47	254	272	+ 990	} + 5163
III. Nachperiode .	17	8,12	258	294	+1672	+ 4248
IV. Nachperiode .	18	7,56	239	273	+1206	= circa
V. Nachperiode .	21	6,20	191	231	+ 525	30 g
VI. Nachperiode .	20	6,51	213	227	+ 410	Milch-
VII. Nachperiode .	20	6,06	190	224	+ 360	säure

Canis 24 kg. Somnifennarkose. Einfluß eines Histaminshocks auf den Sauerstoffverbrauch.

Noch viel ausgesprochener zeigt sich die Abhängigkeit zwischen gestörtem Kreislauf und erhöhtem Sauerstoffverbrauch, wenn man während des Kollapses Arbeit leisten läßt.

Jedenfalls läßt sich der Schluß ableiten, daß *der höchst ökonomische Resyntheseprozeß*, der sonst das Charakteristikum des ideal arbeitenden, also normalen Muskels darstellt, *durch den Histaminkollaps eine Hemmung erfährt* und daß dadurch der Ruhesauerstoffverbrauch und in noch erhöherem Maße der Energieverbrauch während der Arbeit nach dem Kollaps mächtig in die Höhe getrieben wird.

g) „Kapillarisierung". Die Benachteiligung der Muskulatur während des Histaminkollapses läßt sich auch graphisch zum Ausdruck bringen, wenn man sich an die schematischen Verhältnisse hält, die KROGH[1] zur Versinnbildlichung des gegenseitigen Verhältnisses zwischen Muskulatur und Blutkapillaren gezeichnet hat. Den Ausgangspunkt seiner Studien bildeten Untersuchungen am peripheren Muskel; da Sauerstoff im Blute teils locker gebunden, teils in freiem gasförmigen Zustand vorkommt, so breitet sich der Sauerstoff, den Gesetzen der Diffusion folgend,

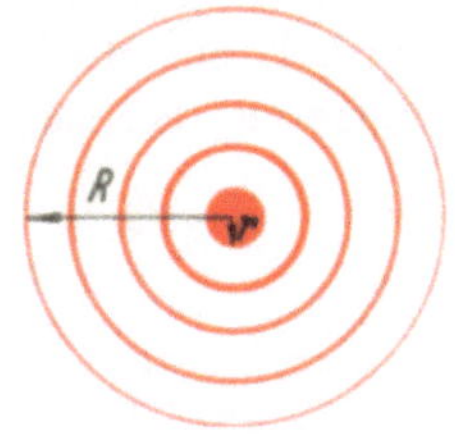

Abb. 8. Erklärung im Text.

von Stellen hoher Konzentration überall dorthin aus, wo die Sauerstoffkonzentration niedrig ist. Das folgende Schema (Abb. 8) diente ihm als Grundlage seiner Überlegungen. Das Sauerstoffversorgungsgebiet, das sich um eine Blutkapillare bildet, der Ort also, von dem aus die umgebenden Muskelfasern durch Diffusion gespeist werden, kann als Zylinder zur Darstellung gebracht werden; auf dem Querschnitt stellt sich ein solcher Zylinder als eine kreisrunde Fläche dar. Die Abb. 8 zeigt uns den Kapillarquerschnitt; „r" ist der Radius der Kapillare, während der Radius des gleichzeitig von ihr versorgten Gewebszylinders durch „R" charakterisiert erscheint. Die Sauerstoffquantität, die die Kapillare durch die Wand verläßt und die in das umgebende Gewebe eindringt, wird parallel

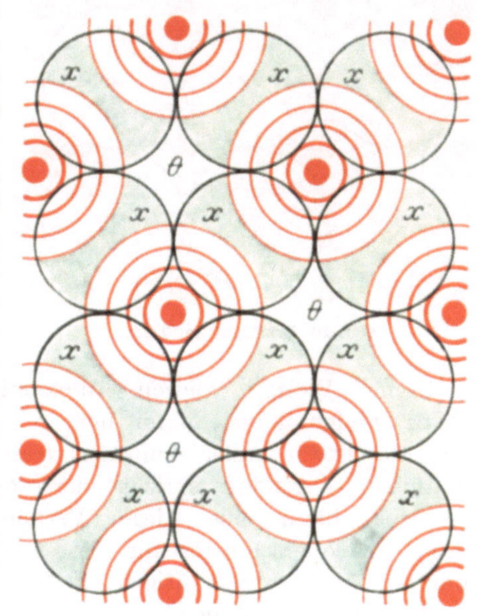

Abb. 9. Erklärung im Text.

zu den konzentrischen Kreisen allmählich aufgebraucht und erreicht am Ende des Radius „R" die Spannung Null. Werden mehrere solche Kapillarquerschnitte samt den dazu gehörigen Gewebskreisen, die durch die Muskelquerschnitte (schwarze Kreise) versinnbildlicht sind, nebeneinander gelagert — s. Abb. 9 — so zeigen sich

---

[1] KROGH: J. of Physiol., **52**, S. 457 (1919); **55**, S. 412 (1921).

die Muskelpartien, wo kein Sauerstoff mehr hinkommt. (Auf der Abbildung grauer Farbton.) Hier kämen also nur anoxybiotische Vorgänge in Frage; befindet sich der betreffende Muskel eben in Ruhe, so kann dies vielleicht keinen Nachteil bedeuten. Da aber während der Tätigkeit des Muskels ein Höchstbedarf für Sauerstoff besteht, so könnte die Gefahr eintreten, daß sich aus Mangel an Sauerstoff große Milchsäuremengen im Muskel stauen, wodurch frühzeitige Ermüdung eintreten müßte. Deswegen hat KROGH gefordert, daß sich im Bereiche dieser, mit Sauerstoff schlechter versorgten Stellen neue Kapillaren öffnen müssen, was sich tatsächlich durch entsprechende Versuche beweisen ließ. Vermutlich sorgt der Organismus sogar dafür, daß durch das reichliche Auftreten neuer Kapillaren, also neuer Sauerstoffkreise (Abb. 10), jetzt der größte Teil des Gewebes von mehr als einer Kapillare versorgt wird. Bezirke mit Nullspannung (in der Abbildung als graue Stellen gezeichnet) sind kaum mehr vorhanden. Die Abb. 11 illustriert in schematischer Weise, wieweit Anoxämie innerhalb der Muskulatur Platz greifen kann, wenn nur — um ein Beispiel zu wählen — vier Kapillaren außer Funktion treten. Jedenfalls lehren diese Verhältnisse, — KROGH spricht hier von einer *quantitativen Anatomie* — daß durch eine ideale Verteilung der Kapillaren innerhalb des Muskelquerschnittes die besten Bedingungen geschaffen werden, um einerseits den tätigen Zellen möglichst viel Sauerstoff zur Verfügung zu stellen und anderseits um einen raschen Abtransport der Abfallprodukte des Muskelstoffwechsels zu ermöglichen.

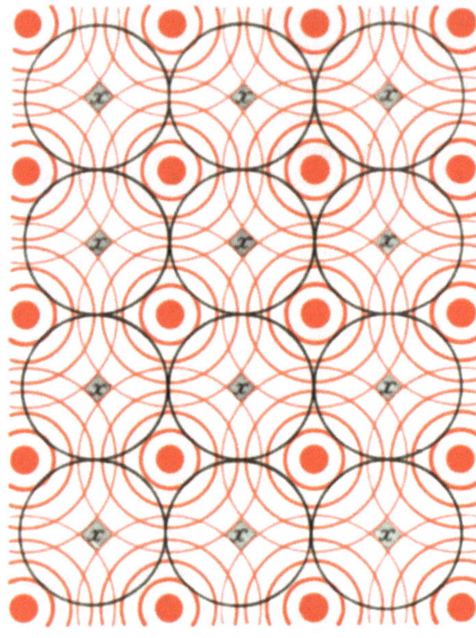

Abb. 10. Erklärung im Text.

Man wird kaum fehlgehen, wenn man diese Verhältnisse nicht nur für den Muskel annimmt, sondern darin einen ganz allgemeinen Mechanismus erblickt, der sicher für alle Gewebe Geltung haben muß.

Diesen Mechanismus der zweckdienlichen Anpassung des Gefäßsystems an die Erfordernisse des Muskels bzw. aller Gewebe haben wir

Kapillarisierung genannt. Die von KROGH postulierte Vermehrungsmöglichkeit der Kapillaren ist selbstverständlich die Voraussetzung einer idealen
Kapillarisierung, doch führt sie nur dann zum Ziel, wenn die neu aufschießenden Kapillaren auch von einem mit Sauerstoff gesättigten Blute
rasch durchströmt werden; ebenso gehört aber zur normalen Kapillarisierung *eine entsprechende Permeabilität der Membranen,* die das Blut von

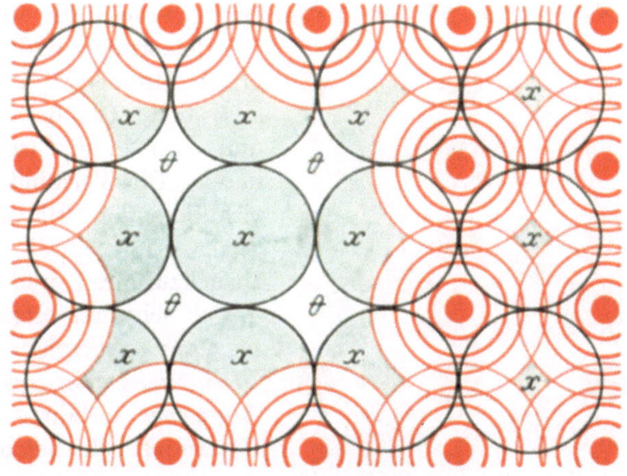

Abb. 11. Erklärung im Text.

den tätigen Zellen, also in unserem obigen Schema von den Muskelfasern, trennt. Durch Untersuchungen, die der eine von uns mit BRANDT[1]
unternommen hat, ließ sich für den Gasdiffusionsprozeß die Bedeutung
eines Eiweißzusatzes zur trennenden Schicht nachweisen. Wenn also
zwischen Kapillarquerschnitt — um bei unserem Schema zu bleiben —
und den Muskelfasern eiweißhältige Flüssigkeit ausgetreten ist, dann
kann die Sauerstoffversorgung des betreffenden Gewebes ebenso
Schaden erleiden, als wenn im Sinne von KROGH zu wenig Kapillaren
aufschießen — oder nach Schema Abb. 11 — einzelne Kapillaren
verschlossen bleiben. Wir haben daher noch ein neues Schema entworfen, das die mangelnde Sauerstoffversorgung einer Muskelfaser
illustriert, wenn entweder die Kapillarmembran durch ausgetretenes
Plasma gequollen ist, oder zwischen Kapillare und Muskelfaser Plasma
liegt (Abb. 12).

h) Zusammenfassung. Zusammenfassend glauben wir somit sagen
zu können: während des Histaminkollapses kommt es zu einer Blutdrucksenkung, bei der die zirkulierende Blutmenge stark vermindert

---

[1] EPPINGER u. BRANDT, Biochem. **Z. 249.** S. 11. 1932,

ist; schon aus rein hämodynamischen Gründen läuft der von einem solchen Shock betroffene Organismus Schaden, denn da zu wenig Blut ins Herz gelangt, ist auch der Durchblutungsgrad der einzelnen Organe ein geringer; als Ursache der Drosselung der Blutzufuhr zum Herzen dürfte der PICKsche Muskelmechanismus innerhalb der Lebervenen von ausschlaggebender Bedeutung sein. Die durch die Kontraktion der Lebervenenmuskulatur verursachte Verminderung der zirkulierenden Blutmenge erfährt während der Histaminvergiftung noch eine weitere

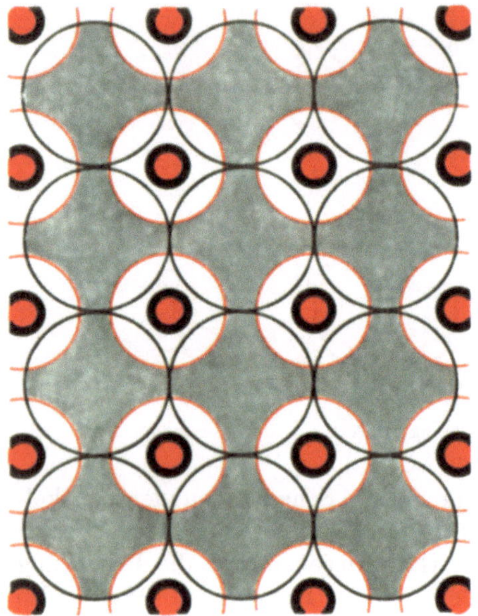

Abb. 12. Erklärung im Text.

Verkleinerung dadurch, daß große Anteile des Blutplasmas aus den Gefäßen austreten und sich in die Gewebe verlieren. Die Verminderung der zirkulierenden Blutmenge ist daher auf zwei Faktoren zurückzuführen und demnach um so schwerer einzuschätzen.

Ganz abgesehen von der *Verminderung der zirkulierenden Blutmenge* erfährt der vom Histaminshock betroffene Organismus noch eine zweite Schädigung, die sich aus der *Änderung der Kapillarpermeabilität* ergibt; dadurch, daß die Kapillarmembranen quellen und auch das Spatium zwischen Kapillaren und Parenchymzellen von einer Flüssigkeit erfüllt wird, die die Gasdiffusion schwer benachteiligt, laufen die Gewebszellen Gefahr, unterernährt zu werden und bei längerer Dauer dieses Zustandes sogar zu ersticken; da aber das ausgetretene Plasma nach einiger Zeit wieder ins Blut zurückkehrt, was aus der Abnahme der Erythrozytenzahl im Blut zu erschließen ist, kann sich das Gewebe von der vorübergehenden Anoxaemie wieder erholen. Immerhin kann es zu Änderungen des Stoffwechsels und zur nachträglichen Verbrennung von aufgestapelten Stoffwechselschlacken kommen. Wir sehen daher, daß die Unterernährung der Gewebe im Histaminkollaps zweifach bedingt ist: durch die verminderte Durchblutung (*hämodynamischer Faktor*) und durch eine Schädigung der Kapillarmembranen (*protoplasmatischer Faktor*).

Aus didaktischen Gründen sind wir beim Peptonkollaps zunächst nur auf den rein hämodynamischen Faktor eingegangen; in Wirklichkeit zeigt er aber große Verwandtschaft mit dem Histaminkollaps, da es auch beim Peptonkollaps zu einer Bluteindickung und zu Austritt von Plasma kommt, wie man besonders auch im Ductus-thoracicus-Fistelversuch beobachten kann. Schon MANWARING und JAFFÉ wiesen auf eine Vermehrung des Eiweißgehaltes der Lymphe im Peptonshock hin; ein eigener Versuch soll dieses Verhalten demonstrieren (Abb. 13). Die Kurve zeigt die starke Lymphorrhoe und den Eiweißanstieg in der Lymphe, die im Peptonshock auftritt. Eine Hemmung der Lymphorrhoe oder des Eiweißanstieges durch BaCl₂ ist nicht zu erzielen. Wir zogen diese Möglichkeit wegen der oben angeführten Untersuchungen von BIEDL und KRAUS in Betracht.

Wenn wir das Permeabilitätsproblem zunächst an Hand der Histaminvergiftung besprochen haben, so ergibt sich dies hauptsächlich aus praktischen Gründen; der Histaminkollaps läßt sich im Tierexperi-

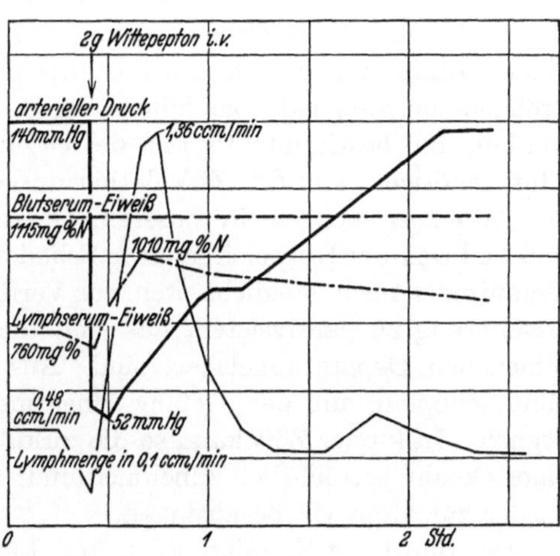

Abb. 13. Einfluß des Peptonshocks auf Blutdruck, Serumeiweiß, Lymphfluß und Lympheiweiß.

ment oft mit dem gleichen Erfolg wiederholen, während sich nach der Peptondarreichung vielfach eine Art Immunität einstellt, so daß ein zweiter Kollaps beim gleichen Tier nur selten ausgelöst werden kann. Außerdem ist der Peptonkollaps beim Hund viel gefährlicher als der Histaminshock. Die meisten Tiere gehen wenige Stunden nach der Peptonvergiftung aus uns unbekannten Gründen ein. Aber im Prinzip ähneln Histamin- und Peptonshock einander doch sehr.

Der Vasomotorenkollaps.

a) **Versuchsanordnung.** Der Kliniker nimmt für den Kreislaufkollaps oft zerebrale Ursachen an. Experimentell hat sich für diese Form des Kollapses hauptsächlich ROMBERG interessiert. Schaltet man das im Kopfmark gelegene Kreislaufzentrum in irgendeiner Weise aus, so kommt es zu einer beträchtlichen Blutdrucksenkung, die durch eine starke periphere Gefäßerweiterung erklärt wird. Die eigentliche Ursache scheint ein Tonusverlust des gesamten peripheren Gefäßsystems zu sein, wobei die Arterien und die Venen betroffen werden.

b) Kreislauf und Blutdepots. Vergegenwärtigt man sich den Entstehungsmechanismus der Kreislaufschädigung nach Ausschaltung des Vasomotorenzentrums, so muß man zunächst von folgender Tatsache ausgehen. Die normale zirkulierende Blutmenge ist im Vergleich zur Ausdehnung des gesamten Gefäßsystems klein; damit das Herz dennoch dauernd mit Blut gefüllt wird, muß das ganze Gefäßsystem unter einer bestimmten Spannung gehalten und so eingeengt werden, daß die vorhandene Blutmenge ausreicht, um den Blutdruck aufrechtzuerhalten, der genügt, um alle Gewebe mit Blut zu versorgen. Kommt es aus irgendeinem Anlaß zum Nachlassen des allgemeinen Gefäßtonus, so kann die drohende ungenügende Blutfüllung des Herzens in der Weise wettgemacht werden, daß bestimmte Partien des Organismus, die momentan weniger Blut benötigen, aus der Zirkulation ausgeschaltet werden. Solche *Blutverschiebungen* spielen in unserem Organismus eine große Rolle, ohne daß dadurch der Körper irgendwie Schaden leidet. Außerdem stehen dem Organismus noch Möglichkeiten zur Verfügung, um eine partielle Gefäßerweiterung zu paralysieren, das sind die *Blutreserven*, die in den verschiedenen Depots abgelagert sind. Aus ihnen kann er im Bedarfsfall Blut schöpfen, um der Gefahr einer mangelhaften Herzfüllung zu begegnen. In kurzer Zeit kann so die zirkulierende Blutmenge im Moment einer Gefahr beträchtlich zunehmen und, wenn der Bedarf gedeckt ist, wieder zur alten Größe absinken.

Als Blutdepot kommt in erster Linie die Milz in Betracht; sie besitzt muskuläre Vorrichtungen, die durch Kontraktion Blut abriegeln können, das sie bei anderer Gelegenheit wieder freigeben. In der Ruhe fließt das zirkulierende Blut an diesen Ausbuchtungen vorbei, in denen das deponierte fast stagniert. Andere Blutreservoirs sind die Leber, das übrige Splanchnikusgebiet und auch die Haut; hier finden wir zwar keine echten Schleussen, die, wie die der Milz, größere Blutquantitäten abriegeln können, dagegen weit ausgebuchtete Gefäßverzweigungen, die gleichsam im Nebenschluß an Gefässe mit schnell vorbeifließendem — also zirkulierendem — Blut geschaltet sind und sich im Bedarfsfall an das Hauptströmungsgebiet anschließen.

Wir besitzen somit in unserem Organismus zwei Arten von Blutdepots: 1. *echte Depots*, die durch Muskeln — wie in der Milz und vielleicht auch in der Leber — aus dem allgemeinen Kreislauf völlig ausgeschaltet werden können und 2. *diffuse Nebenschlußdepots*, in denen das Blut viel langsamer fließt als im Hauptstrom, aber sich immerhin noch fortbewegt. Eine scharfe Trennung zwischen zirkulierendem und deponiertem Blut ist daher nicht angebracht; es erscheint vielmehr von diesem Gesichtspunkte aus zweckmäßiger, weil den Tatsachen eher entsprechend, zwischen *rasch und langsam fließendem Blut* zu unterscheiden. Das stimmt auch mit den Erfahrungen überein, die wir bei der Analyse der zirkulierenden Blutmenge machen. Wartet man bei der CO- oder bei der Farbstoffmethode länger zu, so kommen diese beiden Fremdstoffe allmählich doch in Berührung mit den stagnierenden Blutquantitäten, bis sie sich schließlich mit der gesamten Blutmenge vermischt haben — dadurch erhält man hohe Werte für die zirkulierende Blutmenge.

Das Vasomotorensystem hat anscheinend den Regulationsmechanismus, der zur Aufrechterhaltung des normalen Blutdruckes und der Füllung des Herzens zu sorgen hat, völlig in der Hand; wird es ausgeschaltet, dann fehlt einerseits die Abdrosselung einzelner Partien und anderseits die Zuhilfenahme der Blutdepots. Das gesamte Gefäßsystem gleicht jetzt einem großen Gummisack, der sich entsprechend der Füllung mit Blut nur dehnt, ohne seinen Inhalt unter Druck zu halten und ohne in ihm eine Bewegung des Blutes zu ermöglichen. Für diesen Zustand wird man fordern müssen, daß das Minutenvolumen, das in der Hauptsache als Maß der Füllung des Herzens anzusehen ist, abnimmt, ebenso der Druck im arteriellen System, weil das Herz fast leer ist und die zirkulierende Blutmenge auf ein Minimum absinkt.

Die Richtigkeit dieser Annahme ist durch Untersuchungen von EPPINGER und SCHÜRMEYER[1] erwiesen worden. Durchschneidet man das Rückenmark in der Gegend unterhalb der Medulla oblongata oder narkotisiert man die Gegend des Vasomotorenzentrums mit Novokain, so kommt es nicht allein zu der bekannten Blutdrucksenkung, sondern zu allen jenen Erscheinungen, die uns vom Kollaps bekannt sind. Entsprechende Analysen haben eine Verminderung des Minutenvolumens, des venösen Druckes und der zirkulierenden Blutmenge bis auf 60% ergeben, das Herz zeigte eine rasch auftretende Verkleinerung, die wieder verschwindet, wenn man nach Ausschaltung des Vasomotorensystems durch Kokain so lange wartet, bis der Blutdruck wieder angestiegen ist. Diese Untersuchungen sind von RÜHL[2] überprüft worden der zu denselben Ergebnissen kam. Wir können somit sagen, daß es *nach Ausschaltung des Vasomotorensystems zu einem echten Kollaps kommt*, also zu jenem Zustand, bei dem das Herz nicht in entsprechender Weise mit Blut versorgt wird, weil das Blut wegen der Ausschaltung des Vasomotorenzentrums nicht dem Herzen angeboten werden kann.

Es ist hier nicht am Platze auf die Beziehungen zwischen Vasomotorentätigkeit und Sinus caroticus hinzuweisen; immerhin muß betont werden, daß wir die schwersten Kollapse gesehen haben, wenn neben der Ausschaltung des Vasomotorensystems auch die unterschiedlichen Blutdruckzügler in Wegfall kamen.

---

[1] EPPINGER und SCHÜRMEYER: Klin. Wschr. 1928, S. 777.
[2] RÜHL: Arch. f. exper. Path., **148**, S. 24. 1930.

c) Blut und Lymphe. Bei der Prüfung des Vasomotorenkollapses, selbst in seiner schwersten Form, nämlich nach gleichzeitiger Ausschaltung der Blutdruckzügler, ergibt sich ein wesentlicher Unterschied gegenüber dem Histamin- und Peptonkollaps — das ist die *fehlende Eindickung des Blutes.* In keinem unserer Versuche kam es zu einer Zunahme der Erythrozytenzahlen, eher zu einer geringgradigen Diluierung des Blutes, was sich durch eine mäßige Abnahme der Erythrozytenzahl im Kubikmillimeter Blut bemerkbar machte. Diese Diluierung könnte vielleicht einem Versuch des Körpers entsprechen, den Druck durch Auffüllung des entspannten Gefäßsystems wieder zu steigern, indem Flüssigkeit aus den Geweben in das Blut gebracht wird. Die beiden in Tabelle 6 und Abb. 14 angeführten Versuche illustrieren die Verhältnisse, die sich im Blut nach der hohen Rückenmarksdurchschneidung einstellen.

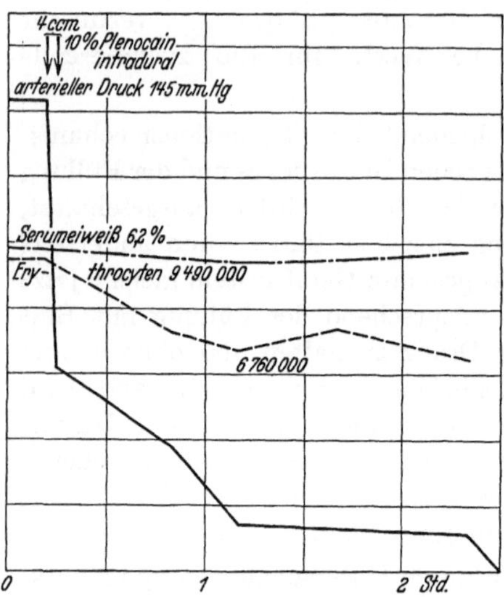

Abb. 14. Verhalten von Blutdruck, Erythrozyten, Serumeiweiß beim Vasomotorenkollaps.

Tabelle 6.

Zeit	Arterieller Druck mm Hg	Erythrozyten Millionen	Gesamt-N i. Serum mg $^0/_0$
16^{20}	128	5,54	934
17^{10}	Rückenmarksdurchschneidung		
17^{25}	60		
17^{50}	39	5,16	934
18^{20}	28	4,61	820
19^{10}	27	4,83	820
20^{30}	27	5,61	970
21^{30}	26	4,69	

Während im Histamin- und Peptonshock die Lymphmenge und der Eiweißgehalt der Lymphe mächtig ansteigen, was als Ausdruck eines Plasmaaustrittes aus den Gefäßen, also als Folge der Kapillarläsion angesehen werden muß, zeigen sich im Vasomotorenkollaps ganz andere Verhältnisse. (Tabelle 7 und Abb. 15.)

Tabelle 7.

Zeit	Arterieller Druck mm Hg	Lymphmenge pro Min. ccm	Gesamtstickstoff	
			relativ in mg %	absolut in mg pro Min.
14⁴⁵	140	0,19	677	1,3
15⁵⁵	140	0,16	677	1,1
16⁰⁰	Rückenmarksdurchschneidung			
16¹⁰	35	0,18	806	1,4
16²⁰	30	0,17	829	1,4

Von einem Anstieg der Lymphmenge kann trotz schwersten Kollapses nach hoher Rückenmarksdurchschneidung nicht die Rede sein, auch die Eiweißausscheidung durch die Lymphe ändert sich nicht wesentlich. Ganz ähnliche Verhältnisse zeigt der in Abb. 15 dargestellte Versuch.

d) Zusammenfassung. Das wesentliche Ergebnis dieser Untersuchungen scheint in der Tatsache zu liegen, daß es einen Kollaps gibt — und das ist der reine Vasomotorenkollaps — bei dem es sich *nur um eine einfache Versackung des Blutes handelt, während das Blutplasma trotz Steigerung des kapillären Druckes die Gefäßbahn nicht verläßt*; dies läßt sich aus dem Fehlen der Bluteindickung bei verminderter zirkulierender Blutmenge beweisen. Es besteht somit ein wesentlicher Unterschied gegenüber dem Kollaps, der nach Histamin-, bzw. Peptonvergiftung zu sehen ist.

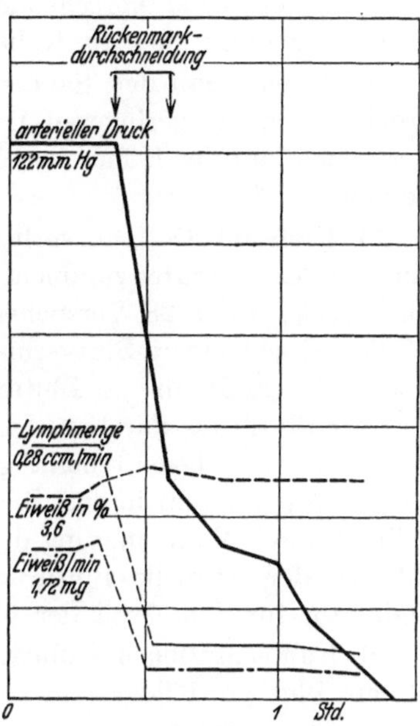

Abb. 15. Blutdruck, Lymphmenge und Lympheiweiß beim Lymphfisteltier während des Vasomotorenkollapses.

Der Kollaps nach Blutverlusten.

a) Symptomenbild. Wenn die Blutmenge infolge eines Blutverlustes soweit absinkt, daß der Organismus trotz gewisser Kompensationsmöglichkeiten (Entleerung der Blutdepots, Abriegelung weniger wichtiger Blutpartien, Verengerung der kleinsten Venen und Arterien) nicht mehr imstande ist, das Herz soweit zu füllen, daß der Bedarf des arteriellen Gefäßsystems entsprechend gedeckt ist, so kommt es zu Gehirnanämie, schlechter Durchblutung des Herzens und der anderen lebenswichtigen Organe — also zum Kollaps. Das Wesentliche ist also auch hier die Abnahme des Minutenvolumens, des venösen und arteriellen Blutdruckes und die Verkleinerung des Herzens.

Betrachtet man den *Einfluß eines Blutverlustes* im Tierversuch, so zeigt sich erwartungsgemäß eine weitgehende Abhängigkeit des Zustandes von der entnommenen Blutmenge; das ist besonders deutlich aus den Versuchsergebnissen von BLALOCK[1] zu ersehen. Entfernt man 15 ccm Blut pro Kilogramm Tier, so hat dies in der Regel keine wesentliche Störung des Allgemeinbefindens zur Folge; Tachykardie und beginnender Stupor sind aber zu beobachten, wenn man 20—30 ccm pro Kilogramm abläßt. Werden gar 40 ccm pro Kilogramm Tier entnommen, so tritt fast immer der Tod ein; allerdings ist die Zeit zu beachten, innerhalb welcher das entsprechende Blutquantum verlorengeht; rasche Blutentleerung führt eher zu Kollaps als langsame.

Analysiert man den Sauerstoffverbrauch nach einem Blutverlust, so ergeben sich bei geringeren Hämorrhagien Steigerungen im Sauerstoffverbrauch, auf der Höhe eines Kollapses aber ist der Stoffwechsel herabgesetzt.

b) Kreislauf. Der Blutverlust macht sich in erster Linie bei der Untersuchung des Minutenvolumens bemerkbar, viel weniger am arteriellen Blutdruck; unter 28 Versuchen, die BLALOCK anstellte, zeigte sich bei 20 Tieren nach einem Blutverlust von 20—30 ccm pro Kilogramm Gewicht noch keine Änderung im Blutdruck; selbst bei einem Verlust von 35 ccm war der Blutdruck durchaus nicht immer verändert, obwohl das Minutenvolumen schon bedeutend abgesunken war; vermutlich greift hier das Vasomotorensystem in dem Sinne regulierend ein, daß die geringe Gefäßfüllung durch Verkleinerung des Gefäßlumens ausgeglichen wird. Jedenfalls ist der arterielle Blutdruck bei Blutverlusten kein entsprechender Indikator für den Grad der übrigen Kreislaufveränderungen.

c) Kompensation des Blutverlustes. Ein Tier, das nach Abnahme von 40 ccm Blut pro Kilogramm fast schon leblos ist, also fast keine Atmung und keine Herztätigkeit mehr erkennen läßt, erholt sich rasch, wenn man jetzt durch intravenöse Injektion physiologische Kochsalzlösung zuführt. Es unterscheidet sich nach einiger Zeit in seinem Gehaben kaum von einem gesunden Tier. Solche Versuche, die sich immer wieder leicht wiederholen lassen, sind der beste Beweis dafür, daß die Gefahr bei einem großen Blutverlust weniger in der Verminderung der roten Blutkörperchen, als in dem Leerlauf der Gefäße zu suchen sei; *Oligämie stellt eine größere Gefahr dar als Anämie.*

Die Wiederherstellung normaler Kreislaufverhältnisse nach großen Blutverlusten führt der Organismus in ähnlicher Weise durch, wie der Experimentator durch die Kochsalzinfusion. Das läßt sich am besten

---

[1] BLALOCK: Arch. Surg., **15**, S. 762. 1927.

beurteilen, wenn man nach einem nahezu tödlichen Aderlaß das Blut untersucht; zählt man unmittelbar nach dem Blutverlust die Erythrozyten und bestimmt man gleichzeitig den Eiweißgehalt des Plasmas, so zeigen sich nur geringe Änderungen; *im Anfang besteht somit nur Oligämie, aber noch keine Anämie,* soweit man darunter nur die Verminderung der Erythrozyten in der Raumeinheit versteht. Allmählich strömt aber in das Gefäßsystem aus den Geweben Flüssigkeit und Eiweiß ein, so daß sich die Gefäße langsam wieder auffüllen. Das hat auch praktisch-klinisches Interesse; wenn nämlich knapp nach einer inneren, nicht leicht zu überblickenden Blutung (z. B. aus einem Ulcus duodeni) eine gewisse Blutkörperchenzahl gefunden wird und diese Zahl im Laufe des nächsten Tages weiter abnimmt, so könnte das zu dem Trugschluß verleiten, daß die Blutung sich wiederholt hat. Jedenfalls stellt das *Einströmen von Gewebsflüssigkeit* in das Gefäßsystem bei allen Zuständen, die mit Oligämie einhergehen, ein fast regelmäßiges Ereignis vor. Von diesen Verhältnissen kann man sich im

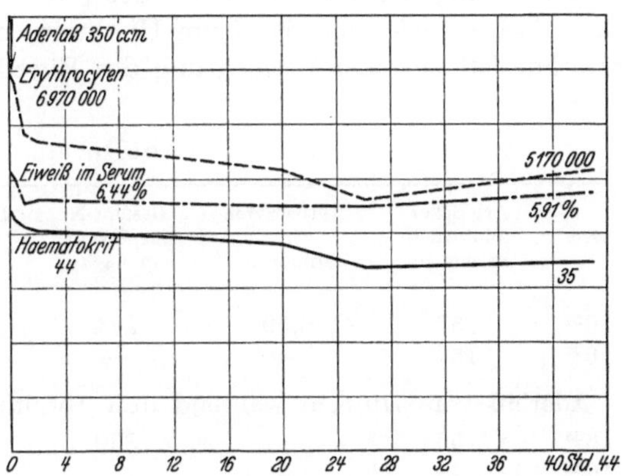

Abb. 16. Erythrozyten, Hämatokrit und Plasmaeiweiß nach Aderlaß beim Hund.

Tierversuch sehr gut überzeugen. Die Abb. 16 zeigt einen Versuch, bei dem einem Hund zirka 27 ccm Blut pro Kilogramm Körpergewicht entnommen wurden. Vorher und im Verlaufe der nächsten zwei Tage wurden die Erythrozytenzahl, der Hämatokrit und der Gesamtstickstoff des Plasmas bestimmt. Es zeigte sich, wie aus der Kurve zu entnehmen ist, daß der Erythrozytenabfall erst am Tage nach dem Aderlaß zum Stillstand gekommen war; auffällig ist die Tatsache, daß der Gesamtstickstoff 'des Plasmas hingegen schon zwei Stunden nach dem Blutverlust nicht weiter abfiel. Diese Erscheinung, auf die später noch genauer eingegangen werden soll, kann nur damit erklärt werden, daß die in die Blutbahn eingeströmte Flüssigkeit relativ reich an Eiweiß war.

d) Lymphfluß. Kennt man den kompensatorischen Vorgang der Wanderung von Gewebsflüssigkeit in die mit wenig Blut gefüllten Gefäße, dann darf man sich nicht wundern, wenn *parallel zur Verringerung der zirkulierenden Blutmenge auch der Lymphstrom abnimmt,* was wir nach Aderlässen mehrfach gesehen haben. Dieses Verhalten soll durch zwei Versuche belegt werden.

Der erste davon wurde an einem 18 kg schweren männlichen Hund in Morphin-Pernokton-Narkose durchgeführt, bei dem eine Ductus thoracicus-Fistel in der üblichen Weise angelegt worden war; wir fassen die Ergebnisse dieses Versuches in Tabelle 8 zusammen; bei dem Tier wurden 32 ccm Blut pro Kilogramm Körpergewicht entnommen, was zu einem beträchtlichen Blutdrucksturz führte; die Erythrozytenzahl ist nur wenig verändert, während das Eiweiß im Blut recht beträchtlich abfällt, was durch das Einwandern von Gewebsflüssigkeit zustande kommt. Das Einströmen von Gewebsflüssigkeit ins Blut ergibt sich auch aus der Verminderung des Lymphflusses, der auf ungefähr die Hälfte absinkt, ohne daß es, wie man das beim Histamin- oder Peptonshock zu sehen gewohnt ist, zu einer Vermehrung des Eiweißes in der Lymphe kommt.

Tabelle 8.

Zeit	Arterieller Blutdruck in mm Hg	Erythrozyten in Millionen	Gesamt-N im Serum in mg⁰/₀	Lymphmenge pro Minute in ccm	Gesamt-N i. d. Lymphe	
					in mg⁰/₀	in mg pro Minute
16^{21}	157	6,59	934	0,80	712	5,70
16^{27}	157	—	—	0,61	701	4,27
Aderlaß von 570 ccm während drei Minuten aus der Art. femoralis						
16^{35}	55	—	830	0,24	—	—
16^{42}	75	—	—	0,32	689	2,20
16^{47}	95	—	—	0,37	—	—
16^{55}	95	—	—	0,41	747	3,06
17^{10}	85	6,04	677	0,33	724	2,39

Ein zweiter Versuch, der in Abb. 17 dargestellt ist, zeigt ganz analoge Verhältnisse.

Gerade den Gegensatz zu diesem Absinken der Lymphmenge im Blutverlustkollaps finden wir im Histamin- oder Peptonkollaps, was um so mehr auffällt, als wir ja auch bei diesen Kollapsformen eine starke Einschränkung der zirkulierenden Blutmenge gesehen haben. Das Bestreben des Organismus, einen Teil der Verringerung der zirkulierenden Blutmenge durch Einströmen von Gewebsflüssigkeit in das Blut auszugleichen, halten wir durch die Verwässerung des Blutes und die Abnahme des Lymphstromes, sowie durch die Erhöhung des Trockenrückstandes der Muskulatur für bewiesen.

In gleichem Sinne ist auch, wenigstens beim Hund, die Verkleinerung der Milz zu deuten. Beim Hund spielt die Milz als Blutdepotorgan eine große Rolle; histologisch prägt sich das im großen Muskelreichtum des Organs aus, der offenbar dazu dient, um im entscheidenden Moment die hier gespeicherten Erythrozyten auszupressen. So ist es auch zu verstehen, warum mehr oder weniger bei allen Kollapsformen, die sich experimentell erzeugen lassen, die Milz klein und an der Oberfläche eigentümlich geschrumpft erscheint.

e) Zusammenfassung. Das Wesentliche des Kollapses nach experimentellen Blutverlusten besteht darin, daß es sich hier um eine *tatsächliche Verringerung der Gesamtblutmenge* und damit auch der zirkulierenden Blutmenge handelt, während bei den anderen Formen die Verringerung der zirkulierenden Blutmenge nur auf funktionelle Veränderungen zu

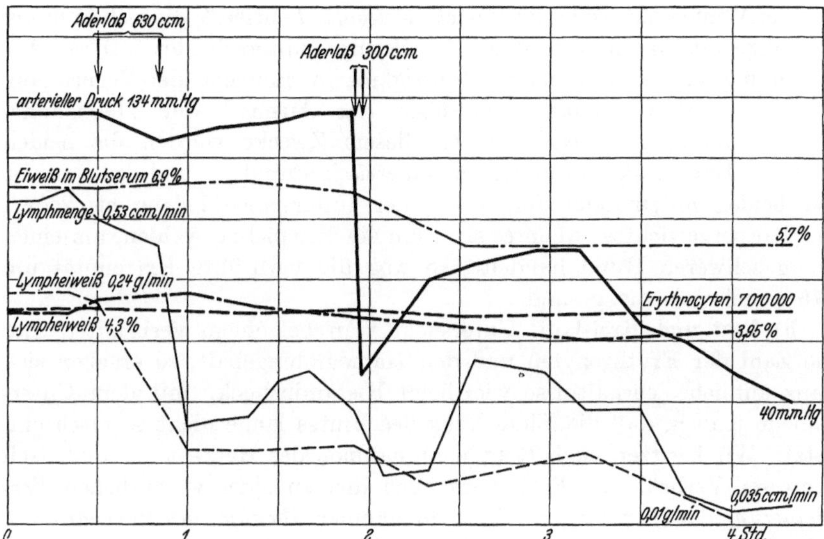

Abb. 17. Arterieller Druck, Lymphmenge, Lympheiweiß, Bluteiweiß, Erythrozytenzahl bei einem Ductus-thoracicus-Fistel-Hund im Entblutungskollaps.

beziehen ist; der hämodynamische Erfolg ist bei allen Formen der gleiche — nämlich Abnahme der Blutzufuhr zum Herzen, worin das Wesen des Kollapses zu erblicken ist; ein protoplasmatischer Faktor fehlt und so auch jede Schädigung der Kapillarwand, respektive der Permeabilität.

Der Kollaps nach Verbrühung.

a) Versuchsanordnung und Symptomenbild. Zum Studium der Vorgänge beim experimentellen Verbrennungstod eignet sich am besten die Verbrühung; Tiere, die sich in tiefer Narkose befinden, werden im Bereiche der einen unteren Extremität einige Minuten hindurch mit kochendem Wasser berieselt; in nicht wenigen Fällen tritt der Tod bereits wenige Stunden später ein. Prüft man den Kreislauf unmittelbar nach der Verbrühung, so zeigt sich am Blutdruck zunächst nichts Wesentliches. Das erste, was man beobachten kann, ist eine beträchtliche Schwellung an der mit heißem Wasser verbrühten Extremität; es muß schon zu einer ganz beträchtlichen Schwellung des verbrühten Fußes gekommen sein, bevor der Blutdruck zu sinken beginnt. Das Minutenvolumen oder die zirkulierende Blutmenge erweisen sich bereits frühzeitig als verringert. Es liegen hier ähnliche Verhältnisse wie nach Aderlaß vor, wo uns der Blutdruck über die Schwere der bereits eingetretenen Kreislaufstörung ebenfalls nicht genügend unterrichtet.

Oft kommt es im Bereich der Verbrühung nicht nur zu Schwellung, sondern auch zu Blasenbildung; die Blasen können einreißen, wobei sich aus der Wunde eine sehr *eiweißreiche Flüssigkeit* entleert, die sich in ihrem Eiweißgehalt kaum von dem des Serums unterscheidet. Diese Ansammlung von serumähnlicher Flüssigkeit im Bereiche der Verbrühung hat BLALOCK veranlaßt, sich über das Ausmaß der Flüssigkeitsdurchtränkung zu orientieren. Zu diesem Zwecke wurden die beiden hinteren Extremitäten tunlichst symmetrisch amputiert und das Gewicht der beiden miteinander verglichen; der Unterschied betrug bis $2,75^0/_0$ des Körpergewichtes; wenn es sich, um ein Beispiel zu wählen, um einen 10 kg schweren Hund handelte, so wog die verbrühte Extremität um 275 g mehr als die gesunde.

b) Blut und Kreislauf. Untersucht man bei einem verbrühten Tier die Zahl der Erythrozyten und den Hämoglobingehalt, so ergeben sich ganz ähnliche Verhältnisse wie beim Histaminshock, mit dem Unterschiede jedoch, daß die Eindickung des Blutes lange nicht so rasch einsetzt. Wir besitzen auch Röntgenaufnahmen des Herzens vor und nach schwerer Verbrühung. Es kommt auch hier zu einer wesentlichen *Verkleinerung des Herzschattens*, daneben zu einer *Abnahme des Venendruckes*. Überblickt man die Kreislaufveränderungen, die sich im Organismus nach einer Verbrühung allmählich entwickeln, so muß man sie im Sinne eines Kollapses deuten. Unter dem Einfluß der Verbrühung entstehen Hindernisse für den Kreislauf, sonst wäre es nicht zu verstehen, warum so wenig Blut ins Herz gelangt und dementsprechend auch wenig Blut an die Peripherie abgegeben wird.

Ein Teil der Verminderung der zirkulierenden Blutmenge ist wohl auf eine Versackung des Blutes zu beziehen, ein nicht geringer Teil aber — wenn nicht sogar der Hauptteil — beruht auf der *Abwanderung von Plasma* in die verbrühten Partien. Diesem Umstande ist die bei der Verbrühung fast nie zu missende Eindickung des Blutes zuzuschreiben; ein einfaches Beispiel kann dies illustrieren.

Wenn bei einem 10 kg schweren Hund mit einer Gesamtblutmenge von 1200 ccm und einem Hämokritwert von $30^0/_0$, eine Plasmamenge von 300 ccm (das sind $3^0/_0$ seines Körpergewichtes — vergleiche BLALOCK) in die verbrühte Extremität austritt, so bedeutet dies eine Zunahme des Hämokritwertes von 30 auf $44^0/_0$. Die zirkulierende Blutmenge, die viel kleiner ist als die Gesamtblutmenge, müßte also um 300 ccm abnehmen, da aber in Wirklichkeit die zirkulierende Blutmenge meist noch mehr abnimmt, so muß wahrscheinlich noch eine Versackung in Betracht kommem. Daß außer dem Plasmaverlust noch andere Momente für die Erklärung dieser Kollapsfoim herangezogen werden müssen, beweisen auch die mehr oder weniger negativen Erfolge von Transfusionen. Sie nützen meist nur vorübergehend. Wäre nur der Plasmaverlust die führende Ursache, so müßte es nach Transfusion gelingen, den Kollaps zu beseitigen. Es ist deshalb sehr wahrscheinlich, daß bei der Verbrühung Gifte entstehen, die auch an nicht direkt verbrühten Partien zu einem Plasmaaustritt führen. In diesem Zusammenhang sei eine Tatsache aus der menschlichen Pathologie erwähnt, die zugunsten dieser Anschauung spricht; selbst ganz kleine Verbrennungen können schließlich zum Kollaps führen, wobei eine besondere Bluteindickung kaum in Erscheinung tritt.

c) Zusammenfassung. Die Verbrühung ist jedenfalls den gemischten Formen des Kollapses zuzählen, da man Plasmaaustritt in den Bereich der Läsion und allgemeine Blutversackung findet — im Prinzip also ähnliche Verhältnisse, wie wir sie bei der Histaminvergiftung beschrieben haben.

Der experimentelle Wundkollaps.

Ein Wundshock wird im Tierexperiment in der Weise erzeugt, daß man in tiefer Narkose eine Extremität mit dem Hammer so lange beklopft, bis die Muskeln und die übrigen Gewebe stark zerquetscht sind; nachher kommt es auch hier, ähnlich wie bei der Verbrennung allmählich zu einer beträchtlichen Anschwellung, deren Schwere sich berechnen läßt, wenn man nach Abtrennung dar Extremitäten das Gewicht der zerquetschten mit dem der gesunden vergleicht. Langsam tritt auch ein Abfall des arteriellen und venösen Blutdruckes ein; Minutenvolumen und zirkulierende Blutmenge werden vermindert gefunden; der Herzschatten wird kleiner, die ausplanimetrierte Herzfläche kann um 20—25% abnehmen (EWIG[1]). In allererster Linie sinkt beim Wundshock die zirkulierende Plasmamenge. In einem Beispiel, das EWIG anführt, finden sich folgende Zahlen: die zirkulierende Blutmenge fiel bei einem Hund innerhalb 7—10 Stunden um 35%, das waren 900 ccm; 200 ccm davon waren Blutkörperchen, der Rest von 700 ccm Plasma. Es ergeben sich somit Verhältnisse, die außerordentlich stark an den Kollaps bei Verbrühung erinnern, doch scheint hier insofern ein Unterschied zu bestehen, als mit dem Vorkommen einer Blutversackung wahrscheinlich weniger gerechnet werden kann. Wenn es sich bewahrheiten sollte, daß es dabei zu keiner allgemeinen Gefäßinsuffizienz kommt — dafür setzen sich hauptsächlich BLALOCK[2] sowie EWIG ein —

---

[1] EWIG und KLOTZ: Klin. Wschr. 1932, S. 932.
[2] BLALOCK: Arch. Surg., **20**, 959 (1930); **22**, S. 598 (1931).

so würde es sich beim experimentellen Shock in erster Linie gleichsam um ein lokales Gewebsproblem handeln und in diesem Punkte würde diese Kollapsform eher eine Ähnlichkeit mit dem Zustand nach schweren Blutverlusten besitzen.

Nicht ganz derselben Meinung ist CANNON,[1] von dem eine der oben beschriebenen ähnliche Versuchsanordnung stammt. Originell war eine Modifikation der Technik; er trennte eine Extremität vom Stamm des betäubten Tieres soweit ab, daß schließlich das Bein nur mehr durch Vene, Arterie und Nerv mit dem Rumpf zusammenhing; wurde nun die isolierte Extremität, ebenso wie es BLALOCK tat, mit dem Hammer zerquetscht, so kam es, solange die Vene verschlossen war, zu keiner Blutdrucksenkung; wurde aber das Blutgefäß geöffnet, so trat sofort Blutdrucksenkung auf. Offenbar muß sich in der zerquetschten Muskelmasse irgendein Gift entwickeln, das zu allgemeinen Störungen Anlaß gibt.

Eine auffallende Ähnlichkeit mit den Veränderungen beim Wundshock findet sich auch beim sogenannten *Eingeweideshock*. Im Experiment erzeugt man ihn in der Weise, daß man das Abdomen öffnet und unter Wahrung der Sterilität mit der Hand brüske Hantierungen an den Eingeweiden ausführt; darauf werden die Bauchdecken geschlossen. Im Verlaufe von Stunden kommt es zur Entwicklung eines Kollapses, der sich hauptsächlich durch eine Verkleinerung der zirkulierenden Blutmenge und des Minutenvolumens äußert. Im vorgeschrittenen Stadium sinkt zuerst der venöse Druck, später auch der arterielle; auch eine Verkleinerung des Herzschattens tritt auf. Gleichzeitig mit diesen hämodynamischen Veränderungen kommt es zu einer beträchtlichen Bluteindickung, wobei die Plasmamenge stark abnimmt. Das Wesentliche ist der Flüssigkeitsverlust aus der Blutbahn, was, abgesehen von der Verringerung der zirkulierenden Blutmenge, am besten an dem Fehlen von Eiweißvermehrung im Serum zu erkennen ist: das bedeutet, daß *Plasma austritt*. Der Ort des Plasmaaustrittes ist die Bauchhöhle, was am besten daraus hervorgeht, daß sich die in ihr enthaltene Flüssigkeit in ihrem Eiweißgehalt kaum vom Serum unterscheidet. Wir haben mit ganz gleichen Verhältnissen wie beim Wundshock zu rechnen. Es kommt weniger zu einer Blutversackung als vielmehr zu einem Plasmaverlust in die lädierten Gebiete. Daß es hier auch zu einer Verkleinerung der Milz kommt, ist wohl darauf zurückzuführen, daß sich die Milz bemüht, durch Entleerung ihrer Depots die leeren Blutgefäße aufzufüllen.

Der orthostatische Kollaps.

Stellt man ein in Rückenlage an ein Brett gebundenes Kaninchen vertikal so auf, daß der Kopf oben und die hinteren Extremitäten unten

---

[1] CANNON: Traumatic Shock. London. 1903.

liegen, dann entwickelt sich bei diesem Tier sehr bald ein Kollaps; das Herz wird in der Vertikalstellung wesentlich kleiner (s. Abb. 18) als es in der Horizontallage war, der arterielle und venöse Druck fallen auf ungemein niedrige Werte ab und die zirkulierende Blutmenge verringert sich auf ungefähr ein Viertel ihrer ursprünglichen Größe. Änderungen in der Blutzusammensetzung sind nicht zu beobachten. Meist geht das Kaninchen in dieser Stellung innerhalb kurzer Zeit zugrunde. Bringt man das Tier unmittelbar ante mortem in die horizontale Lage, so kann es sich wieder vollkommen erholen. Die Ursache dieser Kollaps-

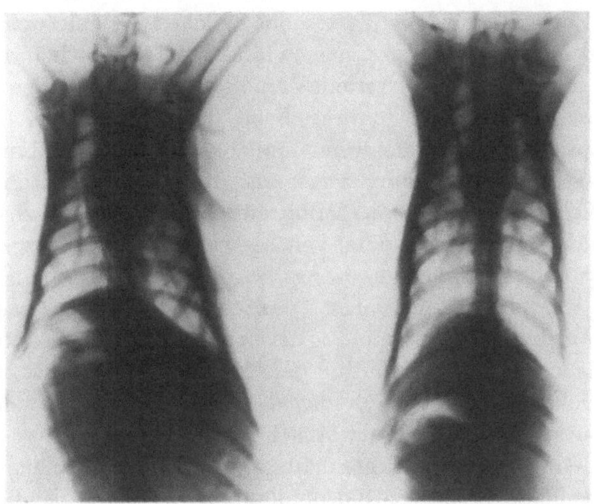

Abb. 18. Herzgröße bei einem Kaninchen vor und während orthostatischem Kollaps.

form beruht auf der Unfähigkeit des vertikal gestellten tierischen Organismus, die im Bauchraum sich aufstappelnde Blutmenge dem Herzen zuzuführen, was wahrscheinlich auf eine rein mechanisch bedingte Abschnürung der Vena cava inferior zwischen Herz und Zwerchfell zurückzuführen ist. Die mit dem Zwerchfell verwachsene Leber sinkt kraft ihrer Schwere nach vorn und unten; da ihr die schlaffen Bauchdecken keinen Halt zu gewähren vermögen, wird die Cava inferior abgeschnürt. Übt man aber durch eine entsprechende Binde einen Druck gegen die Bauchdecken aus, oder stellt man das vertikal gelagerte Tier in einen größeren mit Wasser gefüllten Behälter, wobei es zu einer Druckwirkung der Wassermasse auf den Bauch kommt, dann läßt sich das bedrohliche Bild des Kollapses prompt beseitigen. Ähnliches kann man, allerdings in weniger ausgesprochener Weise, auch beim Hund beobachten. Die Bauchdecken sind hier viel kräftiger, was wohl der Grund dafür sein dürfte, daß der Kollaps nur angedeutet ist. Der Zustand, der sich bei

Vertikalstellung entwickelt, ist am ehesten mit dem Vasomotorenkollaps zu vergleichen, wobei es ebenfalls zu keiner Eindickung kommt. Das Wesen dieser Störung ist eine *rein mechanische Absackung,* die in gleicher Weise erzeugt werden kann, wenn man die V. cava inferior vor ihrer Einmündung in das Herz abbindet.

Der Kollaps bei Akapnie.

Wenn man eine betäubte Katze durch künstliche Atmung hyperventiliert, was bei Experimenten gelegentlich auch ungewollt vorkommt, so beginnt unter Tachykardie der Blutdruck zu fallen und erreicht innerhalb kurzer Zeit ganz niedere Werte; das gleiche tritt ein, wenn man bei diesem Versuch reinen Sauerstoff atmen läßt. Unterbricht man die Hyperventilation, so beginnt der arterielle Druck allmählich wieder zu steigen und kann schließlich die ursprüngliche Höhe erreichen. Noch viel rascher tritt die Erholung ein, wenn man Kohlensäure verabreicht. Eine genaue Analyse des Kreislaufes zeigt uns, daß es sich bei der Akapnie um einen Kollaps handelt; das Minutenvolumen und die zirkulierende Blutmenge nehmen ab, ebenso der venöse Druck und die Herzgröße. HENDERSON[1] war zunächst geneigt, diesen Shock auf Alkalose zu beziehen; DALE und EVANS[2] zeigten aber, daß es sich dabei ausschließlich um eine Wirkung der nicht dissoziierten Kohlensäuremoleküle auf das Vasomotorenzentrum in der Medulla oblongata, wie auch auf das Rückenmark handelt, da *die Kohlensäure für den Tonus der peripheren Gefäße* mitverantwortlich ist. Bei Tieren, deren Rückenmark und Medulla oblongata geschädigt sind, wirkt Kohlensäure nicht mehr. Bei längerer Hyperventilation kann es zu einer Eindickung des Blutes ohne Eiweißaustritt kommen; bei der Hyperventilation verschwindet also höchstens Wasser. Der akapnische Kollaps ist daher auf eine Ausschaltung des Vasomotorenzentrums zu beziehen; man kann es auch durch Anästhesie, durch mechanische Zerstörung oder in der Weise außer Funktion setzen, daß man das Gehirn mit kohlensäurefreiem Blut durchspült. Die Ausschaltung des Vasomotorenzentrums durch Hyperventilation gelingt bei gewissen Tieren, z. B. beim Hunde, nur schwer, weil es trotz großen Kohlensäureexportes nicht immer leicht möglich ist, den Kohlensäuregehalt des Blutes wesentlich zu senken. Innerhalb der Gewebe scheinen sich große *Kohlensäuredepots* zu befinden, von denen das Blut vermutlich immer wieder versorgt werden kann. Jedenfalls ist das *Kohlensäuremolekül* — gleichsam wie ein Hormon — *das physiologische Stimulans der Vasomotorenzentren.*

Der Kohlensäuremangel macht sich auch bei den verschiedenen Säurevergiftungen bemerkbar. Bei Pflanzenfressern läßt sich durch

---

[1] HENDERSON und HAGGARD: Amer. J. Physiol., **51**, S. 176. 1920.
[2] DALE und EVANS: J. of Physiol., **56**, S. 125. 1922.

Säureverabfolgung ein typischer Kollaps erzeugen; auch hier sehen wir Blutdrucksenkung, Verminderung des venösen Druckes, der zirkulierenden Blutmenge und des Minutenvolumens. Die Injektion von Natriumkarbonat kann ein fast verendetes Tier wieder retten; auch hier wirkt das Mittel durch seinen Karbonatgehalt und nicht durch seine Alkaleszenz.

Der Kollaps bei bakteriellen Infekten.

Das Studium der Kollapssymptome bei einer experimentellen Infektion stößt insoferne auf Schwierigkeiten, als es meist geraumer Zeit bedarf, bevor das infektiöse Material den Kreislauf meßbar verändert; vergleichende Untersuchungen über zirkulierende Blutmenge, Minutenvolumen, Venendruck und auch arteriellen Druck sind daher schwer durchführbar. Da das kardinale Unterscheidungsmerkmal zwischen einem zentralen und einem rein peripheren toxischen Kollaps das Fehlen oder Vorhandensein eines großen Plasmaverlustes ist, so ist von EWIG diese Frage mit Typhustoxinen geprüft worden; dabei zeigte es sich, daß im akuten Versuch Bluteindickung mit erheblichem Plasmaverlust eintritt. Somit ist beim akuten Infektionsversuch mit einer peripheren Gefäßläsion zu rechnen; das Vorhandensein einer derartigen Schädigung scheint auch aus Versuchen von GANTER und SCHRETZENMAYR[1] hervorzugehen, die ein Nachlassen des Tonus der isolierten Arterien feststellen konnten.

Im chronischen Versuch, bei häufiger Einverleibung kleinerer Giftmengen, liegen die Verhältnisse jedoch sehr kompliziert; die anfängliche Bluteindickung wird rasch durch Wassereinstrom in die Blutgefäße überlagert; dadurch nimmt der Eiweißgehalt des Serums beträchtlich ab. Auch die toxische Anämie wirkt weiter komplizierend; aber schwerere Kollapszustände kommen jetzt kaum vor, was daran zu erkennen ist, daß die Blutmenge keine größeren Veränderungen zeigt.

Folgerungen aus dem Experiment für das gesamte Kollapsproblem.

Überblicken wir alle angeführten Tatsachen, so muß zugegeben werden, daß sich bei gewissen Vergiftungen und Schädigungen des tierischen Organismus ein Zustand feststellen läßt, der mit Druckabfall im arteriellen System und Tachykardie einhergeht, ohne daß die Ursache dafür in einer Läsion des Herzens gesucht werden kann. Seitdem wir wissen, daß das Herz keine Saugpumpe, sondern nur eine Druckpumpe ist, müssen wir mit einem wichtigen Apparat rechnen, der das Blut,

---

[1] GANTER und SCHRETZENMAYR: Arch. f. exper. Path., **147**, S. 128 (1929); Z. inn. Med. 1932, S. 1496.

welches die Kapillaren bereits durchspült hat, zum Herzen wieder zurückführt. Man pflegt das ganze System unter dem Schlagwort „*Peripherie*" zusammenzufassen.

Ein maßgebender Faktor für die diastolische Füllung des Herzens ist der *Venendruck*; mit dem Druckgefälle von den Venen zum rechten Vorhof wächst die diastolische Füllung des Herzens; sicherlich kommen Faktoren wie Tätigkeit der Muskeln, Atmung usw. auch in Betracht, aber die eigentliche Regulierung geschieht durch Änderung des Querschnittes im gesamten Venensystem und durch Änderungen der zirkulierenden Blutmenge. Kommt es daher zu einer Erweiterung der Venolen und der venösen Kapillaren, so wird ihr Fassungsvermögen für Blut enorm groß, das Blut stagniert hier; die Folge davon ist ein *verringertes Angebot an das Herz*, was eine Verkleinerung des Minutenvolumens bedeutet. Diesen Zustand nennen wir Kollaps. Da bei der Steuerung der Venenweite örtliche und zentrale Faktoren in Betracht kommen, so ist im Prinzip auch zwischen einem *zentralen* und *peripher* ausgelösten Kollaps zu unterscheiden.

Bei dem *zentralen Kollaps* würde es sich in erster Linie um eine Lähmung des Tonus im Bereiche der venösen Kapillaren handeln; sie erweitern sich und verlieren dadurch die Fähigkeit, auf das in der Peripherie liegende Blut einen Druck auszuüben, so daß es zu einem verringerten Blutangebot an das Herz kommt; durch die Tonuslähmung können sich auch die mit den Venen in innigem Zusammenhang stehenden Blutdepots nicht entsprechend entleeren, was dazu beiträgt, daß das Absinken der zirkulierenden Blutmenge nicht gehemmt wird. Das gegenseitige Verhältnis von Erythrozyten und Plasma erfährt bei diesem Vorgang aber keine Änderung. Typen eines zentralen Kollapses sind die Läsionen der Vasomotorenzentren; die Störungen können mechanisch oder funktionell bedingt sein. Als mechanische Störungen kennen wir die Zerstörung der Medulla oblongata, die hohe Rückenmarksdurchschneidung, die Durchtrennung der Splanchnici und der Accelerantes. Als funktionelle Störungen kommen Fehlen von Kohlensäure im Blut, Säurevergiftung und Narkose der Vasomotorenzentren in Betracht.

Eine Mittelstellung zwischen zentralem und peripherem Kollaps nehmen die Kreislaufstörungen nach großem Blutverlust und der orthostatische Kollaps ein. Der Organismus benötigt ein gewisses Flüssigkeitsquantum innerhalb seiner Blutbahnen; der schwere Schaden, der nach großen Blutverlusten in Erscheinung tritt, ist weniger auf einen Mangel an Erythrozyten zu beziehen, als vielmehr auf das Leerlaufen der Gefäße. Dasselbe gilt vom orthostatischen Kollaps. Das Wesentliche in beiden Fällen ist die Verringerung des Minutenvolumens, wodurch lebenswichtige Organe, vor allem das Gehirn, nicht mehr die für die normale Funktion notwendige Blutmenge erhalten.

Bei dem *peripheren Kollaps* handelt es sich weniger um eine — vielleicht gar nicht vorhandene — Motilitätsstörung der venösen Kapillaren, als vielmehr um eine Änderung ihrer Wandfunktion *als Membran*; die Folge dieser Störung ist der *Austritt von Plasma* in die die Kapillaren umgebenden Gewebsräume. Unter gewissen Umständen kann dieser Plasmaverlust solche Dimensionen annehmen, daß die Verringerung der zirkulierenden Blutmenge in ihrem Endeffekt ebenso groß sein kann, wie wenn das betroffene Individuum ein großes Blutquantum tatsächlich verloren hätte. Das *Charakteristikum des peripheren Kollapses ist die Bluteindickung*, deren Ursache der *Plasmaverlust* ist. Dadurch, daß Plasma aus der Blutbahn austritt, wird die zirkulierende Blutmenge verringert und infolgedessen droht die Gefahr, daß dem Herzen zu wenig Blut angeboten wird. Vielleicht spielt die Bluteindickung an sich bei der Kreislaufstörung auch schon eine Rolle, da das Blut, wenn es so reichlich rote Blutkörperchen führt, sich durch seine hohe Viskosität nur träge zum Herzen bewegt, was der Herzfüllung ebenfalls hindernd entgegensteht.

Läßt man die oben erwähnten Kollapsformen, soweit wir sie im Tierexperi-

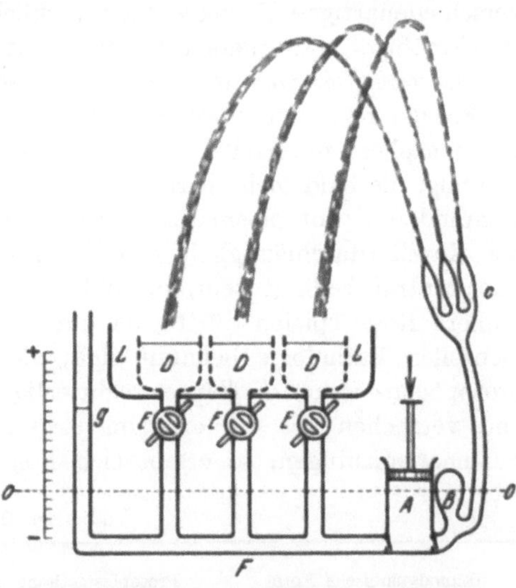

Abb. 19. *Kreislaufschema (modifiziert) nach Henderson.* A = Herzpumpe, B = elastische Kammer (Aorta), C = feine Öffnungen (Arteriolen), die sich unter dem Einfluß des Vasomotorensystems oder von Hormonen bald erweitern, bald verengern können. Das Blut, das hier herausspritzt, fängt sich in den Reservoiren D, die das Kapillarsystem darstellen. Unter den Reservoiren sind Hähne (E), welche bald mehr, bald weniger geöffnet, den Druck im venösen System F erhöhen, resp. den Zufluß zum Herzen steigern. Sind die Hähne (E) ganz offen, so ist der Druck im venösen System (F) am höchsten; g steigt fast bis zum Niveau in den Reservoiren D. Sind dagegen die Hähne zum Teil geschlossen, so sinkt g, während sich die Behälter füllen. Die Linie $O—O$ soll zum Ausdruck bringen, daß sich die Herzpumpe, eingeschlossen im Thorax, unter einem negativen Druck befindet. Die Wandungen der Behälter D sind durchlocht gezeichnet, um zum Ausdruck zu bringen, daß durch diese Poren ebenfalls Flüssigkeit austreten kann; der um die Behälter D gezeichnete Raum L versinnbildlicht die Gewebsräume; sind die Poren sehr groß, so fließt in die Räume L reichlich Flüssigkeit, wodurch der Rückfluß zum Herzen ebenfalls vermindert werden kann.

ment hervorrufen können, Revue passieren und fragt man sich, welche Form am ehesten der skizzierten peripheren Schädigung der Kapillaren entsprechen könnte, so denken wir zuerst an den Verbrennungskollaps, bei dem der Plasmaaustritt im Vordergrund steht, während der hämodynamische Faktor des Kollapses erst später zur Beobachtung kommt. Auch der Histamin- und der Peptonkollaps, bei denen aber auch rein mechanische Faktoren, wie Lebervenensperre, in Betracht kommen, können als solche Typen bezeichnet werden. Überblickt man diese Einteilung — peripherer und zentraler Kollaps — so drängt sich unwillkürlich die Frage auf, ob mit dieser Bezeichnung das Wesentliche dieser verschiedenartigen Prozesse auch wirklich getroffen ist und ob es nicht zweckmäßiger wäre, neben der orthostatischen und der Blutverlustform von *hämodynamischen* und *protoplasmatischen Kollapsformen* zu sprechen.

Bei der hämodynamischen Form — die man wieder in eine zentrale und periphere unterteilen könnte — liegt die Ursache in der Blutversackung, die bald mehr peripher, bald mehr zentral ausgelöst sein kann, während die protoplasmatische Form hauptsächlich durch eine Störung der Kapillardurchlässigkeit charakterisiert ist; auch sie kann peripher und zentral bedingt sein, obwohl das „zentrale" Moment kaum eine größere Rolle spielen dürfte, da nur wenige Tatsachen aus der experimentellen Pathologie bekannt sind, die die Annahme eines zentralen, protoplasmatischen Kollapses rechtfertigen; wählen wir diese Einteilung und versuchen wir die experimentellen Kollapsformen in ein solches Schema einzufügen, so ergibt sich Folgendes.

Tabelle 9.

Hämodynamische Form Typ I	Protoplasmatische Form Typ II	Orthostatische Form Typ III	Blutverlust-Form Typ IV

A. *Zentral*
  1. Kokainisierung der Medulla oblongata
  2. Hohe Rückenmarkdurchschneidung
  3. Splanchnikusdurchschneidung
  4. Akapnie
 	
B. *Peripher*
  1. Ergotin?
	A. *Zentral*
	(Nervös ausgelöst?)
	
	B. *Peripher* (lokal und allgemein)
	  1. Verbrennung
	  2. Quetschung		

Kombinationen: 1. Histamin
                      Pepton   Typ II + Typ III
             2. Infekte   Typ I + Typ II

Wir sehen jedenfalls, wie schwer es fällt, reine Formen aufzustellen; erst das genaue Studium experimenteller Fragen hat es uns ermöglicht, etwas klarer zu sehen; jedenfalls erfahren wir, daß es sich bei vielen experimentellen Kollapsformen um *Kombinationen* handelt.

In der Absicht, das etwas schwierig verständliche gegenseitige Verhältnis zwischen Herztätigkeit und peripherem Kreislaufgeschehen klar zur Darstellung zu bringen, ist das Schema von HENDERSON entstanden; es hilft uns über manche didaktische Schwierigkeiten hinweg, immerhin bedarf es einer sachlichen Erweiterung, zumal seit der ursprünglichen Mitteilung von HENDERSON geraume Zeit vergangen ist und daher manche neue Tatsache in dem Schema Berücksichtigung finden mußte (siehe Abb. 19).

III. Klinik des Kollapses.
Differentialdiagnose zwischen kardialer und peripherer Insuffizienz.

Unsere Vorstellungen vom Versagen des Kreislaufes haben an Hand experimenteller Studien insofern eine Erweiterung und Klärung erfahren, als wir jetzt die Möglichkeit haben, eine Schädigung, die ausschließlich auf einer *Insuffizienz des Herzens* beruht, von einer solchen zu trennen, deren Ursache in einer *Läsion der Peripherie* gelegen ist; bei einiger Erfahrung lassen sich die typischen Krankheitsbilder leicht auseinanderhalten; immerhin gibt es genug Zustände, wo es Schwierigkeiten bereitet, eindeutig zu unterscheiden, ob dieser oder jener Defekt im Vordergrund steht, was gelegentlich um so schwieriger wird, als wir auch mit *Kombinationen* zu rechnen haben.

Das Charakteristikum einer *kardialen Störung* äußert sich in der Unfähigkeit des Herzens, die ihm angebotene Blutmenge wieder restlos weiterzugeben; die Folge ist daher Verkleinerung des Einzelschlagvolumens, Erweiterung der Herzhöhlen und Drucksteigerung vor dem geschädigten Herzen, also Erhöhung des Venendruckes, nie aber Abnahme der zirkulierenden Blutmenge; alle diese Symptome lassen sich klinisch erfassen.

Bei der *peripheren Insuffizienz* bleibt das Blut im Kapillargebiete liegen, es kann sich von hier nur schwer weiterbewegen; dementsprechend besteht Abnahme der zirkulierenden Blutmenge, so daß zu wenig Blut in das Venensystem abfließt und ungenügende Herzfüllung im Vordergrund steht; der Druck im Venensystem muß absinken, so daß die Venen zusammenfallen; bei sehr starker Abnahme der Blutzufuhr kann auch die Herzgröße abnehmen.

Die Gefahr einer *Verwechslung* beiderlei Zustände liegt im gemeinsamen Vorkommen gewisser Symptome, so daß es zweckmäßig erscheint, darauf ganz besonders hinzuweisen. Sowohl bei der Herzinsuffizienz als auch bei der Gefäßlähmung sinkt der *arterielle Blutdruck*, aber bei der peripheren Insuffizienz viel tiefer; *Tachykardie, Dyspnoe* und *zyanotische Blässe* kann beiden Prozessen eigen sein; *Leberschwellung* und *Oligurie*, die vielfach nur als Symptom einer kardialen Stauung gelten, kommen auch bei der Gefäßlähmung vor; diagnostisch sind aber beide Prozesse relativ leicht auseinander zu halten, wenn man die Verschiedenheit der zirkulierenden Blutmenge berücksichtigt — also bei der kardialen Stauung den *hohen Venendruck* und die deutlich sichtbaren Venen und bei der peripheren Insuffizienz den *niedrigen Venendruck*, eventuell das *Leerlaufen der Venen*.

Wer sich daran gewöhnt hat, den Füllungszustand der Hautvenen mehr zu berücksichtigen, wird seltener differentialdiagnostischen Schwierigkeiten begegnen; die oberflächlichen Hautvenen erscheinen bei Kollapszuständen gelegentlich so leer und zusammengefallen, daß es Schwierigkeiten bereiten kann, eine intravenöse Injektion durchzuführen; man saugt auch bei einer Aspiration mit der Spritze die Vene nur zu leicht leer. Vertritt man bei der Erklärung der Pathogenese eines Kreislaufversagens diesen Dualismus, dann ergibt sich daraus auch eine entsprechende Trennung bei der Therapie; die Kollapstherapie wird noch eine gesonderte Besprechung finden.

Es bietet sich nur selten Gelegenheit auch beim menschlichen Kollaps eine entsprechende Funktionsprüfung des Kreislaufes durchzuführen; ein kollabierter Patient ist so gefährdet, daß eingreifendere Untersuchungen nicht durchführbar sind; überdies lassen sich die allfällig gefundenen Werte nur schwer verwerten, weil man nicht weiß, mit welchen normalen Kontrollwerten sie zu vergleichen sind.

Postoperativer Kollaps.

Da wir öfters Gelegenheit hatten, Patienten bald nach einer größeren Operation zu untersuchen, während sie Zeichen eines Kollapses darboten, so schienen uns gerade solche Fälle geeignet, Kreislaufuntersuchungen anzustellen; ein solches Studium erheischte nicht nur theoretisches, sondern auch praktisches Interesse, da man sich über manche therapeutische Fragen, die auf den postoperativen Zustand Bezug haben, nicht völlig im Klaren ist.

Nach längerwährenden Operationen treten mitunter Zeichen einer Kreislaufschädigung auf, die sogar bedrohlichen Charakter annehmen kann; der Puls ist dabei klein, frequent, dikrot, der Blutdruck niedrig, der Patient blaß, die Augen tiefliegend, die Wangen eingefallen, die Haut mit kühlem, klebrigem Schweiß bedeckt und leicht zyanotisch, die Atmung oberflächlich. In einem solchen Zustand ist auch das „Leerlaufen" der Venen zu beobachten; die Venen sind kaum zu sehen, da sie nur wenig gefüllt sind; dementsprechend sind intravenöse Injektionen meist mit technischen Schwierigkeiten verbunden; nicht selten kommt es zu Erbrechen, Auftreibung des Abdomens und Darmlähmung; wurde eine Bauchoperation durchgeführt, so ist es manchesmal schwer zu entscheiden, ob dieser Zustand *noch* als postoperative Lähmung oder *schon* als erstes Zeichen einer beginnenden Peritonitis aufzufassen ist.

Der Chirurg kennt diesen Zustand genau; zumeist kann er ihn meistern und hat dementsprechend verlernt, ihn allzusehr zu fürchten; in dem Maße, als der schwer kollabierte Patient aus der Narkose erwacht, bessert sich das zunächst bedrohlich aussehende Bild; trotzdem können sich die ersten Stunden nach einer Operation recht sorgenvoll gestalten. Wir Internisten werden in solchen Fällen nur dann zu Rate gezogen, wenn die Kreislaufschädigung das gewöhnliche Maß weit überschreitet. Als wir Gelegenheit hatten, die ersten Fälle dieser Art zu sehen, war es uns klar, daß es sich hier um denselben Zustand handelt, der uns vom Experiment her als *periphere Gefäßlähmung* bekannt war; der Beweis für die Richtigkeit unserer Annahme ließ sich erbringen, als es uns gelang, auch in diesen Fällen eine Abnahme der zirkulierenden Blutmenge festzustellen; die dabei erhobenen Werte erschienen uns um so wichtiger, als wir sie mit den entsprechenden Zahlen vor der Operation vergleichen konnten; allerdings erforderte dies, daß wir eine Zeitlang alle Patienten, die zur Operation kamen, systematisch schon vorher untersuchten; aus der beigefügten Tabelle ist das Wesentliche zu entnehmen; einige Male gelang es auch vor und nach der Operation die Herzgröße orthodiagraphisch zu bestimmen; niemals sahen wir, wie es bei einer Herzinsuffizienz zu erwarten wäre, eine Zunahme, wohl aber gelegentlich eine *Abnahme der Herzgröße.*

Tabelle 10.

	Alter	Dauer der Operation	Blutdruck		Venendruck		zirkulierende Blutmenge	
			vor der Operation	nach der Operation	vor der Operation	nach der Operation	vor der Operation	nach der Operation
Gallenblasenexstirpation	58	80 Min.	145	105	18	10	3840	2730
Appendektomie	32	25 ,,	125	115	20	16	3670	3280
Magenresektion	48	85 ,,	135	80	18	8	3400	1890
Gelenksplastik	34	55 ,,	140	135	13	7	3740	3060
Totalexstirpation d. Uterus	41	65 ,,	120	70	15	4	3270	1760
Mammaexstirpation .	45	70 ,,	145	105	13	7	3500	2560

Kommt es im postoperativen Verlauf zu einer Peritonitis, so zeigen sich die Symptome der peripheren Gefäßlähmung noch viel deutlicher. Auf Grund solcher Beobachtungen darf man sagen, daß der gefährliche Zustand, der gelegentlich nach einer Operation einsetzt und bei rein klinischer Betrachtung außerordentlich stark an den Kollaps erinnert, tatsächlich einer ist, denn wir finden dabei alle funktionell faßbaren Zeichen, die der peripheren Gefäßlähmung eigen sind; Anhaltspunkte für eine primäre Herzschädigung ließen sich dabei nicht erheben; wohl soll aber die Möglichkeit zugegeben werden, daß sich gelegentlich eine *Myokardschädigung* hinzugesellen kann.

Große Reihenuntersuchungen haben uns aber gelehrt, daß der postoperative Kollaps in einer gut geleiteten und vor allem auf eine richtig durchgeführte Narkose Wert legenden Klinik eine Seltenheit darstellt und daß es falsch wäre, zu glauben, daß sich nach jeder größeren Operation sofort ein Kollaps einstellen müsse; im Gegenteil, es scheint oft nach Operationen ein Zustand einzusetzen, der eher mit Erhöhung der zirkulierenden Blutmenge, des Minutenvolumens und des Venendruckes einhergeht; auch auf das meist erst am zweiten bis vierten Tag einsetzende Stadium einer neuerlichen Verschlechterung des Kreislaufes soll nur kurz verwiesen werden; hier ist es meist ganz besonders schwer zu unterscheiden, ob die neuerliche Komplikation eher als Peritonitis oder als Ausdruck einer Schädigung durch resorbierte Gewebszerfallsprodukte zu deuten ist.

Der im Anschluß an Operationen auftretende Kollaps bietet selten ein einheitliches Bild; das darf aber nicht wundernehmen, da an seinem Zustandekommen *mehrere Faktoren* beteiligt sind; schon die Art und Weise der *Narkose* kann bestimmenden Einfluß nehmen; je tiefer dieselbe ist, desto eher kann es auch zu einer Narkose des Vasomotorenzentrums kommen; FRANKEN und SCHÜRMEYER[1] haben in dieser Richtung beachtenswerte Untersuchungen vorgenommen; Chloroform, Äther und Avertin bedingen gelegentlich Kollaps; allerdings handelte es sich dabei um schwere und langdauernde Betäubungen; Lachgas dagegen führt bei der üblichen Narkose zu keinem Kollaps, zum mindesten ist es für den Kreislauf indifferent, wenn dabei entsprechende Sauerstoffmengen gereicht werden. Ähnliches gilt auch vom Narcylen; hiebei nehmen die zirkulierende Blutmenge, das Minutenvolumen und der Venendruck nicht nur nicht ab, sondern alle diese Größen können sogar zunehmen. Zu Veränderungen der Blutwerte kommt es selbst bei tiefer Narkose niemals; jedenfalls spricht vieles dafür, daß der sogenannte Narkosekollaps, wenn er überhaupt auftritt, zentral-hämodynamisch bedingt ist.

Bei jedem operativen Eingriff kommt es weiters zu einer *Gewebsschädigung*; durch Drücken, Zerren, Quetschen, wie dies bei größeren Operationen unvermeidlich ist, werden nekrotische Massen geschaffen, die allmählich der Autolyse verfallen. Als bestes Maß für die Menge des zugrunde gegangenen Gewebes können Harnanalysen dienen; bei völliger Karenz der Nahrungszufuhr scheidet der operierte Patient am Tage nach dem Eingriff Stickstoffmengen durch den Harn aus, die häufig das Doppelte des Normalen ausmachen (BÜRGER[2]).

---

[1] FRANKEN und SCHÜRMEYER: Narkose und Anästhesie, Bd. 1, S. 437 (1928).

[2] BÜRGER und GRAUHAN: Z. exper. Med., **27**, S. 97 (1922); **35**, S. 16 (1923); **42**, S. 345 (1924).

Während man früher den Wundshock in erster Linie auf *nervöse Reizung* bezog, ist man sich jetzt darüber im Klaren, daß dieser Mechanismus kaum eine große Rolle spielt, wohl aber die *Bildung toxischer Produkte*, die nach der Resorption zu Erscheinungen führen können, welche uns als protoplasmatischer Kollaps bekannt sind. Diese im Wundgebiete gebildeten Gifte wirken teils an Ort und Stelle, teils gelangen sie in den Blutkreislauf und schädigen damit auch Partien, die abseits vom Operationsgebiet liegen. Man sieht dabei nicht nur hämodynamische Störungen, wie Verringerung der Blutmenge, des Minutenvolumens und des venösen Druckes, sondern vor allem auch Bluteindickung; bei längerer Dauer dieses Zustandes kann es zu *Kompensationserscheinungen* kommen, indem an Stelle des ausgetretenen Plasmas eiweißarme Gewebsflüssigkeit ins Blut tritt, was *Hydrämie* bedingen kann.

Die Vergiftungsbilder, die mit Kreislaufschädigungen im Anschluß an schwere operative Eingriffe einsetzen, sind somit selten einheitlicher Natur; meist handelt es um eine *Kombination von hämodynamischen und protoplasmatischen Störungen*, weswegen es notwendig erscheint, jeden einzelnen Fall gesondert zu betrachten.

Verbrennung.

Schwere Kollapszustände sieht man auch bei der Verbrennung; die Kreislaufphänomene sind weitgehend identisch mit denen des Histamin- oder Peptonshocks. Wir haben mehrfach Gelegenheit gehabt, Menschen, die schwere Verbrennungen erlitten haben, in dieser Richtung zu untersuchen; verschlechtert sich ihr Zustand, so ist eine Verminderung des Minutenvolumens und der zirkulierenden Blutmenge nie zu vermissen. Dasselbe gilt von Herzgröße und Venendruck. In allen Fällen, die uns zugänglich waren, haben wir die Herzgröße orthodiagraphisch bestimmt. Dort, wo es in weiterer Folge zu einer Ausheilung kam, ließ sich mit zunehmender Besserung wieder eine Verbreiterung der Herzgröße feststellen. Besonders auffallend ist bei der Verbrennung die Zahl der roten Blutkörperchen; schon TAPPEINER,[1] der als einer der Ersten im Jahre 1881 die Bluteindickung bei der Verbrennung erkannte, berichtet über Steigerung bis zu 7 und 8 Millionen. Das Serum ist bei schweren Fällen niemals eingedickt, eher, entsprechend der Zuwanderung von Gewebsflüssigkeit, etwas verdünnt. Wir möchten somit feststellen, daß ein schlechter Ausgang bei vielen schweren Verbrennungen auf einen protoplasmatischen Kollaps zurückzuführen ist. Als Maß für die Größe des durch die Verbrennung bedingten Gewebszerfalles kann uns manchmal, ähnlich wie beim postoperativen Shock, die Höhe der Stickstoffausscheidung durch den Harn dienen; daß es sich dabei wahrscheinlich auch um die Entfernung toxischer Abbauprodukte handeln dürfte, wurde von mancher Seite

---

[1] TAPPEINER: Zbl. f. med. W. 1881, S. 385.

betont, denn durch intrakutane Injektion einer geringen Menge Harns von Verbrannten konnte PFEIFFER[1] beim Meerschweinchen Hautnekrosen hervorrufen. (Was die Natur der in Frage kommenden Gifte betrifft, verweisen wir auf S. 91.)

Ohnmacht.

Bei der Ohnmacht handelt es sich ebenfalls um einen Kollaps; verliert ein sonst gesunder Mensch plötzlich das Bewußtsein und stürzt zu Boden, so kommt es zu einer hochgradigen Blässe; Dyspnoe und Zyanose sind kaum wahrzunehmen, wohl aber ist der Puls klein, frequent und der Blutdruck außerordentlich niedrig. Meist tritt nach kurzer Zeit wieder vollkommene Erholung und Aktionsfähigkeit ein; einzelne Menschen neigen ganz besonders zu solchen Erscheinungen.

Selten bietet sich Gelegenheit, solche Zustände eingehender zu beobachten, da der Arzt, infolge der kurzen Dauer der Ohnmacht, fast nie sofort zur Stelle sein kann. So verdanken wir es nur einem Zufall daß wir Gelegenheit hatten, in einem solchen Fall den Kreislauf genauer zu studieren. Bei einer Patientin trat prompt Ohnmacht auf, sobald sie Blut sah; der arterielle Blutdruck stürzte von 135 auf 55 mm Hg, die sonst bei Rückenlage deutlich sichtbaren Venen liefen im Anfall sofort leer, das Herzminutenvolumen, mittels der BRÖMSERschen Methode gemessen, sank von 4 l auf 2,9 l, die Herzgröße wurde, wie sich röntgenologisch verfolgen ließ, während der Ohnmacht deutlich kleiner. Die zirkulierende Blutmenge konnte nicht gemessen werden, da sich meist nach zwei Minuten wieder normale Verhältnisse einstellten. Eine Änderung der Erythrozytenzahl kam nicht zur Beobachtung. Vasomotorenreizmittel vermochten die Dauer des Kollapses wesentlich abzukürzen. Die prophylaktische Darreichung von Sympatol, bzw. Strychnin oder eine intensive Kohlensäureatmung waren imstande, die Ohnmacht hintanzuhalten.

Wir nehmen auf Grund dieser — wenn auch nur in einem einzigen Fall, so doch mehrfach exakt durchgeführten — Beobachtung an, daß es sich bei der Ohnmacht um *ein akutes Versagen der Peripherie*, wahrscheinlich ausgelöst durch eine *Vasomotorenstörung*, handeln muß; die Ohnmacht unterscheidet sich dementsprechend funktionell kaum von einem typischen Kollaps.

Nicht wenige Menschen, welche an häufigen Ohnmachtsanwandlungen leiden, sind groß und mager und halten sich etwas gebückt, weil ihnen diese Haltung bekömmlicher erscheint; die meisten von ihnen haben bei der Röntgenuntersuchung ein auffallend kleines Herz, doch ist nicht immer ein sogenanntes Pendelherz vorhanden. Eine wesentliche Rolle scheint die Beschaffenheit der Bauchdecken zu spielen. Häufig findet

---

[1] PFEIFFER: Virchows Arch., **180**, S. 367. 1905.

sich eine gewisse „Vasolabilität" mit raschem Erblassen oder unmotiviertem Erröten; man denke dabei an das „Schlechtwerden", das blasse Mädchen z. B. im Stehparterre des Theaters in eine Menschenmasse eingepfercht befällt, oder an das „Abbauen" des hochaufgeschossenen Chargierten bei der langen Rektoratsrede. Tatsache ist, daß bei langem regungslosen Stehen oft schon normale Menschen eine Verkleinerung der zirkulierenden Blutmenge aufweisen, die noch viel größere Dimensionen annehmen kann, wenn es sich um sogenannte Ohnmachtskandidaten handelt.

Auch im Abdomen können bei schlaffen Bauchdecken große Blutmengen versacken. So ist die Ohnmachtsneigung mancher Frauen kurz nach der Geburt, wenn sie zum erstenmal das Bett verlassen, sicher auf einen bald stärkeren, bald milderen Kollaps zurückzuführen, wie uns entsprechende Untersuchungen überzeugt haben; der Blutdruck, der bei Bettruhe zwischen 120—140 mm Hg schwankt, kann bei solchen Frauen nach dem ersten Aufstehen bis auf 70 mm Hg sinken. Dasselbe gilt vom Venendruck; ebenso zeigt die zirkulierende Blutmenge gelegentlich eine starke Abnahme.

Solche Formen des statischen Kollapses und besonders die des Präkollapses mit Schwindelanfällen, Flimmern vor dem Augen, unmotiviertem Gähnen, Ermüdungsgefühl, Übelkeit, spielen diagnostisch insofern eine große Rolle als sie zunächst gerne als Anämien gedeutet werden, obwohl die objektive Blutuntersuchung ganz normale Werte erkennen läßt. Das, was hier im Vordergrunde steht, ist nicht die Anämie, sondern die bald wirkliche, bald nur funktionelle *Oligämie*.

SECKEL[1] glaubte, das Problem des Kollapses auf den Orthostatiker übertragen zu können; in ähnlicher Richtung bewegen sich die Vorstellungen von JEHLE[2], der durch atypische Blutverteilung vorübergehende Albuminurien erzeugen konnte.

Kollaps nach Trauma.

Reiche Beobachtungen über den traumatischen Kollaps datieren aus der Zeit des Weltkrieges. Dieser Frage wurde insbesondere von englischer Seite viel Aufmerksamkeit gewidmet; eine eigene, von der British Medical Research Commission[3] entsandte Abordnung hatte sich mit der Analyse dieses Zustandes zu beschäftigen. Bei dieser Gelegenheit wurde erstmalig festgestellt, daß der traumatische Shock von einer erhöhten Blutkonzentration und einer starken Verminderung der zirkulierenden Blutmenge begleitet ist. Der Blutdruckabfall ist nach dem Urteil dieser Kommission nicht auf Herzschwäche oder auf mangelhafte vasomotorische Funktion zurückzuführen, denn die

---

[1] SECKEL: Jber. Kinderheilk., **137**, S. 51. 1932.
[2] JEHLE, Wien. klin. Wschr. 1908, S. 1830.
[3] British Medical Research Commission: Wound Shock. London, 1919.

Herzen der im Shock befindlichen Patienten konnten den normalen Blutdruck aufrechterhalten, wenn sie mit genügender Flüssigkeitsmenge versorgt wurden und der Gefäßwiderstand entsprechend gestützt worden war; die Arterien waren auch nicht atonisch, sondern im Gegenteil maximal kontrahiert. Als Ursache des Shocks wurde die Resorption von schädigenden Substanzen angesehen, die am Orte der Verletzung gebildet werden und von hier aus den Organismus vergiften; diese Giftstoffe bewirken die *Stagnation des Blutes in den erweiterten Kapillaren und Venen* und im weiteren Verlauf eine *Transsudation von Plasma in die Gewebe*, wodurch das wirksame Blutvolumen abnimmt. Das Wesentliche ist somit die *Eindickung des Blutes* und die Verminderung der zirkulierenden Blutmenge.

Über die Natur des mutmaßlichen Giftes spricht sich die englische Kommission nicht aus; natürlich war an das *Histamin* zu denken, zumal es sich in jedem Organ findet und bei den verschiedensten Gelegenheiten wirksam werden kann; auf dieser Vorstellung beruht die Lehre von LEWIS,[1] der den Dermographismus mit dem durch Druck frei gewordenen Histamin erklären will. Ob es beim traumatischen Kollaps zu einer Aktivierung des Histamins kommt, ist oft diskutiert worden, wobei die erhöhte Transsudation am Orte des Traumas in Betracht gezogen wurde. Der Wundshock wäre somit nur eine potenzierte Form des Dermographismus. Gegen die Annahme, daß beim Wundshock größere Mengen Histamin im Blute zirkulieren, können jedoch Beobachtungen von JANSSEN und GUTTENTAG[2] angeführt werden; diese Autoren haben das Blut von Patienten, die mit den Zeichen eines schweren Wundshocks an die chirurgische Klinik eingeliefert wurden, untersucht und trotz sehr exakter Methoden keine Histaminvermehrung finden können. In letzter Zeit hat MOON[3] versucht, den Wundshock auf eine *Vergiftung durch Stoffe aus zerquetschten Muskelmassen* zu beziehen; tatsächlich läßt sich aus Muskeln eine Flüssigkeit gewinnen, die auch nach Passage durch ein Berkefeldfilter ihre Toxizität behält. Die Versuchstiere bleiben unmittelbar nach der Injektion dieser Flüssigkeit noch eine Zeitlang gesund, und gehen dann innerhalb 10—12 Stunden unter den Erscheinungen eines Kollapses mit Bluteindickung zugrunde. Das anatomische Bild ergibt ausgedehnte Erweiterung der Kapillaren, besonders in der Lunge, im Darmkanal, in der Leber und den Nieren; weiters wurden zahlreiche Kapillarblutungen und an verschiedenen Stellen Ödem gefunden.

Bauchfellentzündung.

In seiner charakteristischen Form erleben wir den Kreislaufkollaps bei der akuten Bauchfellentzündung; bei keiner anderen Krankheit tritt das

---

[1] LEWIS: Blutgefäße der Haut. Berlin. 1928.
[2] JANSSEN und GUTTENTAG: Arch. f. exper. Path., **162**, S. 727. 1931.
[3] MOON: Dtsch. med. Wschr. 1934. S, 1667.

ausgesprochene Bild des allgemeinen Kollapses so rasch in den Vordergrund. Die erste Erscheinung ist der niedrige venöse Blutdruck, der auf eine mangelhafte Füllung des Herzens zu beziehen ist. Trotzdem hält sich der arterielle Druck noch eine Zeitlang auf entsprechender Höhe, der Organismus ist offenbar bestrebt, die mangelhafte Füllung der Arterien durch Kontraktion der Gefäße auszugleichen. Jedenfalls schwankt der Blutdruck trotz Verminderung des Schlagvolumens und der zirkulierenden Blutmenge bei kleinem Herzen um 100 mm Hg. Fehlt diese Gefäßkontraktion, so wird der Zustand gefährlich und das erste Symptom, das das Nahen des Todes anzeigt, ist die Blutdrucksenkung. Umgekehrt kann trotz normalem Schlagvolumen eine Gefahr eintreten, wenn es zu einer Lähmung der Gefäße, z. B. durch Vasomotorenausfall kommt, weil dann die normale Blutmenge nicht mehr genügt, um das erweiterte Gefäßsystem zu füllen und darin einen genügenden Druck aufrechtzuerhalten. Es besteht ein Regulationsvorgang, der dazu dient, den Fortbestand des Kreislaufes auch bei mangelhaftem Blutangebot an das Herz zu gewährleisten. Zunächst muß das Herz seine Leistung steigern, die Schlagfrequenz geht in die Höhe; reicht das nicht aus, dann verengt sich die arterielle Strombahn, um den nötigen Widerstand in der Blutbahn wieder herzustellen. Da diese Regulation vermutlich unter dem Einfluß des Vasomotorenzentrums steht, sind zum mindesten für die Anfangsstadien folgende Überlegungen über die Entstehungsart des Kollapses möglich: bei der einen Form, die mit verhältnismäßig hohem arteriellen Blutdruck einhergeht, besteht meist eine protoplasmatische Kapillarläsion, wobei die Eindickung des Blutes ein wichtiges Kriterium für diesen Zustand sein kann; bei der anderen Form handelt es sich um einen Vasomotorenkollaps, also um die hämodynamische Form mit niedrigem Blutdruck.

Die Bluteindickung, die man bei der Peritonitis fast nie vermißt, und die unter Umständen Erythrozytenwerte von 7—8 Millionen zeigen kann, tritt im weiteren Verlauf der Bauchfellentzündung oft etwas in den Hintergrund. Man muß in dieser Erscheinung einen Kompensationsvorgang erblicken, indem nämlich die durch den Plasmaverlust hervorgerufene Verringerung der zirkulierenden Blutmenge, die manchmal — wie wir eben gezeigt haben — durch Kontraktion der arteriellen Gefäße paralysiert wird, auch dadurch ausgeglichen werden kann, daß in die Blutbahnen eiweißarme Gewebsflüssigkeit einströmt. So kann wieder ein hämodynamischer Ausgleich geschaffen werden. Wir haben es uns daher zum Prinzip gemacht, bei derartigen Untersuchungen tunlichst nicht nur den Venendruck, das Minutenvolumen, die zirkulierende Blutmenge, sondern auch die Erythrozytenzahl sowie den Eiweißgehalt des Plasmas zu bestimmen; nur aus der gleichzeitigen Berücksichtigung all' dieser Faktoren kann man das Wechselspiel der am Kollaps beteiligten Schädigungen und Gegenregulationen verstehen.

Infektionskrankheiten.

Im Verlauf vieler Infektionen kommt es zu Kollapszuständen und viele der schweren Fälle sterben innerhalb der ersten 2—3 Tage nach Krankheitsbeginn; der rasch eintretende Tod ist meist nicht die Folge von Störungen, die ausschließlich auf Herzschwäche zu beziehen sind, denn auch hier haben wir es oft mit Kollaps zu tun. Es kommt nämlich relativ frühzeitig zu einer Blutdrucksenkung, zu beschleunigter Atmung und unternormaler Temperatur. Bluteindickung fehlt oft, obwohl die sonstigen Zeichen des Kollapses stets vorhanden sind. Daneben entwickelt sich auch rasch Hyperämie und Ödem der Lungen. Die einzelnen Infektionen scheinen sich nicht immer gleichartig zu verhalten; während z. B. UNDERHILL und RINGER[1] gelegentlich einer Influenzaepidemie einen starken Konzentrationanstieg des Blutes sahen (Werte zwischen 110—140% Hämoglobin), konnten wir ebenfalls bei einer schweren Influenzaepidemie niemals Blutkörperchenwerte über der Norm beobachten; daß aber gelegentlich gerade die Bluteindickung, die als Zeichen eines schweren Kreislaufschadens gedeutet werden kann, für den Verlauf einer Epidemie von entscheidender prognostischer Bedeutung ist, beweisen wieder die Beobachtungen von UNDERHILL und RINGER; nach diesen Autoren ist die Höhe der Blutkonzentration ein Maß für die Schwere der Krankheit und als solche prognostisch wertvoll. Die Beobachtung von Bluteindickung bei Infektionskrankheiten erscheint uns wichtig, weil seit den Untersuchungen von ROMBERG[2] und seinen Mitarbeitern angenommen wird, daß im Verlaufe der verschiedenen bakteriellen Schädigungen ausschließlich Läsionen der Gefäßzentren auftreten, der infektiöse Kollaps also nur auf das Vasomotorenzentrum zu beziehen sei. Gegen eine solche Verallgemeinerung hat bereits HOLZBACH[3] Stellung genommen; nach seiner Meinung ist die mangelhafte Reaktion des Vasomotorenzentrums vorwiegend sekundärer Natur, und zwar bedingt durch die schlechte Gehirndurchblutung während des Kollapses, der ausschließlich auf einer Schädigung der Kapillaren beruhen soll. Anatomische Befunde, wie Veränderungen an den Gefäßen, sowie Blutaustritte im Bereiche der Kapillaren, die er bei menschlichen, aber auch bei experimentellen Infektionen beobachten konnte, glaubte er im Sinne einer primären Gefäßschädigung deuten zu müssen. Jedenfalls steht fest, daß es im Verlaufe der unterschiedlichen Infekte zu Kollapszuständen kommen kann. Es geht unseres Erachtens ebensowenig an, jedes derartige Bild ausschließlich auf eine Vasomotorenstörung zu beziehen, als anzunehmen, daß es immer zu Plasmaaustritt im Sinne protoplasmatischer Schädigung

---

[1] UNDERHILL und RINGER: J. amer. med. Assoc. 75, S. 1531. 1920.
[2] ROMBERG: Arch. klin. Med., 64, S. 652. 1899.
[3] HOLZBACH: Würzburg. Abh., 27, S. 1. 1931.

der Kapillaren kommt. Jeder einzelne Fall will individuell beurteilt werden, wobei die verschiedenen Erscheinungen, wie der Druck im venösen und arteriellen System, die Herzgröße, die zirkulierende Blutmenge und das Minutenvolumen einerseits, Veränderungen des Blutes (Erythrozytenzahl und Eiweißgehalt des Plasmas) anderseits zu berücksichtigen sind.

Vergiftungen.

Auch bei den verschiedenen Vergiftungen wird Kollaps gesehen; das agonale Bild einer Veronal- oder Sublimatvergiftung bietet zumeist die typischen Charakteristika eines ausgesprochenen Kollapses; es bedarf meist gar nicht eines genauen Studiums der Kreislaufverhältnisse, um ʼch davon zu überzeugen, daß die eigentliche Ursache des darniederᵈen Kreislaufes nicht in Störungen des Herzens zu suchen ist. Die ₎e Reaktion von Puls und Atmung auf Kohlensäure spricht eindeutig ⅃ie tiefe Narkose des Vasomotorenapparates; daneben muß es aber ₎nso zu einer Läsion im Bereiche der Peripherie gekommen sein, wie ₌rschiedene klinische Veränderungen annehmen lassen; wir denken an toxische Exantheme sowie an nicht so seltene tiefe Nekrosen der Haut. Weiters sehen wir in nicht wenigen Fällen Bluteindickung; es kommt mitunter bei der Sublimatvergiftung bereits innerhalb der ersten 24 Stunden zum Exitus, so daß als Todesursache nicht die Anurie infolge von Niereninsuffizienz angenommen werden kann. Auch hier handelt es sich um schwere Kapillarschäden, die vermutlich zu Plasmaaustritt in die Gewebe führen. Man muß demnach bei den verschiedenen Vergiftungen ebenfalls mit mehreren Ursachen rechnen, die zu einer Verminderung der zirkulierenden Blutmenge führen.

Der Kollaps bei Herzkrankheiten.

Ein Kollaps kann sich zu den verschiedensten Krankheitszuständen hinzugesellen, natürlich auch zu einer Kreislaufstörung, die auf einer primären Herzschädigung beruht; gerade bei diesen, oft gar nicht leicht zu erkennenden Formen ist der Beschaffenheit der Venen besondere Aufmerksamkeit zu widmen, da beim Kreislaufversagen, wie wir es als Folge einer Herzinsuffizienz kennen, die Venen strotzend mit Blut gefüllt sind. Schließlich noch ein Wort über die Beschaffenheit der Leber; eine vergrößerte, auch schmerzhafte Leber muß bei einer bestehenden Kreislaufstörung nicht unbedingt im Sinne einer kardial bedingten Stauung gedeutet werden; auch im Kollaps ist die Leber vergrößert, obwohl dies bisher wenig beachtet wurde; nur die Kinderheilkunde hat dafür einiges Interesse bekundet. Auch der Prosektor ist kaum imstande, die Frage zu beantworten, ob es sich bei einem sehr blutreichen Organ um eine Stauungs- oder Kollapsleber handelt.

Zusammenfassung.

Zusammenfassend läßt sich über unsere Erfahrungen am Krankenbett sagen, daß es seine gute Berechtigung hat, jene wohlcharakterisierten Krankheitsbilder, welche ihre Ursache in der Unfähigkeit des Venensystems haben, dem Herzen eine ausreichende, den normalen Kreislauf garantierende Blutmenge zuzuführen, von einem einheitlichen Standpunkt aus zu betrachten, nämlich der Verringerung der zirkulierenden Blutmenge. Und so erachten wir es auch für zweckmäßig, alle hieher gehörigen Zustände mit peripherem Kreislaufversagen einheitlich zu bezeichnen und für sie das Kennwort „*Kollaps*" zu reservieren. Die experimentelle Pathologie zeigt uns mehrere Wege, auf denen es zu einer Verringerung der zirkulierenden Blutmenge kommen kann; so kann das Kapillarsystem zunächst durch *Ausschaltung des Vasomotorenapparates* hämodynamisch die Fähigkeit verloren haben, Blut in die Richtung des Herzens weiterzuleiten. Eine zweite Möglichkeit ist die *Abwanderung von großen Plasmamengen* aus der Blutbahn, wodurch es zu einer Verringerung der Blutmenge kommt. Es liegen hier also ähnliche Bedingungen wie bei einem schweren Aderlaß vor. Ein wichtiges Kriterium dieser Kollapsform ist die Bluteindickung, die sich durch Vermehrung der roten Blutzellen zu erkennen gibt. Weiters kann es zu *mechanischer Drosselung von großen Venen* kommen, wobei dem Herzen zu wenig Blut angeboten wird und in weiterer Folge zu wenig Blut ins Gehirn gelangt. Schließlich ist der *schwere Blutverlust* in Betracht zu ziehen. Mit allen diesen vier Möglichkeiten haben wir es auch in der Klinik zu tun und auch hier ist das *verbindende Glied dieser Kollapsformen die Verringerung der zirkulierenden Blutmenge*, wobei es sich in dem einen Fall um einen tatsächlichen Verlust, in dem anderen aber nur um eine funktionelle Verminderung handelt.

Im allgemeinen stehen dem praktischen Arzt die umständlichen Methoden, welche ein sicheres Urteil über die Größe der zirkulierenden Blutmenge und damit die Diagnose eines Kollapses gestatten, nicht zur Verfügung; es gibt aber eine ungemein einfache und unseres Erachtens außerordentlich wertvolle Untersuchungsmethode, die sich jederzeit ohne große Apparatur durchführen läßt, die Prüfung der Venenfüllung; *ein Leerlaufen der Venen ist das untrügliche Zeichen des typischen Kollapses.*

IV. Therapie des Kollapses.

An Hand des Schemas, das die Unterteilung des Kollapses in hämodynamische und protoplasmatische Formen befürwortet, wäre es eigentlich logisch, die einzelnen Pharmaka, die zur Therapie eines Kollapses herangezogen werden, unter einem ähnlichen Gesichtspunkte zu betrachten; in diesem Sinne wäre zunächst die Frage aufzuwerfen, welche

Medikamente man zur Besserung der *hämodynamischen Form* empfehlen kann und welche für die *protoplasmatische*.

Als ein sehr wirksames, leider wenig beachtetes Vasomotorenreizmittel kann die *Kohlensäure* angesehen werden; es steht einwandfrei fest, daß die Venen der Haut und vor allem des Pfortadersystems über den Umweg einer Vasomotorenreizung durch Kohlensäure reflektorisch beeinflußt werden können. Die bei der Erstickung auftretende Blutdrucksteigerung ist bekanntlich als Folge eines Kohlensäurereizes zu deuten; im Tierversuch findet die Kohlensäure Verwendung, wenn man prüfen will, ob das Vasomotorensystem überhaupt noch anspricht. Kennt man den Entstehungsmechanismus eines Vasomatorenkollapses, dann darf man sich nicht wundern, wenn nach Darreichung von Kohlensäure das Minutenvolumen, der Venendruck, die zirkulierende Blutmenge, die Herzgröße und schließlich auch der Blutdruck ansteigen; Voraussetzung ist aber, daß der Kollaps nur auf einer Schwäche, nicht aber auf völliger Lähmung oder Ausschaltung der Medulla oblongata beruht und ebenso daß die Ursache der totalen Gefäßlähmung nicht ausschließlich an der Peripherie zu suchen ist; dementsprechend ist die Kohlensäure im Peptonshock vollkommen unwirksam.

Dem *Strychnin* wird gleichfalls eine sehr günstige Wirkung auf das Vasomotorensystem zugeschrieben; wahrscheinlich macht sich sein Einfluß in der Weise geltend, daß es durch Steigerung der Reflexerregbarkeit die Ansprechbarkeit des Organismus für Kohlensäure erhöht. Dem Strychnin entgegengesetzt wirken Narkotika, die die Erregbarkeit beträchtlich herabsetzen können.

Eine dem Strychnin ähnliche, jedoch schwächere Wirkung sollen *Kardiazol* und der *Kampfer* besitzen; auch das *Koffein,* das zentral wirkt und auf diese Weise eine Verengerung der Eingeweidegefäße herbeiführen kann, dürfte als Vasomotorenreizmittel eine Rolle spielen.

Die Hauptforderung an ein auf die hämodynamische Form des Kollapses peripher wirkendes Mittel wäre die Verengerung der kleinen Gefäße, wodurch vor allem jener Mechanismus wieder in Gang gesetzt wird, dessen Ausschaltung zu einem mangelhaften Blutzufluß zum Herzen geführt hat. Die Erfahrung lehrt, daß diesen Voraussetzungen am besten das *Adrenalin* entspricht. Während am intakten Tier Adrenalin leicht zu einer Überlastung des Kreislaufes führen kann, läßt sich bei peripherer Gefäßinsuffizienz, wenn die Peripherie überhaupt noch ansprechbar ist, eine ausgezeichnete Wirkung erzielen. Bei der zentralen Gefäßlähmung kann durch eine einmalige Adrenalingabe, allerdings nur vorübergehend, Besserung erzielt werden; hingegen bietet eine Dauerinfusion von Adrenalin die Möglichkeit, den venösen Zufluß für lange Zeit zu bessern und dadurch die zirkulierende Blutmenge zu erhöhen. Die Besserung läßt sich auch im mikroskopischen Bild erkennen; die Erweiterung von Arteriolen und Venen, sowie die fast stockende Strömung des Blutes — Erscheinungen, die bei jedem Kollaps zu sehen sind — ändern sich schlagartig; Arterien und Venen, vor allem aber die Kapillaren werden eng, der Blutstrom fließt wieder mit normaler Geschwindigkeit; dieses physiologische Gefäßbild weicht wieder dem der Gefäßlähmung, wenn die Adrenalinwirkung abgeklungen ist. Rühl[1] hat unter diesem Gesichtspunkte die ganze Adrenalinreihe studiert; *Ephetonin* erweist sich bei leichtem Kollaps wirksam, es wird aber vom *Sympatol* noch übertroffen; *Ephedralin* (ein Kombinationspräparat aus Adrenalin und Ephetonin) stellt neben der Adrenalindauerinfusion wohl das wirksamste Mittel dar. Eine günstige Wirkung muß auch den *Hypophysenhinterlappenextrakten* zugesprochen werden.

Eine Sonderstellung nimmt das *Bariumchlorid* ein; selbst wenn die Peripherie — wie z. B. im Peptonshock — vollkommen gelähmt ist und alle Mittel, das Adrenalin inbegriffen, versagen, erzeugt das Bariumchlorid noch Blutdrucksteigerung und, wie wir zeigen konnten, gleichzeitige Vermehrung des Minutenvolumens, sowie der zirkulierenden Blutmenge; es greift anscheinend am peripheren Muskel direkt an; wiewohl es sicher eines der wirksamsten Präparate darstellt, muß man bei seiner Anwendung größte Vorsicht anwenden; in die Therapie des menschlichen Kollapses hat es wegen der Gefahren, die mit seiner Verwendung verbunden sind, noch keinen Eingang gefunden.

Als Kriterium, ob ein Medikament zur Behandlung eines Kollapses zu verwenden ist, hat man auch die Beeinflussung der zirkulierenden Blutmenge studiert: die Applikation von *Wärme* und *Kohlensäureatmung* sind Maßnahmen, die die zirkulierende Blutmenge schon unter normalen Bedingungen steigern, umgekehrt wirkt Abkühlung; da es bei der Hyperventilation zu einer Abgabe der Kohlensäure kommt, so darf man sich nicht wundern, wenn sich unter Kohlensäureatmung der Kreislauf bessert; *Druck auf das Abdomen* sowie *Horizontallagerung* bewähren sich immer wieder bei der Behandlung der Ohnmacht; die Erfahrung, daß Sauerstoffatmung die zirkulierende Blutmenge herabsetzt — also einen schon bestehenden Kollaps eher noch steigert — sollte in der Praxis, wo in bedrohlichen Fällen die Sauerstoffbombe dem Krankenbett immer näher steht, als die mit Kohlensäure gefüllte, mehr Berücksichtigung finden; Kampfer und Koffein scheinen die Blutdepots zu entleeren, gleiches wird auch vom Strychnin angenommen; wir drücken uns über die Wirkungsweise dieser Präparate deswegen so vorsichtig aus, weil sie im gesunden Organismus überhaupt keine Wirkung entfalten.

Da es sich bei den unterschiedlichen Kollapsformen um eine Abnahme der zirkulierenden Blutmenge handelt, so ist die Frage erörtert worden, ob

---

[1] Rühl: Arch. f. exper. Path., **164**, S. 695 (1932); Verh. Ges. inn. Med. S. 203. 1933.

das Minus an Blut, wie es nach Blutverlusten tatsächlich besteht, nicht durch *Transfusion* ersetzt werden könnte. Dauerinfusionen mit Traubenzucker- oder Normosallösungen, denen entweder Adrenalin oder Sympatol zugesetzt wurden, haben sich besonders beim postoperativen Kollaps vielfach bewährt; das wirksame bei dieser Behandlung scheinen die dauernden Adrenalin- und Sympatolgaben zu sein und weniger die Flüssigkeitszufuhr; einen vollkommenen Ersatz für das ausgetretene Plasma stellt natürlich eine Normosallösung keinesfalls vor, da sie das Plasma verdünnt, dadurch den kolloidosmotischen Druck herabsetzt und so die Neigung zum Flüssigkeitsaustritt eher steigert. Bluttransfusionen im schweren Kollaps haben, soweit wir unterrichtet sind, kaum einen Wert; im Gegenteil, wir sahen danach eher eine Verschlimmerung des schon darniederliegenden Kreislaufes; von englischer Seite ist während des Krieges zur Beeinflussung des Wundshocks die intravenöse Injektion von Gummiarabikumlösungen empfohlen worden; später hat man davon wieder Abstand genommen. Sehr schwierig ist die Frage zu beantworten, ob uns zur Besserung der protoplasmatischen *Form des Kollapses* überhaupt ein Medikament zur Verfügung steht, kennen wir doch vorläufig kein Mittel, das die Permeabilität der Kapillaren vermindert.

Der erste, der sich mit der Frage einer therapeutischen Beeinflussung der Kapillarpermeabilität beschäftigt hatte, war RÜHL, der nach Darreichung von Adrenalin eine Besserung des Sauerstoffdurchtrittes durch die Kapillarwand der Lungen sah; gibt man bei Tieren eine entsprechende Dosis Histamin, so wird das arterielle Blut intensiv reduziert; läßt man aber entweder 40—50% Sauerstoff atmen oder gibt man gleichzeitig Adrenalin oder Strophantin, so wird das Blut wieder vollkommen normal; ähnliches, nur in viel schwächerem Ausmasse, läßt sich auch bei manchen Menschen beobachten, denen man die erlaubte Dosis Histamin (0,75 mg subkutan) gibt; in dem Sinne könnte man es vielleicht verstehen, warum manche Ärzte bei der Behandlung des Kollapses auf die Verwendung des Strophantins auf Grund ihrer Erfahrung nicht verzichten wollen. Die zweite Tatsache, die der Anlaß war, der Kapillardurchlässigkeit für Sauerstoff unsere besondere Aufmerksamkeit zuzuwenden, geht auf eine Beobachtung von HARRISON[1] zurück; verabfolgt man in den Oberschenkel — gleichgültig ob beim Tier oder beim Menschen — eine Kochsalzinfusion, so ist die arterio-venöse Sauerstoff-Differenz verändert, und zwar in einer zunächst unverständlichen Form — das venöse Blut fließt fast arteriell ab; vermutlich wird durch die NaCl-Infusion die *Permeabilität* der Kapillarwand so geschädigt, daß das arterielle Blut seinen Sauerstoff nicht mehr abgeben kann; in weiterer Folge sind wir dann auf andere Schädigungen gestoßen, die die Kapillar-

---

[1] BLALOCK und HARRISON: Amer. J. Physiol., 89, S. 589. 1929. J. clin. Invest., 8, S. 259. 1930.

permeabilität für Sauerstoff stören, womit wir uns allmählich dem *Problem der serösen Entzündung* näherten; da es sich dabei um eine neue Frage handelt, wollen wir auf eine weitere Besprechung der Therapie der protoplasmatischen Form des Kollapses verzichten und uns nur mit der tabellarischen Zusammenfassung unserer therapeutischen Ratschläge besonders für den hämodynamischen Kollaps begnügen.

Tabelle 11.

Hämodynamische Form	Protoplasmatische Form	Orthostatische Form	Blutverlustform
A. *Zentral* Kohlensäure Strychnin Koffein Kampfer B. *Peripher* Adrenalin Sympatol Ephetonin Bariumchlorid?	A. *Zentral* ? B. *Peripher* Digitalis Strophantin Adrenalin	Lage Druck auf die Bauchdecken	Transfusion Infusion v. hypertonischen Lösungen Gummi arabicum

V. Klinik der bakteriellen Nahrungsmittelvergiftungen.

Früher dachte man bei den Nahrungsmittelvergiftungen an die *Wirkung chemischer Gifte*, die von den Kochgeräten und den Aufbewahrungsgefäßen herrühren könnten; in einer späteren Periode beschuldigte man die *Ptomaine*, also Substanzen, die bei der *Fäulnis* von organischem Material entstehen: die einzelnen Nahrungsmittel können zum Nährboden einer Reihe von Fäulniserregern werden, die hier Gifte erzeugen und solcherart nach dem Genuß der infizierten Speisen zu den verschiedensten Krankheitszeichen Anlaß geben. Das ganze Problem wurde durch die bakteriologische Ära in eine neue Bahn gelenkt, als GÄRTNER[1] in den giftigen Nahrungsmitteln einen bisher unbekannten Erreger, das Bacterium enteritidis, fand; es ergab sich also die Tatsache, daß es sich bei der Nahrungsmittelvergiftung um eine bakterielle Infektion handelt. Die Frankenhauser Endemie (1888) schien eine wesentliche Bestätigung dieser Lehre zu liefern; nach dem Genuß des *Fleisches einer notgeschlachteten Kuh* erkrankten 57 Personen, darunter eine tödlich. Aus

---

[1] GÄRTNER: Correspondenzblatt d. ärztl. Vereines von Thüringen. 1888. Nr. 9.

dem genossenen Fleisch, sowie aus den Dejekten der erkrankten Personen konnte GÄRTNER einen Mikroorganismus züchten, der für die verschiedensten Tiere pathogen war. Die Tiere erkrankten an schwerer hämorrhagischer Enteritis; dasselbe Krankheitsbild ließ sich aber auch mit einer Bouillonkultur dieser Keime, die vor der Darreichung auf 100° erhitzt worden war, hervorrufen. Die Bakterien erzeugen somit ein *hitzebeständiges Gift.*

SCHOTTMÜLLER[1] hat schon in seiner ersten Arbeit über den Paratyphus auf die Ähnlichkeit des Erregers mit dem GÄRTNERschen, bei Fleischvergiftung gefundenem Keim hingewiesen. Jedenfalls sind in der Folge endemische Fleischvergiftungen beschrieben worden, bei welchen als pathogener Keim ein *Paratyphusbazillus* ermittelt wurde.

Eine Klärung erfordert noch die Streitfrage, ob das Fleisch, das eine Fleischvergiftung auslöst, unbedingt von einem kranken, also mit Paratyphus infizierten Tier stammen muß oder ob die Infektion des Fleisches eines gesunden Tieres mit Paratyphus nach der Schlachtung genügt, um toxische Erscheinungen hervorzurufen. HÜBENER,[2] wohl einer der besten Kenner auf diesem Gebiete, unterstreicht die *Bedeutung der intravitalen Infektion,* mit anderen Worten: er legt großes Gewicht auf die Rolle, welche das kranke Tier selbst bei der Entstehung der Fleischvergiftung spielt. Dies muß um so mehr betont werden, als sich in den letzten Jahren erwiesen hat, daß Bakterien der Paratyphus-, bzw. der Gärtnergruppe bei einer großen Anzahl von Krankheiten der Schlachttiere eine ursächliche Bedeutung haben; wir erwähnen nur die Enteritis und die puerperalen Krankheiten der Kühe und Kälber, die Ruhr, die Pleuropneumonie, die Phlebitis umbilicalis, die Lebernekrose bei Pferden und Schweinen etc.

Während die Tatsache feststeht, daß als eigentliche Ursache vieler Fleischvergiftungen der Paratyphus- und Gärtnerbazillus in Betracht kommt und daß die Übertragung vielfach durch den Genuß von Fleisch erfolgt, das notgeschlachteten Tieren entstammt, ist man sich über die Art und Weise der Krankheitsentstehung beim Menschen und über die Stellung, die der Keim dabei einnimmt, noch nicht völlig im klaren. Sicherlich gibt es einen Paratyphus abdominalis, also eine schwere Krankheit, die durch diesen Mikroorganismus hervorgerufen wird; aber wie häufig findet sich der Paratyphusbazillus in den Dejekten von Menschen, die absolut gesund sind. Hier hilft man sich mit der Hypothese, daß die Erreger erst durch eine Wechselbeziehung, in die sie mit dem Organismus der Schlachttiere treten, in gewissen Fällen den Stempel der Pathogenität aufgedrückt erhalten.

---

[1] SCHOTTMÜLLER: Dtsch. med. Wschr. 1900. S. 511.
[2] HÜBENER: Fleischvergiftung. Jena: G. Fischer. 1910.

Symptomatologie.

Das Krankheitsbild einer typischen schweren Fleischvergiftung war für unsere Fragestellung deshalb von so großem Interesse, weil der Zustand in der Anfangsperiode außerordentlich stark an den eines Kollapses erinnert.

Bevor wir ein typisches Beispiel einer solchen schweren Wurstvergiftung anführen, sei auf die Tatsache aufmerksam gemacht, daß milde Formen einer sogenannten „Wurst"- oder „Fleischvergiftung" verhältnismäßig oft zur Beobachtung kommen; jedenfalls ist es dem erfahrenen Arzt bekannt, daß Menschen nach dem Genuß einer „verdorbenen" Speise, meist sind es Würste oder Hackfleisch, plötzlich erkranken. Wiewohl die „verdorbene" Speise sich weder durch Geruch, noch Geschmack besonders bemerkbar gemacht hatte, fühlt man sich sehr bald nach der Nahrungsaufnahme krank, was manchmal um so mehr auffällt, als bis dahin keinerlei Beschwerden bestanden haben. Die Schuld der verdorbenen Speise erscheint noch deutlicher erwiesen, wenn gleichzeitig mehrere Personen nach dem Genuß desselben Fleisches mehr oder weniger schwer erkranken.

Die ersten Beschwerden sind Übelkeit, Kopfschmerz, Ekel vor Speisen; dazu gesellen sich tiefe Bläße, übler Geschmack, Zwang zum Gähnen, Ausbruch von kaltem Schweiß, zuerst auf der Stirn. Von einer horizontalen Lage erhofft sich der Patient Besserung, Raucher bezeichnen einen solchen Zustand als jenem ähnlich, der nach dem Genuß einer allzu schweren Zigarre auftreten kann. Zu dem Gefühl äußerster Übelkeit kann Erbrechen mit intensivstem Vernichtungsgefühl hinzutreten; oft setzt bald nachher Durchfall ein, dabei werden überaus reichliche und übelriechende Stühle entleert, worauf sich der Patient manchmal wesentlich erleichtert fühlt. Menschen mit habitueller Obstipation reagieren auf solche Nahrungsmittelschäden ganz besonders stark.

Mit der Diagnose Nahrungsmittelvergiftung waren wir — im Gegensatz zum Standpunkt, der hauptsächlich von Hygienikern vertreten wird — vielfach etwas freigiebig; dies mußten wir jedoch sein, weil es nur in den seltensten Fällen möglich ist, Reste der verdorbenen Speise zu erlangen und weil der ätiologische Nachweis von Mikroorganismen der Paratyphusgruppe, z. B. im Stuhl nur ausnahmsweise gelingt. In den tödlich verlaufenden Fällen allerdings konnten wir oft Keime aus den Organen züchten, wobei fast immer der Paratyphusbazillus gefunden wurde.

Wiewohl uns also die bakteriologische Untersuchung häufig im Stich läßt, glauben wir uns auf Grund der Anamnese, der Symptomatologie und insbesondere des Verlaufes solcher Fälle zur Annahme einer Nahrungsmittelvergiftung berechtigt. Mildere Formen einer derartigen Intoxi-

kation sind ein relativ häufiges Vorkommnis und jeder erfahrene Arzt
kennt solche Krankheitsbilder. Ärztliche Hilfe wird hiebei nur selten
in Anspruch genommen, weil sich nach den Gebrauch von — meist vom
Patienten selbst verordneten — Abführmitteln und unter strengem
Fasten gewöhnlich innerhalb weniger Tage wieder Wohlbefinden ein-
zustellen pflegt. Einem solchen Ereignis wird um so weniger Bedeutung beigemessen, wenn die subjektiven Beschwerden — Übelkeit,
Kopfschmerz, Erbrechen — nicht besonders heftig sind und die Erkrankung
sich bloß in etwas stärkerem Durchfall und Inappetenz äußert. Die
Schulmedizin spricht beim Auftreten solcher Krankheitserscheinungen,
die nach dem Genuß anscheinend verdorbener Speisen einsetzen, von
einer akuten Gastroenteritis.

Kasuistik.

Es kann sich jedoch im Anschluß an eine solche Nahrungsmittelvergiftung rasch auch ein ganz schweres Krankheitsbild entwickeln; hier
setzten unsere Kollapsuntersuchungen ein, über die wir im nachstehenden
berichten wollen.

a) Schwere, mit Kollaps einhergehende Form.

Fall 1. 15 Jahre altes Mädchen, immer schwächlich, aber gesund, ißt,
gleichzeitig mit ihrem Vater und den Geschwistern, ungekochte Würste; schon
$1^1/_2$ Stunden nach dem Genuß dieser Würste stellten sich bei dem Vater
und den Geschwistern Übelkeiten ein, während die Mutter, die nichts gegessen hatte, beschwerdefrei blieb. Zwei der jüngeren Geschwister erbrachen
den größten Teil der genossenen Würste; tags darauf fühlten sie sich, ebenso
wie der Vater, wieder gesund. Unsere Patientin erkrankte erst nach drei
Stunden; sie bekam plötzlich außerordentlich heftige Kopfschmerzen und
Schmerzen in der rechten Oberbauchgegend. Der herbeigerufene Landarzt
dachte an eine Peritonitis bei perforierter Appendix und veranlaßte die Über-
führung an die chirurgische Klinik. Da sich hier starke Durchfälle einstellten
und der Bauch schließlich ganz eingezogen und weich war, wurde von einer
Operation Abstand genommen und die Patientin an unsere Klinik verwiesen.

Das Mädchen war verfallen, zeigte ein bläulich-zyanotisches Gesicht,
tiefliegende Augen, unruhigen Gesichtsausdruck sowie äußerste Unruhe
des ganzen Körpers; der Blutdruck war an der Arteria radialis nicht zu
messen, da der Puls kaum zu fühlen war. Herztätigkeit äußerst beschleunigt,
Herzdämpfung bei Perkussion klein. An allen Extremitäten fehlen sichtbare
Venen; ein Versuch, die Venen zu stauen, gelingt nicht. Das Abdomen ist
eingesunken, die Leber etwas druckempfindlich, über dem übrigen Abdomen
nirgends Tympanismus; Blinddarmgegend anscheinend frei. Während der
Untersuchung entleert sich dauernd übelriechender Stuhl, der stark
alkalisch reagiert. Die Haut des ganzen Körpers ist schlaff, in dünnen
Falten abhebbar, die längere Zeit bestehen bleiben; die Extremitäten
fühlen sich allenthalben äußerst kühl an. Die Untersuchung des Blutes,
das aus dem Ohrläppchen durch tiefen Einstich gewonnen wurde, zeigte
folgende Werte: 8,7 Millionen Erythrozyten, 122 Sahli, 3400 Leukozyten;
Eiweißgehalt des Serums, mit dem Refraktometer geschätzt, 6,8%, Rest-

stickstoff 76 mg, Blutzucker 78 mg. Im Harn Spuren von Eiweiß, reichlich Urobilinogen, spezifisches Gewicht 1043. Im Sediment keine renalen Elemente, vereinzelte Erythrozyten. Die Blutmenge zeigte einen Wert von 1,3 Liter (das Körpergewicht betrug vor der Erkrankung 42 kg). Das Minutenvolumen nach der BRÖMSERschen Methode betrug zu einer Zeit, als sich das Mädchen bereits etwas wohler fühlte, 1800 ccm.

Die Patientin bekam reichlich Flüssigkeit teils unter die Haut, teils in die freipräparierte Brachialvene, daneben intravenös 60 ccm 10%iger Kochsalzlösung; gegen die Durchfälle wurden Tanninklystiere, per os nur Tee, als Medikament Sympatol gegeben. Als eine neuerliche Verschlechterung des Zustandes einsetzte, wurde die Vene nochmals freigelegt und eine Dauerinfusion mit Zusatz von Traubenzucker und Adrenalin verabreicht; nach 24 Stunden hatte sich das Mädchen soweit erholt, daß die Dauerinfusion unterbrochen werden konnte. Von nun an ging es der Patientin rasch besser, so daß sie acht Tage später die Klinik verlassen konnte. Wir hatten Gelegenheit, die Herzgröße im Kollaps und unmittelbar vor dem Austritt aus der Klinik orthodiagraphisch festzustellen; anbei die beiden Bilder übereinandergelegt (s. Abb. 20). Beim Verlassen der Klinik bot sich folgendes Blutbild: 4,89 Millionen Erythrozyten, 6800 Leukozyten, 90% Sahli; Eiweißgehalt (ebenfalls refraktometrisch bestimmt) 6,89%; daneben bestand jetzt Obstipation. Im Bereiche des Magens zeigte sich röntgenologisch eine schwere Gastritis; die Ausheberung ergab Achylie.

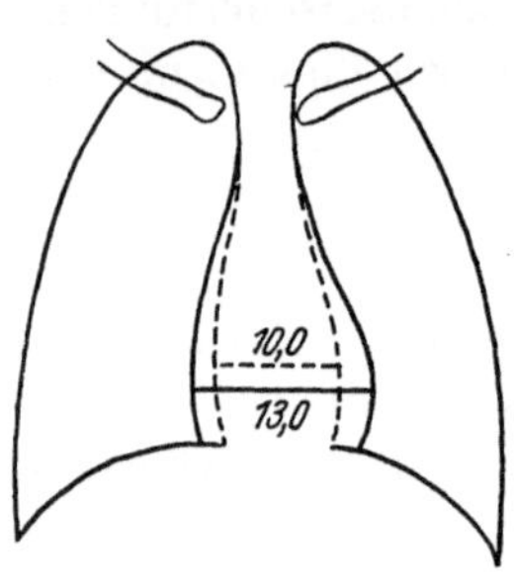

Abb. 20. Herzgröße bei Nahrungsmittelvergiftung während des Kollapses und nach Heilung.

Fall 2. 30 Jahre alter Mann ißt gleichzeitig mit seiner Frau und seinen Schwiegereltern Schweinefleisch. Bald nach Beendigung der Mahlzeit erkranken der Schwiegervater und unser Patient; seine Frau bekommt schwere Durchfälle, die ältere Frau erkrankt nicht. Unser Patient ist bereits drei Stunden nach dem Genuß des Fleisches schwer krank und kommt nach weiteren zwei Stunden an die Klinik. Im Vordergrund des Krankheitsbildes steht ein schwerer Kollaps; die Haut ist allenthalben mit kaltem Schweiß bedeckt, es besteht Brechneigung, ohne daß es zu Erbrechen kommt. Das Abdomen ist aufgetrieben, ohne irgendwo schmerzhaft zu sein, verhältnismäßig große Leberdämpfung. Im Anschluß an einen Einlauf, der große Stuhlmassen zutage befördert, setzen Diarrhöen ein mit Entleerung von höchst übelriechenden Massen, die stark alkalisch reagieren, Schleim und chemisch nachweisbares Blut enthalten. In zirka 350 ccm der flüssigen Stuhlmassen, die getrennt zur Untersuchung aufgefangen wurden, finden sich zirka 4 g Eiweiß. Unter fortdauernden Durchfällen verfällt der Patient sichtlich; es kommt jetzt auch zu Erbrechen. Von Fleischresten ist nichts mehr zu finden, wohl aber Schleim und grüne Galle. Bei der Aufnahme war der Blutdruck noch bestimmbar, später ließ er sich nicht ermitteln. An der Karotis und Femoralis war eine Pulswelle noch nachweisbar; noch vor einer Infusion erfolgte eine Bestimmung der zirkulierenden Blutmenge, die 1300 ccm ergab. Das Gewicht des Patienten betrug vor der Erkrankung 75—78 kg. Sichtbare Venen fehlen völlig, der Venendruck ist niedrig. Die Untersuchung des Blutes unmittelbar nach der Aufnahme ergab: 6,8 Mill. Erythrozyten, 3400 Leukozyten, der Eiweißwert im Serum betrug 8,9%. Drei Stunden später, als sich das Krankheitsbild stark verschlechtert hatte, betrug der Erythrozytenwert 8,1 Millionen, der Eiweißwert des Serums 9,0%. Später kam es allmählich zu Bewußtlosigkeit; unmittelbar vor dem Tode erbrach der Mann etwas Blut.

Die drei Stunden nach dem Tode vorgenommene Sektion zeigte im Bereiche des Thorax nichts Auffallendes; die Schleimhaut des im ganzen stark verdickten, wie verschwollenen Magens war intensiv gerötet und an zahlreichen Stellen, besonders im Bereiche der kleinen Kurvatur, von Hämorrhagien durchsetzt. Der Querschnitt des Magens war nahezu 2 cm dick. Das Duodenum war von ähnlicher Beschaffenheit, die Schleimhaut intensiv gerötet, von kleinen Blutungen durchsetzt. Auf der Magen- und Duodenalschleimhaut reichliche Mengen einer dunklen, schleimartigen Masse. Die Dünndarmwand ebenfalls verdickt; der Dünndarm selbst enthielt, besonders in den unteren Partien, sehr reichlich glasig-seröse, eiweißreaktiongebende Flüssigkeit. Die schwersten Veränderungen bot der Dickdarm: die Schleimhaut war verdickt, aufgelockert und von zahlreichen Blutpunkten besät, an einzelnen Stellen kleine Geschwüre. Der Inhalt des Dickdarmes war blutig-serös und reagierte stark alkalisch; geformte Stuhlmassen nicht nachweisbar. Leber stark vergrößert, 2200 g schwer, stumpfrandig; Milz klein, wie geschrumpft. Nieren und Nebennieren von anscheinend normaler Beschaffenheit, Muskulatur außerordentlich trocken. Milz und Galle erwiesen sich bakteriologisch steril.

Die beiden eben vorgeführten Krankengeschichten zeigen, welche hochgradige Malignität eine sogenannte Nahrungsmittelvergiftung gelegentlich besitzt; bei den leichteren Formen sehen wir mitunter *Temperatursteigerungen*, bei den schweren eher *Untertemperaturen* wie dies beim Kollaps die Regel ist; auch die übrigen Symptome, wie den ganzen Körper bedeckender kalter Schweiß, kleiner Puls, *Leere der Venen*, verfallenes Gesicht, zeugen für die Schwere der Intoxikation; die starke *Verringerung der zirkulierenden Blutmenge*, die *Herabsetzung des Minutenvolumens*, die *Verkleinerung der Herzdämpfung* und der *niedere venöse Druck* waren uns eine wertvolle Bestätigung für die Vorstellung, daß hier ein schwerer Kollaps vorlag. Die Veränderungen des Blutes deuten darauf hin, daß es sich bei dieser Form des Kollapses keineswegs um einen bloßen Vasomotorenkollaps handeln kann; solch hohe Grade von *Bluteindickung*, wie wir sie in den beiden erwähnten Fällen beschrieben haben, können nur als Ausdruck einer schweren Kapillarschädigung gedeutet werden. Berücksichtigt man den Obduktionsbefund, der die mächtige Schwellung der Intestinalorgane erkennen läßt, so wird man zu der Vorstellung gedrängt, daß große Plasmamengen die Gefäße verlassen haben, um sich teils in den Geweben zu verlieren, teils in den Darm ausgeschieden zu werden. Wir sind davon überzeugt, daß der hohe Eiweißgehalt des Stuhles zum geringsten Teil von Nahrungsresten herrührt, daß er vielmehr im Hauptteil dem in den Darmtrakt abgesonderten Blutplasma entspricht. Daß Wasserverluste allein nicht die Blutveränderungen erklären können, beweist die fehlende Vermehrung des Eiweißgehaltes im Blut. Untersucht man alle an das Krankheitsbild einer Nahrungsmittelvergiftung erinnernde Zustände unter diesem Gesichtspunkt, so zeigt es sich, daß manche Durchfallkrankheiten nur mit einem Wasserverlust einhergehen; danach scheinen auf Grund unserer Erfahrungen Fälle mit besonders starker Bluteindickung, also hoher Erythrozytenzahl, ohne Änderung der Eiweißkonzentration des Plasmas die schlechtere Prognose zu geben.

Die *pathologisch-anatomische Untersuchung* gibt bei allen letal verlaufenden Formen ein ziemlich einheitliches Bild, wie bei den eben beschriebenen Fällen; im Vordergrund stehen die Veränderungen im Bereiche des Magen-Darmkanals, wobei das Wesentliche die Schwellung der Wand und die Hyperämie sind, die an manchen Stellen sogar zu mehr oder weniger ausgedehnten Hämorrhagien in der Schleimhaut geführt hat. Magen und Darm sind annähernd gleichmäßig betroffen; der Dickdarminhalt ist meist eine in Fäulnis übergegangene eiweißhältige Flüssigkeit, die Blut und Schleim enthält und nur zum geringsten Teil noch aus Stuhlmassen besteht. Die Reaktion des Dickdarminhaltes ist stets alkalisch. Die parenchymatösen Organe sind immer vergrößert, außerordentlich flüssigkeitsreich und zeigen meist das Bild einer sogenannten parenchymatösen Degeneration.

Viele Fälle, die zunächst äußerst bedrohlich zu sein scheinen, können sich bei richtig gewählter *Therapie* rasch erholen; neben der Behandlung des Kollapses ist eine energische Reinigung des Darmes dringend geboten, selbstverständlich gilt dies in erster Linie von den Fällen mit Obstipation; meist hält aber dieses obstipierte Stadium nur kurze Zeit an, da fast immer von selbst Durchfälle hinzutreten. In allen frischeren Fällen soll man, soweit es die allgemeine Verfassung des Patienten gestattet, Oleum ɩicini und Calomel verordnen; nichts scheint in solchen Fällen gefährlicher, als zu frühzeitig irgendein Stopfmittel zu geben.

b) Icterus catarrhalis. Kurze Zeit nach einer solchen alimentären Intoxikation, meist aber erst im Stadium einer scheinbaren Rekonvaleszenz, können neue Krankheitserscheinungen hinzutreten, die zunächst den Eindruck erwecken, als würden sie mit der alimentären Intoxikation überhaupt nicht in Zusammenhang stehen.

Als ein solches Krankheitsbild muß der sogenannte *Icterus catarrhalis* bezeichnet werden; eine leichte *subikterische Verfärbung der Skleren* zugleich mit einer Urobilinurie ist gar nicht so selten im Anschluß an eine sogenannte ,,Magendarmverstimmung'', so z. B. nach Genuß eines ,,verdorbenen'' Fleisches, zu sehen. Je früher und stärker die Verfärbung auftritt, um so eher muß man an das Hinzutreten einer Leberaffektion denken, die schließlich in das typische Bild des katarrhalischen Ikterus ausartet. Dieses Vorkommnis ist so häufig, daß umgekehrt die anamnestische Angabe einer vorausgegangenen Magendarmstörung als eines der verläßlichsten Symptome für das sonst nicht immer klar zu fassende Krankheitsbild des Icterus catarrhalis verwendet werden kann.

Die Kenntnis des Krankheitsbildes „Icterus catarrhalis" erscheint uns deswegen so wichtig, weil auf dem Boden dieses Zustandes sich so manches Krankheitsbild entwickeln kann, dessen Pathogenese uns bis jetzt noch nicht recht verständlich ist. Auf der einen Seite ist als sichere Tatsache anzunehmen, daß der Icterus catarrhalis das Anfangsstadium der bösartigsten Leberkrankheit, der *akuten gelben Leberatrophie*, darstellt, während auf der anderen Seite es weniger bekannt zu sein scheint, wiewohl als sicher hingenommen werden muß, daß sich aus dem Icterus catarrhalis eine *Leberzirrhose* entwickeln kann. Jedenfalls werden wir Gelegenheit nehmen, auf dieses in mancher Hinsicht schwer zu deutende Krankheitsbild noch des genaueren einzugehen.

c) Gastritis. Als Folgezustand der alimentären Intoxikation kommt auch die Gastritis in Frage; manchmal führt sie zu keinen besonderen Beschwerden, zuweilen aber zu Schmerzen, die denen des Magengeschwürs sehr ähnlich sind. Über einen einschlägigen Fall, der uns Gelegenheit gab, den Krankheitsverlauf gleichsam lückenlos zu verfolgen, möchten wir im folgenden berichten:

Fall 3. Ein 18jähriges Mädchen übersteht einen schweren Brechdurchfall, weswegen sie an die Klinik gebracht wird. Bei einer Tanzunterhaltung hatte sie eine Fleischpastete gegessen; ihr sowie vielen anderen Teilnehmern an dieser Unterhaltung wird innerhalb 3—4 Stunden höchst übel; es kommt zu Erbrechen und bald darauf zu heftigem Durchfall. Da sie am Abort ohnmächtig zusammenstürzt, wird sie mittels Krankenwagens an die Klinik gebracht. Der Gesamteindruck des Krankheitsbildes war der einer schweren alimentären Intoxikation; der Puls war klein, der Blutdruck unter 70 mm Hg, die Venen nicht gefüllt und überhaupt kaum nachweisbar, die Haut blaß, zyanotisch verfärbt, der Bauch eingesunken, die Leber verhältnismäßig groß, nirgends druckempfindlich, die Milz nicht deutlich zu tasten. Die Untersuchung des Minutenvolumens sowie der zirkulierenden Blutmenge ergab die charakteristische Verminderung. Die Herzgröße, die im Ablauf des Krankheitsbildes mehrmals orthodiagraphisch festgelegt wurde, ergab die typischen Veränderungen. Bei der Untersuchung des Blutes wurden 6,6 Millionen Erythrozyten, bei einem Eiweißwert von 7,98%, sowie 5000 Leukozyten gefunden.

Unter entsprechender Diät und Behandlung des Kollapses gelang es innerhalb der ersten zwölf Stunden, die Gefahr zu bannen, und acht Tage später verließ die Patientin bereits die Klinik. Doch schon wenige Tage später kam sie neuerdings zur Aufnahme mit der Angabe, unmittelbar nach der Nahrungsaufnahme heftige Schmerzen in der Magengegend zu empfinden, die meist zwei Stunden nach dem Genuß von Speisen ihren Höhepunkt erreichen, in den Rücken ausstrahlen und oft mit Erbrechen vergesellschaftet sind; das Erbrochene schmeckt sauer, oft erbrach sie die ganze, eben erst zu sich genommene Nahrung. Zugleich bestand hartnäckige Obstipation.

Die Patientin wurde neuerlich einer genauen Magenuntersuchung unterzogen. Im ausgeheberten Magensaft Gesamtazidität 65, freie HCl 45, kein Blut, keine Milchsäure, viel Schleim; im Stuhl wurde gelegentlich

5*

okkultes Blut nachgewiesen. Röntgenuntersuchung: hypertonischer Magen mit breiter Sekretschichte, typisches Bild einer schweren Gastritis. Unter Atropingaben, Alkalitherapie und Regelung der Diät vorübergehende Besserung. Nach 8 Tagen treten, trotz Einhaltung der Therapie, neuerliche Beschwerden auf; wieder kommt es zu Schmerzen und Erbrechen, angeblich auch von Blut. Im Stuhl ist die Untersuchung auf Blut das eine Mal positiv, das andere Mal negativ. Patientin wird zur Durchführung einer Sippy-Kur neuerlich aufgenommen; diese bringt vorübergehende Besserung, dann neuerdings Rückfall. An Stelle der Hyperazidität war jetzt Hypazidität getreten. Die Patientin hatte 8 kg an Gewicht verloren. Im Röntgenbefund ergab sich insofern eine Änderung, als die Stierhornform einem Hakenmagen Platz gemacht hatte und an der kleinen Kurvatur eine ulkusverdächtige Stelle zu sehen war. Da Patientin auf rasche Heilung drängte, wurde — 7 Monate nach der überstandenen alimentären Intoxikation — eine Laparatomie ausgeführt. Es sei hervorgehoben, daß das Mädchen vor ihrer Erkrankung keinerlei Magenbeschwerden kannte und sämtliche Speisen zu sich nehmen konnte.

Bei der Besichtigung von außen, wie auch bei der Palpation des Magens während der Operation konnte ein Ulkus nicht nachgewiesen werden, nirgends eine Narbe oder Adhäsion. Aus diesem Grunde führte der Chirurg die quere Magenresektion aus, wobei mehr als die Hälfte des Magens entfernt wurde. Bedauerlicherweise ist die Patientin am 6. Tage nach der Operation an den Folgen einer Nahtlösung mit nachfolgender Peritonitis gestorben.

Im Bereiche des resezierten Magens waren die Zeichen einer Gastritis ulcerosa mit vielen kleinen Erosionen an der Vorder- und Hinterwand zu sehen, wobei manche Erosionen mit einem grauweißlichen, fibrinösen Belag bedeckt waren. Die Schleimhautdefekte betrafen nicht nur die oberflächlichen Schleimhautschichten,. sie reichten an manchen Stellen bis an die Submukosa; die Partien um die kleinsten Geschwüre zeigten reichliche Durchsetzung mit teils zelligem, teils serösem Exsudat.

Seitdem uns die Röntgenuntersuchung durch die Darstellbarkeit des Magenschleimhautreliefs über das Bestehen einer Gastritis so klaren Aufschluß gibt, ist es ein Leichtes, sich von der Häufigkeit dieser Magenerkrankung als Folge irgendeiner alimentären Schädigung zu überzeugen. Unmittelbar nach einer schweren Intoxikation sind meist die schwersten Veränderungen zu sehen; bessert sich das Allgemeinbefinden, so kann es zu einer weitgehenden Rückbildung kommen. Ähnliches gilt auch von den Veränderungen der Magensekretion. Auf der Höhe der Intoxikation findet sich fast immer Achylie, die zur Zeit der Rekonvaleszenz gewöhnlich wieder verschwindet. In nicht wenigen Fällen kann sich sogar allmählich eine Hyperazidität entwickeln; merkwürdig ist nur die Tatsache, daß oft schwerste Veränderungen im Bereiche der Magenschleimhaut ohne irgendwelche subjektive Beschwerden bestehen können.

d) Cholezystitis. Leidet das Opfer einer alimentären Intoxikation an irgendeiner schon vorher bestandenen anderen Erkrankung, so können latente Symptome anscheinend unvermittelt wieder stärker in den Vordergrund treten. Ganz besonders gilt dies von der Cholelithiasis, indem sich unmittelbar nach einer Nahrungsmittelvergiftung ein schwerer

Anfall einstellen kann. Vereinzelt haben wir auch Patienten beobachten können, die während einer Nahrungsmittelvergiftung plötzlich von einer Gallensteinkolik erfaßt wurden, die so stürmisch verlief, daß ein operativer Eingriff notwendig wurde; bei diesem wurde wohl eine akute Cholezystitis, nicht aber der Stein gefunden, der die Cholezystitis verursacht haben könnte. Über einen derartigen Fall sei berichtet:

Fall 4. 45 Jahre alter Kaufmann verzehrt auf der Jagd eine „Landjägerwurst". Ungefähr zwei Stunden später Auftreten von Übelkeiten, die ihn veranlassen, sofort nach Hause zu fahren. Auf der Heimfahrt kommt es mehrmals zu Erbrechen. Zu Hause angelangt, muß er aus dem Auto ins Bett getragen werden. Bei der ersten Untersuchung bietet sich das typische Bild eines schweren Kollapses, die Venen nicht zu sehen, der Puls klein, kaum zu tasten. Während der Untersuchung verspürt der Patient plötzlich einen heftigen Schmerz in der Gallenblasengegend, der in typischer Weise gegen die rechte Schulter ausstrahlt; wegen der starken Muskelspannung ist nichts Pathologisches zu palpieren. Das Erbrechen hält weiter an; dazu kommen jetzt flüssige Diarrhöen mit äußerst übelriechenden Stühlen. Die ursprüngliche Kollapstemperatur weicht einer leichten Steigerung (37,6). Die Zahl der Erythrozyten beträgt 6,2 Millionen, Eiweißgehalt des Serums 8,5%. Wenn die Diarrhöen seltener werden, ist auch das Allgemeinbefinden gebessert, wiewohl der Schmerz in der Gallenblasengegend in voller Heftigkeit anhält und die Empfindlichkeit so hochgradig ist, daß selbst ein leichter Thermophor nicht vertragen wird. Die Temperatur ist allmählich auf 39⁰ gestiegen; während der ganzen Nacht Fieber und Erbrechen. Der zugezogene Chirurg schließt sich unserer Diagnose einer Cholezystitis an, denkt an eine Perforation, will aber zunächst nicht operieren. Die Zahl der Leukozyten, die zunächst niedrig war, hat im Laufe der Nacht zugenommen, so daß jetzt die Operation notwendig erscheint, zumal alle Symptome anhielten; im Harn kein Gallenfarbstoff, reichlich Urobilin und Urobilinogen.

Bei der Operation erscheint die Gallenblase sehr groß, düsterrot verfärbt, leichte Verklebungen mit der Umgebung. Sie wird entfernt, doch lassen sich weder in ihr noch in den Gallenwegen Steine nachweisen. Die Galle selbst ist trüb, aber eher hell, mikroskopisch finden sich in ihr vereinzelte Zellen, darunter auch rote Blutkörperchen. Die bakteriologische Untersuchung der steril aufgefangenen Galle ergab ein völlig negatives Resultat. Die Wand der Gallenblase ist stark verdickt; die histologische Untersuchung bot das typische Bild einer akuten, vorwiegend serösen Entzündung; Zeichen, die an Abszedierung erinnern, waren nicht zu sehen. Wenige Tage nach der Operation schwindet das Fieber; zu dieser Zeit keine Agglutination für Paratyphusbazillen.

e) Kolitis. Meist heilt die Durchfallkrankheit, die sich so häufig auf der Höhe der alimentären Intoxikation einstellt, innerhalb weniger Tage völlig aus und nur selten ist dieser akute Durchfall der Beginn von sich über lange Zeit hinziehenden Diarrhöen; hier rächt es sich manchmal, wenn die Therapie unzweckmäßig oder überhaupt nicht eingeleitet wurde, da eine entsprechende Behandlung im akuten Stadium fast immer von vollem Erfolg begleitet ist.

f) Nephritis. Es ist wenig bekannt, daß sich im Anschluß an eine alimentäre Intoxikation eine akute Nierenschädigung entwickeln kann; wenn es richtig ist, daß es bei den schweren Formen der Nahrungsmittelvergiftung zu einer allgemeinen Kapillarschädigung kommt, so ist zu erwarten, daß sich eine solche Kapillarschädigung besonders schwer auch in der Niere auswirken kann; da die Albuminurie als der Ausdruck einer solchen Schädigung aufzufassen ist, so wollen wir den folgenden Fall, der den Zusammenhang zwischen Nahrungsmittelvergiftung und Nephritis ganz besonders klar demonstriert, kurz darstellen:

Fall 5. 32 Jahre alter Chauffeur erkrankt nach dem Genuß einer anscheinend verdorbenen Wurst mit starken Übelkeiten und Erbrechen; am nächsten Tage hungert er und fühlt sich dabei etwas besser; wie er am folgenden Tage wieder Speise zu sich nimmt, setzt heftiges Erbrechen neuerlich ein; es treten jetzt krampfhafte Schmerzen im ganzen Bauch auf; 20 bis 30mal im Tage hat er wäßrige, nicht blutige Durchfälle; wegen der Schmerzen im Bauch, die den Arzt an eine Peritonitis denken ließen, wird er zuerst an eine chirurgische Station gebracht und dann an unsere Klinik. Bei der klinischen Untersuchung steht die deutliche Zyanose und Blässe im Vordergrund; dabei sind die Venen leer, wie beim typischen Kollaps; der arterielle Blutdruck betrug nur 60 mm Hg, das Minutenvolumen (nach BRÖMSER bestimmt) war auffallend niedrig, die Zahl der Erythrozyten betrug 5,7 Millionen. Temperatur 35,9° C. Der vorerst eiweißfreie Harn zeigte nach 4 Tagen 8⁰/₀₀ Albumen, der Reststickstoff im Serum 136 mg%, nach einigen Tagen 274 mg% bei einem Indikangehalt von 3,2 mg%; die übrigen chemischen Untersuchungen, wie Chlorgehalt und Diastase etc. ergaben mit Ausnahme einer mäßigen Blutzuckersteigerung normale Werte. Die Untersuchung der Nierenfunktion ergab 5 Tage nach der Einlieferung im Konzentrationsversuch fast eine komplette Isosthenurie. Der Blutdruck stieg zu dieser Zeit nie über 125 mm Hg. Es trat damals ein stark schuppendes, heftig juckendes Exanthem am ganzen Körper auf, das der Dermatolog als toxisches Erythem gedeutet wissen wollte; zu dieser Zeit wurde mit einer Pyramidontherapie begonnen; der Patient erhielt täglich 2,5 g des Medikaments; nach einigen Tagen war die Erythrozytenzahl auf 4,1 Millionen gesunken; der Rest-N sank langsam ab und betrug nach etwa 10 Tagen nur mehr 23 mg%; das Albumen und die übrigen pathologischen Harnbestandteile waren geschwunden; der Konzentrationsversuch ergab wieder normale Verhältnisse. Auch hier waren typische Unterschiede in der Herzgröße vor und nach Abklingen der Krankheit zu beobachten.

g) Lähmung vom Typus der Landryschen Paralyse. Eine der häßlichsten Komplikationen solcher zunächst harmlos erscheinenden Magendarmverstimmungen stellen verschiedene Lähmungen dar, die in ihrer schwersten Form unter dem Bilde der LANDRYschen Paralyse auftreten können; im Verhältnis zur Häufigkeit von alimentären Intoxikationen sind sie glücklicherweise nur eine Seltenheit. Über einen Fall, der den Zusammenhang mit einer alimentären Intoxikation besonders deutlich demonstriert, möchten wir im folgenden berichten:

Fall 6. 28 Jahre alter Lehrer, bis dahin immer gesund, nimmt gelegentlich einer Reise auf einer Bahnstation eine Fleischspeise zu sich; nach zwei Stunden

Gefühl von Übelkeit, das sich steigert und 3—4 Stunden später zu Erbrechen führt. Es treten Kopfschmerzen und Durchfall hinzu. Da der Patient verfällt, wird er auswaggoniert und in die Klinik eingeliefert. Der schwer kollabierte Patient zeigte Untertemperaturen; an keiner Stelle des Körpers eine besondere Druckempfindlichkeit; der Bauch eingesunken, die Leber anscheinend vergrößert, die Venen leer, der Venendruck unter 10 mm Hg. Die Zahl der Erythrozyten betrug 7 Millionen, die der Leukozyten 4100. Eiweißgehalt 8,0%; die zirkulierende Blutmenge war unter die Hälfte der Norm gesunken. Da außer dem Kollaps die Durchfälle im Vordergrund des Krankheitsbildes standen, wurden in erster Linie diese therapeutisch bekämpft, mit dem Erfolg, daß sich der Patient am Tage nach seiner Aufnahme wieder vollkommen wohl fühlte und die Heimreise erwog; die Zahl der Erythrozyten war auf 5 Millionen gesunken, bei sonst gleichem Blutbefund. Fieber bestand während des ganzen Aufenthaltes an der Klinik nicht.

Am 4. Tage des Spitalsaufenthaltes klagte der Patient bei der Morgenvisite über ein taubes Gefühl in beiden unteren Extremitäten; es sei ihm kaum möglich, die Beine in den Fußgelenken zu bewegen. Das Abbiegen im Knie erfolgt nur sehr mühselig. Sensibilitätsstörungen waren nicht nachweisbar; alle Reflexe an den Beinen fehlen, die Bauchdeckenreflexe dagegen sprechen deutlich an. Bis Nachmittag ist die Lähmung der Beine vollständig geworden; der Patient kann nicht die geringste Bewegung mit den Beinen ausführen, die Sensibilität ist etwas herabgesetzt, aber sicher nicht erloschen. Ein Fortschreiten der Erkrankung ist insofern festzustellen, als jetzt auch eine Lähmung der Bauchmuskeln zu erkennen ist; Störungen der Blasen- oder Mastdarmtätigkeit bestehen weder jetzt noch in der Folge. Im Harn konnten keine Giftstoffe (es wurde namentlich nach Arsen gesucht) festgestellt werden. Die Diarrhöen sind inzwischen vollständig verschwunden, ebenso der Brechreiz. Die Lähmung schreitet nun nach oben zu rasch vorwärts, am anderen Morgen, also am 6. Tage nach der alimentären Intoxikation, sind bereits beide Arme und ein Großteil der Halsmuskulatur gelähmt, der Kranke kann kaum den Mund öffnen, die Zunge drängt sich zwischen den Lippen vor, ist aber in ihrer Beweglichkeit gleichfalls schwer beeinträchtigt. Am 7. Tage ist der Schluckakt unmöglich; es kommt wegen Aussetzens der Atmung gelegentlich zu Erstickungszuständen. In der Nacht vom 7. auf den 8. Tag ist der Patient gestorben; in den letzten Stunden leichte Temperatursteigerung; der Blutdruck betrug am Abend vor dem Tode 130 mm Hg, die Venen waren wieder zu sehen. Jedenfalls bestand in den letzten Stunden kein Kollaps.

Die Sektion zeigte zunächst außer einer beginnenden Pneumonie nichts Auffälliges; die Magenschleimhaut, ebenso wie die des Darmtraktes war zwar etwas gerötet und verdickt, doch waren nicht jene Veränderungen ausgebildet, die wir bei einer akuten Intoxikation zu sehen gewohnt sind.

Die Untersuchung des Gehirns und des Rückenmarks erfolgte nach Härtung in Müller-Formol. Zeichen einer lokalisierten Entzündung waren im Rückenmark nicht zu sehen; bemerkenswert war nur ein starkes Ödem, das besonders um die Gefäße deutlich war. Das Gehirn bot mehr oder weniger dieselben Verhältnisse; der Morpholog hielt diesen Zustand für eine REICHHARDsche Hirnschwellung. Die histologische Untersuchung einzelner peripherer Nerven nach der Methode von MARCHI ergab ein völlig negatives Resultat.

Jedenfalls zeigt diese Krankengeschichte den krassen Gegensatz zwischen dem eindringlichen klinischen Bild und den geringfügigen anatomischen Befunden, die bei der makro- und mikroskopischen Untersuchung von Gehirn und Rückenmark erhoben werden konnten; berücksichtigt man noch den völlig negativen bakteriologischen Befund, so ergibt sich erst recht die Unklarheit dieses rätselhaften Prozesses.

Zusammenfassung.

Das Wesentliche, das wir aus diesen Krankengeschichten hervorgehoben wissen möchten, scheint uns die Tatsache zu sein, daß *wir öfter mit dem Zustande der alimentären Vergiftung zu rechnen haben*, als dies vielfach angenommen wird. Die Hygiene interessiert sich vorwiegend für das endemische Vorkommen; ihr Interesse ist weniger dem einzelnen Fall als der Massenerkrankung gewidmet.

Weiters ist das relativ *rasche Einsetzen der Vergiftungserscheinungen* bemerkenswert. Es gewinnt daher die Annahme sehr viel an Wahrscheinlichkeit, daß sich in den „verdorbenen" Nahrungsmitteln irgendein *akut wirksames Toxin* verbirgt, das von dem unversehrten Magendarmkanal resorbiert wird und zu Erscheinungen führt, die an den protoplasmatischen Kollaps erinnern. Je nachdem, in welchem Anteil des Organismus die Gifte ihren Angriffspunkt finden, steht bald mehr die Schädigung des Kreislaufes, bald die des Magendarmkanals im Vordergrund. Im späteren Krankheitsverlauf kann es auch zu einer deutlich erkennbaren Beteiligung der Leber mit Ikterus kommen, doch schließt dies nicht aus, daß gleich von Anfang an die Leber mitbetroffen war, die daraus sich ergebenden Folgen aber erst nach geraumer Zeit in die Erscheinung treten. Auch manches andere Organ, z. B. die Niere oder die Gallenblase, kann in dieser Weise betroffen sein; als Beispiel einer Läsion des Nervensystems haben wir die LANDRYsche Paralyse angeführt.

Die *Eindickung des Blutes* als Kriterium eines protoplasmatischen Kollapses scheint im Mittelpunkt all dieser Zustände zu stehen; freilich sind diese Blutveränderungen nur bei *schweren Krankheitsbildern* zu erkennen, während bei *mehr lokalisierten Prozessen* der massenhafte Austritt von Plasma sich nicht deutlich bemerkbar machen muß. Jedenfalls kann eine vorübergehende, besonders im Beginn der Krankheit auftretende Bluteindickung, zusammen mit den anamnestischen Angaben einer Nahrungsmittelvergiftung, wichtige diagnostische und prognostische Hinweise bieten.

VI. Die seröse Entzündung als pathologisch-anatomischer Befund bei der Nahrungsmittelvergiftung.

In allen Fällen von sogenannter alimentärer Intoxikation, die zur Sektion kamen, ließ sich bei der histologischen Untersuchung der Leber der *Befund einer serösen Entzündung* erheben; RÖSSLE[1] beschreibt bei schweren Infektionen und Intoxikationen Flüssigkeitsansammlungen innerhalb der kapillären Spalträume der Leber (Dissesche Räume); man sieht dadurch die Kapillarwände von den Leberzellen abgedrängt; zwischen Kapillarwand und Leberzellbalken findet sich eine Flüssigkeit, deren Eiweißgehalt sich bald besser, bald schlechter durch Färbung nachweisen läßt (siehe Abb. 21). Daneben sieht man auch Parenchymdegene-rationen und Nekrosen der eigentlichen Leberzellen. Während man in früherer Zeit der Verbreiterung der DISSEschen Spalträume keine besondere Aufmerk-samkeit schenkte, legt RÖSSLE darauf besonderes Gewicht. Diese Veränderung ist als wirkliche Entzündung der Leber anzusprechen, die nur deswegen nicht so augenfällig ist, weil die sonstigen Begleiterscheinungen einer Entzündung — also vor allem die Leukozytenaus-wanderung — nur spärlich angedeutet sind. Der serösen Entzündung mißt RÖSSLE eine ursächliche Bedeutung für die Entstehung chronischer Lebererkran-kungen bei, vor allem der verschiedenen Leberzirrhosen. Wenn Kliniker und Anatomen früher von einer akuten He-patitis sprachen, so verstanden sie dar-unter Nekrosen und Degenerationen im Leberparenchym; dem widersetzt sich RÖSSLE; nach ihm ist das Wesentliche bei all diesen Prozessen die Exsudation von seröser Flüssigkeit, die sekundär

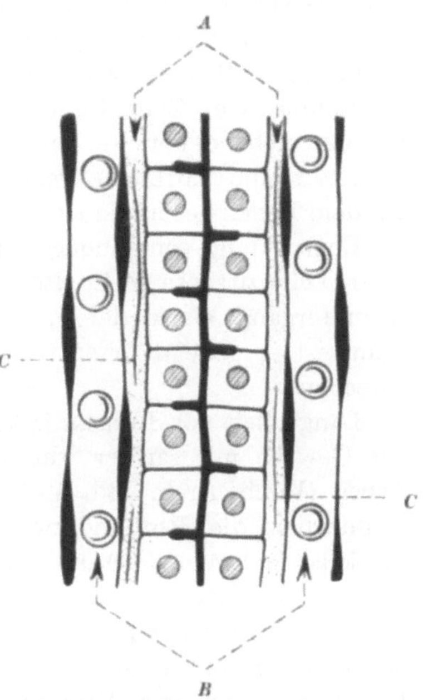

Abb. 21. Leberschema.
A DISSEscher Raum.
B Blutkapillare.
C Gitterfaser.

zu Veränderungen im Parenchym führt. RÖSSLE stellt sich somit be-wußt in Gegensatz zu ACKERMANN[2] und KRETZ.[3] Die seröse Entzündung im Sinne von RÖSSLE kann sich diffus verteilt in der ganzen Leber finden, gelegentlich aber auch zirkumskript, was vor allem von C. HELLY[4] be-schrieben wurde, der von einer septischen Leberfleckung sprach. Jedenfalls findet sich im Bereiche dieser Stellen das Bild der serösen Entzündung ganz besonders deutlich ausgeprägt. Mildere Grade einer epithelialen Degeneration erkennt man gelegentlich an einer besonders

---

[1] RÖSSLE: Handb. d. spez. path. Anat., V/1, S. 250. 1930.
[2] ACKERMANN: Virchows Arch., **115**, S. 216. 1889.
[3] KRETZ; Wien. klin. Wschr. 1900, S. 271.
[4] HELLY: Verh. path. Ges. 1909, S. 312.

ausgeprägten Basophilie der Zellen. Nur selten beteiligen sich an dem Prozeß Leukozyten und rote Blutzellen; es tritt also bei der serösen Entzündung im Sinne von Rössle das charakteristische Moment der „Entzündung", die zelluläre Exsudation, in der Leber ebenso wie in den anderen parenchymatösen Organen stark in den Hintergrund.

Rössle erblickt in der serösen Entzündung, die sich z. B. in der Leber sehr häufig nachweisen läßt, den Beginn einer späteren *Umwandlung des ausgetretenen Exsudates in Bindegewebsfasern*; als Beweis dienen ihm Untersuchungen von Doljansky und Roulet.[1] Durch Versuche an gerinnenden Plasmastückchen in Gewebskulturen ließ sich bei Zuhilfenahme von Zelltrümmern die Entstehung von Fibrillen zeigen; Rössle steht daher — eine Ansicht, die bereits früher von Ebner[2], Baitsell[3] und Nageotte[4] geäußert wurde — auf dem Standpunkte, daß auf dem Boden des in die Gewebsspalten ausgetretenen serösen Exsudates die Entwicklung von Bindegewebsfibrillen möglich ist. Das erste Stadium einer Leberzirrhose sieht Rössle deshalb weniger in einem primären Zelluntergang, als in der *Organisation des serösen Exsudates*; in diesem Sinne ist er geneigt, eher von einer *Sklerose* als von einer *Zirrhose* zu sprechen.

Lange Zeit vor Rössle hat schon Virchow auf die Durchtränkung der Gewebe mit seröser Flüssigkeit hingewiesen. In seiner klassischen Arbeit (Virch. Arch., Bd. 4, S. 261) aus dem Jahre 1852 bespricht er ausführlich die Entzündung der Muskeln, besonders die des Herzmuskels, und kennt bereits drei verschiedene Formen der Exsudation: 1. Die Exsudation an der Oberfläche von Organen. 2. Die Exsudation in die eigentlichen Parenchymzellen — trübe Schwellung. 3. Die Exsudation ins interstitielle Gewebe. Diese interstitielle Exsudation einer Flüssigkeit, von der Virchow sagt, sie sei nichts anderes als die quantitativ oder qualitativ veränderte Ernährungsflüssigkeit (im Sinne Virchows Serum), drängt die Zellen auseinander. An anderer Stelle sagt er, daß die interstitielle Ablagerung „bald in einer albuminösen, bald in einer faserstoffigen, bald in einer hämorrhagischen Flüssigkeit" bestehen könne. Auch der Übergang der interstitiellen Flüssigkeit in Bindegewebe wird erörtert.

Als Kliniker hat Frerichs, der gemeinsam mit Virchow wirkte, diese Gedankenrichtung aufgenommen und in seinem Buch über Leberkrankheiten von einer Durchtränkung des Lebergewebes durch eine eiweißreiche Flüssigkeit als pathogenetisch wichtiges Moment gesprochen.

Wenn man daher in unserer Zeit der interstitiellen Durchtränkung

---

[1] Doljansky und Roulet, Virchows Arch., **291**, S. 260. 1933.
[2] Ebner: Z. Zool., **62**, S. 469. 1896.
[3] Baitsell: J. of exper. Med., **21**, S. 455. 1915.
[4] Nageotte: C. r. Soc. Biol. **79**, S. 833, 1121 (1916) und **82**, S. 277 (1919).

der Parenchyme mehr Aufmerksamkeit schenkt, so ist dies vielfach eine Fortsetzung alter Gedankengänge, die bis auf die Zeit VIRCHOWs zurückgehen. Das prinzipiell Neue in unseren Anschauungen ist aber im Gegensatz zu VIRCHOW darin zu suchen, daß VIRCHOW Gewebsflüssigkeit und Serum identifiziert, während wir beweisen werden, daß die normale Gewebsflüssigkeit eiweißarm oder eiweißfrei ist und nur unter pathologischen Bedingungen größere Eiweißmengen enthält.

Jedenfalls beanspruchen die Organveränderungen, die durch eine seröse Durchtränkung des Gewebes entstehen, besonderes klinisches Interesse, da uns auf diese Weise vielleicht der Weg gezeigt wird, *wie chronische Krankheitsbilder entstehen können*, deren Endstadium uns gut bekannt ist, über deren Anfangsstadien wir aber noch sehr wenig wissen.

VII. Die akute und chronische Histaminvergiftung.

Die Beobachtung, daß es bei der Nahrungsmittelvergiftung häufig neben dem Kollaps auch zu einer Bluteindickung kommt, sowie die Erkenntnis, daß auch bei der Histaminvergiftung diese beiden Symptome in selten eindeutiger Weise zu sehen sind, ließen die Erwägung auftauchen, ob nicht so manches Symptom, das bei der alimentären Intoxikation des Menschen zu sehen ist, auf einer Vergiftung durch Histamin beruht, ein Gedanke, der um so näher liegt, als im Fleisch Histamin vorkommt, besonders dann, wenn vorher Fäulnis eingetreten ist. Wir glaubten, eine solche Vorstellung um so eher vertreten zu können, als sich im Verlaufe der akuten und chronischen Histaminvergiftung Veränderungen in den Organen feststellen lassen, die weitgehend an die seröse Entzündung erinnern; es lag daher nahe, sich für die Histaminvergiftung hauptsächlich vom histologischen Standpunkte aus zu interessieren, da wir durch diese experimentellen Studien folgende zwei Fragen entscheiden wollten: 1. Bestehen irgendwelche Beziehungen zwischen diesem experimentellen, anscheinend auch mit seröser Entzündung einhergehenden Krankheitsbild und der chronischen Entzündung in den menschlichen Parenchymorganen? 2. Gibt uns dieses experimentelle Krankheitsbild Anhaltspunkte für die Beurteilung und Diagnose der menschlichen serösen Entzündung?

Einfluß von Histamin auf die Kapillarfunktion.

Die Kapillarmembran, deren Störung bei der serösen Entzündung anscheinend die Hauptrolle spielt, hat unter physiologischen Bedingungen eine wichtige Aufgabe zu erfüllen; ein geregelter *Nährstoffaustausch* zwischen Blut und Gewebe erscheint nur dann möglich, wenn die Eiweißkörper im Blute zurückgehalten werden; daraus ergibt sich, daß die *Gewebsflüssigkeit*, die zwischen den Blutgefäßen und den Parenchymzellen fließt, entweder eiweißfrei oder nur sehr eiweißarm ist. Da die Kapillarmembran auch den *Gasaustausch* zu regeln hat und der Sauerstoff schwerer durch die Membran diffundiert als die Kohlensäure, ist bei einer leichten Schädigung der Membran die Sauerstoffversorgung der Gewebszellen stärker gefährdet als der Kohlensäureaustritt.

Bei einer Entzündung scheint die Membran für größere Moleküle durchlässig zu werden; Serum verläßt die Kapillaren und dringt in die Gewebsspalten; ebenso können rote Blutkörperchen und Leukozyten die Membran durchdringen und die Gefäßbahnen verlassen. Eingeleitet wird dieser Prozeß durch *Erweiterung der Kapillaren,* wobei es zu einer *Verlangsamung des Blutstromes* kommt; das auslösende Moment einer Entzündung sind vermutlich toxische Produkte, die zur Kapillarläsion führen und so den *Austritt von eiweißreicher Flüssigkeit* bedingen; in den Entzündungsherden verfallen schließlich die zentralen Partien der *Nekrose.* Bei diesem Vorgang ist neben anderen Momenten auch die *schlechte Sauerstoffversorgung* und die Verhinderung der Kohlensäureausscheidung zu berücksichtigen, die dadurch zustandekommt, daß durch eine Eiweißlösung Sauerstoff und Kohlensäure viel schlechter diffundiert als durch eine der normalen Gewebsflüssigkeit entsprechende Salzlösung (EPPINGER und BRANDT).[1]

Die Histaminvergiftung kann einen Zustand auslösen, der in vielen Beziehungen Erscheinungen zeitigt, die an eine Entzündung erinnern. Wenn an eine Kapillarwand Histamin in entsprechender Konzentration gelangt, so wird sie für Eiweißkörper permeabel. Der Beginn dieses Prozesses besteht auch hier in einer Kapillarerweiterung und Verlangsamung des Blutstromes; unter besonders ungünstigen Verhältnissen können auch rote Blutkörperchen austreten, während ein Austritt von Leukozyten ins Gewebe zu den Seltenheiten gehört.

Histaminquaddel.

Die ersten Anhaltspunkte, die im Sinne eines Plasmaaustrittes bei der Histaminintoxikation verwertet werden können, ergaben sich aus Versuchen, die der eine von uns[2] durchführte. Ritzt man die oberflächlichen Hautschichten, ohne daß es dabei zu einer Blutung kommt, und träufelt man ein wenig Histaminlösung auf die verletzte Stelle, so entsteht innerhalb kürzester Zeit eine mächtige *Quaddel,* die an eine Urtikariaquaddel oder an einen Bienenstich erinnert. Die Flüssigkeit, die sich — allerdings nur unter Schwierigkeiten — aus einer solchen Quaddel abpressen läßt, ist außerordentlich eiweißreich.

Daß im Bereiche einer solchen Quaddel die Kapillarmembran für hochmolekulare Substanzen *permeabel* wird, das zeigen auch die Versuche

---

[1] EPPINGER und BRANDT: Biochem. Z., **249**, S. 11. 1932.
[2] EPPINGER: Wien. med. Wschr. 1913, S. 1414.

von KLEIN.[1] Wenn im Blute reichlich Gallenfarbstoff zirkuliert, so werden weder Transsudate noch Drüsensekrete ikterisch; tritt aber bei einem ikterischen Patienten eine Entzündung auf — gleichgültig an welcher Stelle —, dann ist im entzündeten Gebiet die austretende Flüssigkeit immer bilirubinhältig; KLEIN konnte nun zeigen, daß sich die Histaminquaddel bei Gelbsüchtigen immer stark ikterisch färbt; die Verfärbung ist gelegentlich so intensiv, daß sie zur Erkennung eines beginnenden Ikterus verwendet werden kann. Ähnliches gilt auch vom Kongorot, das bei intravenöser Injektion ebenfalls in der Histaminquaddel erscheint, während es sonst in der Gewebsflüssigkeit nicht nachzuweisen ist.

Weitere Beweise, daß unter dem Einfluß von Histamin im Bereiche einer Quaddel die Kapillarwand für Eiweiß durchlässig wird, ergeben sich aus histologischen Untersuchungen; zunächst haben BERGER und LANG[2] das histologische Verhalten der Histaminquaddel untersucht. Erzeugt man mit Histamin eine Quaddel auf der menschlichen Haut, so entwickelt sich das Bild einer Entzündung mit einem flüssigkeitsreichen, zellarmen Exsudat und gleichzeitigem Ödem der Lederhaut; die Veränderungen, die sich dabei ergeben, haben große Ähnlichkeit mit den Erscheinungen der idiosynkrasischen Reaktion, die z. B. nach Gaben von Fischgalle zu sehen ist.

Plasmaaustritt und Bluteindickung.

Nicht so einwandfrei ist der Plasmaaustritt zu erkennen, wenn man Histamin intravenös gibt; wenn man bei gesunden Hunden große Histamindosen (z. B. 30—60 mg) durch intravenöse Injektion langsam verabfolgt, so kommt es zunächst zum Bild eines schweren Kollapses. Über das hämodynamische Verhalten bei diesem Zustand haben wir ausführlich berichtet, ebenso auch über die Bluteindickung. Was uns hier besonders interessiert, ist das histologische Verhalten der Kapillaren innerhalb der lebenswichtigen Organe und damit die weitere Frage, in welche Organe das Plasma eindringt, das aus dem Blute ausgetreten ist.

Zunächst noch einige Einzelheiten: Die Eindickung des Blutes, die nach Verabfolgung von großen Histamindosen zu sehen ist, setzt relativ rasch, meist nach 5—10 Minuten ein und hat ihr Maximum nach durchschnittlich 30 Minuten erreicht. Die Eindickung hält aber nur vorübergehend an, denn nach einem Tag sind die Ausgangswerte meist wieder erreicht. Werden solche Histamininjektionen demselben Tiere öfters verabfolgt, so kann sich schließlich eine leichte Anämie entwickeln; ganz unabhängig davon führt aber jede weitere Histaminschädigung doch wieder zu einem Anstieg der Erythrozyten, also vermutlich zu einem neuerlichen Plasmaübertritt ins Gewebe.

---

[1] KLEIN: Klin. Wschr. 1931, S. 2032.
[2] BERGER und LANG: Z. Hyg., 113, S. 206. 1931.

Die Plasmamenge, die während eines solchen Shocks das Gefäßsystem verläßt, ist keineswegs gering; sucht man ihre Menge aus der Erythrozytensteigerung zu errechnen — eine solche Berechnung hat zuerst Dale angestellt —, so läßt sich unter der Annahme, daß die Blutmenge eines Tieres zirka 10% seines Körpergewichtes ausmacht, zeigen, daß etwa 50% des gesamten Plasmas die Gefäße verlassen hat; das würde bei einem etwa 10 kg schweren Hund 300 ccm betragen.

Die Leber bei der akuten Histaminvergiftung.

Bei der Frage, in welches Organ das Plasma gelangt sein mag, mußte zunächst die Leber berücksichtigt werden, da sie auf der Höhe des Histaminshocks am meisten an Größe zunimmt. Schneidet man z. B. zirka 10 bis 12 Minuten nach der Histamininjektion in die Leber ein, so entleert sich aus der Leberwunde reichlich blutige Flüssigkeit; diese enthält aber nicht so viele rote Blutzellen wie das Blut in den peripheren Gefäßen, z. B. den Ohrvenen. Auch die mikroskopische Betrachtung der Leber läßt neben dem Blutreichtum eine reichliche *Ansammlung von Plasma innerhalb der* Disseschen *Räume* erkennen. Das Blut ist in der Leber nicht gleichmäßig verteilt, da die Hauptmasse im Bereich der Vena centralis zu finden ist. Das Lumen der Vene ist infolge des enormen Blutreichtums mächtig erweitert; die Venostase kann sich auf die zentralen Kapillaren fortpflanzen, in der Nähe der größeren Pfortaderäste ist der Blutreichtum wesentlich geringer. Großes Gewicht legen wir auf die Veränderungen im Bereiche der Disseschen Räume; während diese unter normalen Bedingungen kaum zu erkennen sind und deswegen ihre physiologische Existenz sogar bestritten wurde, sind sie in der Leber nach Histaminvergiftung außerordentlich leicht zu erkennen, weil sie mächtig erweitert sind (s. Abb. 14). Erfolgt die Fixation der herausgeschnittenen Leberstückchen durch kochendes Formol, so lassen sich innerhalb der Lymphräume auch Eiweißgerinnsel deutlich erkennen. Unter dem Drucke der erweiterten Blutkapillaren und der mächtig gefüllten Lymphräume scheinen die zwischen ihnen liegenden Leberzellbalken zusammengedrückt; an manchen Stellen ist sogar die Begrenzung zwischen Blut und Disseschen Räumen durchbrochen, d. h. rote Blutkörperchen sind nunmehr auch in den Gewebsräumen zu sehen.

24 Stunden nach der Injektion sind im Blut des Tieres, das sich mittlerweile vom Shock erholt hat, die ursprünglichen Verhältnisse wieder hergestellt, die Zahl der roten Blutkörperchen ist zur Norm zurückgekehrt, ebenso auch der Eiweißgehalt im Plasma; die Bestimmung der Blutmenge ergibt wieder normale Werte. Betrachtet man parallel dazu das histologische Verhalten der Leber, so zeigt sich auch hier eine weitgehende Besserung, denn von der mächtigen Blutstase im Bereiche der Vena centralis und Erweiterung der Disseschen Räume ist kaum mehr etwas zu sehen;

immerhin ist nach 24 Stunden das Leberparenchym, speziell in der Nähe der Vena centralis, noch immer gleichsam in histologischer Unordnung, wenn sich ein solcher Ausdruck rechtfertigen läßt. Die Leberzellen in der Umgebung der Vena centralis erscheinen vielfach nur angedeutet; an Stelle typischer Leberzellen finden sich an manchen Stellen nur nekrotische Gebilde, zwischen denen zellige Elemente zu sehen sind, die sich reichlich mit Pigment beladen haben. In Schnitten, die nach der Sudanmethode gefärbt wurden, sind Fettschollen nicht nur in den nekrotischen Anteilen zu erkennen, sondern auch die gesünder aussehenden Leberzellbalken erweisen sich als „fettig degeneriert". Eine besonders reichliche Ansammlung von Leukozyten oder Lymphozyten ist nicht zu beobachten; jedenfalls gewinnt man den Eindruck, daß der durch den Histaminkollaps bedingte Plasmaaustritt sowie die Venostase im Bereiche der Vena centralis, Läsionen nach sich gezogen hat, die erst allmählich einer Reparation zugeführt werden können. Das Wesentliche, das sich somit durch die histologische Untersuchung der Leber feststellen läßt, ist Blutstase im Bereiche der Vena centralis, nebst beträchtlichem Ödem der DISSEschen Räume; unter dem Einfluß dieser beiden Faktoren mag es vielleicht zu einer Zerstörung der benachbarten Leberpartien gekommen sein, aber nur in der Nähe der Vena centralis.

Die histologische Untersuchung der Leber ergibt somit gewichtige Anhaltspunkte, die im Sinne eines Plasmaaustrittes gewertet werden können. Merkwürdig ist nur die Tatsache, daß sich die schwersten Veränderungen der serösen Entzündung hauptsächlich *in der Nähe der Vena centralis* zeigen und fast gar nicht, oder zum mindesten in viel geringerem Grade, an der Peripherie des Acinus. Diese Beobachtung erfordert das Eingehen auf eine Frage, deren Beantwortung davon abhängt, ob man sich der Anschauung von DALE oder der von PICK anschließt. Bekanntlich steht PICK auf dem Standpunkt, daß die Ursache des Histaminkollapses auf einem *Venenmuskelverschluß* beruht, daß also das Histamin ausschließlich hämodynamisch wirkt, während DALE alle Erscheinungen, die sich im Verlaufe einer Histaminvergiftung zeigen, auf eine *Läsion der Kapillarwand* bezogen wissen will, also auf die protoplasmatische Schädigung das Schwergewicht legt. Kennt man die Untersuchungen von POPPER,[1] so ist an der Tatsache, daß es im Verlaufe der Histaminvergiftung und auch des Peptonshocks zu einer Kontraktion der Lebervenenmuskeln kommt, nicht zu zweifeln. Die Bilder, die sich dabei ergeben (s. Abb. 22), sind so eindrucksvoll, daß an der Richtigkeit der PICKschen Argumentation nicht zu zweifeln ist. Übrigens hat DALE diesen Venenmechanismus in letzter Zeit ebenfalls völlig anerkannt.

Die viel schwierigere Frage ist aber die, ob der PICKsche Venenmechanismus *allein* genügt, um alle Erscheinungen zu erklären, die sich im

---

[1] POPPER: Klin. Wschr. 1931, S. 2129.

Verlaufe einer Histaminvergiftung entwickeln. Wir persönlich denken an eine *Kombination* der Ansichten von DALE und PICK, denn die Venendrosselung allein bedingt kaum eine Bluteindickung. Das ist der Hauptgrund, der uns zu der Vorstellung drängt, daß das Histamin beim Hund zwei Dinge auslöst: *Lebervenensperre und Kapillarläsion*. Daß die Summation beider gewisse Erscheinungen stärker in den Vordergrund schieben kann, erscheint sehr wahrscheinlich; wenigstens glauben wir damit die histologisch nachweisbare Tatsache deuten zu können, warum

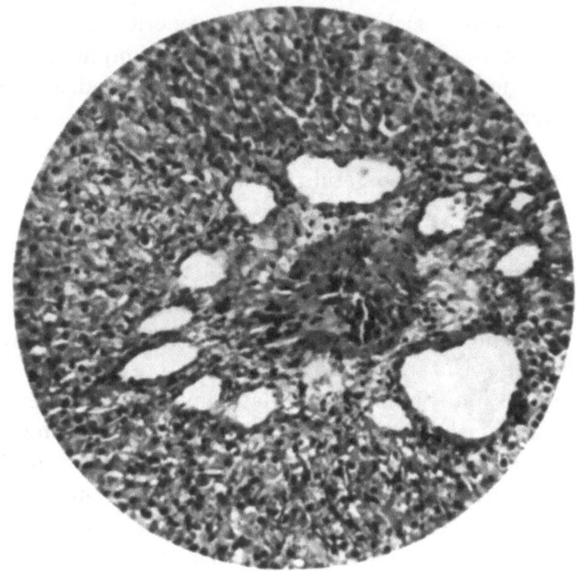

Abb. 22. Kontrahierter Ast der Vena hepatica, umgeben von weiten Lymphräumen (Hund während Histaminshock).

im Bereiche der Vena centralis — also in der Nähe des PICKschen Klappenmechanismus — die Erscheinungen eines erhöhten Plasmaübertrittes viel deutlicher hervortreten als im Bereiche der Pfortaderverzweigungen, wo die Zeichen einer serösen Entzündung eher im Hintergrunde stehen.

Gegen die hier vorgebrachten Argumente, daß es im Verlaufe einer Histaminvergiftung innerhalb der Leber zu ähnlichen Erscheinungen wie bei der serösen Entzündung kommen kann und daß das Wesentliche dabei ein Übertritt von Plasma aus den Blutkapillaren in die Gewebsräume ist, lassen sich Einwände erheben. Zunächst steht nämlich der *direkte Beweis* dafür aus, daß die Erweiterung der DISSEschen Räume tatsächlich durch Plasma erfolgt und nicht, wie man auf Grund histologischer Betrachtung ebensogut sagen könnte, durch eine eiweißarme

Ödemflüssigkeit. Hier versagt die histologische Methodik; vorläufig steht uns kein sicheres histologisches oder mikrochemisches Verfahren zur Verfügung, auf Grund dessen wir sagen könnten, daß die in die Gewebsräume ausgetretene Flüssigkeit eiweißreicher ist als unter normalen Bedingungen. Daß aber diese Annahme doch richtig sein dürfte, dafür glauben wir *indirekte Beweise* in der Hand zu haben. Zunächst muß immer wieder auf die Tatsache der Bluteindickung hingewiesen werden; irgendwo muß sich das Plasma, das die Gefäße verläßt, finden. Es liegt daher nahe, die Erweiterung der Dissᴇschen Räume zur Erklärung heranzuziehen, zumal ganz ähnliche Veränderungen auch im Bereiche anderer Organe zu erkennen sind. Den Eiweißreichtum der aufgestapelten Flüssigkeit in den Gewebsräumen glauben wir auch daraus folgern zu können, daß die Gewebsräume stark klaffen; bekanntlich spielt der onkotische Druck in den Blutkapillaren bei der Rückresorption der Gewebsflüssigkeit eine große Rolle. Wäre die Gewebsflüssigkeit bei der Histaminvergiftung eiweißarm, so müßte der onkotische Druck des Blutes die außerhalb der Kapillaren befindliche Flüssigkeit nach dem Shock rasch zum Verschwinden bringen; diesem Umstande ist es wohl auch zuzuschreiben, daß unter physiologischen Verhältnissen die Dissᴇschen Räume kaum zu sehen sind.

Ein besonderes wichtiges Moment, das dafür zu sprechen scheint, daß es während der Histaminvergiftung zu einem Übertritt von eiweißreicher Flüssigkeit in die Gewebe kommt, ist das *Verhalten der Lymphe* aus der Ductus-thoracicus-Fistel. Unmittelbar nach der Histamindarreichung kommt es, trotz Abfalles des arteriellen Druckes, zur Absonderung großer Mengen von außerordentlich eiweißreicher Lymphe (s. Abb. 3, S. 17); daß es die Drucksteigerung im venösen Bereich nicht allein ist, die dafür verantwortlich gemacht werden könnte, scheinen uns entsprechende Untersuchungen beim Vasomotorenkollaps zu beweisen, wo es nicht nur zur Verringerung der absoluten Lymphmenge, sondern auch zu einer Verringerung des Eiweißdurchtrittes kommt (s. Abb. 15, S. 31). Allerdings müssen bei der Analyse der Histaminlymphorrhoe auch die Portaldruckveränderungen in Betracht gezogen werden.

So verschieden die Ursachen des Übertrittes von Flüssigkeit aus den Blutkapillaren in die Gewebsflüssigkeit während der Histaminvergiftung sein mögen — wir müssen mit mechanischer Stauung und Kapillarläsion rechnen —, so eindeutig scheint uns die Tatsache zu sein, daß es dabei zu einem mächtigen Übertritt einer eiweißreichen Flüssigkeit in die Gewebe, also zu einer serösen Entzündung kommt; ob man diesen Vorgang als Entzündung im klassischen Sinn bezeichnet, erscheint uns gleichgültig. Das Wesentliche ist die Tatsache, daß *Plasma die Gefäße verläßt, in die Gewebsräume eindringt und hier längere Zeit liegen bleibt.*

Histologische Bilder nach chronischer Darreichung von Histamin.

Es schien wünschenswert, die Frage zu studieren, ob nicht wiederholte Histaminschäden höhergradige Gewebsschäden nach sich ziehen, zumal das einmal ausgetretene Plasma innerhalb 24 Stunden wieder ver-

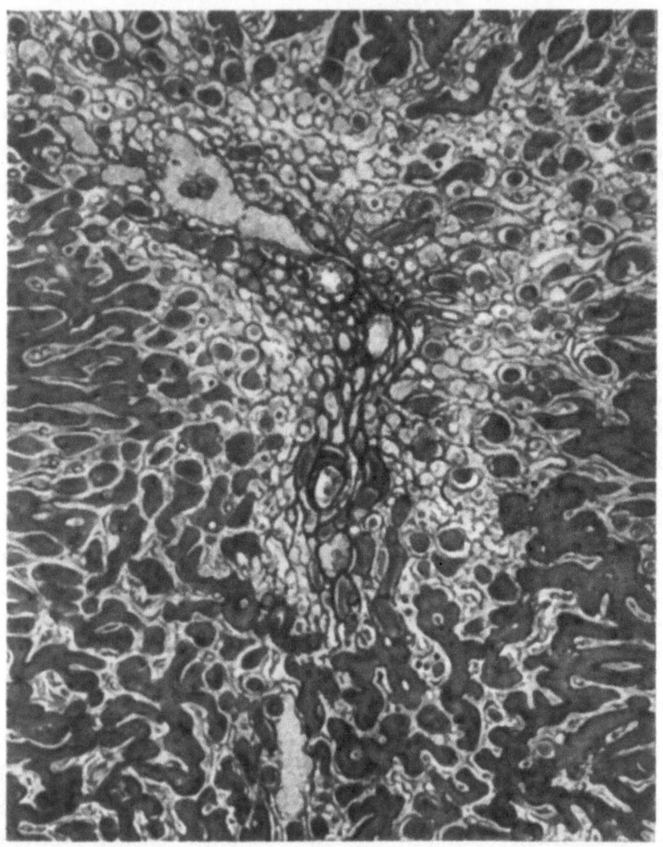

Abb. 23. Veränderung der zentralen Leberläppchenanteile bei Hunden mit chronischer Histaminvergiftung; Zellausfall und Faserneubildung an der Venenwand.

schwindet und dem Gewebe dadurch die Möglichkeit der völligen Wiederherstellung gegeben ist. Die Durchführung solcher Versuche ist leicht, da es keine Schwierigkeit bereitet, bei demselben Tier in kurzen Abständen den Histaminkollaps hervorzurufen.[1]

a) Leber. Die mikroskopische Untersuchung einer solchen Leber läßt

---

[1] Eine ausführliche Darstellung findet sich bei EPPINGER und LEUCHTENBERGER, Z. exper. Med. **85**, S. 585. 1932.

schwere degenerative Prozesse erkennen; in der Umgebung der Vena centralis liegen Schollen von Leberzellen (Abb. 23), dazwischen pigmentführende, eisenhaltige Elemente und Reste von roten Blutkörperchen; dort, wo in der Nähe der Vena centralis noch Leberzellen zu erkennen sind, erscheinen sie abgeplattet und nicht mehr in Kontakt mit den benachbarten Leberzellbalken.

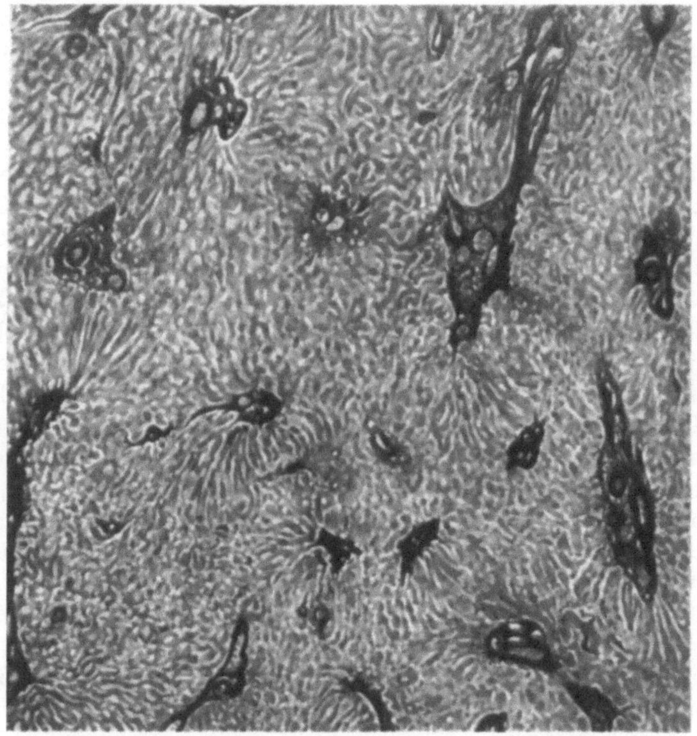

Abb. 24. Übersichtsbild der Leber eines längere Zeit mit großen Histamindosen vergifteten Hundes. Faservermehrung um die Zentralvenen, Verkleinerung der Acini.

Durch diese degenerativen Prozesse erfolgt an vielen Stellen ein Umbau des Parenchyms; die Acini scheinen einander viel nähergerückt; so kommt es, daß Querschnitte der Vena centralis in einem Gesichtsfelde häufiger zu erkennen sind, als wir es bei normalen Lebern gewohnt sind. Allerdings kann es Schwierigkeiten bereiten, diese Querschnitte als die der Vena centralis zu erkennen, da die Venen an Dicke sehr zugenommen haben (s. Abb. 24). Da der degenerative Prozeß in der Nähe der Vena centralis nicht immer zirkulär fortschreitet, kann es zu exzentrischer Lage der betreffenden Vene kommen und das Bild des „Umbaues" im Acinus noch deutlicher in den Vordergrund treten. Be-

sonders schön läßt sich der degenerative Prozeß an Hand von Sudan-
schnitten verfolgen. Die schwersten Veränderungen sind immer wieder
rings um die Vena centralis zu beobachten; ein besonders reichliches
Auftreten von Leukozyten und Lymphozyten ist nicht zu sehen, im
Gegenteil, man gewinnt eher den Eindruck einer besonders geringen
Beteiligung dieser Elemente. Immerhin zeigt uns das Oxydaseverfahren,
daß Leukozyten in den Degenerationszonen in vermehrtem Ausmaß
vorhanden sind. Wir sehen somit bei Tieren, die durch häufige Hista-
minvergiftungen geschädigt worden sind und deren Lebern mit gewöhnlichen histologischen Methoden studiert wurden, kaum prinzipielle Unterschiede gegenüber jenen, die nur einmal eine große Histamindosis erhalten
haben.

Anders gestalten sich aber die Verhältnisse, wenn man die Lebern
mit Methoden studiert, die die feinsten Bindegewebsfasern zur Darstellung
bringen; dort, wo die Zentralvenen in den Trümmerhaufen von zerstörten
Leberzellen und Eiweißgerinnseln eintauchen, werden die Venen von einem
dichten Kranz feinster Bindegewebsfibrillen umgeben, die vom äußeren
Rand der Venen ihren Ausgang nehmen und sich gegen die Peripherie
des Acinus verlieren. Diese Änderung in der Beschaffenheit der Venenwand ist wohl der Grund dafür, daß schon im gewöhnlichen Schnitt
die die Venen umgebenden Schichten dickwandiger erscheinen. Je öfter
der Histaminshock wiederholt wird, um so deutlicher werden diese
Bindegewebswucherungen. Trifft der Histaminshock eine Leber, die
schon in vorangehenden Versuchen schwere Läsionen in der Umgebung der
Vena centralis erlitten hatte, so können sich nunmehr die verschiedensten
Kombinationen von Degeneration und Bindegewebswucherung entwickeln und zu den eigentümlichsten Bildern führen. Jedenfalls können
aus der Kombination von Umbau, frischer und alter Degeneration, Verdickung der Gefäßwand und Auflockerung schon bestehender Binde-
gewebszüge Bilder entstehen, die in vieler Beziehung an die menschliche
Leberzirrhose gemahnen.

Erinnert man sich an die Versuche von DOLJANSKY und ROULET,
die auf Anregung von RÖSSLE das Schicksal von Plasmagerinnseln in vitro
studiert haben und dabei die Umwandlung von halbflüssigem Plasma
in ein Geflecht von Bindegewebsfibrillen nachweisen konnten, dann wird
man hier an ein ähnliches Geschehen denken müssen, denn auch hier
handelt es sich um Vermengung von Blutplasma mit Zelltrümmern; unsere
Beobachtungen können als Stütze für die Anschauung gelten, daß sich
auf dem Boden von ausgetretenem Plasma Bindegewebe entwickeln kann,
wobei uns jede Kritik fernsteht, ob sich die neugebildeten Bindegewebsfasern n u r aus dem Plasma entwickelt haben oder ob dieser Prozeß
unter Zuhilfenahme von Fibroblasten stattgefunden hat.

b) Magendarmkanal. Bei Tieren, die an den Folgen einer akuten oder chronischen Histaminvergiftung zugrundegehen, sind meist schwere Veränderungen im Bereiche des Magendarmkanals zu finden; eine Beteiligung dieser Organe ist auch daran zu erkennen, daß solche Tiere erbrechen und Diarrhöen bekommen. Anfangs sind diese Entleerungen von normaler Beschaffenheit, allmählich mengt sich ihnen Blut und Eiweiß bei; so kommt es, daß das Erbrochene bald kaffeesatzartigen Charakter annimmt und die Stühle schleimig-blutig werden. Hält die Vergiftung länger an, so können die Erscheinungen, insbesondere von Seiten des Darmes, so sehr in den Vordergrund treten, daß dadurch allein schon das Leben des Tieres gefährdet ist. Meist verweigern die Tiere die Aufnahme jeglicher Nahrung; ob es Schmerzen sind, die sie daran hindern, oder die allgemeine Schädigung, läßt sich schwer entscheiden. Viele Tiere weisen gleichzeitig eine höchst übelriechende Exhalationsluft auf; auch die diarrhoischen Stühle sind intensiv stinkend, fast immer von stark alkalischer Reaktion, während das Erbrochene sehr sauer reagiert.

Bei unmittelbar nach dem Tode ausgeführter Sektion des Magendarmtraktes (oft wurden—zur Konservierung der oberflächlichen Schleimhautlagen — vom Ösophagus aus Formol in den Magen gespritzt oder die Därme nach Eröffnung der Bauchhöhle an mehreren Stellen vom Lumen her mit Formol fixiert) erweisen sich Magen und Darm gebläht, schwappend, reichlich mit Flüssigkeit erfüllt; die Serosa des Magens und die zahlreicher Darmschlingen ist dunkelrot, stellenweise hochgradig injiziert. Das Mageninnere enthält stets mehr oder weniger reichlich zähflüssigen, glasigen, kaffeesatzartigen Schleim. Die Schleimhaut selbst ist meist samtartig weich, geschwollen, stark durchfeuchtet, vielfach gesprenkelt, wobei helle rosafarbige Partien mit dunkelvioletten abwechseln. In der Pars pylorica beginnt fast ausnahmslos eine hochgradige diffuse Rötung und Schwellung der Schleimhaut, die sich fortlaufend bis in die Pars ascendens duodeni erstreckt; die schwersten Veränderungen wurden jedoch stets im Duodenum gefunden. Größere Ulzera der Magenschleimhaut wurden nur selten beobachtet, dagegen häufig punktförmige, an hämorrhagische Erosionen erinnernde Substanzverluste, alles in allem ein Bild, das man wohl als *akute Gastritis* ansprechen darf.

Bei den mikroskopischen Untersuchungen wird dieses Bild durch drei, oft gleichzeitig nebeneinander bestehende, pathologische Prozesse, ergänzt; sie spielen sich alle herdförmig und oberhalb der Muscularis mucosae, in der eigentlichen Schleimhaut ab; der erste dieser Prozesse betrifft das zarte, lockere, subepithelial gelegene und alle Drüsenschläuche umhüllende Bindegewebe; dieses Stroma erweist sich an zahlreichen umschriebenen Stellen aufgelockert und verbreitert. Diese Verbreiterung nimmt nach dem Epithel und den Endausläufern der Drüsenschläuche zu, wodurch breit klaffende Lücken entstehen, die nur von diesem lockeren, zahlreiche, außerordentlich weite, blutleere Kapillaren enthaltenden Maschengewebe ausgefüllt werden; es entsteht der Eindruck, als ob das Epithel stellenweise durch ein besonders subepithelial ausgebildetes Ödem der Schleimhaut abgehoben wäre (s. Abb. 25). Sehr auffallend ist das Verhalten der Drüsenschläuche, ihre sonst durchaus regelmäßige Anordnung erscheint aufgelockert, ihre Kontinuität unterbrochen; einzelne Zellverbände sind losgelöst und erdrückt, so daß einzelne Zellen im Ödem förmlich zu „flottieren" scheinen, wie sich bei Betrachtung mit stärkerer Vergrößerung ergibt. Stellenweise sind die

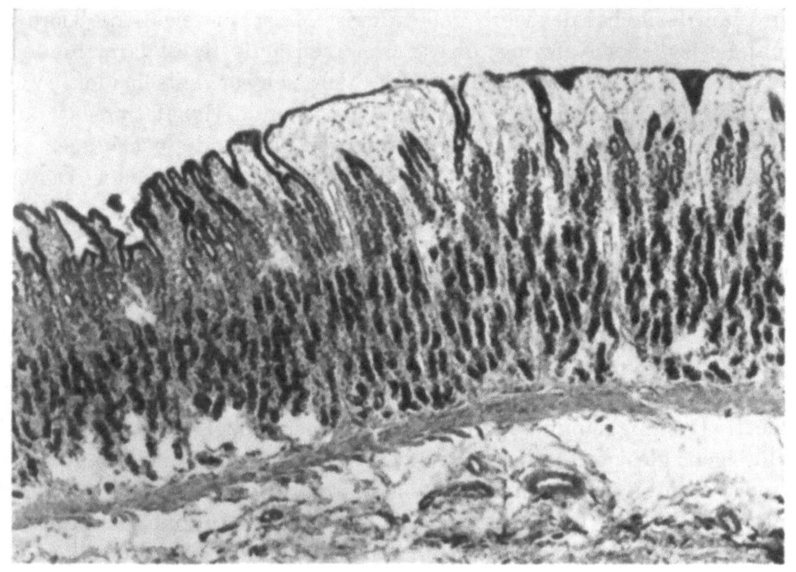

Abb. 25. Magenschleimhaut eines Hundes nach chronischer Histaminvergiftung. Hochgradiges Ödem der subepithelialen Schichten.

Drüsenschläuche sogar ganz zerstört, es verbleiben nur noch einige schlechter färbbare Zellreste. Größere Zellanhäufungen im Bereiche dieses ödematösen Stromas wurden so gut wie immer vermißt (s. Abb. 26).

Der zweite Prozeß, der sich ebenfalls in allen Magenabschnitten feststellen läßt, besteht im Auftreten von breiteren oder schmäleren, infarktähnlichen Bezirken im Bereiche der Schleimhaut; hievon werden besonders oft die Spitzen der Schleimhautfalten betroffen. Man sieht ausgedehnte Blutextravasate, die vielfach nicht bis ans Epithel heranreichen, sondern subepithelial wieder einem zellarmen Ödem Raum geben. Die normale Gewebsstruktur der Magenschleimhaut, insbesondere der Drüsenschläuche, ist im Bereiche dieser Herde entweder ganz geschwunden oder nur andeutungsweise zu erkennen; oft ist es bereits zu kleineren oder größeren Nekrosen gekommen. Außerdem ist der

Beginn einer gewissen Demarkierung gegen die unteren Abschnitte der Drüsenschläuche unverkennbar. Im Gegensatz zum erstgeschilderten Prozeß sind hier die Gefäße, besonders die unmittelbar oberhalb der Muscularis mucosae gelegenen, aber auch diejenigen der Submucosa, strotzend mit Blut gefüllt (s. Abb. 27).

Der dritte Prozeß zeigt echte kleine Ulzerationen; hier ist die be-

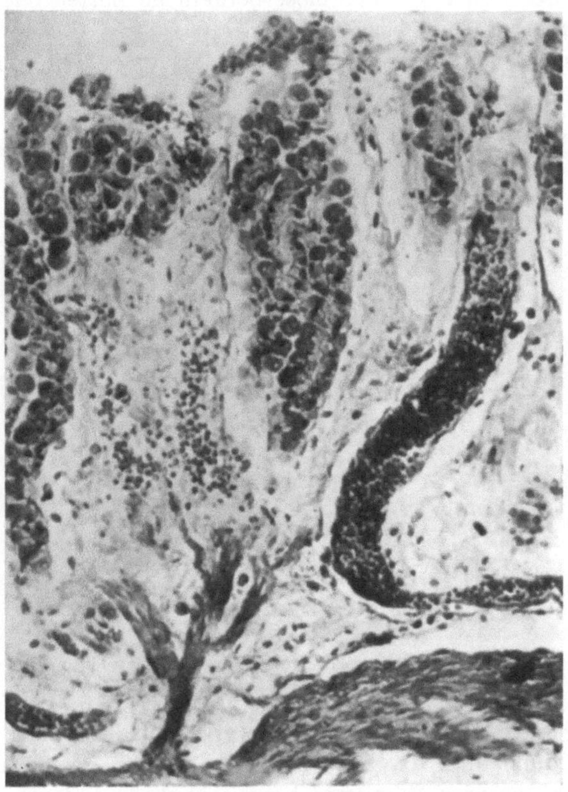

Abb. 26. Magenschleimhaut eines Hundes nach chronischer Histaminvergiftung (starke Vergrößerung). Unregelmäßige Veränderung der Drüsenschläuche mit Ablösung einzelner Zellen in den ödematös aufgelockerten subepithelialen Schichten.

schriebene Demarkation manchmal noch innerhalb der Drüsenschichte, manchmal aber auch erst in der Höhe der Muscularis mucosae bereits vollzogen; die Reste der nekrotischen Schleimhaut flottieren frei im Krater. In den Wänden des Kraters sind ebenfalls strotzend gefüllte Gefäße zu sehen, außerdem lassen sich im Stroma Anhäufungen von rundzelligen Elementen nachweisen. Am Grunde solcher Geschwüre hingegen sind größere Zellanhäufungen meist nur spärlich vorhanden; bloß die Submukosa zeigt mitunter in diesem Bereich eine gewisse Reaktion des Blutgefäß-Bindegewebsapparates (Abb. 28). Im Gegensatz zu diesen herdförmigen Veränderungen im Magen stehen die stets schweren diffusen Veränderungen im Duodenum; hier kommt es regelmäßig zu einer schweren nekrotisierenden Entzündung. Die noch vorhandenen Darmzotten sind geschwollen und am Ende klobig verdickt, in ihrem Stroma finden sich reichlich Zellanhäufungen und hochgradige Hyperämie; nekrotische oder in Nekrobiose befindliche Zotten oder Teile von ihnen sind in Abstoßung begriffen.

Die Tatsache, daß sich im Anschluß an eine Histaminvergiftung

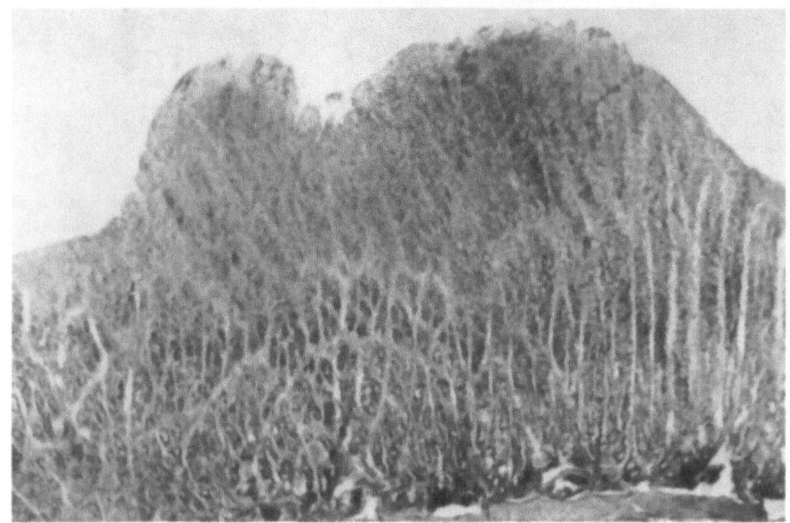

Abb. 27. Magenschleimhaut des Hundes nach chronischer Histaminvergiftung. Blutungen in den oberen Schleimhautschichten mit Nekrosen und Demarkation.

Veränderungen im Sinne einer Gastritis ergeben, die schließlich bis zur Geschwürsbildung ausarten können, ist schon von verschiedener Seite hervorgehoben worden; BÜCHNER[1] konnte ähnliche Befunde bei Ratten beobachten. Während aber BÜCHNER an einen ursächlichen Zusammenhang zwischen vermehrter Salzsäurebildung und den geschilderten Magenveränderungen denkt und somit den Standpunkt vertritt, daß es die Salzsäure allein ist, die die Magenschleimhaut andaut und auf diese Weise zu Geschwürsbildung führt, erblicken wir das Wesentliche in der Imbibition der Magenschleimhaut mit Blutplasma. Das Primäre ist vermutlich die Veränderung der Permeabilität der Magengefäße; sekundär kommt es, infolge der Durchwanderung von Serum, zur Ansammlung einer außerordentlich eiweißhaltigen Ödemflüssigkeit innerhalb der Magenschleimhaut. Durch

---

[1] BÜCHNER und MOLLOY: Klin. Wschr. 1927, S. 2193.

die beträchtliche Ansammlung von Plasma können die Drüsenschläuche
der Magenschleimhaut schon rein mechanisch auseinandergedrängt
werden, wozu sich noch eine mangelhafte Sauerstoffversorgung der in der
Ödemflüssigkeit erstickenden Gewebe hinzugesellen kann, die sich einerseits aus der trägen Blutzirkulation ergibt, anderseits aber auch darauf
zurückzuführen ist, daß der Sauerstoff aus den Kapillaren seinen Weg
nur schwer zu den Zellen findet. Im übrigen liegt auch darin eine Be-

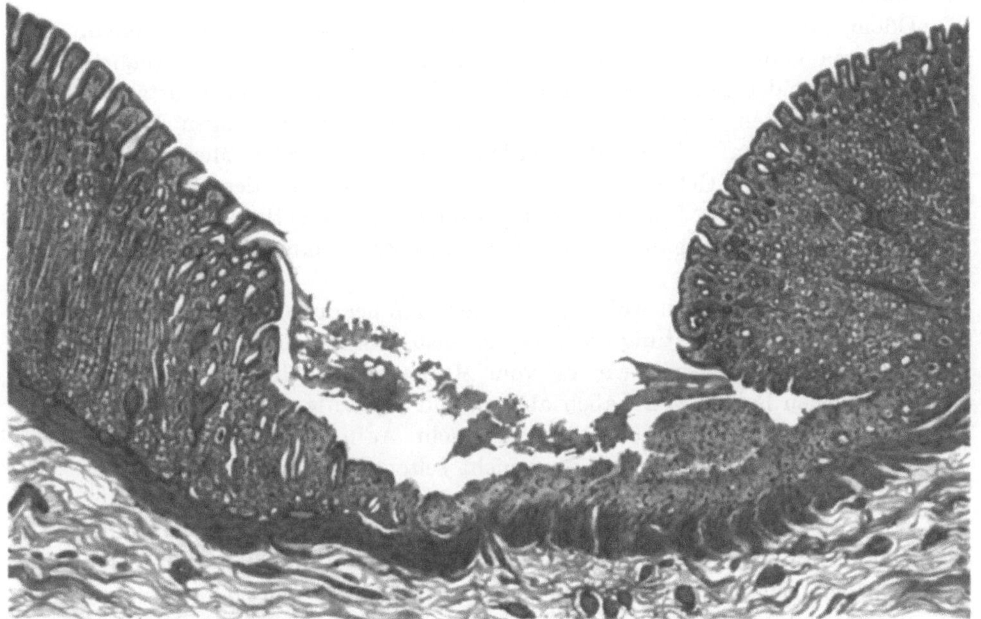

Abb. 28. Magenschleimhaut des Hundes nach chronischer Histaminvergiftung. Übersichtsbild einer
Ulcusbildung.

nachteiligung, daß die zwischen Blutbahn und Parenchymzellen der
Magenschleimhaut eingedrungene Flüssigkeit die Sauerstoffdiffusion
stark beeinträchtigt. Das Gewebe der Magenschleimhaut ist somit durch
die Ansammlung von Plasma in seiner Vitalität weitgehend gestört.
Nehmen wir noch hinzu, daß unter dem Einfluß des Histamins große
Mengen eines höchst aktiven Magensaftes gebildet werden, so scheinen
damit die besten Vorbedingungen für die Andauung der Magenschleimhaut
gegeben. Zugunsten einer solchen Annahme dürfte auch die streng lokali-
sierte Ansammlung von Blutplasma sprechen, wie sie gerade bei der
Histaminintoxikation so häufig zu sehen ist. Wie es zu den Blutungen
innerhalb der Schleimhaut kommt, möchten wir dahingestellt sein lassen,
entweder führt die Histaminintoxikation zu einer so schweren Schädigung
der Kapillaren, daß nunmehr die Wandungen sogar für Erythrozyten

durchlässig werden, oder die Verdauungstätigkeit des Magensaftes findet in der durch das Ödem geschädigten Schleimhaut so günstige Bedingungen, daß die Kapillaren durch die Salzsäure bzw. das Pepsin sekundär eröffnet werden. Wahrscheinlich werden beide Momente zu berücksichtigen sein.

Ganz ähnliche Verhältnisse spielen sich auch im Dünn- und Dickdarm ab: Erweiterung der Kapillaren, Umspülung mit Plasma, Aufwühlung der histologischen Struktur des betreffenden Gewebes durch das eiweißreiche Ödem, Abhebung der epithelialen Schutzdecke gegen das Darmlumen, wodurch Verdauungssäfte und Mikroorganismen in das schlecht ernährte Gewebe eindringen können. Auf diese Weise können unter Umständen die erweiterten Kapillaren eröffnet und vielfache Blutungen hervorgerufen werden. Jedenfalls werden solcherart große Mengen von Plasma aus den Gefäßen austreten und in das Lumen des Darmes gelangen können; die Darmentleerungen solcher Tiere enthalten nicht nur Speisereste, sondern ganz sicher auch Plasma, was an ihrem hohen N-gehalt zu erkennen ist.

c) **Pankreas.** Es ist wohl anzunehmen, daß bei der akuten und chronischen Histaminvergiftung die verschiedensten Organe in ähnlicher Weise betroffen werden, wie wir es vom Magendarmkanal und der Leber beschrieben haben. Wir haben aber darauf vorläufig nicht viel Bedacht genommen und bloß dem Pankreas mehr Aufmerksamkeit gewidmet, welches nach Histaminvergiftung nicht selten Veränderungen zeigt, die an lokale Pankreasnekrosen erinnern; die histologische Untersuchung zeigt fast immer Zeichen einer serösen Entzündung mit auffallend breiten Zwischenräumen zwischen Epithelien und Blutkapillaren. Mitunter kann es auch hier zu einer mit Blutungen einhergehenden Zerwühlung des Parenchyms kommen. Vertritt man die Ansicht, daß aktiver Pankreassaft nur dann das eigene Parenchym zerstört, wenn es vorher seine Vitalität verloren hat, dann darf es uns nicht wundernehmen, wenn auch im Pankreas die seröse Entzündung mit all ihren Folgen zu Veränderungen Anlaß gibt, die in lokalen Pankreasnekrosen ausklingen.

Zusammenfassung.

Der Ausgangspunkt unserer Untersuchungen war die alimentäre Nahrungsmittelvergiftung, bei der zwei Symptome vorherrschen können, der Kollaps und die seröse Entzündung. Überprüft man die morphologischen Veränderungen *bei der akuten und chronischen Histaminvergiftung, so wird man weitgehend an jene bei der tödlich verlaufenden Nahrungsmittelvergiftung gemahnt.* In beiden Fällen ist *das Wesentliche die Kapillarschädigung,* die zu einem *starken Durchtritt von Blutplasma in die Gewebsräume führt.* Da wir das pathologische Geschehen bei der Histaminvergiftung weitgehend aufklären konnten, werden dadurch viele Vorgänge bei der Nahrungsmittelvergiftung unserem Verständnis ebenfalls näher-gerückt. Wir glauben somit, den Vorgang bei der Histaminvergiftung folgendermaßen zusammenfassen zu können. Gelangt Histamin in größeren Mengen in das Blut eines Hundes, so tritt Lebervenensperre ein, außerdem werden *die Kapillaren vorwiegend in der Leber, im Magen, Darm und Pankreas für Blutplasma durchlässig*; beträcht-liche Mengen Blutplasma treten in die verschiedenen Gewebsräume ein, so daß das Blut jetzt deutlich eingedickt ist. Die in die ver-schiedenen Organe ausgetretene Plasmaflüssigkeit kann histologisch *das Bild einer serösen Entzündung* hervorrufen, wobei uns allerdings der Begriff des Entzündlichen weit weniger interessiert als eben die Tatsache, daß es während einer solchen Vergiftung innerhalb kürzester Zeit zu einer Veränderung der Kapillarmembranen kommt. Die Ver-änderungen an den Kapillaren können teils *funktionell*, teils *morphologisch faßbar* sein. Der höchste Grad einer histologisch faßbaren Läsion ist das *Verschwinden der die Gewebsräume von den Blutkapillaren trennenden Membranen*, was sich besonders deutlich an der Leber demonstrieren läßt. Die aus den Kapillaren ausgetretene Flüssigkeit ist anscheinend sehr eiweißreich und bildet ein Hindernis namentlich für die Diffusion von Sauerstoff, was die Ernährung der Gewebe stört. Dadurch, daß der kolloidosmotische Druck sich innerhalb und außerhalb der Kapillaren infolge des reichlich übergetretenen Eiweiß gegenseitig angleicht, besteht die Gefahr, daß Spannungen, die für das Leben der Gewebe von größter Bedeutung sind, verschwinden und so ein Zustand geschaffen wird, der sich jenem eines toten Gewebes weitgehend nähert. Daß es unter diesen Umständen zu einer schweren Beeinträchtigung der Parenchym-zellen kommt, die sich vielleicht auch histologisch bemerkbar machen kann, erscheint uns nicht verwunderlich. Jedenfalls bedeutet *der Plasmaaustritt aus den Kapillaren für die befallenen Gewebe eine Gefahr*, die bei kurzer Dauer durch verschiedene reparatorische Vorgänge wieder beseitigt werden kann. Besteht der Zustand des Plasmaübertrittes länger, so können allerdings diese reparatorischen Vorgänge versagen und die Nekrobiose Fortschritte machen. Ein weiteres Ereignis bei diesem Kampfe zwischen Plasma und Gewebsvitalität ist vielleicht auch die Umwandlung des Plasmas in Bindegewebsfasern, ein Vorgang, der vom Morphologen als chronische Entzündung gewertet wird.

VIII. Die chemische Natur der mutmaßlichen Nahrungmittelgifte.

Die Giftigkeit des Fleisches notgeschlachteter Tiere.

Fleisch, das von notgeschlachteten, an paratyphösen Zuständen erkrankten Tieren stammt, erweist sich für die meisten Laboratoriumstiere als giftig; HÜBENER,[1] wohl der beste Kenner dieses Problems, äußert sich darüber folgendermaßen: „Die Fleischvergifter besitzen die Eigenschaft, im Fleisch und in der Kultur *giftige Produkte* zu bilden; ob es sich dabei um echte Toxine im Sinne der Diphtherie- und Tetanus- toxine handelt, ist noch eine offene Frage. KRAUS und STENITZER, FRAN- CHETTI und YAMANOUCHI haben versucht, die Frage bei den menschlichen Paratyphusbazillen zu klären; die Resultate sprechen eher gegen als für die Existenz eines echten Toxins. Soviel ist aber sicher, daß bei längerem Wachstum der Bakterien im Fleisch oder in flüssigen Medien Gifte ent- stehen, welche 1. wasserlöslich, 2. hitzebeständig sind, 3. bei Filtration der Kulturen durch bakteriendichte Filter in das Filtrat übergehen, 4. bei subkutaner, intramuskulärer, intraperitonealer und — was das Wichtigste ist — bei stomachaler Einverleibung Laboratoriumstiere töten können." Wir haben mehrfach Gelegenheit gehabt, mit dem Fleisch von notgeschlachteten Tieren, und zwar von solchen, die teils Schweinepest, teils Kälberruhr hatten, derartige Versuche anzustellen. An der Tatsache, daß solches Fleisch, besonders wenn man es nach dem Tode des Tieres noch für einige Tage in den Brutofen stellt, hoch toxisch sein kann, ist nicht zu zweifeln; merkwürdig ist nur die *Inkonstanz* der Befunde. Es gibt Fleischarten, die — vor allem auch per os — für Kaninchen hoch toxisch sein können, während andere, die unter den gleichen Versuchs- bedingungen gewonnen wurden, sich als ungiftig erweisen. Kommt es zu einer Vergiftung, so erinnert das anatomische Bild bei einem solchen rasch zugrunde gegangenen Kaninchen außerordentlich an das Bild einer Nah- rungsmittelvergiftung. In nicht wenigen Fällen haben wir auch eine Ein- dickung des Blutes konstatieren können; entsprechende Versuche an Hunden haben wir nicht durchgeführt.

Histamin kommt als Gift kaum in Betracht.

Es war zunächst naheliegend, zu untersuchen, ob die *Toxizität des Fleisches* mit seinem Histamingehalt zusammenhängt; die Ähn- lichkeit im Krankheitsverlauf und vor allem im anatomischen Bild verlangt eine solche Prüfung. Zu diesem Zwecke wurde toxisches und nichttoxisches Fleisch auf seinen Histamingehalt untersucht. Wir be- dienten uns der genauen Untersuchungsmethode, die von DALE und BEST[2] ausgearbeitet wurde. Es ist zwar leicht, Histamin in diesen Pro- dukten nachzuweisen, doch haben wir wesentliche Unterschiede zwischen toxischem und atoxischem Material nicht nachweisen können; toxisches Fleisch enthält kaum mehr Histamin als normales, das unter den gleichen Bedingungen im Brutofen aufbewahrt wurde. Einmal sahen

---

[1] HÜBENER: Handb. d. inn. Med., IV/2, S. 1893. 1917.
[2] DALE und BEST: J. of Physiol., **62**, S. 397. 1927.

wir ganz große Histaminmengen in einem Fleisch, das von einem an Schweinepest zugrunde gegangenen Tier stammte, aber gerade dieses erwies sich im Fütterungsversuch an Kaninchen als völlig ungiftig. Was aber besonders gegen die Annahme spricht, daß bei der Nahrungsmittelvergiftung das Histamin von entscheidender Bedeutung sein könnte, ist die Tatsache, daß Histamin per os genommen eigentlich ungiftig ist. In der Zusammenstellung von FELDBERG und SCHILF[1] ist diese Frage ausführlich besprochen; wir zitieren aus diesem bekannten Buche nur einige Stellen: „Beim Menschen ist es bisher bei peroraler Verabreichung selbst großer Dosen Histamins (100 mg) nicht gelungen, irgendeine allgemeine Reaktion auszulösen. Selbst eine Magensaftsekretion, die bei subkutaner Einführung noch nach sehr geringen Mengen erhalten wird, tritt nicht auf; bei einem 5 kg schweren Hund, dem 500 mg Histamindichlorid durch die Magensonde gegeben wurden, ließen sich keinerlei Allgemeinerscheinungen feststellen, obgleich über die Hälfte des Histamins innerhalb von zwei Stunden resorbiert worden war."

Wir versuchten auch, mit der Methode, die GUTTENTAG[2] angegeben hat, während der Nahrungsmittelvergiftung Histamin im Blut der Kranken nachzuweisen; es ist uns niemals gelungen, Werte zu finden, die über die Normalzahlen hinausgingen. Wir glauben somit, daß bei der menschlichen Nahrungsmittelvergiftung eine Histaminvergiftung kaum in Frage kommt.

Die Ungesättigtheit der mutmaßlichen Gifte.

Unsere mannigfachen Bemühungen, das giftige Prinzip aus dem toxischen Fleisch zu isolieren, scheiterten; dabei ergab sich immer wieder, daß bei jeder längerwährenden, chemischen Prozedur die Toxizität des Fleisches abnahm. Schließlich hatte man ein völlig atoxisches Produkt in Händen. Sicher ist, daß die Toxizität nicht durch das Eiweiß hervorgerufen wird, denn eiweißfreie Ultrafiltrate können die gleiche Giftigkeit zeigen wie das Fleisch selbst. Gelegentlich schien es, als würde das wirksame Prinzip in die Petrolätherfraktion übergehen, weswegen wir unsere besondere Aufmerksamkeit den Lipoiden und Fetten zuwandten. Solche Extrakte waren höchst übelriechend und auch toxisch, doch ging bei jedem Versuch, eine Isolierung des gesuchten Giftes zu erzielen, die ursprüngliche Toxizität verloren. Oft genügte schon das bloße Eindampfen, um den vorher giftigen Extrakt völlig unwirksam zu machen. In weiteren Untersuchungen waren wir bemüht, die aus dem toxischen Fleisch isolierten Fette genauer zu prüfen, wobei uns die besonders hohe „Ungesättigtheit" dieser Substanzen auffiel. Ein Zusammenhang zwischen

---

[1] FELDBERG und SCHILF: Histamin, S. 77. Berlin. 1930.
[2] GUTTENTAG: l. c.

„Ungesättigtheit" und Toxizität des Fleisches lag um so näher, als sich sehr wirksamer Fleischbrei sofort als atoxisch erwies, wenn man ihm freies Jod oder Brom zusetzte; es ließ sich somit vermuten, daß die Toxizität der verschiedenen giftigen Fleischarten mit dieser Ungesättigtheit des Fettes in einem ursächlichen Zusammenhang steht. Obgleich man mitunter eindeutige Beweise für die Toxizität von Fleisch erlangen kann, so muß trotzdem darauf hingewiesen werden, daß wir manchmal völlig negative Resultate erhielten; vermutlich handelt es sich um außerordentlich labile Substanzen.

Toxizität des Eiters.

Von der Vorstellung geleitet, daß ein Teil der schweren Erscheinungen bei septischen Prozessen möglicherweise auf die Resorption von ungesättigten Stoffwechselprodukten zurückgeführt werden könnte, zogen wir auch den Eiter in den Kreis unserer Untersuchungen. Dazu bewog uns auch die Schwierigkeit, uns dauernd toxisches Material aus dem Schlachthaus zu beschaffen. Wir müssen an der Tatsache festhalten, daß sich durch Injektion von Eiter oft ein schweres Vergiftungsbild erzeugen läßt, das nicht unmittelbar nach der Injektion einsetzt, sondern sich erst im Verlaufe von 2—3 Stunden entwickelt und dann in weiteren 2—3 Stunden zum Tode führt. GASPARD[1] hat schon vor mehr als 100 Jahren ausgesprochen, daß es eine wohlcharakterisierte putride oder septische Infektion gibt; nach PANUM[2] tritt dabei ein chemischer Körper als Fäulnisprodukt auf, welcher die Hauptwirkungen auslöst; dieses Produkt wurde als septisches oder putrides Gift bezeichnet. DRAGENDORF[3] empfiehlt zum erstenmal als Ausgangsmaterial für die Darstellung dieses Giftes die faulende Bierhefe. Es gelang BERGMANN und SCHMIEDEBERG,[4] aus dieser ein „Alkaloid" — *Sepsin* genannt — zu gewinnen, welchem alle Wirkungen des putriden Giftes zukamen. Versuche, die sterilisierte Hefe durch Reinkulturen von Proteus vulgaris giftig zu machen, führten zu keinem Ziel, so daß FAUST[5] sich veranlaßt sah, das ursprüngliche — von BERGMANN und SCHMIEDEBERG geübte — Verfahren wieder aufzunehmen und mit beliebigen, im Sommer in der Hefe sich ansiedelnden Mikroben zu arbeiten. Er gewann aus 5 kg Preßhefe durchschnittlich 30 mg Sepsinsulfat, dem er die Formel $C_5H_{14}N_2O_2 + H_2SO_4$ zuschrieb. Engt man eine wässerige Lösung von Sepsinsulfat bei gewöhnlicher Temperatur im Vakuum über Schwefelsäure ein, so wird sie syrupös und verliert ihre Wirksamkeit; das Sepsin geht in das Cadaverin über, welches bekanntlich

---

[1] GASPARD: J. Physiol. et Path. gén., 2, S. 1 u. 4. 1822.
[2] PANUM: Virchows Arch., 60, S. 301. 1874.
[3] DRAGENDORFF, zitiert nach KOBERT.
[4] BERGMANN-SCHMIEDEBERG: Med. Centralbl. Dorpat 1868, S. 497.
[5] FAUST: Arch. f. exper. Path., 51, S. 248. 1904.

völlig ungiftig ist. Nach KOBERT[1] stellt das Sepsin vermutlich ein Dioxy-
cadaverin vor.

Wir haben uns ebenfalls mit der Wirkung von „hochtoxischem"
Eiter beschäftigt; unmittelbar nach der Injektion machen sich außer
einer vorübergehenden geringen Blutdrucksenkung keinerlei schwere
Erscheinungen bemerkbar. Nach 2—3 Stunden kommt es zu einer Bluteindickung ähnlich wie bei der Histaminvergiftung; die Tiere werden
hinfällig, es stellen sich Durchfälle und Erbrechen ein und innerhalb
weiterer 3—4 Stunden kann das Tier unter den Erscheinungen eines schweren
toxischen Kollapses zugrunde gehen. Das anatomische Bild unterscheidet
sich in nichts von dem einer schweren Histaminvergiftung. Auch die
histologische Untersuchung erinnert daran, da Zeichen einer serösen
Entzündung in den verschiedensten Organen zu finden sind. Das,
was uns auch hier veranlaßt hat, mit dem Vorkommen von ungesättigten Körpern zu rechnen, die als Ursache für die Vergiftung
in Betracht gezogen werden könnten, war die Wirkung von Jod und
Brom; hochwirksamer Eiter, der sonst geeignet war, Hunde innerhalb
12 Stunden zu töten, zeigte sich in Parallelversuchen völlig unwirksam,
wenn er mit Jodtinktur oder Bromwasser versetzt worden war. Wir sehen
also ähnliche Dinge, wie sie uns schon bei der Analyse von toxischem
Fleisch begegnet sind.

Akrolein und Allylverbindungen.

Daß Eiter eine große Zahl von *ungesättigten Verbindungen* enthält,
konnten wir aus Petrolätherextrakten ersehen. Wir fanden nämlich,
daß die fettartigen Substanzen, die wir mit Petroläther extrahieren
konnten, Jodzahlen von 60—81 hatten, während das normale menschliche Depotfett solche von 20—25 ergibt. Dieses Verhalten zeigte besonders der „heiße" Eiter, während der tuberkulöse einen geringeren Gehalt an solchen Produkten aufwies.

Die Erkenntnis, daß das wirksame Prinzip des alimentären Giftes
sowie des sonst so toxischen Eiters enorm unbeständig ist, ferner die Feststellung, daß es sich dabei möglicherweise um ungesättigte Substanzen
handelt, lenkte unsere Aufmerksamkeit auf niedrigmolekulare, flüchtige
und ungesättigte Stoffe. Wir dachten vor allem an *Akrolein oder Allylverbindungen*, die unter dem Einfluß verschiedener Bakterien teils aus
Eiweiß, teils aus Fett entstanden sein konnten. Dieser Gedanke lag z. B.
auch deshalb nahe, weil HUMPHREYS[2] in gewissen Bakteriennährböden
Akrolein nachweisen konnte.

Daß es bei der Einwirkung von Mikroorganismen zur Bildung von

[1] KOBERT: Intoxikationen, II., S. 633. 1906.
[2] HUMPHREYS: Journ. of infect. dis. **34**. S. 282. 1924.

ungesättigten Produkten kommen kann, ist schon mehrfach betont worden; daß hinter dieser „Ungesättigtheit" von biologischem Material gleichsam ein Geheimnis verborgen liegt, ließ sich an einer Reihe von Tatsachen zeigen. Es ist z. B. bekannt, daß der gesättigte Propylalkohol ganz wesentlich ungiftiger ist als der Allylalkohol, der bloß eine Doppelbindung in seinem Molekül aufweist, sonst aber die gleiche Strukturformel hat.

Neben den oben angeführten Eiteruntersuchungen konnten wir die Ungesättigtheit von toxischem, biologischem Material auch in vielen anderen Fällen nachweisen. So entfärben z. B. Bakteriennährboden viel mehr Jod als die Kontrollbouillon, wir fanden eine Steigerung bis zu 50%. Könnte man dagegen noch einwenden, daß dieses Ergebnis nicht als Ausdruck der Addition, sondern der Substitution von Jod gedeutet werden müßte, so fällt dieser Einwand bei den nächsten Versuchen weg. Auf einem sehr eiweißarmen Fettnährboden (nach FREUND) wurde Bact. coli gezüchtet; darauf wurde aus dem sterilen Nährboden und aus der Kultur das Fett zurückgewonnen: seine Jodzahl war von 27 auf 55 angestiegen. Ähnlich fiel ein Versuch mit Bac. botulinus aus. Wir impften Würste mit diesen Bakterien, ließen sie einige Tage liegen und stellten dann einen Petrolätherextrakt aus den beimpften und aus unbeimpften Würsten dar. Die Jodzahl des Petrolätherextraktes aus den beimpften Würsten betrug 60, die der nicht infizierten bloß 39.

Nachweis des Allylamins.

Zunächst muß betont werden, daß der Nachweis von Substanzen nach Art des Allylamin oder des Akroleins auf sehr große Schwierigkeiten stößt, weil diese Körper recht unbeständig sind und verläßliche Methoden für ihren qualitativen und quantitativen Nachweis erst gefunden werden mußten. Nach vielen Irrwegen war es uns möglich, mit den im nachfolgenden ausgeführten Methoden Anhaltspunkte dafür zu gewinnen, daß Allylamin gelegentlich im Eiter vorkommt.

a) Durch Farbenreaktionen. Destilliert man Eiter bei niedriger Temperatur und unter hohem Vakuum, so lassen sich in der eisgekühlten Vorlage Körper nachweisen, die außerordentlich ungesättigt zu sein scheinen, denn das Destillat entfärbt rasch Jod und Brom; mit diesen Destillaten lassen sich Farbenreaktionen anstellen, die hin und wieder für das Vorhandensein von Allylamin zu sprechen scheinen. FÜRTH machte uns darauf aufmerksam, daß der bromierte Allylalkohol nach DENIGÉS Farbenreaktionen mit Kodein, Resorzin, Thymol und β-Naphthol gibt. Er riet uns, den Versuch zu machen, durch diese Farbreaktion zu einer Bestimmung zunächst des Allylalkohols zu gelangen und dann auf diesem Wege an den Nachweis des Allylamins heranzugehen. Tatsächlich ist es so möglich, Allylalkohol unter Zuhilfenahme des Stufenphotometers quantitativ zu bestimmen.

Technik: Allylalkohollösungen von bekannter Konzentration (5 bis 100 mg %) wurden zunächst mit Brom in Eisessig bis zur beginnenden Gelbfärbung versetzt, das überschüssige Brom durch Kochen vertrieben, von dieser Lösung 2 ccm mit 4 ccm konzentrierter Schwefelsäure (Merck) tropfenweise vermischt, unter der Wasserleitung gekühlt, 0,5 ccm einer $^1/_2$ % alkoholische Kodeinlösung hinzugefügt und schließlich 5 Minuten auf dem Wasserbad gekocht. Es resultiert dabei eine prachtvolle Violett-färbung. Die stufenphotometrische Eichkurve ergab, daß die Absorptions-bedingungen dem BEER-LAMBERT schen Gesetz folgen, sich also zur quanti-tativen Bestimmung der Substanz sehr gut eignen. Man mußte auf den Einwand gefaßt sein, daß die Farbe keine spezifische ist, ein Einwand, der z. B. nach den Untersuchungen von BARRENSCHEEN und BRAUN[1] sehr naheliegend ist. Deshalb wurde die „typische Filterkurve" der Substanz mit dem Stufenphotometer bestimmt und eine ganze Reihe von physio-logischen Substanzen (zirka 40), die uns bei unseren Untersuchungen vielleicht hätten stören können, in gleicher Weise wie der Allylalkohol behandelt. Keine der untersuchten Substanzen konnte zu einer Ver-wechslung Anlaß geben; in einigen Fällen wurde Allylalkohol zum bio-logischen Material hinzugefügt, das Material in eine eisgekühlte Vorlage vorsichtig abdestilliert und die qualitative und quantitative Untersuchung in diesem Zusatzversuch durchgeführt. Es ergab sich dabei eine recht gute Übereinstimmung der „Destillat"-Filterkurven mit denen des reinen Allylalkohols; die quantitative Ausbeute schwankte zwischen 70—120%, eine Genauigkeit, die uns, da wir ja vor allem über die ungefähre Größenordnung des vielleicht vorkommenden Allylamins unterrichtet sein wollten, genügte.

Da das Allylamin bei der gewählten Farbreaktion ganz andere Reaktionen gibt, mußte es zunächst in Allylalkohol überführt werden. Die Allylaminlösung wurde mit Nitrit und Eisessig geschüttelt, wobei, wie bekannt, die primären Amine in die entsprechenden Alkohole über-führt werden ($R — NH_2 + HNO_2 \rightarrow R — OH + N_2O + N_2$). Die Lösung mußte von nitrosen Gasen durch langsames Durchleiten von Luft unter Kühlung befreit werden, da diese Gase die Farbenreaktionen sonst empfindlich stören; auch hier ergab die Filterkurve gute Übereinstim-mung mit der des Allylalkohols und die quantitative Bestimmung eine Ausbeute zwischen 60—120%, was für unsere Zwecke, wie oben gesagt, genügte.

Nach dieser Vorarbeit schritten wir an die Untersuchung von bio-logischem Material, wobei wir besonders dem Eiter unsere Aufmerk-samkeit zuwendeten. Die Aufarbeitung des Eiters geschah in folgender Weise; er wurde zunächst mit Trichloressigsäure enteiweißt; durch

---

[1] BARRENSCHEEN und BRAUN: Biochem. Z., **233**, S. 296. 1931.

Kupferkalkfällung wurden dann die Kohlehydrate möglichst entfernt. Das klare Filtrat, das durch den Ca (OH)$_2$Zusatz alkalisch sein mußte, wurde in eine gut gekühlte, mit wenigen ccm n/10 HCl beschickte Vorlage abdestilliert, das Destillat, wie oben beschrieben, mit KNO$_2$ und Eisessig behandelt, Luft unter Kühlung vorsichtig durchgeleitet und jetzt mit Brom und Eisessig behandelt, worauf sich zeigte, daß die einzelnen Destillate in den meisten Fällen Brom entfärben konnten. Dann wurde die Lösung — wie oben — mit Schwefelsäure und Kodein versetzt. In über 40 untersuchten Eitern wurde dreimal recht weitgehende Übereinstimmung der Filterkurven des Allylalkohols mit denen der Destillate erzielt, außerdem einmal in einem in ähnlicher Weise behandelten Harn eines Patienten mit schwerer Verbrennung. Die quantitative Bestimmung in den Eitern, in denen wir Allylamin gefunden zu haben glaubten, ergab Mengen von 2—8 mg %.

b) Durch kristallographische Untersuchung. Es war uns möglich, auch noch durch ein anderes Verfahren die Anwesenheit von Allylamin im Eiter wahrscheinlich zu machen; für die Angabe dieser Methode sind wir Herrn Professor MARK, Vorstand des I. Chemischen Universitätsinstitutes, sowie seinem Assistenten, Dozent Dr. WACEK, zu großem Dank verpflichtet. Für den mikrochemischen Nachweis von flüchtigen Aminen kann man sich der Methode von G. KLEIN und M. STEINER[1] sowie M. STEINER und H. LÖFFLER[2] bedienen; das Prinzip der Methode besteht darin, daß man die Amine gasförmig auf Nitronaphthole einwirken läßt, mit denen sie vorzüglich und sehr charakteristisch kristallisierende Verbindungen geben. Man suspendiert einige Kriställchen Nitronaphthol in einem Wassertropfen, der an einem Deckgläschen hängt; mit diesem schließt man eine Mikrogaskammer nach MOLISCH ab und läßt jetzt die Amine, die man aus der zu untersuchenden Substanz in der Kammer freigemacht hat, mit Nitronaphthol reagieren. Vorbedingung für das Gelingen des Versuches ist die Abwesenheit von Ammoniak, der selbst mit Nitronaphtholen reagiert und dessen Reaktionsprodukte die der Amine überdecken würden, da in tierischen Sekreten und ganz besonders im Eiter viel Ammoniak und wenig Amine vorhanden sind. WACEK und LÖFFLER[3] umgingen diese Schwierigkeit, indem sie den Ammoniak durch Behandlung mit gelbem Quecksilberoxyd in alkalischer Lösung entfernten.

Die von KLEIN und STEINER angegebene Methode wurde von WACEK und LÖFFLER für unsere Zwecke abgeändert; sie gestaltet sich jetzt folgendermaßen. Auf den Boden eines Mikroglasbechers (s. Abb. 29) mit möglichst planem Boden wird die zu untersuchende Substanz (S)

---

[1] KLEIN und STEINER: Jb. Bot., **68**, S. 602. 1928.
[2] STEINER und LÖFFLER: Jb. Bot., **71**, S. 463. 1929.
[3] WACEK und LÖFFLER: Monatsh. Chem., **64**, S. 161. 1934.

je nach der Konzentration an Aminen in der Menge von 0,01—0,5 ccm in schwach saurer, höchstens neutraler Lösung eingebracht; mehr als 10—20 γ an einzelnen Aminen soll die Probe nicht enthalten, da sonst eine quantitative Schätzung, die durch Vergleich mit Lösungen bekannter Konzentration der Größenordnung nach recht gut durchführbar ist, sehr ungenau wird. Hierauf wird mit gelbem Quecksilberoxyd überschichtet, so zwar, daß nach Aufsaugen der Lösung noch trockenes Oxyd die Oberfläche bildet. Dabei ist darauf zu achten, daß nicht ganz feiner Quecksilberoxydstaub im Gasraum (R) verbleibt, da dieser im Wassertropfen mit dem Reagens ein Produkt ergibt, das zu Täuschungen führen kann. Man läßt nach dem Zufügen des Quecksilberoxyds am besten ein paar Minuten stehen, dann macht man alkalisch. Man verlegt durch diese Arbeitsweise die Abtrennung des Ammoniaks, der beim Durchdiffundieren durch die Quecksilberoxyd-schichte eingefangen wird, in die Gaskammer selbst und erspart dadurch mehrere Arbeitsgänge, so daß man die sonst meist notwendige An-reicherung von Aminen vermeidet und mit sehr kleinen Mengen Ausgangsmaterial (2 Tropfen Blut oder Eiter) arbeiten kann. Durch stufenweises Er-höhen der Alkalität kann man beim Freimachen der Amine aus der sauren Lösung eine Fraktionierung erreichen, die über die Trennung nur auf Grund der

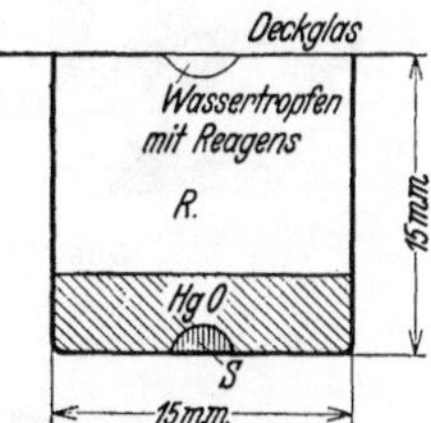

Abb. 29. Mikrogaskammer. Siehe Text.

verschiedenen Flüchtigkeit der Amine, die schon KLEIN und STEINER an-gewendet haben, hinausgeht. Zuerst macht man mit einer Lösung, al-kalisch, die aus gleichen Teilen einer 5%igen Natriumchloridlösung und einer 5%igen Natriumkarbonatlösung besteht, dann bedeckt man rasch mit einem Deckgläschen, an dem unten ein Tropfen Wasser hängt. In dem Tropfen suspendiert man einige Kriställchen Reagens. KLEIN, STEINER und LÖFFLER benützten α- und β-Dinitronaphthol. Jedes dieser Rea-gentien gibt ganz verschiedene Kristalle, doch hat das α-Dinitronaphthol den Vorteil größerer Empfindlichkeit. Die Reaktionsprodukte haben charakteristische „Umlagerungs-" und Schmelzpunkte, wodurch eine weitere Differenzierung der Produkte möglich ist. WACEK und LÖFFLER haben als weiteres Reagens noch Naphthopikrinsäure untersucht; diese gibt wieder ganz andere Kristallformen und ist fast so empfindlich wie α-Dinitronaphthol, so daß sie in Zweifelsfällen mit Vorteil herangezogen werden kann. Nachdem man das Deckglas aufgelegt hat — wobei man sorgfältig vermeiden muß, daß der Wassertropfen den Rand des Glas-bechers berühre, weil sonst Lauge in den Tropfen steigen kann, die mit den Reagentien Salze gibt — läßt man den Tropfen in der Gaskammer eintrocknen, dann entfernt man das Deckgläschen und untersucht im Mikroskop (erste Fraktion). Für die Bestimmung der Schmelzpunkte

bedient man sich des elektrisch heizbaren Mikroskoptisches nach KOFLER.
Die im Mikroglasbecher verbliebene Substanz versetzt man dann mit
einer $2^1/_2\%$igen Natronlauge und verfährt dann wie das erstemal (zweite
Fraktion); schließlich verwendet man 8%ige Natronlauge (dritte Fraktion).

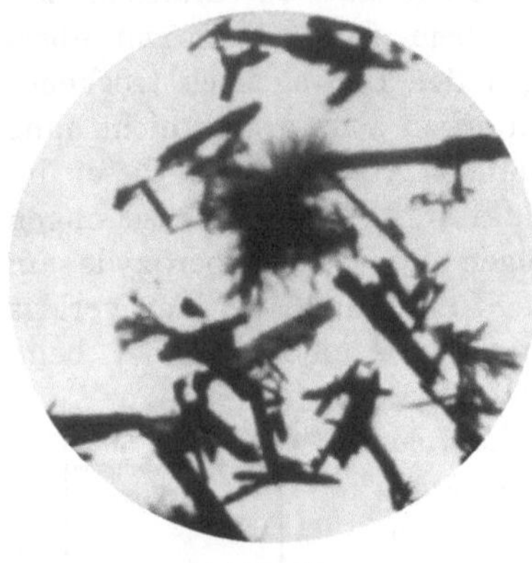

Abb. 30.

Bei einem Gemisch von Modellsubstanzen, bestehend aus Trimethylamin, Dimethylamin, Allylamin und Ammoniak, erhält man so in der ersten Fraktion Trimethylamin und höchstens Spuren von anderen Aminen; in der zweiten Fraktion Dimethylamin und Allylamin, in der dritten Fraktion nur mehr Spuren dieser Amine und schon etwas Ammoniak.

Mit dieser Methode sind eine Reihe von verschiedenartigen Eiterproben untersucht worden. Es gelang durch diese Methode, an flüchtigen

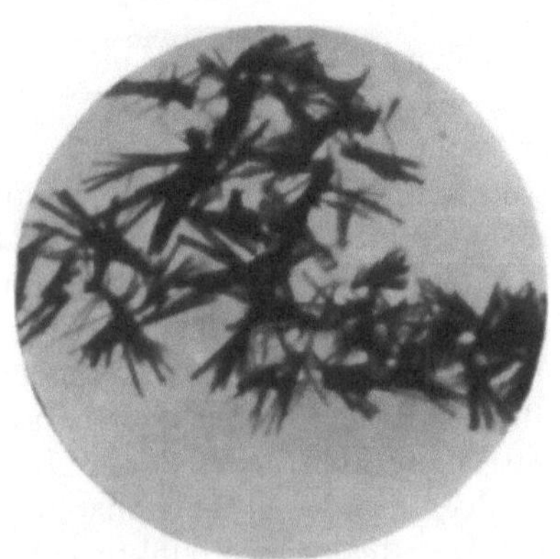

Abb. 31.

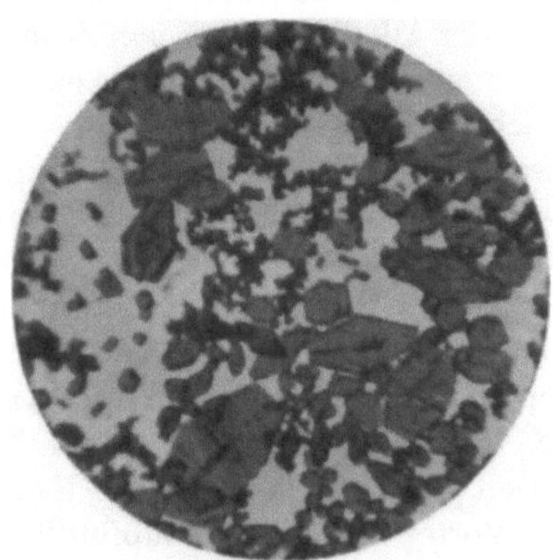

Abb. 32.

Abb. 30, 31 und 32. Verschiedene Kristallformen beim Dinitronaphthol-Verfahren. Abb. 30. Trimethylamin. Abb. 31. Allylamin. Abb. 32. Propenylamin.

Aminen *Trimethylamin, Dimethylamin*, sowie einwandfrei auch *Allylamin im Eiter* festzustellen. Allylamin ist nur selten anwesend, doch in
dem Falle, in dem es sich nachweisen ließ, ist es durch die Kristallform,
Farbe, Auslöschung, Umlagerungsprodukt und Schmelzpunkt seines
Reaktionsproduktes — Eigenschaften, in denen es mit einem Vergleichspräparat aus reinem Allylamin restlos übereinstimmte — mit
Sicherheit identifiziert worden. In Harnen von verbrannten Menschen,

von denen wir auch einige untersuchen konnten, haben sich beträchtliche Mengen an Trimethylamin gezeigt.

Das Vorkommen von Allylamin im Eiter, das durch die stufenphotometrische Untersuchung sehr wahrscheinlich gemacht wurde, wird durch diese mikrochemischen Untersuchungen, bei denen das Allylamin in Form seiner Verbindungen in Substanz gefaßt wird, aufs beste bestätigt.

Neben dem Allylamin scheinen *im Eiter, faulen Fleisch und Bakterienkulturen* noch andere *flüchtige, ungesättigte Substanzen* vorzukommen; es sei hier nochmals auf den Akroleinnachweis in einzelnen Bakterienkulturen verwiesen. Alle diese flüchtigen Verbindungen, besonders die ungesättigten Amine, aber auch die entsprechenden Ester, Aldehyde und Alkohole sind außerordentlich schwer darstellbar, weil sie chemisch äußerst aktiv sind; kaum hat man sie in Händen, so gehen sie in andere Verbindungen über und sind dadurch zu inaktiven Substanzen geworden. Selbst die präparative Chemie hat sich mit diesen Substanzen wenig befaßt, so daß es für ihre präzise Fassung und Identifizierung noch an ausreichenden Methoden mangelt; jedenfalls ist eine Klärung dieses ganzen Problems ausschließlich von der Chemie zu erwarten.

Von der außerordentlichen biologischen Aktivität des Allylamins und des Akroleins konnten wir uns durch Versuche über die Wirksamkeit dieser Körper auf die Hefegärung überzeugen. Es gelang schon mit kleinsten Quantitäten dieser Mittel eine ganz wesentliche Hemmung der Zuckergärung zu erzielen, besonders mit Akrolein konnten wir sie durch Bruchteile von mg fast vollständig aufheben.

Zusammenfassung.

Das Wesentliche, das sich aus unseren Befunden ergibt, ist die Tatsache, daß sich sowohl aus toxischem Fleisch, das von notgeschlachteten Tieren stammt, wie auch aus Eiter und Bakterienkulturen flüchtige, Jod und Brom bindende, also ungesättigte Substanzen isolieren lassen, die sich chemisch als sehr reaktionsfähig erweisen. Daß es sich dabei im Eiter mitunter um Allylderivate handelt, erscheint uns in Anbetracht der stufenphotometrischen Untersuchungen und vor allem der Identifizierung durch das Dinitronaphtholverfahren fast zur Sicherheit erhoben.

IX. Die akute und chronische Allylamin- und Allylformiatvergiftung.

Über die Toxizität der verschiedenen Allylverbindungen gibt es vereinzelte Angaben; besonders PIAZZA[1] hat sich damit beschäftigt. Wir arbeiteten zuerst mit Allylamin; da es aber sehr labil ist und auch

---

[1] PIAZZA: Z. exper. Path. u. Ther., **17**, S. 318. 1915.

in Form seiner Salze, z. B. als Chlorhydrat, gewisse Nachteile hat, so entschlossen wir uns, zu den Versuchen nicht Allylamin, sondern das stabilere Allylformiat zu verwenden, obzwar die Vergiftungserscheinungen, die die beiden Gifte hervorrufen, nicht ganz die gleichen sind, worauf noch später eingegangen werden soll. Im Prinzip allerdings rufen die beiden Substanzen gerade bei den Symptomen, die uns wichtig sind, die gleichen Bilder hervor. Es ist zweckmäßig, auch das Allylformiat, das uns in zuvorkommender Weise von der Firma Schering-Kahlbaum zur Verfügung gestellt wurde, in Ampullen à 1,0 ccm zu verwahren und zu jedem Versuch frische Phiolen zu verwenden. Als Versuchstiere verwendeten wir Hunde, da sich an ihnen die einzelnen Intoxikationserscheinungen besonders gut verfolgen lassen.

Allgemeines Symptombild.

Verabreicht man einem kräftigen und vollkommen gesunden Hund 50 mg Allylamin oder Allylformiat pro Kilogramm Körpergewicht entweder subkutan, intravenös oder per os, so zeigen sich bei dem Tier zunächst keinerlei Vergiftungserscheinungen. In der ersten bis zweiten Stunde bewegt sich das Tier genau so wie vor der Injektion; eine rasch einsetzende, also akut toxische Wirkung zeigen diese Substanzen — im Gegensatz zu Histamin — nicht, selbst wenn das Allylderivat intravenös verabfolgt wird. Die ersten Zeichen von Kranksein ergeben sich erst nach zirka zwei Stunden. Das Tier wird müde und träge und verkriecht sich in eine Ecke; ungefähr zu dieser Zeit beginnt die Bluteindickung und die damit einhergehende Verringerung des Minutenvolumens und der zirkulierenden Blutmenge.

a) Blut- und Harnbefund, Erbrechen und Durchfälle, Verhalten der Temperatur. *Die Erythrozytenzahl kann innerhalb der ersten Stunden um viele Millionen ansteigen* (s. Tabelle 12); ist das Tier z. B. durch Numal oder ein anderes Barbitursäurepräparat narkotisiert, so erzeugt die Betäubung mit diesen Präparaten schon an und für sich eine Bluteindickung; kommt

Tabelle 12. Erythrozytenanstieg nach Allylformiatvergiftung beim Hund.

Versuch Nr.	Erythrozytenzahl in Millionen		
	vorher	nach zwei Stunden	nach vier Stunden
268 [1]	5,33	5,94	9,17
3 [2]	4,57	6,98	8,94
7 [2]	6,67	10,22	14,88

[1] Nicht narkotisiert.
[2] Narkotisiert.

jetzt noch Allylformiat hinzu, so sieht man Erythrozytenwerte bis 14 Millionen. Dieses Verhalten wurde oft beobachtet; in der Tabelle 12 sind drei Versuche wahllos aus einer Reihe gleichartiger herausgegriffen. Der *Gesamteiweißgehalt*[1] *des Serums zeigt fast nie eine stärkere Veränderung.* In der Tabelle 13 sind aus unserem großen Versuchsmaterial drei Beispiele angeführt. Auch daraus ergibt sich eine wesentliche Analogie zur Histaminvergiftung, da diese Eindickung des Blutes jedenfalls auf einen Plasmaaustritt bezogen werden muß.

Tabelle 13. Eiweißgehalt des Serums vor und nach Allylformiatvergiftung beim Hund.

Versuch Nr.	Eiweißgehalt[2] in Prozenten		
	vorher	nach zwei Stunden	nach drei Stunden[3]
119	7,81	7,39	6,70
302	8,70	9,65	10,29
303	8,19	8,91	8,46

Die Ähnlichkeit mit dem Krankheitsbilde, wie es bei der Histaminvergiftung zu sehen ist, wird dadurch noch gesteigert, daß auch *Erbrechen* und *Diarrhöen* auftreten. Mit fortschreitender Bluteindickung verfällt das Tier immer mehr, so daß es schließlich kaum mehr Bewegungen ausführt, sondern in stark benommenem Zustand dahinsiecht. Je mehr der Zustand sich verschlechtert, um so schwieriger wird es, aus den Venen Blut zu gewinnen; unmittelbar vor dem Tode wird das Blut hämolytisch. Der zunächst reichlich abgesonderte Harn enthält auf der Höhe der Vergiftung Eiweiß, gegen Schluß versiegt die Harntätigkeit; der Tod erfolgt beim nicht narkotisierten Tier meist 5—8 Stunden nach Darreichung des Allylformiates. Gegen Ende des Versuches sinkt die Temperatur des Tieres.

b) Kreislauf. Die Ähnlichkeit des Verhaltens der mit Allylderivaten vergifteten Tiere mit den histaminvergifteten veranlaßte uns, *Kreislaufuntersuchungen* auszuführen. Wenn die Allylderivate zum Kollaps führen, so muß gefordert werden, daß es zu den oben beschriebenen, typischen Veränderungen des Kreislaufes kommt, d. s. Sturz des arteriellen Blutdruckes, Verminderung der zirkulierenden Blutmenge, während ein Anstieg des Venendruckes ausbleibt. Bei der Allylformiatvergiftung *sinkt der Blutdruck*, wie die Abb. 36 zeigt, tatsächlich

---

[1] Fast alle chemischen Bestimmungen des Blutes, die wir anstellten, wurden nach den Methoden ausgeführt, die Rappaport in seinem Buche „Mikroanalyse des Blutes" (Wien und Leipzig 1935) angibt.

[2] Kjeldahlbestimmungen.

[3] Später ausgeführte Bestimmungen sind wegen der Hämolyse ungenau.

allmählich ab. Die Senkung beginnt bald nach der Injektion langsam einzusetzen, der Druck sinkt dann bis zum Tode des Tieres kontinuier-

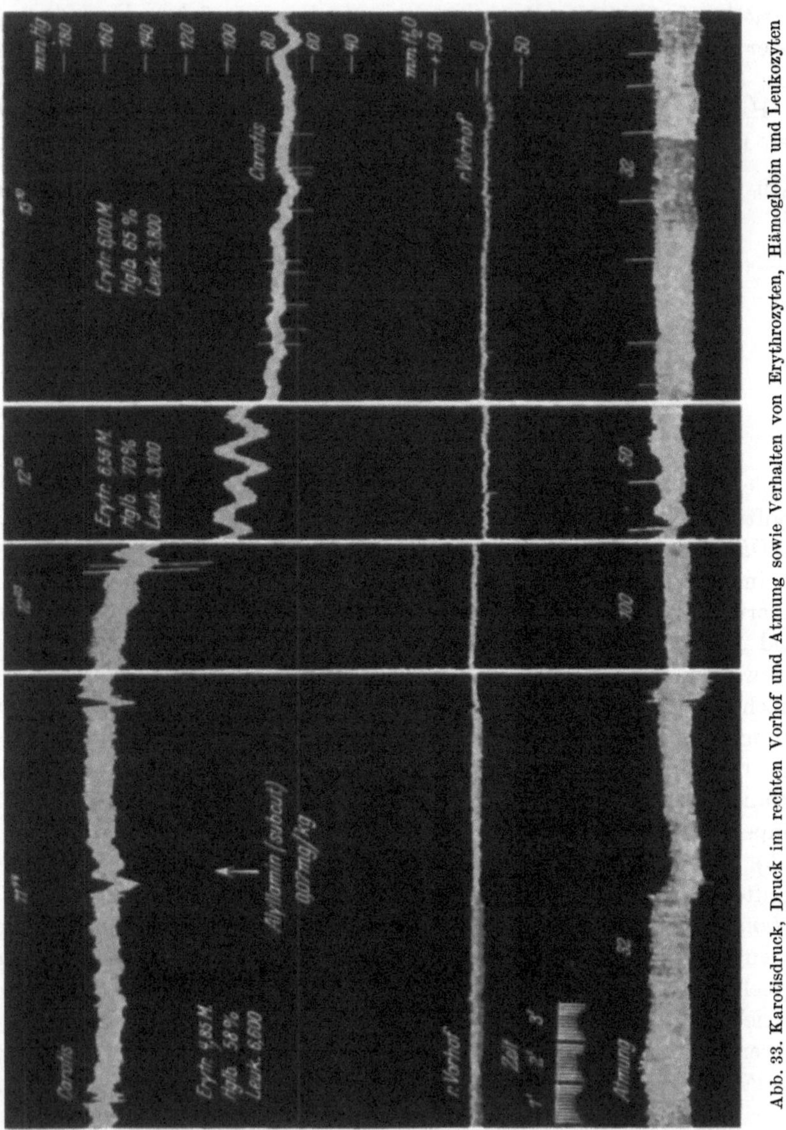

Abb. 33. Karotisdruck, Druck im rechten Vorhof und Atmung sowie Verhalten von Erythrozyten, Hämoglobin und Leukozyten nach subkutaner Injektion von 0,49 g Allylamin bei einem 7 kg schweren Hund (Numalnarkose).

lich, im Gegensatz zur Allylaminvergiftung, die ein etwas anderes Verhalten zeigt (siehe später). Die *zirkulierende Blutmenge sank* in zwei mit Allylamin angestellten Versuchen (s. Tabelle 14) auf etwa die Hälfte des Ausgangswertes, wodurch es zu einer hochgradigen *Verminderung des Minutenvolumens* kam (s. Tabelle 14). Der *Druck im rechten Vorhof* zeigte eine mäßige Verringerung (s. Abb. 33). Bei Anwendung des Allylamins

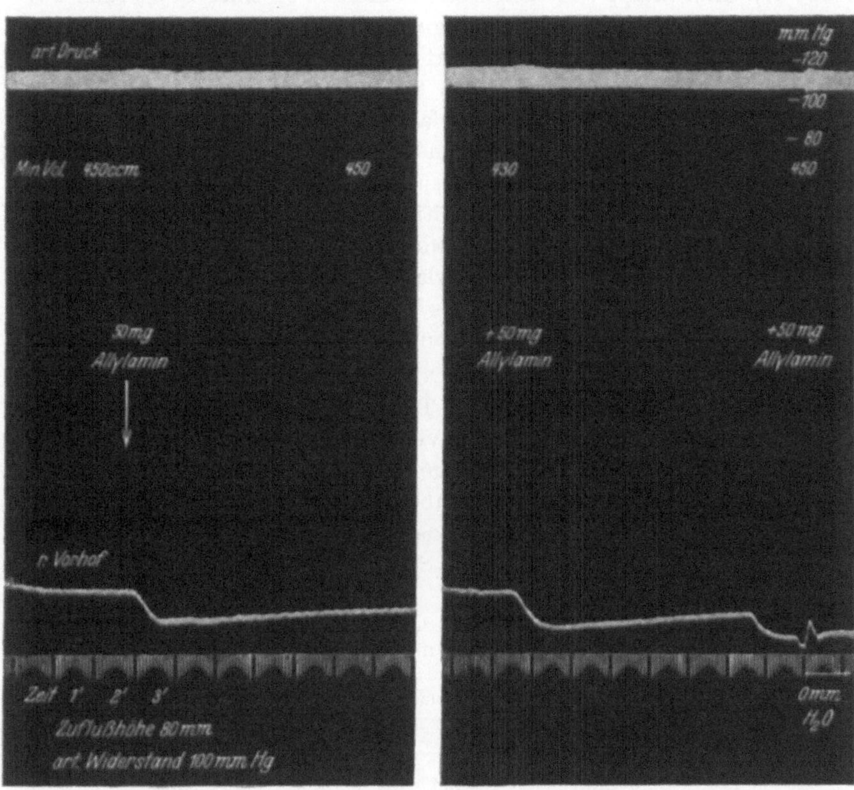

Abb. 34. STARLINGsches Herz-Lungenpräparat. Einfluß von Allylamin auf den Druck im rechten Vorhof.

Tabelle 14. Arterieller Blutdruck, Minutenvolumen und Blutmenge bei akuter Allylaminvergiftung.

	Zeit	Femoralis-druck	Minuten-volumen	Blutmenge
Hund 20 kg	vorher	140	2000	2970
1,4 g Allylamin	n. 25 Min.	100	2270	—
subkutan	n. 45 Min.	60	1940	—
	n. 65 Min.	50	1070	1427
Hund 19 kg	vorher	140	1275	2420
1,4 g Allylamin	n. 35 Min.	70	477	—
subkutan	n. 80 Min.	65	307	1334

am Herz-Lungen-Präparat bewirkte das Mittel eine leichte Herabsetzung des Druckes im rechten Vorhof, jedenfalls war ein direkter Einfluß auf das Herz im Sinne einer Schwächung des Herzmuskels nicht zu finden (Abb. 34). Erst knapp vor dem Tode kommt es zu einer Steigerung des Venendruckes als Zeichen des beginnenden Versagens des Herzens. Wenn sich am Herz-Lungen-Präparat nach STARLING durch Allylaminverabfolgung keine Schädigung des Herzens nachweisen läßt, so darf uns dies nicht wundern; bevor Allylamin am intakten Tier eine Schädigung bedingt, bedarf es 1—2 Stunden; wenn wir daher dem Blute, das dem Herzen aus einem Behälter zufließt, Allylamin zusetzen, so wird es sicher auch erst geraume Zeit benötigen, um die Kapillaren zu lockern; deshalb scheint uns die STARLINGsche Versuchsanordnung wenig zum Nachweis geeignet, ob das Allylamin auch das Herz zu schädigen vermag, denn die Lebensdauer eines STARLINGschen Herz-Lungen-Präparates ist selten länger als 1—2 Stunden.

c) **Eiweißfraktionen im Plasma.** Der Gesamteiweißgehalt des Plasmas zeigt nur geringe Veränderungen (s. Tabelle 13), das Fibrinogen nimmt ab, das Blut wird ungerinnbar. Die Veränderungen der *Eiweißfraktionen* sind für das Verständnis der Vorgänge von großer Bedeutung. Während der Vergiftung kommt es, wie die Tabelle 15 zeigt, in drei von den vier Fällen zunächst zu einem Absinken, darauf zu einem neuerlichen Anstieg des Albumin-Globulinquotienten im Serum.

Tabelle 15.   Albumin-Globulin-Quotient   im   Blutserum   bei akuter Allylformiatvergiftung.

Nr.	Vorwert	eine Stunde	zwei Stunden	drei Stunden
		nach der Injektion		
120	2,08	1,84	3,08	2,69
121	3,10	1,57	2,57	2,44
302	1,69	1,67	1,37	1,29
303	1,24	1,24	0,83	1,37

Da sich, wie früher gezeigt, der Gesamteiweißgehalt des Serums nur wenig ändert und wir den Austritt von eiweißreicher Flüssigkeit aus den Blutgefäßen während der Allylformiatvergiftung annehmen müssen, so ist das Verhalten des Albumin-Globulin-Quotienten nur in der Weise zu erklären, daß *zunächst mehr Albumin die Gefäße verläßt*, wodurch sich das Verhältnis Albumin/Globulin zu Gunsten des Globulins ändert, erst mit fortschreitender Vergiftung tritt das gröber disperse Globulin in das Gewebe über. Auf diesen Mechanismus soll deshalb verwiesen sein, weil er uns gewisse Veränderungen der Blutkörperchensenkung bei der serösen Entzündung erklären hilft (s. S. 196).

d) Verhalten der Lymphe. Noch klarer wird dieses Verhalten bei der Untersuchung des Allylformiateinflusses auf die Lymphe beim Ductus thoracicus-Fistel-Hund (s. Tabelle 16 und Abb. 35 u. 36). Schon wenige Minuten nach der subkutanen Injektion kommt es zu einer *Vermehrung der Lymphmenge*, die im Verlauf der Vergiftung mitunter bis auf das

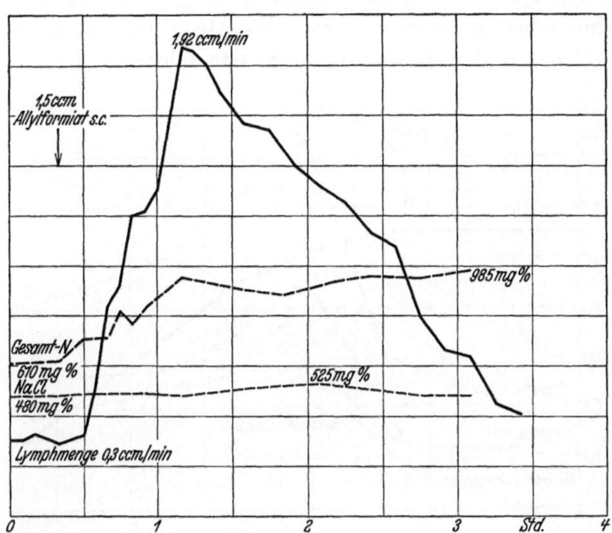

Abb. 35. Lymphmenge, Eiweiß- und Chlorgehalt der Lymphe nach subkutaner Allylformiatgabe.

Tabelle 16. Lymphmenge, Gesamt-N, Albumin-N, Globulin-N, Rest-N, Albumin Globulin-Quotient und Chlor in der Lymphe vor und nach der Allylformiatvergiftung.
24 kg schwerer Hund in Pernoktonnarkose.

Zeit in Min.	Menge pro Minute in ccm	Gesamt-stickstoff	R-N	Albumin-N	Globulin-N	A/G-Quotient	Chlor in mg %
				i n m g %			
30	0,16	630	25	387	218	1,77	649
			1,4 ccm Allylformiat subkutan				
15	0,23		etwas trüber, grünlich				
15	0,24						
15	0,23						
15	0,85	934	31	635	268	2,37	643
15	0,83		Zunächst Umschlag der Farbe ins Gelbliche, dann				
15	1,00		hämorrhagischer Stich				
15	0,66	957	34	545	368	1,44	643
10	0,74		dauernde Zunahme der Hämorrhagie				
15	0,62	1004	37	527	440	1,20	655
15	0,38						
15	0,45		Lymphe tief dunkelrot, wie Blut				
15	0,41	1002	37	571	454	1.26	655

Zehnfache ansteigt und nach einiger Zeit (bei fallendem Blutdruck) wieder absinkt. Bald nach der Injektion kommt es zuerst zum Übertritt einzelner Erythrozyten in die Lymphe; die Zahl der Blutkörperchen steigt dann bis zum Tode des Tieres ständig an und kann schließlich mehrere Millionen pro Kubikmillimeter Lymphe betragen.

Der *Eiweißgehalt der Lymphe* nimmt während der ganzen Versuchsdauer kontinuierlich zu, auch zur Zeit des Absinkens der Lymphmenge, er ist schließlich mit den Blutserumwerten fast identisch (s. Tabelle 16,

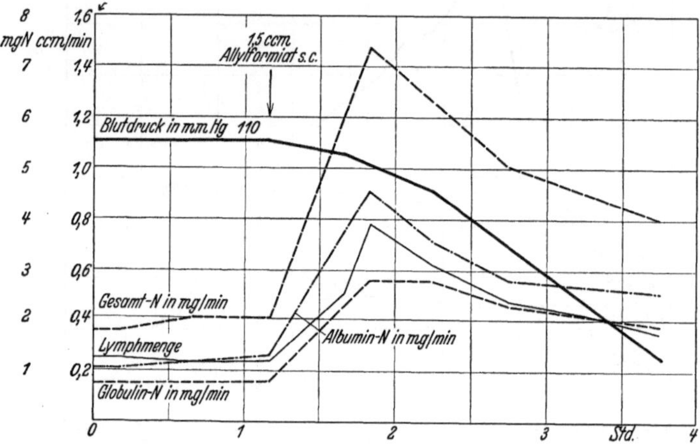

Abb. 36. Gesamt-N, Albumin- und Globulin-N in mg pro Minute. Lymphmenge und Blutdruck vor und nach Allylformiat.

Abb. 35). Die Untersuchung der Eiweißfraktionen im Lymphserum ergibt häufig Veränderungen, die mit den oben beschriebenen des Blutserums in Einklang stehen. Es kommt (s. Tabelle 16) zunächst zu einem *Anstieg des Albumin-Globulin-Quotienten* als Ausdruck des aus dem Blute in vermehrter Menge austretenden Albumins. Steigt dann der Albumin-Globulin-Quotient im Blutserum wieder an, so sinkt er in der Lymphe ab, weil jetzt neben dem Albumin auch reichlich Globulin — also Plasma — die Gefäße verläßt. In manchen Fällen läßt sich dieses Verhalten besonders deutlich erweisen, wenn man nicht nur den Prozent-Gehalt der Lymphe an Albumin und Globulin, sondern auch die in der Zeiteinheit durchtretenden Mengen bestimmt. Wie die Abb. 36 zeigt (vgl. auch Tabelle 16), tritt in dem gewählten Versuch vorerst tatsächlich viel mehr Albumin als Globulin in die Lymphe über, mit fortschreitender Vergiftung steigt aber das Globulin an, so zwar, daß schließlich zu einer Zeit, in der die Lymphorrhoe und der Albuminübertritt bereits deutlich absinken, das Globulin immer noch in gleichem Ausmaße durchtritt. Daß dieses Verhalten der Lymphe nicht bloß auf das Wurzelgebiet des Ductus thoracicus beschränkt ist, ergab sich aus der Untersuchung der

Halslymphe; wir sahen hier ebenfalls ein Ansteigen der Lymphmenge und ihres Eiweißgehaltes während der Vergiftung (Tab. 17).

Tabelle 17. 24 kg schwerer Hund in Morphin-Numal-Narkose. Freilegung eines Lymphstranges am Hals.

Zeit der Untersuchung nach der Vergiftung in Minuten	Menge in ccm pro Minute	Stickstoffgehalt in mg $^0/_0$
Vorwert	0,1	462
2 ccm Allylformiat subkutan		
10	0,06	
18	0,1	577
33	0,1	
38	0,2	
41	0,3	
49	0,6	
50	0,5	610
56	0,2	
65	0,15	

e) Leberpreßsäfte. Auch durch Untersuchungen von Leberpreßsäften ließ sich der *Albuminübertritt ins Gewebe* nachweisen. Bei diesen Untersuchungen gingen wir in Anlehnung an die Methode von ELIAS und KAUNITZ[1] in der Weise vor, daß wir die Leber zunächst in feine Platten schnitten, sie darauf in Kohlensäureschnee einfroren, mit Quarzsand verrieben und mit Kieselgur vermengten; darauf wurde in der BUCHNER-Presse der Organsaft gewonnen. In diesem Preßsaft wurden der Gesamt-N, die Albumin- und Globulinfraktion sowie der Rest-N ebenso wie im Blut bestimmt. Kontrolluntersuchungen, die mit verschiedenen Teilen der gleichen Leber angestellt wurden, ergaben gut übereinstimmende Resultate.

In zwei Versuchen an Hunden wurde in Äthernarkose zunächst ein

Tabelle 18. Albumin-Globulin-Quotient im Leberpreßsaft und Blutserum beim Hund vor und nach Allylformiatvergiftung.

Nr.		Albumin-Globin-Quotient	
		vorher	$1^1/_2$ Stunden nachher
I.	Leberpreßsaft	0,62	1,12
	Blutserum	0,78	0,52
II.	Leberpreßsaft	0,60	0,76
	Blutserum	1,48	0,91

[1] ELIAS und KAUNITZ: Biochem. Z., **266**, S. 323. 1933.

Stück Leber exstirpiert und verarbeitet. Das Tier erhielt hierauf die Allylformiatinjektion. Auf dem Höhepunkt der Vergiftung wurde abermals ein Stück Leber entnommen. Gleichzeitig mit den Leberentnahmen wurde Blut zur Untersuchung der Eiweißfraktionen gewonnen. Wie aus Tabelle 18 ersichtlich ist, steigt in beiden Fällen der Albumin-Globulin-Quotient in der Leber während des Versuches stark an, während er im Blut absinkt. Im ersten Fall ist er schließlich höher als der des Blutes, so daß auch der Einwand, daß der Albumin-Globulin-Quotient im Leberpreßsaft nach der Vergiftung durch einen höheren Blutgehalt des Organs bedingt ist, nicht in Betracht gezogen werden braucht. Diese Beobachtung fügt sich gut in den Rahmen der übrigen ein; sie zeigt, daß im Laufe der Allylformiatintoxikation die Gewebe wesentlich albuminreicher werden, was in Verbindung mit der relativen Albuminverarmung des Blutes und dem Ansteigen des Albumins in der Lymphe auf einen *Austritt einer vorwiegend albuminhältigen Flüssigkeit* bezogen werden muß. Wir legen auf diese Feststellung deshalb so großen Wert, weil sie uns, wie wir oben schon angedeutet haben, bei der Besprechung der Zusammenhänge zwischen der Blutkörperchensenkung und der serösen Entzündung noch beschäftigen wird.

f) Pfortaderdruck. Bei der Deutung der Allylformiatlymphorrhoe, die wir durch einen Plasmaaustritt aus den Gefäßen erklären, könnte der Einwand gemacht werden, daß sie vielleicht durch den gleichen Mechanismus zustande kommt, der die Histaminlymphorrhoe begünstigt, d. i. die Lebervenensperre. Deshalb mußte untersucht werden, ob es bei der Allylformiatvergiftung zu einer Portaldrucksteigerung kommt oder ob vielleicht histaminähnliche Substanzen im Blut auftreten, die zu einer Lymphorrhoe Anlaß geben könnten. In einem Versuch wurde darum während der Vergiftung neben dem arteriellen Druck auch der der Vena portae und der Vena jugularis registriert. Erst knapp vor dem Tode des Hundes kam es zu einer mäßigen Portaldrucksteigerung, zu einer Zeit, zu der die Lymphorrhoe bereits weitgehend abgeklungen war, während in der Zeit der stärksten Lymphorrhoe der Portaldruck keine Veränderung gezeigt hatte. Diese Befunde scheinen eindeutig zu beweisen, daß Allylformiat keinen Einfluß auf den PICKschen Lebervenensperrmechanismus ausübt.

g) Histamingehalt im Blut. Auch die Untersuchung des Blutes beim allylformiatvergifteten Tier auf das Vorhandensein von histaminähnlichen Substanzen, deren Anwesenheit schon im Hinblick auf eine fehlende Portaldrucksteigerung unwahrscheinlich war, ergab mit der Methode von GUTTENTAG bei der Prüfung am Meerschweinchendarm und an der atropinisierten Katze ein negatives Resultat. Dieser Befund erscheint uns deswegen so wichtig, weil von mancher Seite — allerdings nur in der persönlichen Diskussion — die Meinung geäußert wurde, die Wirkung der Allylverbindungen beruhe ausschließlich in einer Mobilisierung des in den Geweben gespeicherten Histamins.

h) Unterschied in der Wirkung von Allylformiat und Allylamin. Das Allylamin hat im wesentlichen ganz ähnliche Wirkungen wie das Allylformiat; es kommt ebenfalls zu einem starken Erythrozytenanstieg (siehe die Hämatokritwerte in Abb. 37), zur Lymphorrhoe mit Eiweißvermehrung in der Lymphe und zum Erythrozytenübertritt in das Gewebe, ebenso zu den typischen Kreislaufveränderungen im Sinne eines Kollapses.

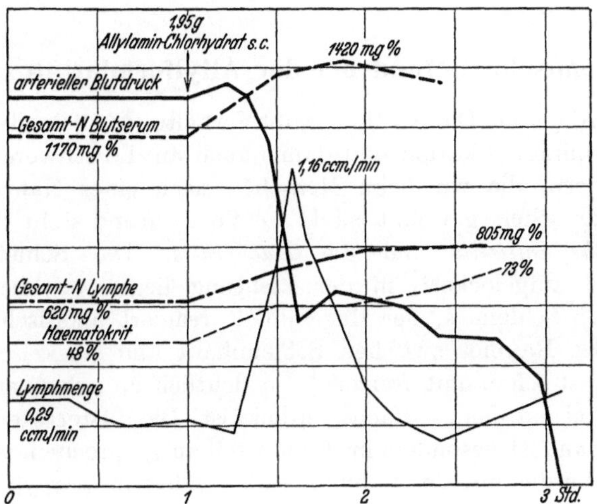

Abb. 37. Einfluß von Allylamin auf Blutdruck, Lymphfluß, Lympheiweiß, Serumeiweiß und Erythrozytenzahl.

Im einzelnen bestehen allerdings Unterschiede zwischen der Wirkung beider Substanzen. Bei der Allylaminvergiftung tritt der Tod rascher ein als nach Allylformiat. Das war einer der Gründe, weshalb wir vorzugsweise das Allylformiat verwendeten; wir hatten dadurch längere Zeit für das Studium des Vergiftungsbildes. Während unter Allylformiat der Blutdruck bis zum Tode gleichmäßig absinkt, kommt es unter Allylamin etwa 20 Minuten nach der Injektion zu einem recht plötzlichen Sturz des Druckes (s. Abb. 37) bis unter die Hälfte des Ausgangwertes; auf dieser Höhe hält sich dann der Druck längere Zeit. Der Eiweißgehalt des Plasmas steigt mitunter ein wenig an, wohl als Ausdruck dafür, daß zuerst verhältnismäßig mehr Wasser als Eiweiß die Gefäße verläßt. Die Lymphorrhoe unter Allylamin ist vielleicht ein wenig schwächer als die unter Allylformiat, die Lymphe zeigt aber bis zum Tode des Tieres den charakteristischen Eiweißanstieg. Jedenfalls produziert auch das Allylamin einen typischen *peripheren, protoplasmatischen Kollaps.*

i) Zusammenfassung. Überblickt man also die Kreislaufveränderungen und die Eiweißschwankungen im Blute, in der Lymphe und im Gewebe, so ergibt sich, daß das Allylformiat und ebenso das Allylamin zu einem peripheren protoplasmatischen Kollaps führen; die Ähnlichkeit mit der Histaminvergiftung ist groß; da aber das Allylformiat keine Lebervenensperre hervorruft, wird es zum Typus eines reinen Kapillargiftes; das Histamin dagegen hat eine doppelte Wirkung — eine hämodynamische und eine protoplasmatische.

Der anatomische Befund bei der Allylformiatintoxikation.

a) Makroskopisch. Die Sektion ergibt Verhältnisse, die außerordentlich an die Histaminintoxikation und damit auch an die schweren Veränderungen erinnern, die wir beim Menschen nach einer Nahrungsmittelvergiftung zu sehen gewohnt sind; im Vordergrund steht die schwere *hämorrhagische Gastritis* und die *Duodenitis*. Die Schleimhaut ist verdickt und aufgelockert, in der Lichtung liegen reichliche Massen blutig-glasigen Schleimes, der Mageninhalt reagiert alkalisch. Die Verbreiterung des Raumes zwischen Schleimhaut und Muskelschichte, der Submukosa, ist schon mit freiem Auge deutlich zu erkennen, wodurch die Magenwand auf das 2—3fache verdickt ist. Die düsterrote Verfärbung der Schleimhaut ist besonders im Fundusteil ausgesprochen, während die geschilderte Verdickung der Submukosa besonders im präpylorischen Teil zu sehen ist; Geschwürsbildungen, wie wir sie bei der Histaminvergiftung gesehen haben, kommen gewöhnlich nicht vor. Auch im Duodenum ist die Schleimhaut stark gerötet und verdickt und zeigt ähnliche Veränderungen wie im Magen. Während der übrige Dünndarm vom Prozeß im wesentlichen verschont ist, ist der Dickdarm stärker befallen; hier findet sich reichlich blutiger Schleim auf der düsterrot verfärbten und verdickten Schleimhaut, daneben in der Lichtung flüssige Stuhlmassen, die stark alkalisch reagieren. Die Leber ist groß und blutreich, von der Schnittfläche fließt reichlich Flüssigkeit ab und die verbreiterten periportalen Felder sinken auf der Schnittfläche deutlich ein. Die Gallenblase ist vom Leberbett durch eine, auch bei einem kleinen Hund etwa 4 mm breite Schichte abgehoben, die schon dem freien Auge als ödematös verbreiterte Bindegewebslage imponiert, die im Fundus und Halsteil ziemlich gleichmäßig ausgebildet ist. Im Bereiche des freien Anteiles der Gallenblase, die nach Allylformiatvergiftung meist beträchtlich erweitert ist, erscheint die Verdickung der Wand wesentlich weniger ausgesprochen (Abb. 38). In zahlreichen Fällen erkennt man bereits mit freiem Auge eine blutige Durchtränkung des ödematösen Gallenblasenbettes. Die Schleimhaut der Gallenblase zeigt keinerlei auffällige Veränderung. Die

Milz ist kontrahiert, das Herz klein, der Herzmuskel kräftig. Die Lungen sind wenig blutreich, das Gehirn läßt die Zeichen eines beträchtlichen Ödems erkennen.

b) Mikroskopisch. Die histologische Untersuchung der einzelnen Organe ergibt Veränderungen, die in das Gebiet der serösen Entzündung gehören. Die meisten Befunde sind zwar auch in Paraffinschnitten sehr deutlich zu erkennen, treten aber noch viel klarer bei Einbettung in Gelatine oder Zelloidin hervor. Die Untersuchung von Gefrierschnitten nach Zelloidineinbettung mußte auch deswegen sehr häufig zur Kontrolle herangezogen werden, um dem Einwand zu begegnen, daß einzelne Bilder durch Schrumpfung bei der Paraffineinbettung entstanden seien. Auch die Wahl des Fixationsmittels scheint von wesentlicher Bedeutung zu sein. Da es bei der Untersuchung, ob eine seröse Entzündung besteht, also Eiweiß in größerer Konzentration ins

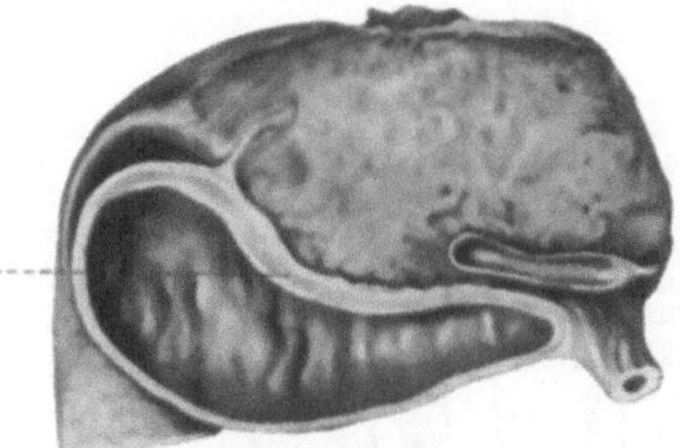

Abb. 38. Ödem des Gallenblasenbettes beim Hund nach Allylformiatvergiftung. *a* = Tunica subserosa.

Interstitium ausgetreten ist, darauf ankommt, Plasmaeiweiß darzustellen, war es notwendig, stark eiweißfällende Fixationsmittel heranzuziehen. Schon der Reagensglasversuch lehrt, daß das Formalin keine fällende Wirkung auf das Serumeiweiß ausübt. Nach den Versuchen in vitro besitzt besonders die CARNOYsche Lösung (60 ccm absol. Alkohol, 30 ccm Chloroform, 10 ccm Eisessig) die Eigenschaft, sehr voluminöse Niederschläge im Serum zu bilden. Tatsächlich fanden wir auch an derartig fixiertem Material, wobei nur ganz kleine Stückchen herangezogen wurden, besonders eindrucksvolle Bilder bei der serösen Entzündung.

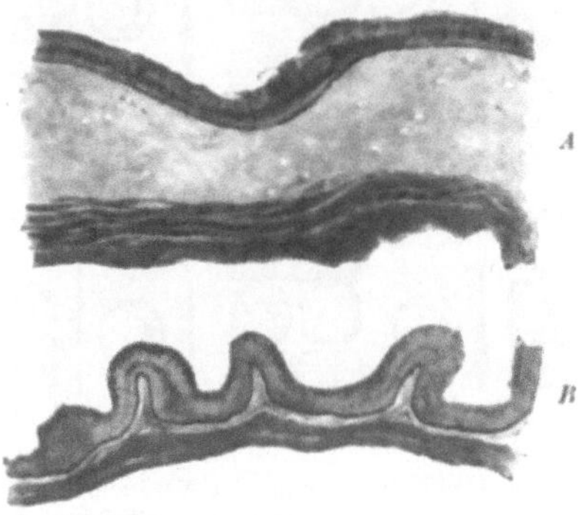

Abb. 39. Schnitte durch die Magenwand. *A* Nach Allylformiatvergiftung. *B* Normales Bild.

Die mit freiem Auge sichtbare starke Verbreiterung der Submukosa des Magens erwies sich im Schnitt als eine ödematöse Durchtränkung dieser normalerweise sehr dünnen und lockeren Gewebsschichte; gerade diese Bilder sind besonders eindrucksvoll bei Gelatineeinbettung zu beobachten (s. Abb. 39). In dem hochgradig ödematösen Gewebe finden sich zahlreiche, von Endothel ausgekleidete, weite Räume, die erweiterten Lymphgefäßen entsprechen; stellenweise sieht man auch Erythrozyten außerhalb der Gefäße. Die einzelnen Elemente der Schleimhaut werden durch das Ödem auseinandergedrängt. Die Lymphkapillaren sind mächtig erweitert, ebenso die Blutkapillaren, die gelegentlich ein so weites Lumen haben, daß man sie mit Venen verwechseln könnte. Nicht so selten sind auch hier

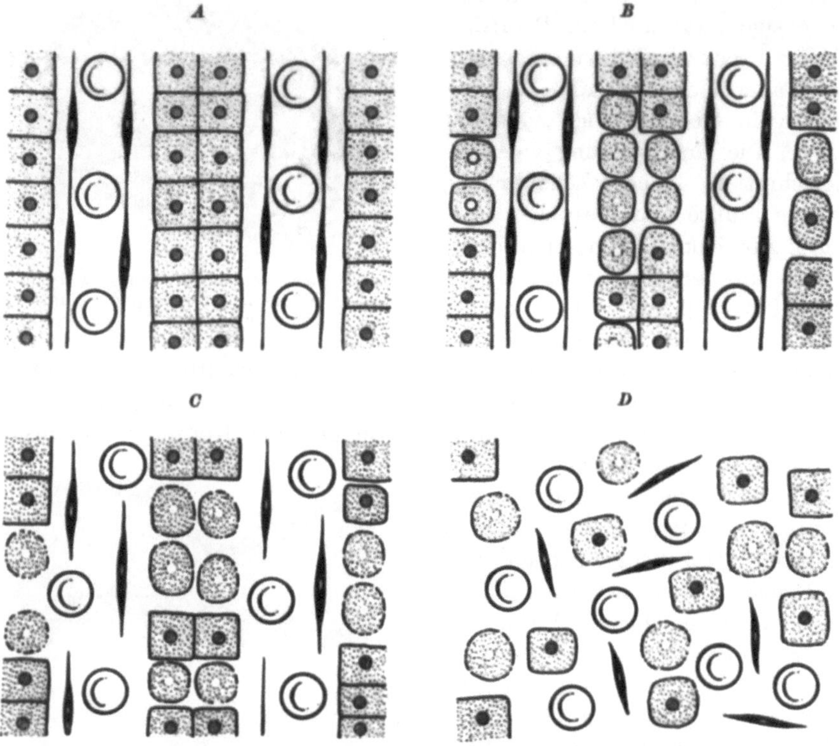

Abb. 40. (*A*, *B*, *C*, *D*).
Schematische Darstellung der Veränderungen in der Leber bei der akuten Allylformiatvergiftung. *A* Erweiterung der DISSEschen Spalträume. *B* Störung des Gefüges der Leberzellbalken mit Degenerationserscheinungen an den Zellen. *C* Durchtritt von roten Blutkörperchen in die DISSEschen Räume. *D* Auflösung der Struktur.

Blutaustritte aus den Gefäßen zu beobachten. An manchen Stellen sind die Epithelien der einzelnen Drüsenschläuche, ähnlich wie bei der Histaminvergiftung, durch das Ödem auseinandergedrängt. Im Duodenum sind ähnliche Bilder zu beobachten.

Bei der histologischen Untersuchung der Leber sind je nach dem Grade bzw. der Dauer der Vergiftung verschiedene Bilder zu beobachten; zunächst fällt wohl in allen Stadien neben einer hochgradigen Blutfülle der Kapillaren eine *Erweiterung der* DISSEschen *Räume* auf (s. Schema A, Abb. 40). Die Kupfferschen Sternzellen und die mit ihnen verbundenen Kapillarwände sind von den Leberzellbalken abgehoben (Kapillarmobilisation nach Rössle). Bei entsprechender Fixation und Färbung (Mallory oder Bielschowsky-Maresch) sind die Räume sehr klar zu erkennen und von einer offenbar sehr eiweißreichen Flüssigkeit erfüllt. Ist die Vergiftung weiter fortgeschritten, so machen sich an den Leberzellen Zeichen von Degeneration, Verfettung oder verschlechterter Kernfärbung bemerkbar; endlich kann, besonders in der Umgebung der periportalen Felder (dies im Gegensatz zur Histaminvergiftung mit den vorzugsweise

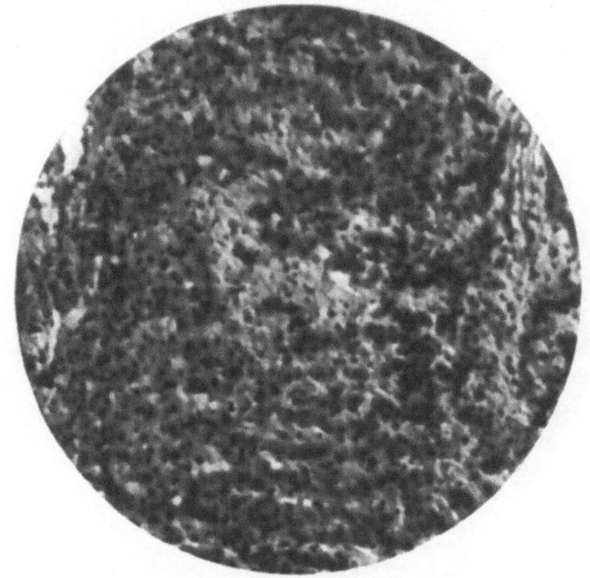

Abb. 41. Umschriebene Auflösung der Leberstruktur bei einem mit Allylformiat vergifteten Hund. Exsudatansammlung.

zentralen Veränderungen), das Gefüge der Leberzellbalken selbst schwere Störungen erleiden (s. Abb. 40, Schema B). Allmählich schreitet der Zerstörungsprozeß noch weiter fort, was sich darin äußert, daß innerhalb der DissEschen Räume auch rote Blutkörperchen sichtbar werden. Dies kann als Ausdruck des Undichtwerdens der Kapillarschranke an einzelnen Stellen gedeutet werden (s. Abb. 40, Schema C). Bei weiterer Entwicklung des Vergiftungsbildes erscheint die Schranke vielfach vollständig aufgehoben, indem zwischen den Leberzellbalken ein einziger, meist von Blut erfüllter Hohlraum zu sehen ist, der dem vereinigten Kapillar- und Disseschen Raum entspricht. Schließlich kommt es dazu, daß große, von blutiger Flüssigkeit erfüllte Höhlungen entstehen, in denen einzelne losgelöste Leberzellen bzw. Zellverbände neben Erythrozyten und freiliegenden Kupfferschen Sternzellen zu sehen sind (s. Abb. 40, Schema D).

Derartige Areale mit völliger Auflösung der Struktur, also „Exsudatseen" (s. Abb. 41), finden sich im Leberläppchen verstreut, besonders aber an der Läppchenperipherie oder unmittelbar angrenzend an die periportalen Felder. Manchmal kommt es sogar zu ausgedehntester Zerstörung der gesamten Läppchenperipherie durch Hämorrhagien, was die Läppchenzeichnung sehr deutlich unterstreicht (s. Abb. 42).

Der Prozeß der ödematösen Durchtränkung und Auflockerung ist aber nicht nur im Leberparenchym, sondern in entsprechender Weise

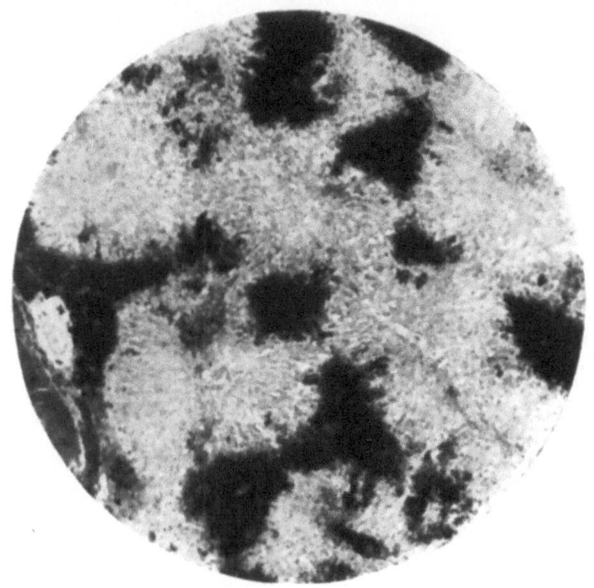

Abb. 42. Ausgedehnte hämorrhagische Destruktion an der Leberläppchenperipherie bei einem mit Allylformiat vergifteten Hund.

auch in den interazinösen, periportalen Räumen zu beobachten. Zunächst sind die beim Hund schon normalerweise recht weiten Lymphgefäße der periportalen — und übrigens auch der zentralen — Felder stark erweitert, das Zellgewebe der Räume ist ebenfalls hochgradig ödematös aufgelockert, wodurch Gallengänge bzw. Gefäße weit voneinander abgedrängt sind. Auch hier kommt es schließlich, ähnlich wie im Leberparenchym, zu Blutübertritten (s. Abb. 43). Es sei noch betont, daß histologische Zeichen einer Lebervenensperre nirgends zu sehen sind, im Gegenteil, in vorgeschrittenen Stadien kommt es in den Drosselmuskeln der Lebervenen zu Hämorrhagien. Im übrigen sind Leukozytenansammlungen bzw. reichlicherer Übertritt von weißen Blutzellen, nirgends nachzuweisen, was auch RÖSSLE bei der serösen Entzündung der menschlichen Leber beschreibt.

In Schnitten von dem ödematös verbreiterten Gallenblasenbett
(s. Abb. 44) erscheint das lockere, kollagene Netzwerk, das normalerweise das Substrat der Tunica subserosa bildet, weit auseinandergedrängt,
es umspinnt die in großen Mengen vorhandenen, geronnenen Eiweißmassen,
die auch Fibrinreaktion geben können; daneben fällt auch hier die große
Zahl erweiterter Lymphgefäße auf, daneben auch Blutaustritte, beides besonders im lebernahen Anteil. Das Ödem beschränkt sich, auf die reichlich Gefäße und Nerven führende Tunica subserosa und läßt die Schleim-

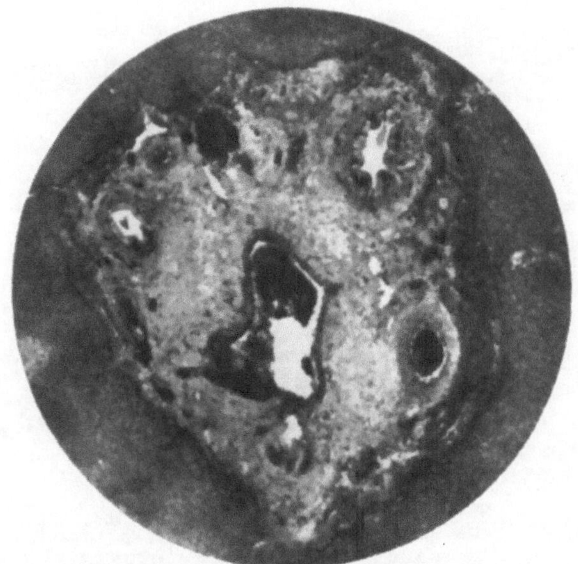

Abb. 43. Blutung und ödematöse Durchtränkung in einem periportalen Feld bei Allylformiatvergiftung.

haut- und Muskelschichten frei, an diesen sind auch sonst keine auffallenden Veränderungen zu beobachten.

Die erweiterten Lymphgefäße der Tunica subserosa können zur Erklärung dieses eigentümlichen *Ödems des Gallenblasenbettes*, das übrigens
von OPIE[1] auch bei der Cantharidinvergiftung beschrieben wurde,
herangezogen werden. Die Lymphgefäße der Gallenblase stehen, wie
besonders die Untersuchungen von SUDLER[2] und NAKASHINA[3] gezeigt
haben, in ausgedehnter Verbindung mit denen der Leber im Bereiche der
Glissonschen Kapsel bzw. der periportalen Felder. In erster Linie gilt
dies von den Lymphgefäßen der Tunica subserosa. Kommt es also bei
der serösen Entzündung zu einer Drucksteigerung im Lymphgefäß-

[1] OPIE: J. of exper. Med., **16**, S. 831. 1912.
[2] SUDLER: Bull. Hopkins Hosp. **12**, S. 126. 1901.
[3] NAKASHINA: Acta Scholae med. Kioto **9**, S. 225. 1926.

system der Leber, so wird sich diese auch auf das Gallenblasenbett erstrecken und in dem sehr locker gewebten Gewebe zu einer Lymphstauung bzw. Ödembildung führen; danach wäre das Gallenblasenbett als eine Art Steigrohr oder Niveaugefäß für das Lymphgefäßsystem der Leber anzusehen.

Das histologische Bild der Gefäße wäre noch kurz zu streifen; bei mit Allylformiat vergifteten Tieren erscheinen die Lichtungen der

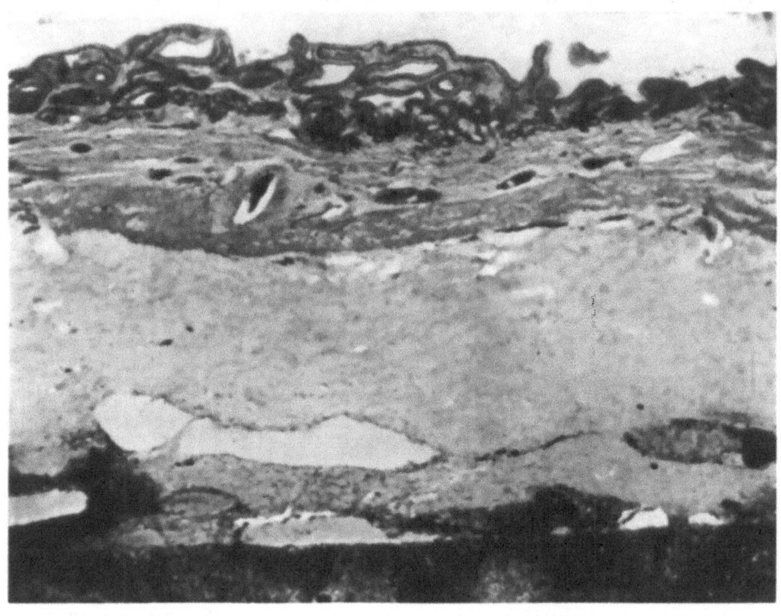

Abb. 44. Ödem der Tunica subserosa im Bereiche des Gallenblasenbettes. Schleimhaut und Muskelschichte frei; Lymphgefäßerweiterung und Blutung.

größeren und insbesondere der ganz kleinen Arterien sehr eng, die Wand dick, die Gefäße wie kontrahiert. Unter Umständen sind jedoch eigentümliche Vakuolenbildungen in allen Wandschichten zu sehen, was den Gedanken aufkommen läßt, es könnte sich hier ebenfalls um eine ödematöse Quellung der Gefäßwand handeln. Manchmal erscheint auch das Endothel der Arterien und Venen abgehoben, wodurch subendotheliale kleine Hohlräume entstehen, die von scholligen Massen erfüllt sind; in ihnen finden sich manchmal auch Erythrozyten. Nicht selten kann man rote Blutkörperchen auch in den Wandschichten kleiner Gefäße bemerken, anscheinend im Begriffe, die Blutbahn zu verlassen und ins Gewebe überzutreten.

c) Veränderungen nach chronischer Allylformiatvergiftung. Verabfolgt man einem Hund eine nichttödliche Dosis Allylformiat, so ist meist einige

Tage nach dem shockähnlichen Zustand keinerlei schwerwiegende Veränderung festzustellen; versucht man jedoch Tiere durch längere Zeit mit häufigen, wenn möglich täglichen Gaben kleinerer Mengen zu vergiften, so *magern sie ab, erbrechen häufig und zeigen blutige Diarrhöen.* Schließlich sterben die Hunde oft nach verhältnismäßig geringen Einzelgaben und bei der Sektion kann man, entsprechend der Dauer der Vergiftung — wir haben einzelne Tiere unter Darreichung nur kleiner Einzelgaben durch Monate am Leben erhalten — verschiedene Befunde erheben. Die Leber, die meist vergrößert ist und eine sehr deutliche Zeichnung und im Gallenblasenbett ein Ödem aufweist, zeigt in den peripheren Läppchenteilen eine sehr deutliche Dissoziation der Parenchymzellen manchmal mit verschlechterter Kernfärbung; die periportalen Felder sind verbreitert, man sieht bereits deutliche Wucherung der Gallengänge und stellenweise auch Rundzellenansammlungen. Bei Bindegewebsfärbung ist eine Faservermehrung an der Läppchenperipherie, die teils in einer Wucherung, teils in einem Zusammensintern der Fibrillen infolge Ausfalles der Leberzellen begründet ist, nachzuweisen. Diese Veränderungen, die die Läppchenzeichnung besonders augenfällig machen, sind wohl am ehesten als eine Art *Reparationsvorgänge* infolge Zerstörung des Lebergefüges und der Nekrobiose der Zellen während der einzelnen akuten Vergiftungen aufzufassen und werden gelegentlich der Besprechung der experimentellen Zirrhose noch genauer erörtert werden.

Im Magen fällt eine schwere hämorrhagische *Gastritis,* jedoch mit geringerer Schleimbildung, auf; die Schleimhaut selbst zeigt mitunter Erosionen und ist beträchtlich verdickt, während im Gegensatz zur akuten Vergiftung die Submukosa ein Ödem vermissen läßt.

Andere Befunde lassen sich nicht mit dieser Regelmäßigkeit erheben; man findet sie oft erst nach Kombination mit anderen Giften; so kann man mitunter größere und kleinere *Pankreasfettgewebsnekrosen* beobachten. In der Milz, die beim Hund, besonders nach der meist hochgradigen Kontraktion, außerordentlich faserreich erscheint, stößt man auf umschriebene Faserwucherungen, die entweder als isolierte Follikelfibrosen oder als Pulparetikulumwucherungen erscheinen. Ob die Milz in stärkerem Ausmaß von dem Plasmaaustritt betroffen ist, ist histologisch nicht ohne weiteres nachweisbar. Wir versuchten, die *seröse Durchtränkung der Milz* durch Bestimmung des Trockenrückstandes und ihres Stickstoff- und Eisengehaltes zu erfassen und gingen in der Weise vor, daß wir zuerst am narkotisierten Tier ein für die Analyse genügendes Milzstück entfernten; darauf wurde das Tier vergiftet und nach je einer Stunde neuerlich ein Stück Milz exstirpiert. Das Ergebnis dieses Versuches, das in der Abb. 45 dargestellt ist, zeigt, daß der Trockenrückstand und der Stickstoffgehalt deutlich abfallen, daß die Milz also mehr Flüssigkeit enthalten muß; daß es sich dabei nicht um eine Anschoppung mit Blut handeln kann, ist aus dem starken Abfall des Eisengehaltes zu ersehen, da bei einer starken Blutfülle der Eisengehalt eher erhöht gefunden werden müßte; das Vorkommen einer serösen Durchtränkung der Milz bei den Hunden mit einer Allylformiatintoxikation ist demnach sehr wahrscheinlich.

Es muß auch betont werden, daß bei akut und besonders bei chronisch vergifteten Tieren hie und da eine Quellung des Gewebes der Herzklappen, namentlich an der Mitralis, schon mit freiem Auge zu sehen ist. Die Klappenoberfläche ist jedoch in diesen Fällen glatt.

Bevor wir in eine Kritik der Allylformiatintoxikation eingehen, ist ein wichtiger experimenteller Befund, den wir früher schon vermerkt haben, nochmals hervorzuheben. Bestimmt man den Pfortaderdruck vor und während der Vergiftung, so läßt sich keine Drucksteigerung nachweisen; dieser Befund erscheint uns deswegen so wichtig, weil er eine Beteiligung des Drosselmechanismus der Lebervenen (PICK und MAUTNER) ausschließt. Ähnliches hat sich schon bei der histologischen Untersuchung ergeben; auch hier waren keinerlei Veränderungen zu sehen, die für die Histamin-

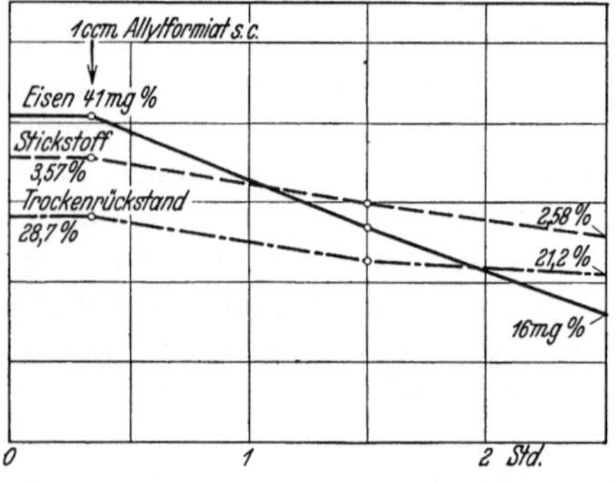

Abb. 45. Eisen, Stickstoff und Trockenrückstand in der Milz vor und nach Allylformiatvergiftung.

vergiftung so charakteristisch sind. Bei der Entstehung der Leberveränderungen sind somit Stauungserscheinungen, hervorgerufen durch Venenspasmen, die uns bei der Deutung der Histaminwirkung Schwierigkeiten bereiteten, wohl mit Sicherheit auszuschließen.

Zusammenfassung.

Fassen wir nunmehr die Ergebnisse bei der akuten und chronischen Allylformiatvergiftung zusammen, so läßt sich folgendes sagen. Im Verlaufe der Vergiftung kommt es zu einer mächtigen Bluteindickung, zur Verringerung der zirkulierenden Blutmenge, Verminderung des Minutenvolumens und Absinken des Venendruckes; da der Gesamteiweißgehalt im Serum sich nur wenig ändert, so handelt es sich bei der Intoxikation um ein Schulbeispiel für eine Kapillarschädigung, die durch die Permeabilitätssteigerung der Kapillarmembran dazu führt, daß Plasma aus den Blutgefäßen austritt und sich in die Gewebe ergießt.

Die Schädigung der Kapillarwand, die zu dem Durchtritt von Plasma führt, tritt nicht unmittelbar nach der Zufuhr des Giftes ein, sondern erst nach einer bestimmten Latenzzeit; das ist auch bei der intravenösen

Verabreichung des Allylformiats der Fall. Man hat fast den Eindruck, daß das Allylformiat zunächst in eine andere, toxische Substanz umgewandelt werden müßte, bevor es seine Wirksamkeit entfaltet.

Wir legen auf die Latenzzeit und das Fehlen eines Venenspasmus deswegen besondern Wert, weil von mancher Seite die Vermutung geäußert wurde, daß die Allylformiatwirkung nur als eine verkappte Histaminwirkung aufzufassen ist; das Gift sollte nach dieser Vorstellung zunächst die Gewebe schädigen, diese das Histamin freimachen und auf diese Weise die Bluteindickung, Drucksenkung und die meisten anderen Symptome bewirkt werden. Außer der fehlenden Portaldrucksteigerung spricht auch das Fehlen von Hyperazidität, die bei Histaminverabfolgung nie zu missen ist, eindeutig gegen diese Annahme, ebenso wie die angeführten Untersuchungen über den Histamingehalt des Blutes bei Allylformiatvergiftung. Wir halten daher an der Vermutung fest, daß das *Allylformiat ein spezifisches Gift für die Kapillaren* darstellt, das als solches die Gewebsblutschranke unabhängig von einer kapillären Drucksteigerung auflockert und so den Übertritt von Plasma in die Gewebe ermöglicht.

Da es uns, ähnlich wie bei der Histaminvergiftung, möglich war, auf die innigen Beziehungen zwischen Bluteindickung, Plasmaaustritt und seröser Entzündung hinzuweisen, sind wir in der Lage, auf ein Gift aufmerksam zu machen, das Symptome auslösen kann, die wir in der menschlichen Pathologie am klarsten bei der Nahrungsmittelvergiftung antreffen. Der Plasmaaustritt ist ein unter den verschiedensten Umständen anzutreffendes Ereignis, was uns veranlaßt, diesem Zustand auch klinisch erhöhte Aufmerksamkeit zu schenken.

Auf das Vorkommen von seröser Entzündung machen uns also nicht nur pathologisch-anatomische, sondern auch experimentell-pharmakologische Beobachtungen aufmerksam. Während die pathologische Anatomie uns in erster Linie das Bestehen einer serösen Entzündung der inneren Organe beweist, zeigt uns die experimentelle Pharmakologie den Weg, wie sich dieser Zustand beim Tier entwickeln kann. Es ist vielleicht möglich, daß die seröse Entzündung beim Menschen in ähnlicher Weise zustande kommt, wie beim Tier, wo sich ihre Entwicklung sehr gut verfolgen läßt. Die Beziehungen zwischen dem Experiment und der menschlichen Pathologie sind auch deswegen interessant, weil wir bei unseren Versuchen mit Substanzen arbeiteten, die mitunter im Eiter und vielleicht auch in anderen biologischen Produkten vorkommen, so daß wir Gifte verwenden, die bei der Pathogenese so mancher krankhafter Prozesse eine Rolle spielen könnten.

Auf dem Boden der serösen Entzündung können sich Krankheitsbilder entwickeln, deren Endzustände dem Kliniker zwar wohlbekannt sind, deren Anfänge aber noch häufig in Dunkel gehüllt liegen. Diese Tatsachen zwingen uns, die Symptomatologie der serösen Entzündung der inneren Organe am Krankenbett genau zu studieren; ergibt sich die Möglichkeit, schon den Beginn der serösen Entzündung zu erkennen, so sind vielleicht auch Möglichkeiten vorhanden, sie zu bekämpfen.

X. Die seröse Entzündung bei Basedowscher Krankheit und bei der Jodvergiftung.

Es ist noch auf ein Gift hinzuweisen, das im Organismus eine allgemeine seröse Entzündung hervorzurufen vermag — das *Schilddrüsengift*. Es ist RÖSSLES[1] besonderes Verdienst, auf eigentümliche Veränderungen in der Basedowleber hingewiesen zu haben; das Wesentliche sind perikapilläre Ödeme, die oft mit sichtbaren Zeichen von Erkrankung der Kapillarwand einhergehen, wie Aufquellung, Bildung kleiner Verdichtungsknoten, Änderung der Färbbarkeit und schließlich sogar Lückenbildung. Gelegentlich solcher Unterbrechungen kann es auch zu Blutungen kommen. Ähnlich, wie wir dies an Hand eines Schemas bei der Allylformiatintoxikation beschrieben haben, kann es auch in der Basedowleber zur Bildung wahrer „Blutseen" kommen, in denen die meist dissoziierten Leberepithelien zu schwimmen scheinen. Die Endothelien gehen oft schon früh gleichzeitig mit den oben beschriebenen ersten Kapillarwandveränderungen zugrunde, und zwar meist, indem ihr Kern sich verdichtet und dann schrumpft.

Die Leberepithelien erleiden durch diesen Vorgang ganz verschiedene Schicksale, je nachdem, an welcher Stelle die seröse Entzündung am stärksten ausgeprägt ist. Bei langsamem, bzw. abgeschwächtem Verlauf und besonders im Bereiche der Läppchenmitte entwickelt sich nach RÖSSLE vorwiegend eine braune Atrophie, die mit einem vollkommenen Schwund der Zellen enden kann; gelegentlich kann es, wenn die Veränderungen auch an der Läppchenperipherie ausgebildet sind, zu einer Verkleinerung der Epithelien bis zu niedrigen Doppelreihen kommen, ähnlich der Umbildung in sogenannte Gallengangswucherungen. Unter ganz ungünstigen Bedingungen erscheinen die Epithelien oft wie angenagt, mazeriert oder sonderbar gekantet, daneben entstehen grobvakuolige oder blasige Entartungen; kurz, wir sehen Veränderungen, wie sie sich in den Anfangsstadien einer akuten Leberatrophie finden. Glykogen kann völlig schwinden, fettige Degeneration ist nur selten anzutreffen, Regeneration der Leberzellen findet sich kaum angedeutet. Vergleichen wir diese Beschreibungen mit jenen, die wir von der Allylformiat- oder Histaminvergiftung gegeben haben, so lassen sich weitgehende Analogien feststellen, ja man hat sogar den Eindruck, daß das Schilddrüsengift unter Umständen sogar schwerere Veränderungen bewirkt, als wir

---

[1] RÖSSLE: Virchows Arch., **291**, S. 1. 1933.

bei der Allylformiat- oder Histaminvergiftung zu sehen gewohnt sind, allerdings kann diese Behauptung nur dann Geltung haben, wenn wir voraussetzen, daß Basedowsche Krankheit und Vergiftung durch Schilddrüsensubstanz identisch ist.

Bei diesen anscheinend sehr eindeutigen Befunden, die RÖSSLE erheben konnte, muß man sich wundern, daß der Einfluß von Schilddrüsengaben in dieser Richtung experimentell bisher nicht überprüft wurde; allerdings muß man bedenken, daß der Befund bei der Basedowschen

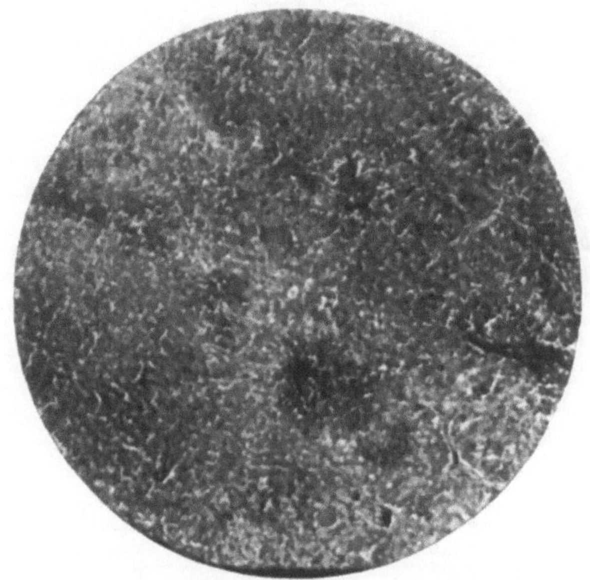

Abb. 46. Akute Jodvergiftung beim Hund; völlige Aufhebung der Leberstruktur mit Bildung sehr großer Exudatseen; nur vereinzelte Balkenreste an der Läppchenperipherie.

Krankheit des Menschen erst seit kurzem bekannt ist. Jedenfalls wäre es wichtig, zu erfahren, ob sich durch Thyroxinverfütterung beim Hund ähnliche Veränderungen hervorrufen lassen, wie die von RÖSSLE angegebenen. Immerhin sind einige Tatsachen bekannt geworden, die an einen gewissen Zusammenhang zwischen Permeabilitätssteigerung und Schilddrüsentätigkeit denken lassen. GELLHORN,[1] der sich für das Permeabilitätsproblem interessierte, verwendete bei seinen Versuchen als Membran die Froschhaut. Er prüfte u. a. auch den Einfluß von Thyroxin und fand eine beträchtliche Steigerung der Permeabilität. Ebenso konnte auch ELLINGER[2] unter Zusatz von Thyroidsubstanz eine Abnahme des kolloidosmotischen Druckes von Eiweißlösungen feststellen; versetzt man

---

[1] GELLHORN: Permeabilitätsproblem, S. 342. 1929.
[2] ELLINGER: Münch. med. Wschr. 1920, S. 1399.

nämlich Eiweißlösungen mit Thyroxin, so passiert das Lösungsmittel das
Ultrafilter rascher als ohne Thyroxinzusatz. Berücksichtigt man noch
weitere Versuche von GELLHORN über die Änderung der Permeabilität
nach Zusatz der verschiedensten Hormone (Insulin, Adrenalin), dann
wird uns eine neue Funktion des inkretorischen Apparates wahrscheinlich gemacht. Es dürfte also dem *endokrinen System* ein Einfluß darauf
zustehen, ob die Kapillarmembranen leichter oder schwerer für das
Blutplasma durchgängig werden. Hyperfunktion der Schilddrüse scheint

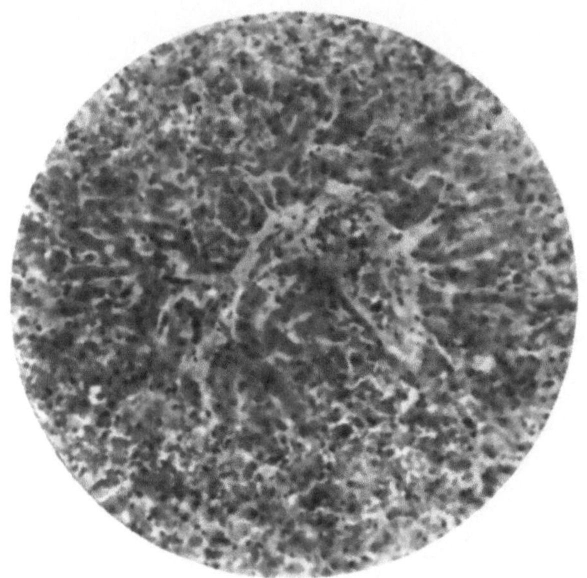

Abb. 47. Starke Vergrößerung von Abb. 46. Periportales Feld mit spärlich erhaltenen Balkenteilen,
umgeben von den hämorrhagischen Anteilen.

die seröse Entzündung zu fördern, während Adrenalin den gegenteiligen
Effekt hat.

Die Beziehungen zwischen Schilddrüsenwirkstoffen und Jod werden
durch den Umstand beleuchtet, daß eine *Vergiftung mit Jod* ebenfalls eine
seröse Entzündung verursacht. Führt man einem Hund nach den Angaben von BÖHM[1] eine rasch tötende Jodmenge zu, so kann man
die schwersten Veränderungen beobachten. Wir gaben z. B. einem
12,5 kg schweren Hund 1 g Jod und 2 g NaJ in 40 ccm Wasser intravenös.
Nach etwa 20 Stunden starb das Tier. Bei der Obduktion fand sich eine
blutig tingierte Flüssigkeit in der Peritonealhöhle, eine große düsterrote
Leber und eine ebensolche Milz, ein mächtiges hämorrhagisches Gallenblasenbettödem sowie eine allerdings nicht sehr hochgradige Gastritis.

---

[1] BÖHM. Arch. exper. Pharm., **5**, S. 329. 1876.

Histologisch fanden sich in der Leber außerordentlich schwere Veränderungen. Nur in der unmittelbaren Umgebung der periportalen Felder waren noch Reste von Leberzellbalken erhalten. Im ganzen übrigen Bereich der Läppchen ist die Struktur vollkommen aufgehoben, einzelne oder in Gruppen angeordnete Leberzellen, rote Blutkörperchen, Endothelzellen und die Reste der Kapillarwände erfüllen einen jetzt sehr großen, fast die ganze Leber einnehmenden „Exsudatsee". Man hat den Eindruck, daß bei dieser schweren serösen Entzündung die

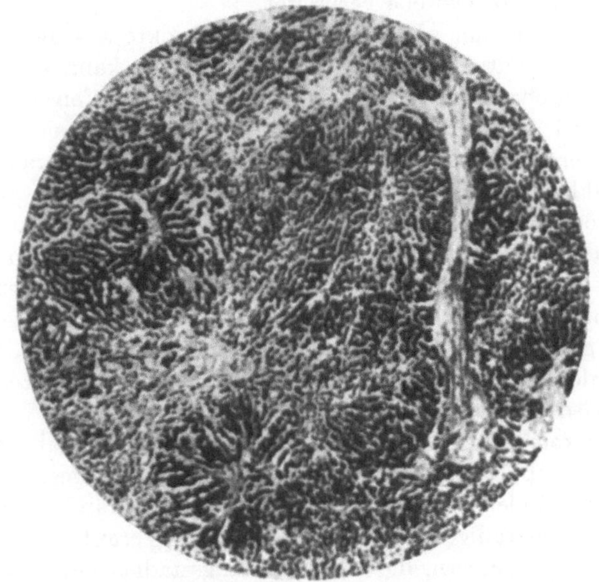

Abb. 48. Chronische Jodvergiftung des Hundes. Schwere seröse Entzündung der Leber.

Kapillarwände vollkommen aufgehoben und die Leberzellbalken gänzlich dissoziiert wären (s. Abb. 46, 47).

Dafür spricht auch das Verhalten von Tieren mit chronischer Jodvergiftung bei Anwendung kleinerer Gaben. Hier sehen wir ein ähnliches Bild wie bei der Allylformiatvergiftung mit Erweiterung der Disseschen Räume und Zerwerfung des Balkengefüges (s. Abb. 48). *Durch dieses Verhalten wird die Frage aufgeworfen, wieweit bei den Veränderungen in der Basedowleber eine Jodwirkung in Betracht zu ziehen ist.*

XI. Kombinierte Wirkungen von Allylformiat mit Histamin und Thyroxin.

Rössle steht auf dem Standpunkt, daß die seröse Entzündung das *erste Stadium der Leberzirrhose* darstellt; innerhalb des ausgetretenen Exsudates kann es zu Fibrillenbildung kommen, die bekanntlich in der

Pathogenese der verschiedenen Leberzirrhosen eine so große Rolle spielt. Immer wiederkehrende seröse Entzündungen lassen das Leberparenchym nie völlig zur Ruhe kommen, wobei man sich vergegenwärtigen muß, daß im Sinne von RÖSSLE das führende Moment bei der Leberzirrhose weniger in einer ursprünglichen Leberzelldegeneration — wie dies von ACKERMANN[1] und KRETZ[2] angenommen wurde — als vielmehr in einer durch seröse Entzündung bedingten Auflockerung des Parenchyms zu suchen ist, die in den DISSEschen Räumen beginnt und sich allmählich auf das interlobuläre Gewebe verbreitet.

Betrachtet man nun von diesem Gesichtspunkte aus die Ergebnisse unserer Versuche mit Allylformiat und Histamin, so kann zunächst eine gewisse Enttäuschung nicht abgeleugnet werden, denn eigentlich haben wir dabei viel schwerere Folgezustände erwartet, als sie tatsächlich beobachtet werden konnten; vergleicht man nämlich die Veränderungen, die sich bald nach der Applikation einer entsprechenden, aber nicht unbedingt tödlichen Gabe von Allylformiat oder Histamin entwickeln, mit jenen, die 24 Stunden später zu sehen sind, so fragt man sich, auf welche Weise der Organismus solch schwere Schäden so rasch wieder beheben konnte; deshalb legten wir uns die weitere Frage vor, ob es nicht doch gelingen sollte, schwere und bleibende Schäden z. B. in der Leber auszulösen, wenn man rasch hintereinander die einzelnen Vergiftungen wiederholt.

Die Tiere konnten sich aber auch bei mehrfacher Giftgabe, sofern sie unter dem Einfluß des betreffenden Giftes nicht akut eingegangen waren, immer wieder erholen und auch die anatomischen Veränderungen waren oft nicht viel hochgradiger als bei einer einmaligen Vergiftung. Gewiß kam es gelegentlich zu Bildern, die an die Anfangsstadien der Leberzirrhose erinnerten, aber schwerwiegende, „chronische" Veränderungen fanden sich nicht sehr häufig in der Leber.

Wie schon oben angedeutet, kommen verschiedene Befunde, die bei der chronischen Allylformiatvergiftung nur wenig ausgeprägt sind, bei einer Kombination mit anderen Giften weit stärker zur Entwicklung; daher haben wir verschiedene Schädigungen kombiniert und systematisch geprüft, ob nicht unter dem Einfluß von zwei oder gar drei Giften, deren jedes für sich eine seröse Entzündung hervorzurufen imstande ist, sich weitgehendere histologische Veränderungen ausbilden.

Von den vielen Mitteln, die wir zu diesem Zwecke mit Allylformiat kombinierten, verstärkten vor allem *Schilddrüsenpräparate*, *Histamin* und *Bakterien* die ursprüngliche Allylformiatwirkung. Wir konnten daher durch die kombinierte Wirkung anatomische Bilder erzielen, die an die

---

[1] ACKERMANN: Virchows Arch., **80**, S. 396. 1880.

[2] KRETZ: Pathologie der Leber. Ergbd. d. Path. u. path. Anat., 8/2, S. 473. 1902.

Leberzirrhose erinnerten, was uns vorher versagt geblieben war. Daneben waren wir auch in der Lage, an den Herzklappen anatomisch sehr auffallende Störungen im Sinne einer akuten Endokarditis zu erzeugen, denen im Hinblick auf ihre allgemeine Bedeutung höchstes Interesse zukommt.

Akute Endokarditis.

Es wurde, wie schon erwähnt, mitunter nach Allylformiatvergiftung allein eine *ödematöse Verdickung der Herzklappen* beobachtet; histologisch zeigte sich dabei eine Auflockerung des schon normalerweise gallertig angelegten Grundgewebes der Klappen. Bei den geschilderten kombinierten Giftwirkungen sahen wir in einer Reihe von Fällen — wir verfügen bisher über 12 einschlägige Beobachtungen — Bilder, die schon dem freien Auge eher als entzündliche Veränderungen imponierten. Die Klappen, in erster Linie die Mitralklappen und nur ganz selten die Semilunarklappen der Aorta, sind deutlich verdickt, wie glasig gequollen, die sonst verhältnismässig glatte Oberfläche zeigt runzelige Vertiefungen sowie

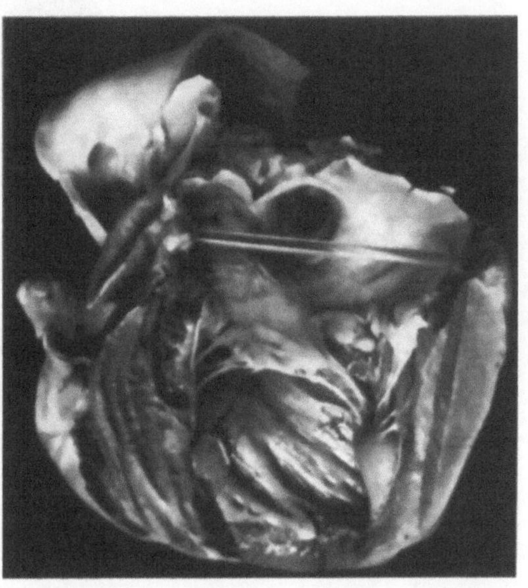

Abb. 49. Ödematöse Verdickung und Aufrauhung der Mitralklappen, Leistenbildung am Vorhofendokard.

kleinste Wärzchen, vorzugsweise an der Vorhofseite. Manchmal sind auch feinste Blutpunkte in dem sehr rauhen Gewebe erkennbar; stellenweise haften kleine Gerinnsel. Zweimal waren auch an dem Endokard des linken Vorhofes quere Leisten zu sehen, die sich mit dem Messer leicht abschaben ließen und ein Übergreifen des Prozesses auf das Vorhofendokard anzeigten; einmal wurden sogar schwere ulzeröse Veränderungen an den Aortenklappen beobachtet (s. Abb. 49, 50).

Bei der mikroskopischen Untersuchung — beschrieben seien die Mitralklappen — zeigt sich das gallertige Grundgewebe, das einem embryonalen Gewebe gleicht, vorzugsweise in dem oberflächennahen Anteil stark ödematös durchtränkt; die Klappen sind dadurch auf ein Vielfaches verdickt, die zarten kollagenen Bündel und elastischen Fasern weit auseinandergedrängt (Abb. 51). In der Nähe der Klappenoberfläche sind die deutlichsten, vermutlich vom Alter der Veränderungen abhängigen Befunde zu erheben. Die flachen Endothelzellen sind zunächst herdweise angeschwollen, kubisch, sie ragen über das Niveau der anderen hervor, schließlich erscheint die Endothellage an anderen Stellen ganz abgehoben, wobei es zu flachen, subendothelialen Höhlungen kommt,

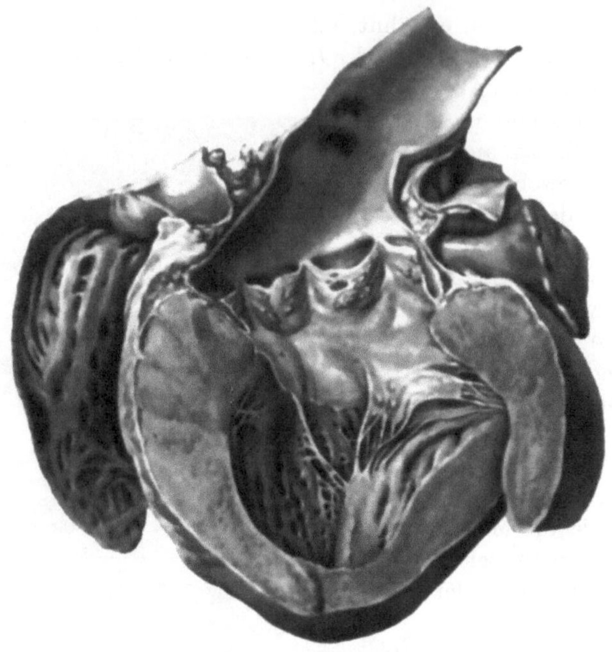

Abb. 50. Thrombotische Auflagerungen und Ulzerationen der Semilunarklappen der Aorta.

die von einer anscheinend eiweißreichen, mit Eosin deutlich färbbaren schelligen Masse erfüllt sind; unter Umständen sind auch hier einzelne rote Blutkörperchen erkennbar (s. Abb. 52). Aber auch im Klappengewebe selbst sind einzeln verstreute oder in Haufen beisammenliegende Erythrozyten zu sehen, allerdings nicht allzuweit von der Oberfläche der Klappe entfernt. Diese Ansammlungen von roten Blutkörperchen dürften wohl den mit freiem Auge sichtbaren Blutpunkten entsprechen (s. Abb. 51); ganz vereinzelt kann es zu einem Eindringen von Leukozyten kommen.

Die abgehobenen Endothellagen können schließlich einreißen; das Klappengewebe liegt dann gegen das Lumen des Herzens frei, ist aber gelegentlich von zellarmen, mit Eosin stark färbbaren, thrombotischen Fibrinauflagerungen bedeckt (Abb. 53).

Unabhängig von diesen Bildern sind an vielen Stellen Zellver-
mehrungen in den subendothelialen Schichten zu sehen; die Zellen —
es sind keine Leukozyten — zeigen größere, chromatinärmere, runde

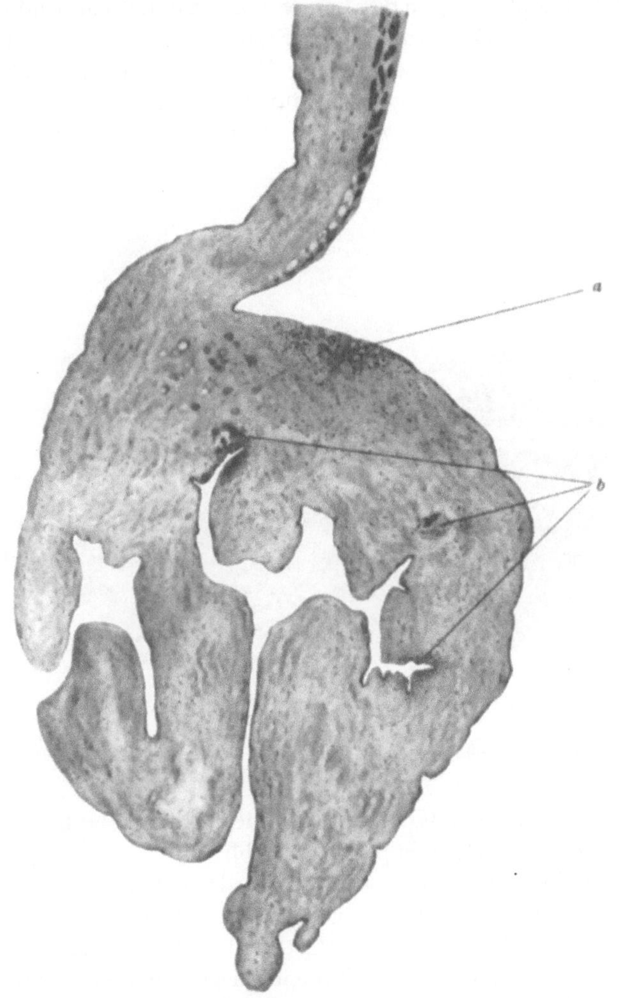

Abb. 51. Übersichtsbild der Mitralklappe. Verdickung der Klappe durch ödematöse Auflockerung des
Grundgewebes; herdweise Einlagerung von Erythrozyten.
a Leukozytenansammlung. *b* Erythrozyten im Klappengewebe.

Kerne mit deutlich basophilem Protoplasma. Sie entsprechen anscheinend
den Histiozyten, die PFUHL[1] und SIEGMUND[2] in dieser Schichte bei vielen
Tieren gefunden haben; sie schreiben ihnen speichernde Eigenschaften

[1] PFUHL: Z. mikrosk.-anat. Forschg., **17**, 1929.
[2] SIEGMUND: Virchows Arch., **290**, S. 3. 1933.

zu. Diese Zellen unterscheiden sich deutlich von den im gesamten Klappengewebe verstreuten, fibrozytären Elementen mit den langgestreckten, schmalen Kernen; sie bilden unter Umständen ganze Haufen (Abb. 54), die knopfförmig in das Lumen vorragen und von Endothel überzogen sind (s. Abb. 55). An anderen Stellen kommt es zu weitgehender Wucherung mit Pallisadenstellung der Zellen, wobei das Endothel entweder gleichfalls Wucherungserscheinungen zeigt oder ganz fehlt. Im wesentlichen resultieren *feinpapilläre Exkreszenzen* an der Oberfläche,

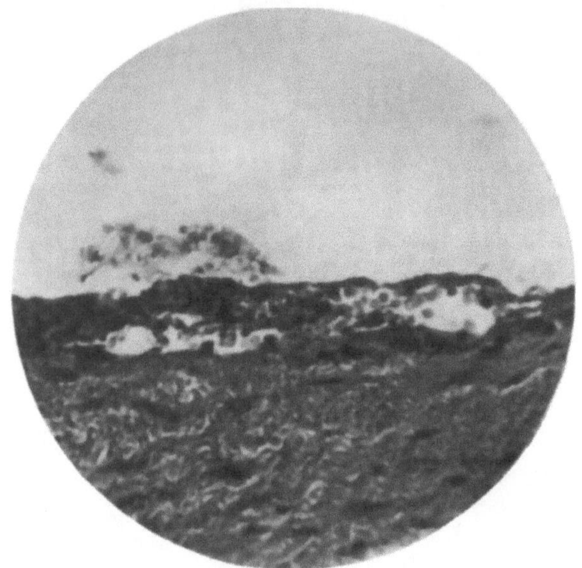

Abb. 52. Subendotheliale Höhlungen im Klappengewebe, die von einer eiweißreichen Flüssigkeit und Erythrozyten erfüllt sind.

die gemeinsam mit den Knötchen und den Endothelabhebungen dem freien Auge als Wärzchen imponieren (Abb. 56).

Die Verdickungen des Vorhofendokards entsprechen histologisch einem homogenen, anscheinend verquollenen Gewebe, das sich nach VAN GIESON bräunlich färbt; in ihm sind reichlich elastische Fasern nachzuweisen. Innerhalb dieser Knötchen liegen entweder verstreut oder zu subendothelialen Haufen angeordnet große, protoplasmareiche Zellen mit rundem, epitheloidem Kern (Abb. 57); die Gebilde erinnern an die ASCHOFFschen Knötchen im Myokard beim Rheumatismus.

Sucht man nach *Analogien* zu den geschilderten Bildern *in der menschlichen Pathologie*, so stößt man auf die Arbeiten von SIEGMUND. Bei Untersuchungen über die Frühstadien der menschlichen Endokarditis, im Zusammenhang mit den Befunden DIETRICHS[1] über experimentelle

---

[1] DIETRICH: Z. exper. Med., **50**, S. 73. 1926.

Herzklappenentzündung, sagt der Autor: „Die leichtesten Veränderungen bestehen darin, daß in dem stark aufgelockerten und ödematösen subendothelialen Gewebe in den äußersten, dicht unter dem Endothel gelegenen Schichten Zellanhäufungen zu finden sind; das Endothel überzieht zumeist als ein deutlicher Zellbelag die vielfach zusammenhängenden Zellwucheruugen; oft ist aber die Endotheldecke auffallend gequollen und fast in der Hälfte der Fälle sind kleine Endotheldefekte im Umfang von 2—3 Zellen vorhanden, die dadurch besonders auffallen,

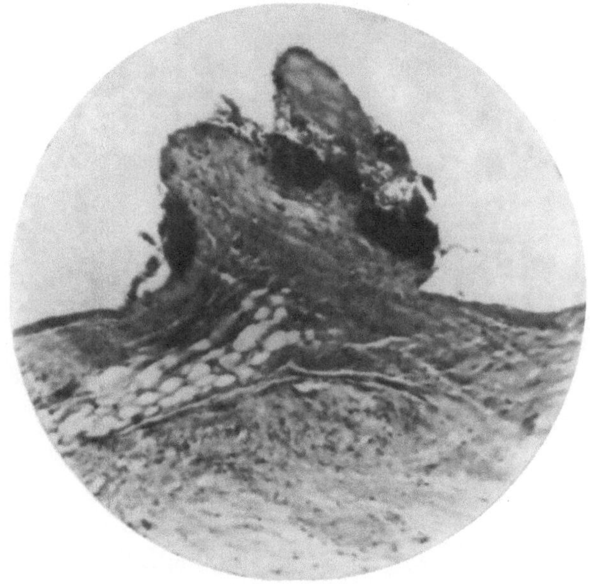

Abb. 53. Größere thrombotische Auflagerung des Endokards der Mitralklappe.

daß an ihrer Stelle eine mit Eosin und Anilinfarben stark färbbare, homogene, schleierartige Substanz sich abgeschieden hat." In vielen Fällen kommt es zur Entwicklung von knopfförmigen Vorsprüngen in die Herzlichtung, wobei die Kuppe des Knopfes aus einer homogenen, in die obersten Zellagen eingelassenen Abscheidung besteht, die mitunter von Endothel überzogen ist. Derartige Veränderungen, die im wesentlichen den unseren gleichen, wobei die Ähnlichkeit noch mehr aus den Abbildungen als aus der Beschreibung ersichtlich ist, hat SIEGMUND in erster Linie am Wandendokard bei an Scharlach verstorbenen Kindern, aber auch bei Endokarditis gefunden; übrigens sah JAFFE[1] vergleichbare Bilder bei der Endocarditis lenta und BALDASSARI[2] bei Infektionskrankheiten; auch

---

[1] JAFFÉ: Virchows Arch., **287**, S. 379. 1933.
[2] BALDASSARI: Zbl. Path., **20**, S. 97. 1909.

hier beschreibt er zuerst Quellung, dann Ablösung des Endothels mit nachfolgender Zunahme des subendothelialen Gewebes.

SIEGMUND legt das Hauptgewicht auf die Wucherung der subendothelialen, histiozytären Elemente und vergleicht sie mit der Wucherung dieser speicherungsfähigen Zellen nach der Injektion von kolloidalen Farbstoffen, Eiweißlösungen und abgetöteten oder auch lebenden Bakterien. Er hält die Aktivierung dieser Schichte durch die Speicherung für einen vorbereitenden Akt zur Ausbildung der Herzklappenentzün-

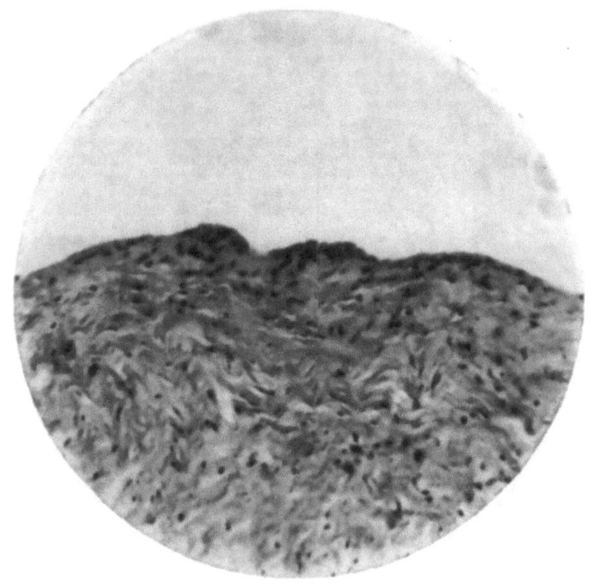

Abb. 54. Wucherung der histiozytären Elemente in den subendothelialen Lagen.

dung; hierher gehören auch die Versuche zur Erzeugung einer Endokarditis bei Tieren, abgesehen von der durch rein mechanische Zerstörung der Klappen bedingten. DIETRICH hat, um nur einige Beispiele anzuführen, durch spezifische und unspezifische Vorbehandlung mit anschließender Infektion eine Endokarditis erzeugen können. SILBERBERG[1] hat nach Speicherung mit Karmin durch eine einmalige Staphylokokkengabe eine Herzklappenentzündung hervorgerufen; auch auf die Ergebnisse von FREIFELD[2] über Vakzination und Endokarditis sei verwiesen.

Versuchen wir aus den histologischen Bildern die Entstehung der Klappenveränderungen zu erklären, so läßt sich unschwer annehmen,

---

[1] SILBERBERG: Virchows Arch., **267**. S. 483. 1928.
[2] FREIFELD: Klin. Wschr. 1928. II/1645.

daß es hier zunächst sozusagen zu einem *Undichtwerden der endothelialen Grenzmembran der Klappen* und in weiterer Folge zu einem Eindringen von Plasma in das Gewebe gekommen ist; schließlich haben sogar Erythrozyten ihren Weg ins Gewebe gefunden. Besonders hervorzuheben ist jedoch, daß es hier ohne einen eigentlichen Speicherungs- oder Aktivierungsvorgang zu einer *Wucherung der histiozytären subendothelialen Elemente* gekommen ist, die wir in ähnlicher Weise bei den ersten Stadien der menschlichen Endokarditis beobachten können, und daß stellenweise *eigentümliche Knötchen und Verquellungen besonders am Vorhofendokard* zu sehen sind, die vielleicht an die Bilder bei rheumatischen Erkrankungen des Menschen erinnern. All dies berechtigt wohl dazu, die geschilderten experimentellen Herzklappenveränderungen der Endokarditis des Menschen an die Seite zu stellen.

Da man bisher derartige Endokardveränderungen oder auch die beschriebenen Verquellungsherde bzw. die an die ASCHOFFschen Knötchen erinnernden Granulome nur nach entsprechender Vorbehandlung (Speicherung oder Vakzinierung) durch

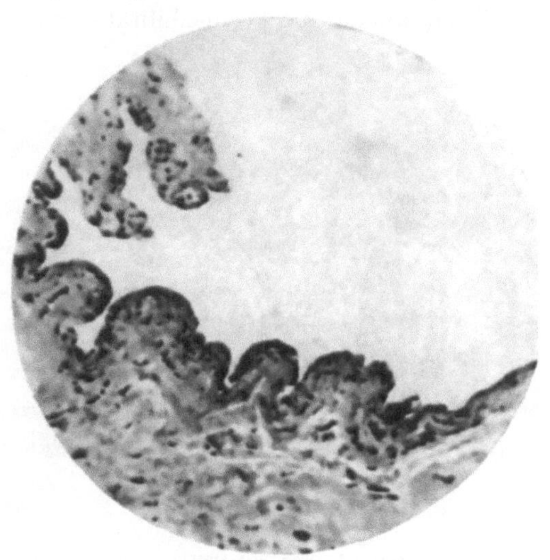

Abb. 55. Knopfförmige Wucherung und Exkreszensbildung im Bereiche des Endokards.

Bakterien oder ein anderes Antigen auszulösen imstande war, wurden all diese Bilder in die *Gruppe der allergischen oder hyperergischen Entzündung* eingereiht (KLINGE[1]: Untersuchungen über das Gewebsbild des Rheumatismus bzw. die experimentelle Erzeugung rheumatischer Knötchen). Bei unseren Untersuchungen war es möglich, *durch chemisch faßbare Gifte, bei Erzeugung einer serösen Entzündung, unter sicherem Ausschluß allergischer Vorgänge* die gleichen Bilder hervorzurufen.

Bezüglich der Technik, die gewählt wurde, um beim Hund in einem hohen Prozentsatz eine akute Endokarditis zu erzeugen, sei folgendes bemerkt. Ein Teil der Hunde erhielt durch zirka 14 Tage 8—20 Tabletten des jodhältigen Thyreoglobulin Elithyran (J. G. Farben), oder entsprechende Mengen von Thyreosan (SANABO). Nachdem sich eine

---

[1] KLINGE: Erg. d. path. Anat. v. LUBARSCH-OSTERTAG. **27**. S. 1. 1933.

Wirkung eingestellt hatte, erhielten die Tiere durch 3—7 Tage verhältnis-
mäßig geringe Allylformiatdosen (etwa 0,02 g pro Tag und Kilogramm
Gewicht), wobei sie stark abmagerten. Bei der Kombination von
Histamin und Allylformiat erhielten die Tiere zwei- bis dreimal im
Verlaufe weniger Tage etwa 10 mg Histamin intravenös und gleichzeitig
täglich ungefähr die halbe tödliche Dosis von Allylformiat.

Fassen wir die Ergebnisse, soweit es sich um die Herzveränderungen
handelt, zusammen, so ergibt sich die wichtige Tatsache, daß Klappenveränderungen im Sinne einer Endokarditis beim Hund durch Darreichung
von Giften, die auf die Permeabilität der Kapillarmembranen wirken, zu

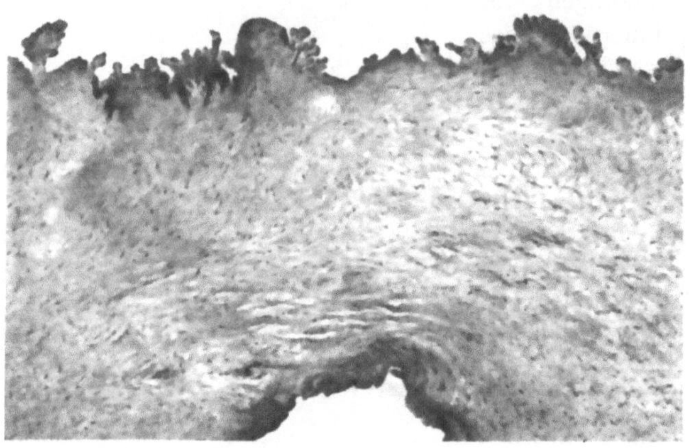

Abb. 56. Übersichtsbild einer Mitralklappe mit papillären Wucherungen und Ödem des Grundgewebes.

erzielen sind. Bis jetzt konnten experimentelle Endokarditiden bloß
durch mechanische Verletzung, durch multiple Injektionen von art-
fremdem Eiweiß oder schließlich durch wiederholte Einspritzungen von
Mikroorganismen erzeugt werden; in unserem Falle aber handelt es sich
um eine rein toxische Endokarditis, hervorgerufen durch Gifte, deren
Wirksamkeit gegen die Kapillarwände gerichtet ist.

Im Anschluß an das Gesagte ist noch über einige Versuche zu berichten,
bei denen die Tiere zwei Tage vor dem Tode, zugleich mit einer nicht
tödlichen Menge von Allylformiat, Streptokokken intravenös erhielten
und bei der Sektion schwere Klappenveränderungen zu finden waren,
überdies aber interessanterweise einmal eine *fibrinös-hämorrhagische Entzündung des Kniegelenkes*; es gelang, noch aus dem Leichenblut die Keime zu
züchten. Hier ist wohl die Annahme berechtigt, daß den Bakterien durch
die vom Allylformiat hervorgerufene, seröse Entzündung der Weg ins
Gewebe geebnet wurde, so daß, im Gegensatz zu den Angaben im Schrift-

tum, bereits eine einmalige Injektion von Keimen eine Endokarditis hervorgerufen hatte. Dies berechtigt zu der Frage, inwieweit die einmalige Allylformiatgabe durch Auflockerung der histiozytären, subendothelialen Schichte und Ausbildung einer serösen Entzündung unter Umständen sich ebenso auswirkt wie eine vorausgegangene Sensibilisierung. Vielleicht kommt der Sensibilisierung durch Mikroorganismen oder artfremdes Eiweiß überhaupt die Rolle zu, eine seröse Entzündung auszulösen und im Sinne späterer Erörterungen „Pace-maker“-Dienste zu leisten. Hervor-

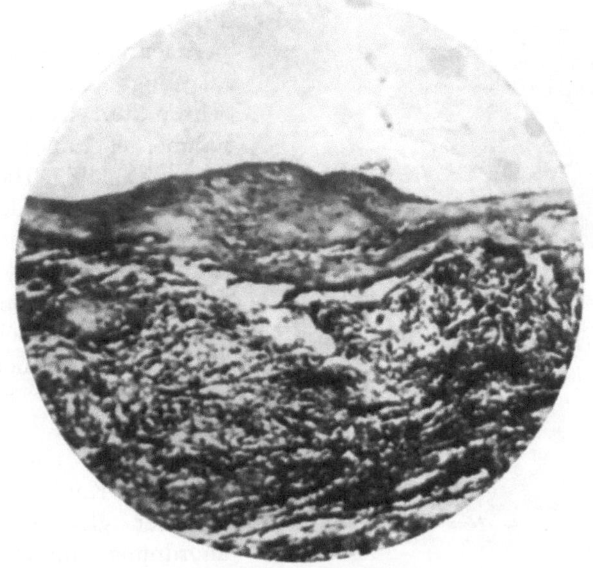

Abb. 57. Zellknötchen mit Verquellung der Grundsubstanz unter dem Vorhofendokard.

gehoben sei allerdings, daß wir in vielen Fällen bei der Kombination von Allylformiat mit Bakterien keine nennenswerten Herzklappenveränderungen beobachtet haben.

Leberzirrhose.

Bei den längere Zeit nur mit Allylformiat vergifteten Hunden sind an der Leber mit freiem Auge keine wesentlichen Veränderungen nachzuweisen; hinsichtlich der mikroskopischen Bilder haben wir uns bereits geäußert. Ganz anders gestaltet sich jedoch gelegentlich das Äußere der Leber, wenn die *chronische Allylformiatvergiftung mit mehrfachen intravenösen Gaben von Bakterien kombiniert wird*. Hier erkennt man schon makroskopisch Veränderungen, die uns an Leberkrankheiten aus der menschlichen Pathologie erinnern. Wir sehen richtige Verhärtungen mit Granulierung der Leberoberfläche wie bei der Leberzirrhose; die Leber ist auch sichtlich verkleinert, scharfrandig, derb, ihre Farbe entweder blaßbräunlich oder infolge eines bestehenden Ikterus grünlich. Unter der verdickten Kapsel sieht man unregelmäßige feine Höckerchen, zwischen denen vielfach ausgebreitete, flache Einsenkungen nach Art von Absumptionen mit rötlichem Grund auffallen. An der Schnittfläche ist die Läppchenstruktur nicht zu erkennen und nur eine ganz unregelmäßige Zeichnung zu sehen (s. Abb. 58).

26 Hunde gehören dieser Beobachtungsreihe an; sie standen durch 2 Wochen bis 6 Monaten im Versuch und zeigten siebenmal das geschilderte Bild einer sogenannten experimentellen Zirrhose, das allerdings in Einzelheiten schwankte. Gegen die Annahme, es handle sich hier um eine zufällige Häufung von spontanen Hundezirrhosen, die an und für sich sehr selten sind, spricht der Umstand, daß wir bei unseren sehr ausgedehnten Untersuchungen an Hunden sonst niemals derartige Bilder beobachten konnten.

Auch an einer größeren Zahl von Kaninchen wurden bei der gleichen Versuchsanordnung ähnliche Ergebnisse erzielt; bei diesen Tieren sind aber die Resultate weit weniger verläßlich, weil durch

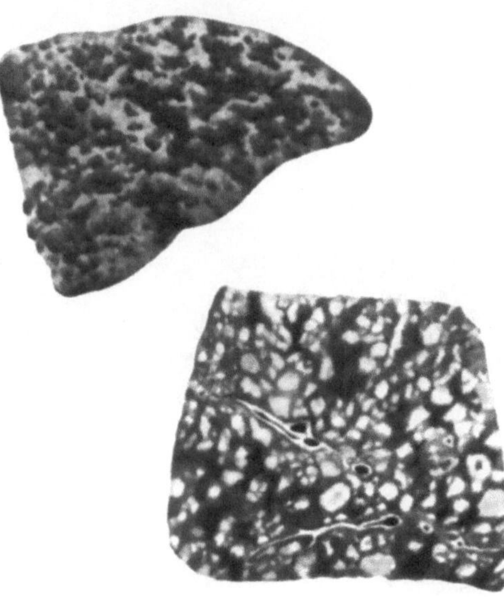

Abb. 58. Makroskopisches Bild der Oberfläche und der Schnittfläche einer zirrhotisch veränderten Hundeleber nach Allylformiat und Bakteriengabe.

die weitverbreitete Kokzidiose zirrhoseartige Bilder verursacht werden können, bzw. die Wirkung einer Noxe noch beträchtlich verstärkt wird, wie z. B. SENGUPTA[1] ausführt; wir stützen uns demnach hauptsächlich auf die Ergebnisse bei den Hunden.

Die wirksamste Anordnung war die *Kombination von Allylformiat*, das zwei- bis sechsmal in der Woche subkutan gegeben wurde (3—15 mg auf den Tag und das Kilogramm Körpergewicht berechnet) mit *intravenösen Bakterieninjektionen*; die Art der Keime schien von wesentlicher Bedeutung. Bact. coli und hämolysierende Streptokokken, aus menschlichem Material gezüchtet, sowie Tuberkelbazillen, bewirken keine greifbaren Unterschiede gegenüber der chronischen Allylformiatvergiftung;

SENGUPTA: Beitr. path. Anat., **90**, S. 371. 1932.

bei einem Hunde, der Schweinerotlaufbazillen erhielt, bestand nach fünf-
wöchiger Versuchsdauer eine hochgradige Verfettung der Leber mit
geringer Bindegewebsvermehrung in den periportalen Feldern; zwei nicht-
hämolysierende Streptokokkenstämme jedoch, von denen der eine aus einer
Pyometra eines Pferdes, der andere aus einer eitrigen Endometritis
eines Hundes gezüchtet worden war, bewirkten meist wesentlich schwerere
pathologische Veränderungen in der Leber als Allylformiatvergiftung allein;
hervorzuheben wäre, daß der „Pferdestreptokokkenstamm‟ nach längerer

Umzüchtung auf künst-
lichen Nährboden seine
Virulenz in dieser Rich-
tung eingebüßt zu haben
schien; es ist wohl nicht
notwendig hier zu be-
tonen, daß die *alleinige*
Darreichung der unter-
schiedlichen Bakterien
keine derartigen Bilder
hervorzurufen vermag.

Aus der Verschieden-
heit der sich darbietenden
Bilder in den untersuchten
Fällen glauben wir drei
Typen herausgreifen zu
können, die wir als Typus
A, B und C bezeichnen
wollen.

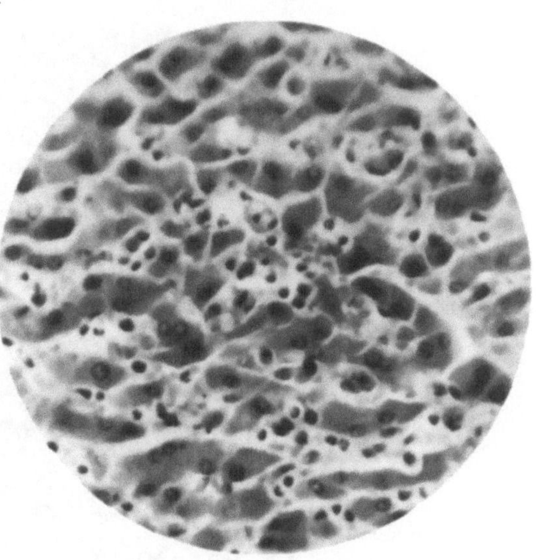

Abb. 59. Dissoziation der Leberzellbalken mit abgestoßenen,
gequollenen Kupfferzellen; Leukozyten in den Kapillaren
(Hund mit experimenteller Endokarditis).

Den Typus A — den
wir auch den *septischen
Typus* nennen — sahen wir bei Hunden, bei denen die Keime
nur wenige Male verabfolgt wurden und bei denen merkwürdigerweise auch dreimal eine Endokarditis gefunden wurde; histologisch
findet sich eine beträchtliche herdförmige, vielfach auch diffuse Dissoziation der Leberzellen bei fast ganz fehlenden Veränderungen an der
GLISSONschen Kapsel; in den weiten Kapillaren liegen in reichlicher
Menge sehr große, zum Teil abgestoßene Kupffer-Zellen, daneben aber
in den DISSEschen Räumen vereinzelte Erythrozyten und zahlreiche
Leukozyten, wie man durch die Oxydasereaktion deutlich erkennt; oft
ist neben den großen, gequollenen Kupfferschen Zellen überhaupt
nichts mehr zu sehen, was an eine trennende Membran zwischen
Blutkapillaren und DISSEschen Räumen erinnern könnte. Mit der
Bakterienfärbung nach GRAM lassen sich in der ganzen Untersuchungs-
reihe nirgends Keime nachweisen. Dieses Bild des gestörten Balken-

gefüges mit den meist großen, wie gequollen aussehenden Zellen und mit den zellreichen Kapillaren (Kapillarmobilisation Rössles) erinnert bis zu einem gewissen Grade an ein Bild bei Sepsis; diese Tatsachen werden durch die gleichzeitigen Herzklappenveränderungen unterstrichen (s. Abb. 59).

Der *Typus B* ist eine Leberschädigung, bei der man verschiedene Stadien (IV) zu unterscheiden vermag, die gelegentlich rein zu sehen sind, oft aber auch nebeneinander vorkommen; er zeigt eine gewisse Ähnlichkeit

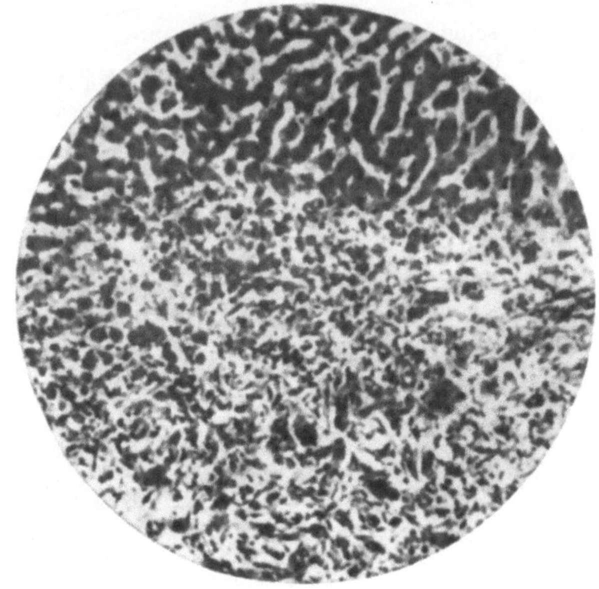

Abb. 60. Nekrosen an der Peripherie des Leberläppchens mit Einwanderung von Leukozyten.

mit der chronischen Allylformiatvergiftung ohne Kombination mit Bakteriendarreichung und stellt eigentlich nur eine stärkere Ausprägung derselben dar. Histologisch erscheint die Läppchenzeichnung der oberflächlich glatten Leber durch eine Verbreitung der periportalen Felder und durch eine deutliche Veränderung der peripheren Läppchenanteile besonders ausgeprägt; an der Peripherie ist das Gefüge der Zellbalken nach Art einer Dissoziation weitgehend gelockert; die Leberzellen selbst sind unregelmäßig angeordnet, groß, gequollen, ihr Protoplasma homogen, anscheinend glykogenarm; eine ausgedehntere Verfettung fehlt. Besonders bemerkenswert sind die Zellagen, die den periportalen Feldern unmittelbar anliegen; man sieht hier Areale, innerhalb welcher die Grenzen zwischen Disse schen Räumen und Kapillaren aufgehoben sind und die Leberzellen auseinandergerissen erscheinen, ein Bild, das an die „Seen" bei der Allylformiatvergiftung erinnert; hier aber schließen sich, entsprechend der längeren Dauer, Nekrosen der Zellen, Einwanderung von Leukozyten und bindegewebige Organisation, insbesondere am Rand dieser Seen an (Abb. 60). Überdies kommt es zwischen den erhaltenen Leberzellbalken zu einer Faservermehrung an der Stelle des verbreiterten DISSEschen Raumes; durch diese Fibrose sind die Leberzellen wie komprimiert und verschmälert und weisen an einzelnen Stellen, nach der fehlenden Kernfärbung zu schließen, die Zeichen der Nekrobiose auf (Abb. 61). Fallen die Zellen ganz aus, so sind nur erweiterte Kapillaren, umgeben von einem

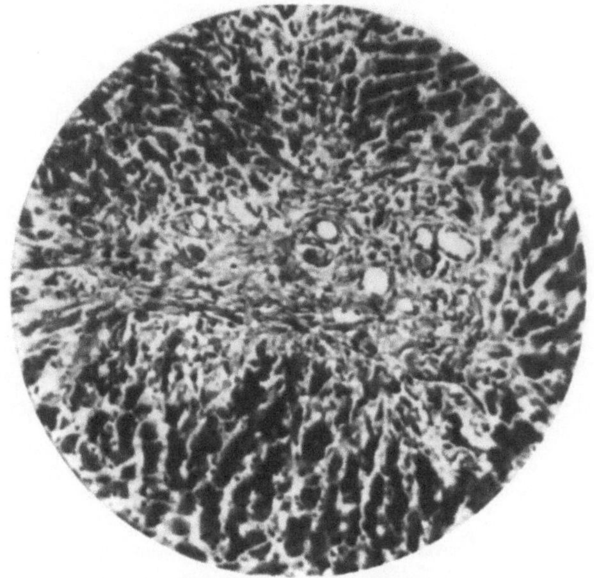

Abb. 61. Fibrose zwischen den Leberzellbalken mit beginnender bindegewebiger Organisation der Nekrosen und Verbreiterung der periportalen Felder.

dichten Fasernetz, zu sehen; schließlich finden sich nur mehr die aneinandergerückten und verdichteten Gitterfasern des Leberparenchyms, die ihrerseits die peripheren Felder verbreitern; daneben bestehen auch Regenerationserscheinungen an der Azinusperipherie, die sich durch die reichliche Mitosenbildung, durch die Größe der Leberzellen und schließlich durch die Tatsache kundgeben, daß die eigentliche Balkenstruktur mit den Doppelreihen von Leberzellen vielfach fehlt und die Zellen in ungeordneten, größeren Haufen liegen.

Die periportalen Felder selbst sind außerdem durch die Wucherung eines hier wesentlich dichter gewebten und VAN GIESON-Reaktion gebenden Bindegewebes verbreitert, wobei es innerhalb dieser Verbreiterung zu einer recht ausgeprägten Wucherung der Gallengänge gekommen ist, die meist eine deutliche Lichtung aufweisen (Abb. 62); lymphozytäre Infiltrate sind ebenfalls an vielen Stellen anzutreffen (Abb. 63).

Im ganzen zeigt also das geschilderte Bild *die Reaktion bzw. den Ausheilungsversuch auf einen Leberschaden, der vorwiegend im Bereiche der Läppchenperipherie durch die seröse Entzündung herbeigeführt wurde*; diese verursacht die Zerstörung des gesamten Balkengefüges an umschriebener Stelle und zwar besonders an der Peripherie der Leberläppchen und im Bereiche der periportalen Felder, woran sich Organisationsvorgänge anschließen; so entstehen die beschriebenen Nekroseherde

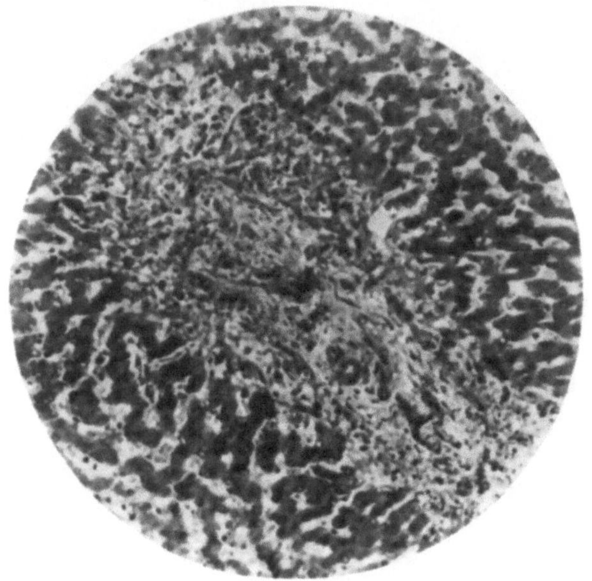

Abb. 62. Faservermehrung und beginnende Gallengangswucherung in den periportalen Feldern.

(Seenbildung mit Organisation) wie dies das Schema a (Abb. 67) zum Ausdruck bringt.

Von geringerer Bedeutung ist ein damit parallel gehender, auch von Rössle betonter Prozeß, der zu Nekrobiose und anschließendem Ausfall der Zellen bei erhaltener Struktur der Balken führt, indem das ausgetretene Plasma bzw. die Fibrose, die durch das an seine Stelle getretene neugebildete Bindegewebe entsteht, eine Ernährungsstörung verursacht; auch dieser Prozeß, der sich ebenfalls an der Läppchenperipherie abspielt, bewirkt schließlich eine Verbreiterung der periportalen Felder.

Ungeklärt bleibt zunächst die ziemlich beträchtliche *Wucherung der Gallengänge*, die aber immer noch von präformierten oder gewucherten Fasern an der Grenze der periportalen Felder von dem eigentlichen Leberparenchym abgetrennt sind; bezüglich der Entstehung der

Gallengangswucherungen bei ·den verschiedenen Lebererkrankungen
finden sich im Schrifttum zahlreiche, aber widersprechende Angaben,
wie aus einer Zusammenstellung von HERXHEIMER[1] hervorgeht. Die
einen Autoren führen sie auf Sproßungen der vorhandenen Gallengänge
zurück, was man versuchte durch Injektionen festzustellen, während
z. B. HERXHEIMER sie für umgestaltete Leberzellbalken hält, was er
durch den positiven Ausfall ·der Gallenkapillarfärbung in derartigen

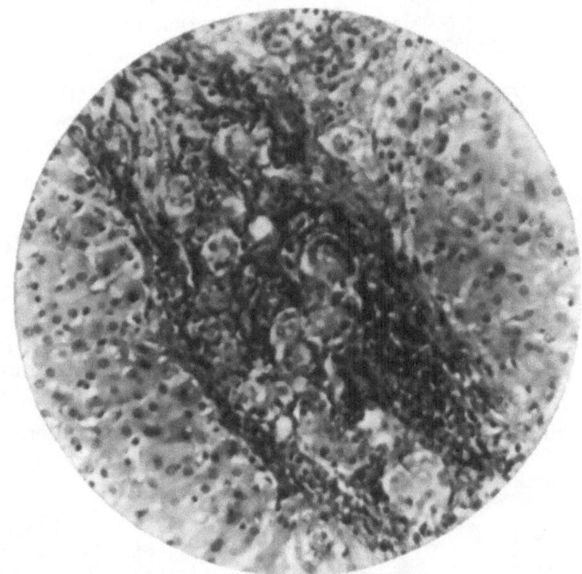

Abb. 63. Reichliche Gallengangswucherung, Faservermehrung und lymphozytäre Infiltrate im
periportalen Feld.

Bildungen zu beweisen trachtet, andere wie z. B. RÖSSLE[2] nehmen einen
vermittelnden Standpunkt ein und leiten diese Bilder von Wucherungen
der Leberepithelien *und* der Gallengänge ab; DOLJANSKY und ROULET[3]
sahen in Gewebskulturversuchen, daß das wuchernde Bindegewebe auf
Leberzellen einen formativen Reiz zur Bildung einer gallengangsähn-
lichen Sprossung mit Lumenbildung ausübt.

Auf Grund unserer Bilder erscheint es aus topographischen Gründen
wahrscheinlich, daß es sich um Sprossungen präformierter Gallengänge handelt, die stellenweise eine gewisse Ähnlichkeit mit Amputations-
neuromen mit ihren reichlichen Wucherungen zeigen, die, wie bekannt,
nach Durchtrennung einer markhaltigen peripheren Nervenfaser auf-

---

[1] HERXHEIMER: Zieglers Beitr., **72**, S. 56. 1924.
[2] RÖSSLE: Handb. d. path. Anat., V/1, S. 243. 1930.
[3] DOLJANSKY und ROULET: Virchows Arch., **292**, S. 256. 1934.

treten. Vielleicht hat in unseren Fällen — vermutlich in der Nähe der Ampulle — eine *Zusammenhangstrennung* zwischen den intraazinösen

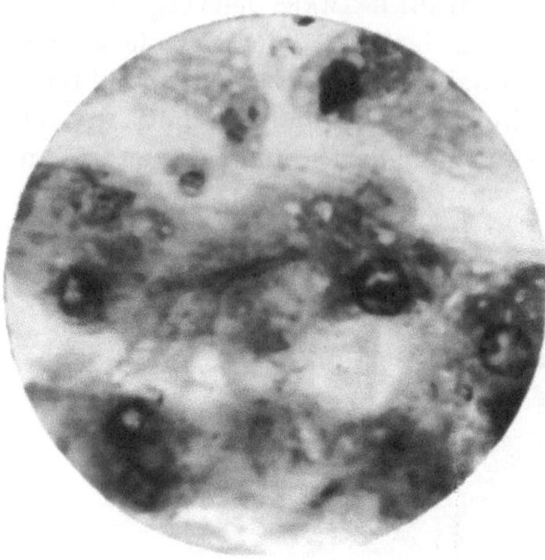

Abb. 64. Mäßig erweiterte Gallenkapillare in dem zentralen Läppchenanteil.

Gallengangskapillaren und den eigentlichen Gallengängen im Bereiche der periportalen Felder stattgefunden; wir denken deswegen ganz besonders an die Ampulle, weil sie auf Grund der Untersuchungen von OHNO[1] der am leichtesten verletzbare Teil — ASCHOFF[2] spricht sogar von der „Achillesferse" der Leber — des ganzen Gallenwegssystems ist; erfolgt aus irgend welchen Ursachen eine Gallenstauung, so ist nämlich der erste Einriß im Ampullenbereich zu erwarten, was natürlich weitere Zerreißungen im Gallenkapillarsystem nicht ausschließt; zur Charakterisierung der Ampulle sei nur daran erinnert, daß sie die Verbindung der terminalen Gallengänge mit den nur von Leberzellen umgebenen

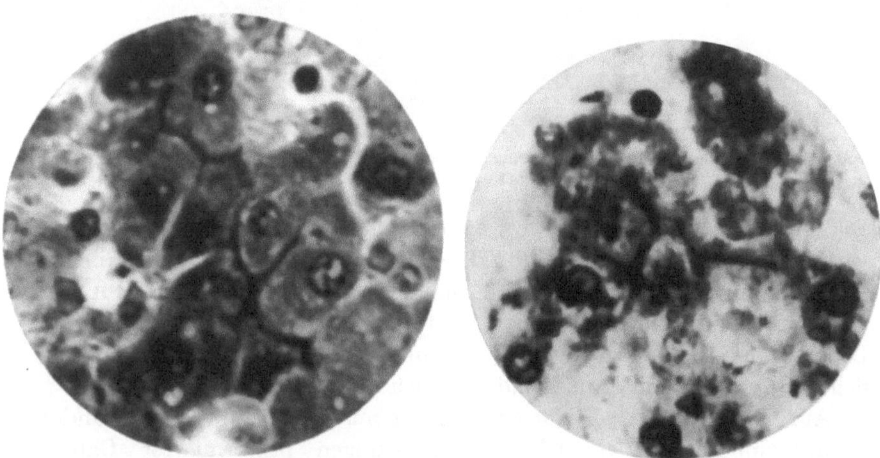

Abb. 65. Gallenkapillarerweiterung an der Läppchenperipherie.

Gallenkapillaren darstellt. Wenn es also in unseren Fällen an dieser Stelle zu ausgedehnten Kontinuitätstrennungen kommt, so wäre eigent-

---

[1] OHNO: Med. Klin. 1927, S. 1577 u. 1623.
[2] ASCHOFF: Kongreß-Verh. f. inn. Med. 1932, S. 261.

lich Bilirubinämie und somit Ikterus die unmittelbare Folge und ebenso Erweiterung der Gallenkapillaren. Betrachtet man nun das Verhalten
der Gallenkapillaren — die sich nach der EPPINGERschen Methode
und ebenso nach einer Modifikation des GRAM-WEIGERTschen Verfahrens gut darstellen lassen — so sieht man überraschende Bilder; die
Gallenkapillaren sind außerordentlich erweitert, besonders an der
Läppchenperipherie; sie sind vielfach von Bilirubinthromben erfüllt
(Abb. 64 und 65), die die bekannten hirschgeweihartigen Verzweigungen zeigen; vielfach reichen die interzellulären Gallenkapillaren bis an die DISSE-
schen Räume heran, wobei sehr
oft deutliche Kommunikationen
mit Trichterbildung zu erkennen
sind (Abb. 66); im ganzen lehren
uns also diese Bilder, daß hier die
Zeichen einer mechanischen Gallenstauung, kombiniert mit Destruktion innerhalb des Leberparenchyms, zu sehen sind, was
die oben erwähnte Zusammenhangstrennung nicht unwahrscheinlich macht. Daß es trotz des
durch die histologischen Bilder
wahrscheinlich gemachten Übertrittes von Galle in die DISSEschen
Räume bzw. in die „Seen“ zu
keinem oder in vereinzelten Fällen

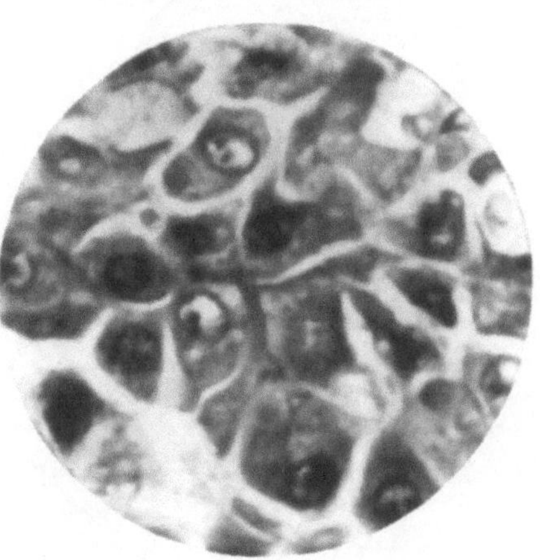

Abb. 66. Trichterbildung mit Verbindung zwischen
erweiterter Gallenkapillare und DISSEschem Raum.

nur zu einem geringgradigen Ikterus kommt, dürfte wohl seine Erklärung darin finden, daß beim Hunde eine Gelbsucht überhaupt
nur selten in Erscheinung tritt, was am besten an der Tatsache zu
erkennen ist, daß selbst Unterbindung des Ductus choledochus erst
nach 8 Tagen zu einem sichtbaren Ikterus führt. Zeigt uns also die
Erweiterung der Gallenkapillaren das Bestehen eines mechanischen
Hindernisses für den Gallenfluß an und sehen wir die Gallengänge selbst
nicht erweitert, so spricht das dafür, daß *das vermeintliche Hindernis an
der Grenze beider, also am Rand des periportalen Feldes, liegen sollte*; versucht man sich zu überlegen, in welcher Form die seröse Entzündung bei
der Allylformiatvergiftung die Ursache eines Hindernisses an der Grenze
zwischen Leberläppchen und periportalen Feldern bilden kann, so kommen
drei Möglichkeiten in Betracht:

Erstens kann der *erhöhte Druck im Gewebspaltensystem*, wie er an den
erweiterten Lymphgefäßen und an der stark gesteigerten Lymphorrhoe
erkennbar ist, eine Kompression besonders im Bereiche der sogenannten
Ampulle bewirken, da diese allseits von mit dem DISSEschen Raum

kommunizierenden Anteilen des Gewebsspaltensystems, möglicherweise auch von den Anfängen des Lymphgefäßsystems umgeben ist (s. Abb. 54). Die Ampulle könnte also bei einer Drucksteigerung in diesem System zusammengepreßt werden; für diesen Zustand, den wir zunächst nur theoretisch in Erwägung gezogen haben, fehlt das histologische Substrat, soweit sich dies auf Grund unserer bisherigen Erfahrungen ableiten läßt.

Zweitens: da es zu einer weitgehenden Zerstörung des ganzen Balkengefüges an der Läppchenperipherie gekommen ist und sich hier die geschilderten „Seen" gebildet haben, so können an dieser Stelle, und zwar wiederum im Bereiche der präkapillaren Gallenkanälchen — also in unmittelbarer Nähe der Ampulle — die oben erwähnten *Kontinuitätstrennungen* zustande kommen, wodurch der normale Gallenabfluß zu den großen Gallengängen und dadurch auch zum Darm behindert ist; die Gallenkapillaren erscheinen deshalb stark erweitert, da sie sich jetzt gegen den in den „Seen" herrschenden Kapillardruck entleeren sollen; das Schema b (Abb. 67) soll diesen Zustand versinnbildlichen.

Drittens: in weiterer Folge kommt es zu Bestrebungen der Leber, die durch die seröse Exsudation gesetzten „seenartigen" Veränderungen an der Peripherie des Azinus wieder zu *reparieren*, es kommt zu Anhäufung von Lymphozyten, Leukozyten und Aufschießen von Fibroblasten; gleichzeitig reagiert das Leberparenchym mit Regeneration und ebenso die „amputierten" Präkapillaren mit Wucherung; inwieweit

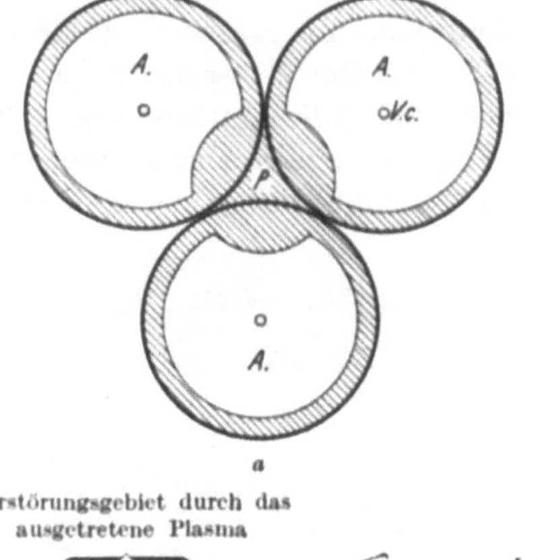

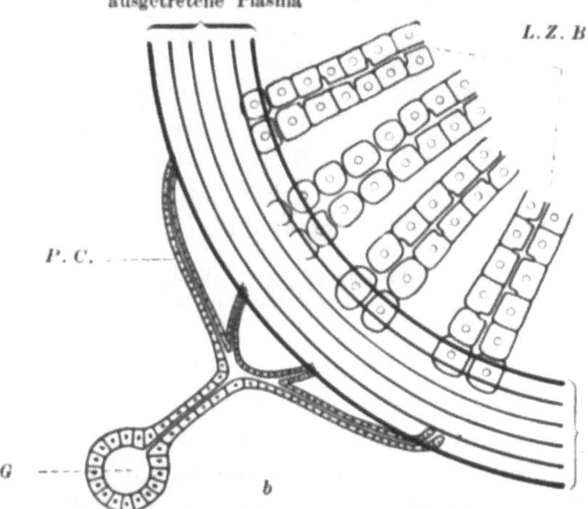

Abb. 67 (*a*, *b*). Zirrhosebildung nach chronischer Allylformiatvergiftung in schematischer Darstellung.
a) I. Stadium der „Seenbildung". *A* Acinus, *P* periportales Feld, *V.c.* Vena centralis. Die gestrichelten Partien entsprechen den Stellen, an denen die Exsudatbildung besonders stark ausgeprägt ist.
b) II. Stadium der Zerstörung. *G* interlobärer Gallengang. *P.C.* präkapillarer Gallengang. *L.Z.B.* Leberzellbalken.

dies als Antwort auf die Kontinuitätstrennung aufzufassen ist, ja vielleicht sogar einen Wiedervereinigungsversuch darstellen soll, wollen wir offenlassen; das was sich aber mit Sicherheit feststellen läßt, ist die Er-

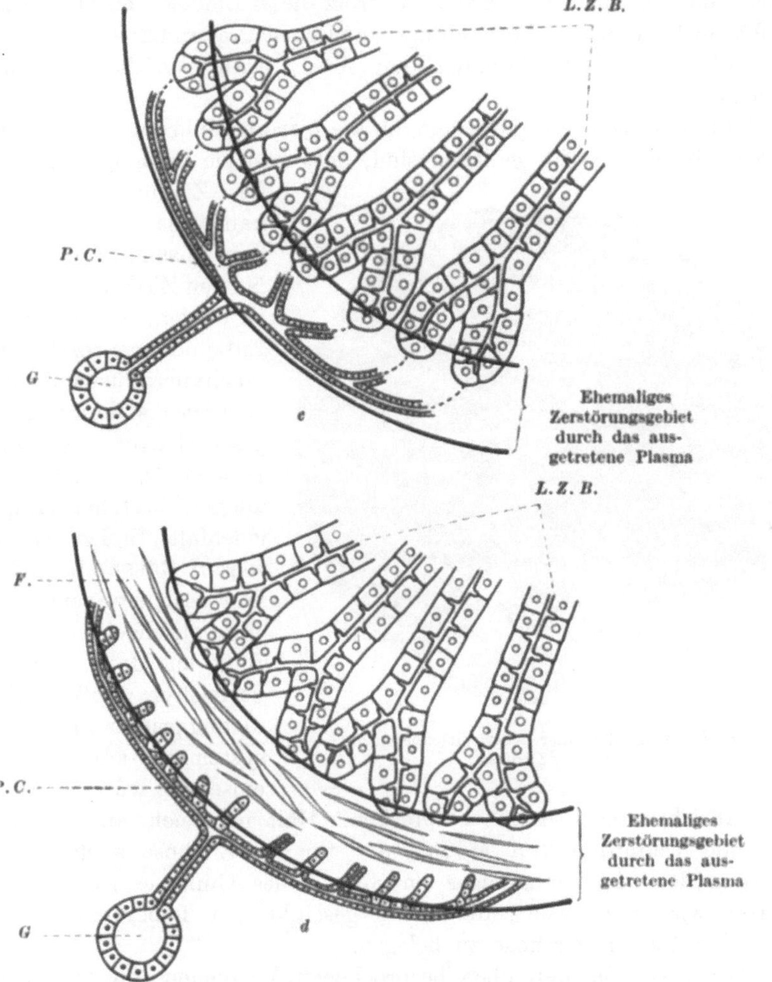

Abb. 67 (*c*, *d*). Zirrhosebildung nach chronischer Allylformiatvergiftung in schematischer Darstellung. c) III. Stadium der Regeneration und Reparation. *G* interlobärer Gallengang. *P. C.* präkapillarer Gallengang. *L. Z. B.* Leberzellbalken. d) IV. Stadium der Fibrillenbildung bei gleichzeitiger Regeneration; Störung der Reparation. *G* interlobärer Gallengang. *P. C.* präkapillarer Gallengang. *L. Z. B.* Leberzellbalken. *F.* Fibrillen.

weiterung der Gallenkapillaren (die hier beschriebenen Veränderungen waren wir bestrebt, in Schema c zusammenzufassen).

An dieses Stadium kann sich ein weiteres (cf. Schema d) anschließen, das im wesentlichen darin besteht, daß jetzt das am Rande der ehemaligen Seen *neugebildete Bindegewebe*, oft sogar von kollagenem Charakter, eine feste Masse, also sozusagen ein sichtbares Hindernis bildet, wodurch der Gallenabfluß aus dem Leberparenchym dauernd von seinem normalen Weg abgeleitet wird; ob es trotz dieser Bindegewebsabmauerung nicht doch zu neuen Verbindungen zwischen Präkapillaren und eigentlichen Gallenkapillaren kommen kann, möchten wir ebenfalls dahingestellt sein lassen.

Es erhebt sich nun die Frage, ob die hier angeführten Leberveränderungen bereits soweit gediehen sind, daß man sie in den Formenkreis der Zirrhose einbeziehen kann; nach der Meinung von Rössle muß, um den Namen Zirrhose anwenden zu dürfen, ein chronischer Entzündungsprozeß, mit Parenchymverlust und mit Regenerationsbildungen vergesellschaftet, vorliegen; Ansätze zu solchen Bildungen bestehen fraglos; jedenfalls finden wir hier, worauf Rössle besonderen Wert legt, eine gemeinsame und gleichzeitige Schädigung an Mesenchym *und* Parenchym; daß die Schädigung primär am Kapillarsystem, also am Mesenchym einsetzt, würde ebenfalls

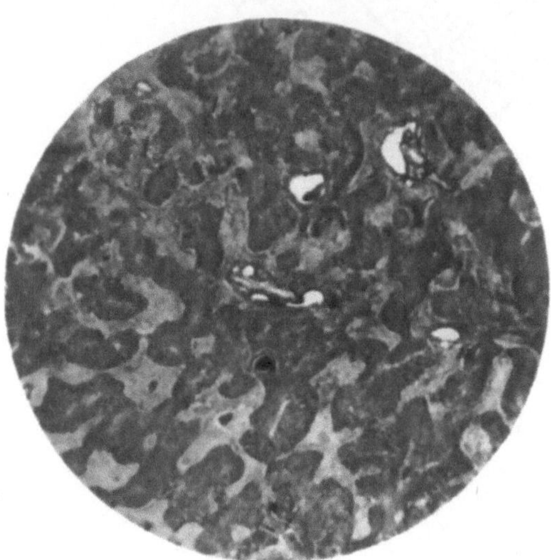

Abb. 68. Übersichtsbild einer Leber mit experimentell erzeugter „Zirrhose"

der Ansicht von Rössle entsprechen. Hält man sich an die weitergehende Definition von Moon[1], der für die Zirrhose auch eine Verzerrung des Läppchengefüges im Sinne eines Umbaues fordert, dann hätten wir kein Recht, die bisher geschilderten Leberveränderungen mit dem Namen Zirrhose zu belegen.

Typus C. Bei den oben besprochenen Versuchen mit anscheinend tierpathogenen Keimen sahen wir dreimal auch Bilder, bei denen es zu einer viel schwereren Veränderung gekommen war; versucht man, das Gemeinsame derselben zu schildern, so sieht man schon bei Lupenvergrößerung, daß das *Lebergewebe durch breite Bindegewebsstränge vielfach unterteilt ist*; man erkennt mannigfache, wie abgeschnürte, eigentümlich geformte Parenchyminseln (Abb. 68). Bei genauer histologischer Untersuchung finden sich im Parenchym wiederum die Zeichen einer serösen

---

[1] Moon: Klin. Wschr. 1934/II, S. 1489 und 1521.

Entzündung mit Dissoziation, daneben — ebenfalls hauptsächlich an der Peripherie des Azinus — wesentlich größere Nekroseherde mit fehlender Leberstruktur und reichlicher Leukozyteninvasion (Abb. 69). Besonders auffällig ist jedoch die hochgradige Verbreiterung der periportalen Felder, die zwischen die Leberläppchen breite Ausläufer senden und diese weit voneinander trennen; sie bestehen aus gewuchertem Bindegewebe, wobei ein Großteil der Fasern jetzt VAN GIESONsche Reaktion gibt. Man sieht ferner außerordentlich zahlreiche, gewucherte Gallengänge, die oft als solide

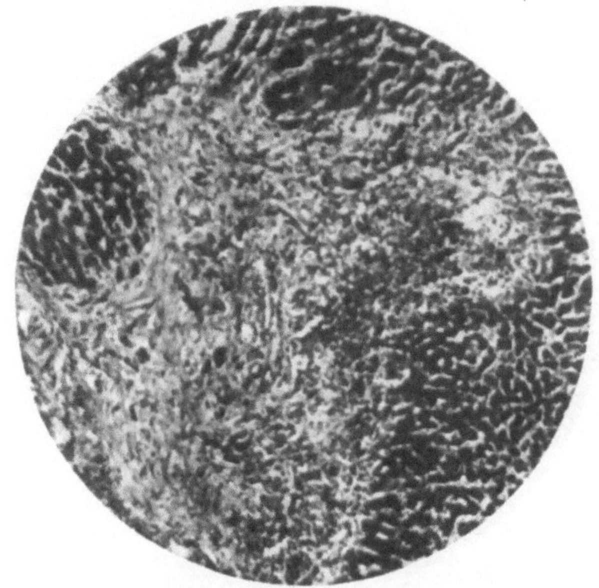

Abb. 69. Nekrosen an der Grenze der periportalen Felder bei experimenteller Zirrhose.

Sprossen entwickelt sind, oft aber ein deutliches Lumen zeigen, zwischen ihnen nur spärliche Infiltrate aus lymphoidzelligen und leukozytären Elementen (Abb. 70). In einem unserer Fälle war sogar das sehr verbreiterte periportale Feld zur Gänze von stark gewucherten größeren Gallengängen erfüllt, die fast alle eine deutliche Lichtung hatten (Abb. 71). Durch die beträchtliche Verbreiterung der periportalen Felder und durch den Ausfall von Läppchenparenchym ist es zu einer Verschmälerung der einzelnen Lobuli gekommen, vielfach sind deutliche Abschnürungen erkennbar und schließlich treten bizarre Bilder in den histologischen Schnitten in Erscheinung, indem im Schwielengewebe der Glissonschen Kapsel an Pseudolobuli erinnernde, vollkommen abgetrennte Läppchenteile zu liegen scheinen (Abb. 72). Wenn auch an zahlreichen Stellen im Lebergewebe deutliche Regenerationsbilder zu sehen sind, ist die ursprüngliche Struktur dennoch nur verzerrt, aber nirgends völlig aufgehoben und die Gruppierung um die Äste der V. hepatica überall klar ausgeprägt. In Serienschnitten ist der Zusammenhang der abgeschnürten Teile mit dem übrigen Leberparenchym immer noch erkennbar; in besonders klarer Weise gibt eine Wachsplattenrekonstruktion Anschauung von dem Aufbau einer derartigen, experimentell erzeugten Zirrhose. (s. Abb. 73.) Wie diese Abbildung zeigt, ist das Leberparenchym modelliert, die periportalen Felder sind freigelassen und in ihnen nur die Äste der Vena portae dargestellt; außerdem sind die Verzweigungen der

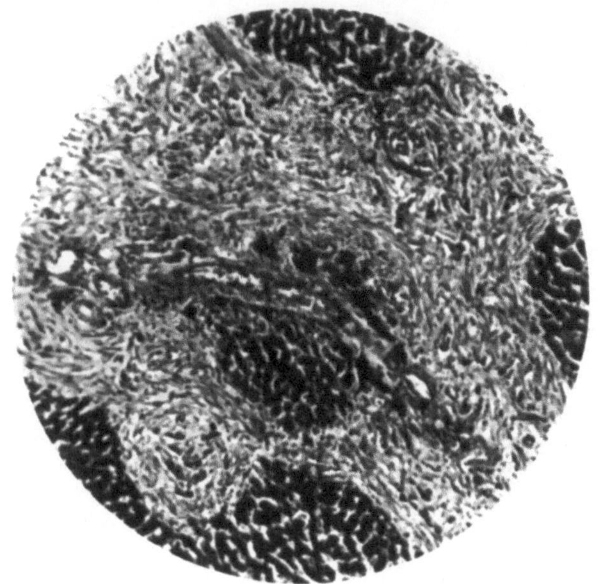

Abb. 70. Verbreiterung der periportalen Felder mit sehr reichlicher Gallengangswucherung.

Vena hepatica markiert. Der Ausfall des Parenchyms ist zwar sehr bedeutend und vielfach sind Abschnürungen zu erkennen, aber die Gruppierung um die Lebervenenäste ist immer deutlich. Es fehlen also jene Pseudolobuli, die — wie das Schema von Moon zeigt — aus Regenerathaufen entstanden, das ursprüngliche Lebergewebe verdrängen und dadurch aus der Blutzirkulation zwischen Vena portae und Vena hepatica ausgeschaltet sind.

Wenn also, wie die Untersuchungen im Serienschnitt und das Modell lehren, eine sogenannte *perilobuläre Zirrhose* vorliegt, die vielleicht der biliären Zirrhose des Menschen in der Läppchenanordnung am meisten ähnelt und eine weitgehende Analogie zur Laennecschen Zirrhose fehlt, so verdient es dennoch, hervorgehoben zu werden, daß *es im Anschluß an eine experimentell gesetzte seröse Entzündung tatsächlich zur Ausbildung von an Leberzirrhose gemahnenden Bildern kommt*, wobei die einzelnen Stadien verfolgt werden können.

Es scheint von Bedeutung zu sein, daß wir zirrhoseähnliche Bilder auch dann sahen, wenn das die seröse Entzündung erzeugende Gift, das Allylformiat, mit weiteren Schädigungen kombiniert wurde. So sahen wir ähnliche Veränderungen, außer nach der besprochenen Kombination mit pathogenen Keimen, einmal nach häufigen intravenösen Pferdeserumgaben bei einem chronisch mit Allylformiat vergifteten

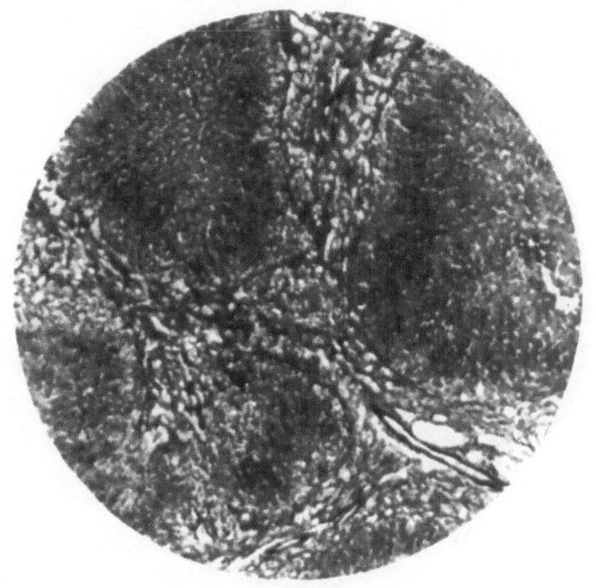

Abb. 71. Ausgedehnte Wucherung großer, lumenführender Gallengänge.

Tier, ein anderes Mal bei einem Hund, der nach Drosselung der Milzvene noch über fünf Monate mit kleinen Allylformiatdosen vergiftet worden war.

Überblicken wir das Schrifttum über die experimentelle Erzeugung von Leberzirrhosen, so sehen wir tatsächlich, wie auch MOON hervorhebt, eine *Kombination zweier Gifte* als eine besonders wirksame Maßnahme zur Herbeiführung einer Zirrhose. Die Verbindung einer Schwermetallvergiftung (wobei wohl unschwer z. B. dem Arsen, Mangan oder Kobalt als Kapillargift die Auslösung einer serösen Entzündung zugeschrieben werden könnte) mit anderen Intoxikationen erzeugt besonders schwere Veränderungen; so haben HURST und HURST[1] die anatomischen Bilder der nach

---

[1] HURST und HURST: J. of Path., **31**, S. 303. 1928.

Manganchloridvergiftung auftretenden zirrhoseartigen Veränderung durch gleichzeitige intraportale Verabfolgung von Bact. coli wesentlich steigern können; OPIE[1] sah Zirrhosen, wenn er eine Chloroformgabe mit intravenösen Injektionen von Bact. coli und Streptokokken verband. Aber auch andere Kombinationen werden als besonders wirksam geschildert, so z. B. von WALLACE[2] diejenige von Alkohol mit Chloroform oder Tetrachlorkohlenstoff und von FISCHLER[3] die kombinierte Anwendung von Alkohol und Phosphor. *Deswegen liegt der Gedanke nahe, daß die*

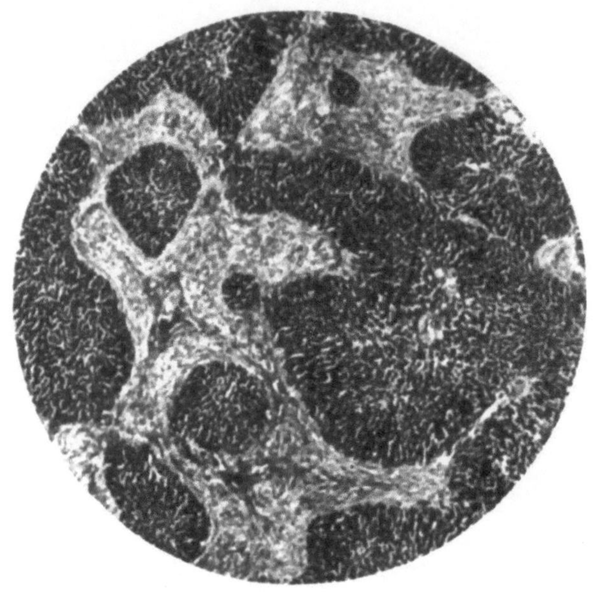

Abb. 72. Weitgehende Abschnürung einzelner Läppchenanteile, die an Pseudolobuli erinnern.

Anwendung zweier Gifte deshalb besonders schwere Zirrhosen erzeugt, weil das eine Gift, in unserem Fall das Allylformiat, bei HURST und HURST z. B. das Manganchlorid, *eine seröse Entzündung hervorruft und das zweite Gift — die Bakterien — infolge der bestehenden Kapillarschädigung die Blutbahn verlassen und in die Gewebssäfte oder schließlich in die Lymphe übertreten.* Es ist anzunehmen, daß die Bakterien, die bei unseren Untersuchungen nur als Beispiel eines pathogenen Stoffes dienen, in der Blutbahn wesentlich weniger gefährlich sind als im Gewebe, da sie in den Blutgefäßen durch die bakteriziden Kräfte des Blutes vernichtet und durch das Retikuloendothel phagozytiert werden, was den Organismus schützt.

[1] OPIE: J. amer. med. Assoc., **62**, S. 895. 1914.
[2] WALLACE: Zitiert nach MOON. Klin. Wschr. 1934, S. 1489, 1521.
[3] FISCHLER: Arch. f. klin. Med. **93**, S. 427. 1908.

In der Lymphe fehlen diese Schutzvorrichtungen, auch sind vermutlich die bakteriziden Kräfte weitaus schwächer entwickelt als im Blut (Nigrisoli[1]). Schließlich könnte die bei der serösen Entzündung sehr eiweißreiche Gewebsflüssigkeit und Lymphe das Ansiedeln von Keimen erleichtern, so daß es hier zur Ausbildung einer lokalen Entzündung nach Art einer Lymphangitis kommen kann.

Auch für die menschliche Zirrhose kann vielleicht ein derartiger Mechanismus in Erwägung gezogen werden, indem auch hier zunächst eine Substanz eine seröse Entzündung hervorruft und solcherart den Pacemaker für eine zweite — möglicherweise sind es ebenfalls Bakterien — abgeben könnte. Hierin liegt vielleicht die Rolle der alkoholischen Getränke, bzw. der in ihnen vorhandenen Giftstoffe für die Ätiologie der Leberzirrhose. Eigene experimentelle Erfahrungen können diese Annahme zunächst nicht stützen; wir sahen keine Lymphorrhoe nach peroraler Gabe von Alkohol; bei einem Hund, der durch vier Monate häufig intravenöse Streptokokken-

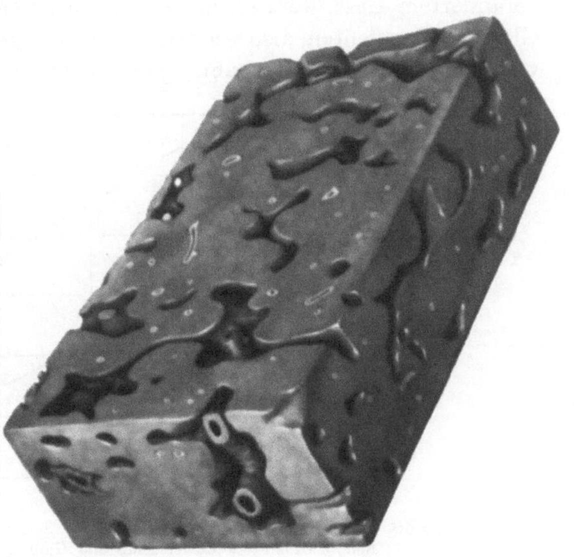

Abb. 73. Wachsplattenrekonstruktion einer experimentellen „Zirrhose". Das Gewebe modelliert, die periportalen Felder freigelassen, die Äste der Vena portae durch Schraffierung, der Vena hepaticae als Lücken markiert.

injektionen und gleichzeitig mit der Schlundsonde Alkohol zugeführt erhielt, fanden sich keine schwereren Leberveränderungen. Scaglioni (zitiert nach Moon) schreibt: „Infektionen übertreffen alle anderen Agentien in der Erzeugung von chronisch-entzündlichen Prozessen; es hat den Anschein, als ob Infektionen bei der ätiologischen Zirrhoseforschung nicht genügend berücksichtigt worden wären".

So zeigt das Studium der experimentellen, perilobulären Zirrhose nach Allylformiatgabe Ausblicke hinsichtlich der Histogenese und vielleicht auch der Ätiologie der menschlichen Leberzirrhose.

In diesem Zusammenhang muß auch darauf verwiesen werden, daß es gelungen ist, durch Fäulnisgifte experimentelle Zirrhosen oder min-

---

[1] Nigrisoli: Giorn. di bact., **2**, S. 603. 1927.

destens chronische Hepatitiden hervorzurufen. Es sei auf die Untersuchung von Lissauer[1] mit Extrakten von faulendem Fleisch und auf jene von Krawkow[2] (zitiert bei Fischler) verwiesen, der bei Hühnern mit faulender Bouillon oder Fleischabguß zirrhoseartige Bilder erzeugte.

Aber auch die chemische Analyse des Blutes derartiger Tiere zeigte Verhältnisse, die in mancher Hinsicht an die bei schweren menschlichen Leberschädigungen erinnern. Bei zwei Hunden, bei denen zum Schluß ein zirrhoseähnliches Bild gefunden wurde, kam es zuerst bei nur wenig verändertem Gesamteiweiß im Serum zu einem Absinken des Albumin-Globulin-Quotienten, also wie früher (S. 106) gezeigt wurde, zum Austritt von Albumin aus der Blutbahn; später aber, zu einer Zeit, in der man wohl

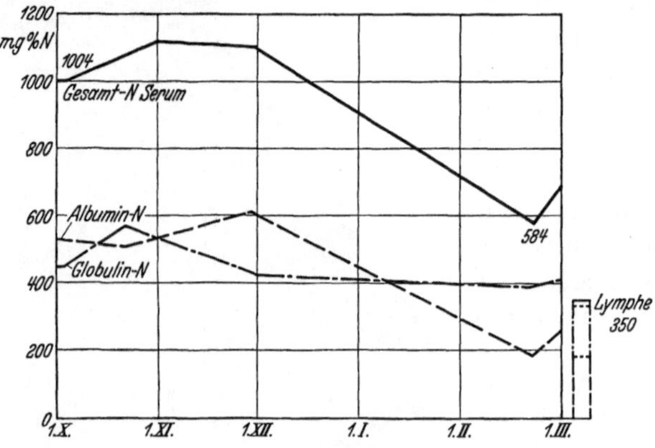

Abb. 74. Gesamt-, Albumin- und Globulinstickstoff im Serum bei experimenteller Leberzirrhose. Rechts Gesamteiweiß, Albumin und Globulin in der Lymphe.

das Bestehen einer irreparablen Leberschädigung annehmen kann, sank das Gesamtserumeiweiß beträchtlich ab, es betrug schließlich nicht viel mehr als die Häfte des Ausgangswertes. Auch zu dieser Zeit ergab die Untersuchung einen sehr niedrigen Albumin-Globulin-Quotienten im Serum. Dieses Verhalten des Serumeiweiß ist deswegen interessant, weil wir ähnliche Veränderungen auch bei den menschlichen Leberschädigungen finden (Abrami[3], Iverson[4], Waller[5]), nämlich Globulinämie und „Hyposérinémie", wie die Franzosen die Verminderung der Bluteiweißkörper nennen. Die Senkung des onkotischen Druckes, die sich aus diesen Serumeiweißschwankungen ergibt, wird von manchen Autoren neben der Pfortaderstauung als Ursache der Aszitesentstehung angesehen.

[1] Lissauer: Virchows Arch., 217, S. 56. 1914.
[2] Krawkow: Arch. d. exper. Med., 1896, S. 244.
[3] Abrami: Ann. Méd., 31, S. 334. 1932.
[4] Iverson: Klin. Wschr. 1928, S. 2001, und 1929, S. 168.
[5] Waller: Z. klin. Med., 122, S. 47. 1932.

Globulinämie und Hyposérinémie waren besonders bei einem fünf Monate im Versuch stehenden Hund ausgebildet (s. Abb. 74); bei diesem war durch die Kombination von Pferdeserum- und Allylformiatinjektionen eine Zirrhose hervorgerufen worden. In diesem Falle schien uns das Verhalten des Lymphflusses von besonderem Interesse. Es wurde daher bei diesem Tier vor dem Tode eine Lymphfistel angelegt; so wie wir erwartet hatten, fand sich, wohl als Ausdruck der bestehenden serösen Entzündung und des durch die Hyposérinémie herabgesetzten onkotischen Druckes, eine außerordentlich starke Lymphorrhoe (etwa 6 ccm pro Minute gegenüber dem normalen Durchschnittswert von 0,3—0,5 ccm). Daß bei diesem Tier der Eiweißgehalt der Ductusthoracicus-Lymphe niedrig war (2,2% gegenüber einem normalen Wert von 3,5—5,0%) hängt wohl mit der hochgradigen Eiweißverarmung und dem niedrigen Albumin-Globulin-Quotienten im Blut zusammen. Die Hyposérinémie führt nämlich einerseits dazu, daß trotz seröser Entzündung relativ weniger Eiweiß aus den Gefäßen austritt, als es bei normalem Eiweißgehalt des Serums der Fall sein müßte, andererseits ruft die Hyposérinémie zusammen mit dem niedrigen Albumin-Globulin-Quotienten eine starke Senkung des onkotischen Druckes hervor, was unter den gegebenen Umständen selbst wieder den Übertritt von eiweißarmer Flüssigkeit aus der Blutbahn in das Gewebe begünstigt. Auch der Albumin-Globulin-Quotient in der Lymphe und im Leberpreßsaft waren sehr niedrig. Diese Beobachtungen fügen sich also in den Rahmen der menschlichen Leberkrankheiten ein; wir werden auf sie noch zurückkommen (s. S. 227).

XII. Beeinflussung des retikuloendothelialen Systems durch die seröse Entzündung.

Theoretische Überlegungen über die Entstehung der Zirrhose und der Endokarditis haben es wahrscheinlich gemacht, daß die *seröse Entzündung* gleichsam *den Weg für das Eindringen von Mikroorganismen* in den Körper, bzw. in die Gewebe vorbereitet. Auch die klinische Erfahrung wies in diese Richtung, denn wir sahen manches Krankheitsbild mit einer serösen Entzündung harmlos beginnen und allmählich in einen schweren septischen Prozeß ausarten. Es schien uns nun die Frage von großer Bedeutung, wieweit sich diese Vorstellungen durch entsprechende Tierexperimente stützen lassen.

Die Abwehrvorrichtung unseres Körpers gegen eindringende Mikroorganismen stehen wohl in naher Beziehung zu dem sogenannten *retikuloendothelialen System*; dementsprechend muß sich unser Interesse, wollen wir obige Frage durch experimentelle Untersuchungen beantworten, in erster Linie auf das Verhalten der Kupfferschen Sternzellen, als Hauptrepräsentanten dieses Systems, richten.

Da der Hauptangriffspunkt der verschiedenen, zu seröser Entzündung führenden Gifte die Kapillaren sind und die Kupfferschen Sternzellen einen integrierenden Bestandteil derselben bilden, wird eine Schädigung dieser Elemente bei jeder serösen Entzündung anzunehmen sein. Um eine Läsion der Kupfferschen Zellen nachzuweisen, stehen uns mehrere Methoden zur Verfügung, nämlich die histologische, die direkte und indirekte biologisch-funktionelle Methode.

Die histologischen Veränderungen der Kupfferschen Sternzellen sind dort, wo die seröse Entzündung bereits zu kleinen Nekroseherden geführt hat, oft sehr schwerwiegend. Die Zellen haben mit der Umgebung jeden Kontakt verloren, was wir in einer schematischen Zeichnung zum Ausdruck zu bringen bemüht waren (s. Abb. 40). Aber schon an den Randpartien der Nekrosen zeigen sie, selbst wenn sie durch die ödematöse Verbreiterung des DISSEschen Raumes von den Leberzellen abgehoben sind, keinerlei mikroskopisch faßbare Veränderungen; vielleicht erscheinen sie etwas größer, aber eine Funktionsveränderung ist, soweit man das histologisch überhaupt beurteilen kann, kaum festzustellen.

Will man eine Läsion der Kupfferschen Zellen erfassen, so muß man dies an der Hand ihrer wichtigsten Funktion nachweisen, nämlich an der Phagozytose. Im Tierexperiment stößt dies auf keine Schwierigkeiten, indem man die Absorption eines injizierten kolloidalen Farbstoffes prüft. Diese Methode ist nicht sehr empfindlich, denn selbst die Kupfferschen Sternzellen einer aus dem Körper herausgenommenen Leber können noch phagozytieren. Wir bedienten uns nicht eines Farbstoffes, sondern gaben Ferrum saccharatum oxydatum in 10%iger Lösung. Injiziert man diese intravenös, so wird das Eisen innerhalb kürzester Zeit von den Kupfferschen Zellen aufgenommen, was sich nachträglich im histologischen Schnitt durch die Turnbullblaureaktion sehr leicht nachweisen läßt. Vergiftet man Tiere mit Histamin, Pepton oder Allylformiat und gibt dann auf der Höhe der Vergiftung Eisen, so läßt sich mit dieser Methode kein prinzipieller Unterschied gegenüber der Norm feststellen, da die Kupfferschen Zellen noch ihre speichernde Eigenschaft behalten haben. Der einzige Unterschied ist höchstens die Art und Weise der Phagozytose. Unter normalen Bedingungen wird das Eisen so absorbiert, daß es bei der histologischen Untersuchung in der Zelle als feinste Granula gleichmäßig verteilt erscheint, während bei Schädigungen im Sinne einer serösen Entzündung die Phagozytose vorwiegend im Form einer groben Granulierung erfolgt.

In einer weiteren Versuchsreihe prüften wir, bei Durchspülung der herausgenommenen Hundeleber, die speichernden Eigenschaften mit und ohne Schädigung durch Allylformiat. Tatsächlich zeigte sich hier ein großer Unterschied, indem die *geschädigte Leber eine deutliche Speicherungsverminderung* aufwies, ja in einigen Fällen kam es überhaupt zu keiner Speicherung in den Kupfferschen Sternzellen.

Als wichtigster Beweis für die Annahme, daß die Kupfferschen Zellen eine wichtige Rolle bei der Immunität spielen, gilt ihre Fähigkeit, nicht nur Kolloide, sondern auch Mikroorganismen an sich zu reißen. Injiziert man lebende oder abgetötete Bakterien verschiedenster Art, so werden sie von den Kupfferschen Zellen, genau wie andere Fremdörper, phagozytiert und vermutlich verdaut; jedenfalls sind sie nach einer bestimmten Zeit mikroskopisch nicht mehr nachweisbar. In entsprechenden Versuchen haben wir die Phagozytose von Mikroorganismen durch die bei seröser Entzündung geschädigte Leber auch histologisch studiert; man gewann den Eindruck, daß gegenüber der Norm Unterschiede bestehen, doch ist äußerste Vorsicht in der Beurteilung solcher Versuche umsomehr am Platz, als gerade der Nachweis von Mikroorganismen innerhalb der Kupfferschen Zellen mit technischen Schwierigkeiten verbunden ist.

Allen indirekten Methoden haftet der prinzipielle Fehler an, daß sie kein unbedingt bindendes Urteil gestatten; wenn wir daher im folgenden auf Reaktionen aus der Immunitätslehre zu sprechen kommen, so besteht die Möglichkeit, ja sogar die große Wahrscheinlichkeit, daß diese Reaktionen mit der Tätigkeit der Kupfferschen Zellen im Zusammenhang stehen; sichere Beweise lassen sich aber schwer vorbringen.

Unter Wahrung dieser Reserve hat LEUCHTENBERGER[1] die *natürlichen Schutzstoffe des Blutes* als Maß der Kupfferzellfunktion während der Histamin- und Peptonvergiftung geprüft; die bakterizide Kraft des Blutes wurde in der Weise gemessen, daß zu steril entnommenem und defibriniertem Blut eine bestimmte Menge von Bakterien hinzugefügt wurde; in gewissen Zeitabschnitten wurden mit dem beimpften Blut Agarmischplatten gegossen und nach 24 stündiger Bebrütung die Anzahl der gewachsenen Kolonien gezählt. Es hat sich nun ergeben, daß es *unter der Wirkung der verwendeten Gifte* zu einer *Herabsetzung der bakteriziden Kraft des Blutes* kommt. Ähnliche Verhältnisse zeigten sich in Phagozytoseversuchen hinsichtlich des Opsoningehaltes des Serums.

Es ist sicher etwas gewagt, diese Reaktionen mit der Tätigkeit des retikuloendothelialen Apparates in unmittelbaren Zusammenhang bringen zu wollen, aber irgendeine Beziehung ist jedenfalls anzunehmen.

Klarer übersieht man die Verhältnisse bei folgender Versuchsanordnung. Wenn man Hunden, die sich auf der Höhe einer Pepton- oder Histaminvergiftung oder in einem Stadium schwerer Allylformiatschädigung befinden, für Hunde nichtpathogene, hämolysierende Streptokokken

---

[1] LEUCHTENBERGER: Klin. Wschr. 1931, S. 2163; Z. klin. Med., **124**, S. 181. 1933.

(meist 1 ccm einer 24 Stunden alten Bouillonkultur oder Kochsalzabschwemmung von Agarplatten) injiziert, so zeigt sich durchwegs ein *längeres Verweilen der Bakterien im Blute* (um das Doppelte bis Dreifache) als bei den nichtvergifteten Tieren. Während beispielsweise die Blutkulturen beim Kontrolltier sehr oft nach 2—3 Stunden steril waren, zeigten die Kulturen von vergifteten noch nach 6—8 Stunden Keime im Blut. Wurden die Keime erst spät injiziert, also zu einer Zeit, wo die schwersten Vergiftungserscheinungen im Abklingen waren, so erwiesen sich die Differenzen zwischen geschädigtem und Normaltier oft ganz aufgehoben oder doch so gering, daß wir sie in den Bereich der Fehlergrenzen rechnen mußten.

So konnten wir z. B. bei einem Hund, der durch 14 Tage durch mehrmalige kleine Allylformiatgaben und durch die Injektion einer Aufschwemmung von hämolysierenden Streptokokken in die Blutbahn vergiftet worden war, die Keime in der Blutbahn 6 Tage lang nachweisen; erst am 7. Tage nach der Injektion war die Blutkultur steril. Während dieser 7 Tage hatte das Tier kein Allylformiat erhalten. Der Hund wurde darauf durch einen Monat weitervergiftet und wiederum wurden die Keime intravenös gespritzt. Er ging nach weiteren 6 Tagen ein und bis zum Tode konnten aus dem Blut, übrigens auch aus dem Leichenblut, Keime gezüchtet werden. Vor Beginn des Versuches waren bei diesem Tier ins Blut gebrachte, hämolysierende Streptokokken innerhalb 24 Stunden verschwunden. Schließlich sei noch bemerkt, daß weder bei den vergifteten, noch bei den Kontrolltieren eine spontane sekundäre Bakteriämie nachgewiesen werden konnte, wenn die Keime einmal verschwunden waren.

Nach diesen Feststellungen hat es demnach den Anschein, als ob die verschiedenen *Gifte, die zu einer serösen Entzündung führen, die Abfangorgane für Bakterien lähmen könnten*, d. h. das retikuloendotheliale System, welchem ja die Hauptaufgabe bei der Aufnahme von injizierten Substanzen zufällt, scheint im Stadium der serösen Entzündung für eine gewisse Zeit zumindestens in dieser Teilfunktion beeinträchtigt zu sein.

In weiteren Versuchen beschäftigten wir uns mit der Frage, wieweit neben der verminderten Aufnahmsfähigkeit des retikuloendothelialen Systems auch das *Haftvermögen der Speicherzellen* gegenüber bereits phagozytierten Substanzen während der serösen Entzündung Schaden gelitten hatte. Wir haben hiezu einen von Saxl und Donath[1] mitgeteilten Befund herangezogen, nach dem im Anschluß an die Injektion feinstverteilten Fettes das Wiederauftreten bereits verschwundener Fetteilchen im Blute durch kleine Mengen von Witte-Pepton auszulösen ist; die Autoren sahen dies nur während der Blutdrucksenkung, die durch die Peptoninjektion hervorgerufen wird. Wir modifizierten die Versuchsanordnung,

---

[1] Saxl und Donath: Wien. Arch. inn. Med., **13**, S. 7. 1927.

indem wir statt Fett Bakterien verwendeten. Injiziert man Tieren Streptokokken und überprüft man in gewissen Zeitabständen durch Blutkulturen, wann sich das Blut wieder völlig keimfrei erweist, so gelingt es jetzt durch Injektion von *Pepton* oder *Histamin*, aber auch durch Darreichung von *Allylformiat*, die scheinbar fixierten und *unwirksam gemachten Bakterien wieder in die allgemeine Zirkulation* zu locken und stets wieder *Keime im Blut* zu erhalten, *wenn sich Blutproben vorher bereits als völlig steril* erwiesen hatten. Diese sekundäre Bakteriämie zeigte sich meist 10—20 Minuten nach der Injektion von Histamin oder Pepton oder eine Stunde nach Darreichung von Allylformiat; während die Histamin- bzw. Peptonwirkung meist wieder abklingt, hält die sekundäre Bakteriämie nach Allylformiat viel länger an, bei tödlichen Dosen bis zum Tod des Tieres.

Fragen wir uns nach dem Zustandekommen dieser Erscheinungen, so müssen wir zugeben, daß wir vorläufig den Wirkungsmechanismus von Pepton und Histamin einerseits und Allylformiat andererseits noch nicht vollkommen kennen; wir müssen uns vielmehr mit der Feststellung begnügen, daß es durch diese Vergiftungen gelingt, aus den normalerweise mit der Phagozytose betrauten Organen Keime wieder herauszulocken, was ebenfalls für eine Leistungsänderung des retikuloendothelialen Systems im Sinne einer Schädigung zu sprechen scheint; es würde demnach *neben der verminderten Aufnahmefähigkeit auch das Haft- bzw. Abtötungsvermögen der Zellen durch die seröse Entzündung beeinträchtigt* sein. Falls die Kupfferschen Sternzellen mit diesen Reaktionen tatsächlich in Zusammenhang gebracht werden können und somit der Schluß gestattet ist, daß sie durch diese Gifte Schaden erlitten haben, so würde das bedeuten, daß Histamin, Pepton und Allylformiat nicht nur die Permeabilität der Membranen schädigen, sondern auch eine Funktionsbeeinträchtigung der sie auskleidenden Endothelzellen bewirken.

In innigstem Zusammenhang mit diesem Fragekomplex stehen Untersuchungen von KUNZ und POPPER,[1] die sich mit dem *Übertritt von Bakterien aus der Blutbahn in die Lymphe* beschäftigten. Fremdkörper, wie Farbstoffe oder Eiweiß, die in den Blutkreislauf gebracht werden, erscheinen in verhältnismäßig kurzer Zeit in der Lymphe. Während des Bestehens einer serösen Entzündung gelangen die betreffenden Fremdkörper noch viel rascher und in stärkerem Ausmaße in die Lymphe und man gewinnt fast den Eindruck, als würden die trennenden Membranen so weit geschädigt sein, daß mit dem eigenen Plasma auch die Fremdkörper in die Gewebsspalten übertreten können, da ja jetzt große Moleküle die Kapillarmembran zu passieren vermögen.

In Fortsetzung dieses Gedankens lag es nahe, zu prüfen, ob während einer serösen Entzündung nicht auch die Membranen für im Blute befindliche Bakterien permeabel werden, so daß die Keime im weiteren

---

[1] KUNZ und POPPER: Zeitschr. f. klin. Med., **128**, 1935.

Verlauf in die Gewebsräume übertreten und schließlich sogar in der Lymphe erscheinen. Es schien also verlockend, im Tierexperiment zu prüfen, ob unter normalen Verhältnissen ein Übertritt von Bakterien in die Lymphe festgestellt werden kann und ob eine Schrankenstörung nach Art einer serösen Entzündung die Anwesenheit von Keimen im Ductus thoracicus ermöglicht.

Ähnliche Versuche sind bereits von PETERSEN, MILLES und MÜLLER[1] unternommen worden, wobei sich die betreffenden Autoren zunächst mit der Frage beschäftigten, ob Kolibakterien, die durch eine Dauerinfusion

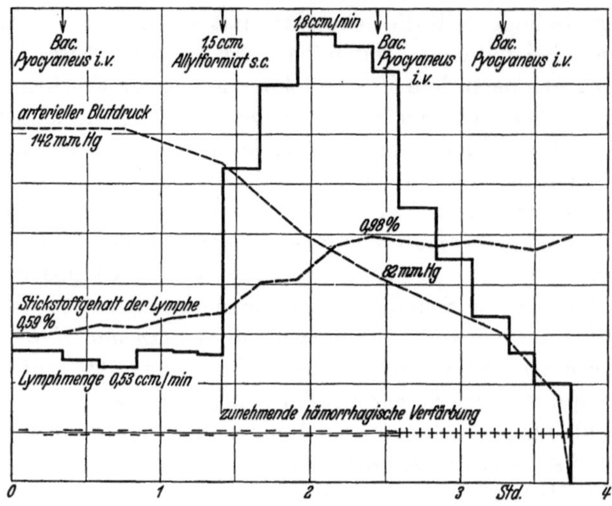

Abb. 75. Einfluß des Allylformiat auf die Bakterienausscheidung durch die Lymphe. — bedeutet negatives Kulturergebnis, + bedeutet positives.

in die Blutbahn gebracht werden, überhaupt in der Lymphe erscheinen. Wohl gelang es auf diese Weise, unter gewissen Umständen eine Lymphorrhoe auszulösen, doch blieb die Lymphe die längste Zeit steril, erst im terminalen Stadium gingen Keime über. Jedenfalls erwiesen diese Untersuchungen, daß bei intravenöser Injektion von Kolibazillen ein Übertritt in die Lymphbahn erst nach längerer Zeit erfolgt.

KUNZ und POPPER legten sich nun die Frage vor, ob dieser Übertritt durch ein Hinzutreten einer serösen Entzündung, die doch die Schranken für größere Moleküle öffnet, nicht beschleunigt oder überhaupt erst ermöglicht wird.

Zunächst wurde in Übereinstimmung mit den Untersuchungen von PETERSEN, MILLES und MÜLLER gefunden, daß bei einem gesunden Tier nach einer einmaligen Injektion keine Bazillen aus der Blutbahn in die

---

[1] PETERSEN, MILLES und MÜLLER: Z. exper. Med., **60**, S. 336. 1928.

Lymphe übergehen; danach ist der Schluß gestattet, daß bei einem normalen Tier die Blutlymphschranke von Bakterien nicht passiert wird.

Ganz anders gestalten sich die Verhältnisse, wenn man diese Versuchsanordnung bei einer serösen Entzündung anwendet. Wie aus der beiliegenden Abb. 75 zu ersehen ist, kommt es nach intravenöser Injektion von Bac. pyocyaneus zunächst zu keiner Bakterienausscheidung durch die Lymphe; gibt man aber Allylformiat und injiziert gleichzeitig eine Aufschwemmung desselben Mikroorganismus, so wird nunmehr die Blutlymphschranke durchbrochen und man kann in der Lymphe Pyocyaneusbazillen in größerer Menge nachweisen.

Von diesem Verhalten gibt es viele Ausnahmen. Zunächst ließ sich feststellen, daß es auch bei anscheinend ganz gesunden Tieren gelegentlich zu einem Übertritt von Bakterien in die Lymphe kommt und daß die bloße intravenöse Injektion von Bakterien genügen kann, um innerhalb kürzester Zeit Bakterien in der Lymphe erscheinen zu lassen. Zugleich kann es vorkommen, daß die Lymphe bei scheinbar normalen Tieren oft unmittelbar nach der Bakterieninjektion, mitunter ohne ersichtlichen Grund, rote Blutkörperchen enthält. Prüft man nun gleichzeitig den Blutdruck und die chemische Zusammensetzung der Lymphe, so sieht man, daß unter Umständen nach der Bakterieninjektion, gleichzeitig mit Blutdruckabfall, Lymphmenge und Lympheiweißgehalt ansteigen; in diesem Falle können auch Bakterien durchtreten. Man ist daher berechtigt, anzunehmen, daß in einzelnen Fällen die Bakterieninjektion selbst einen Shock, wenn auch leichteren Grades, jedoch mit allen seinen Charakteristika, auslöst.

Bemüht man sich, an Hand eines großen Versuchsmaterials das Wesentliche herauszuholen, um die einzelnen Widersprüche, die sich auf Grund mancher Versuche ergeben haben, zu überbrücken, so scheint es sich zu erweisen, *daß Eingriffe, die bisher als relativ harmlos und nicht sehr gefährlich hingenommen wurden (Narkose, Operationen, Injektion einer Bakteriensuspension)*, an sich schon imstande sein können, die Blutlymphschranke zu durchbrechen, kurz, *eine seröse Entzündung herbeizuführen*; ein Zeichen, daß es in einem gegebenen Fall bereits zu einem Durchbruch der Blutlymphschranke gekommen ist, könnte vielleicht die Anwesenheit von Erythrozyten in der Lymphe sein. So ließ sich auch feststellen, daß es immer dann zu einem Übertritt von Bakterien in die Lymphe kommt, wenn auch rote Blutkörperchen in ihr zu sehen sind.

Ein ähnliches Verhalten wurde auch hinsichtlich des *Übertritts von Bakterien aus der Blutbahn in die Galle* in Untersuchungen festgestellt, die wir gemeinsam mit L. GERZNER angestellt haben. Seit langem ist die Frage offen, ob die Ausscheidung von Keimen durch die Galle, die durch zahlreiche Untersuchungen sichergestellt ist und vielfach als Ursache von Gallenwegserkrankungen beschuldigt wird, als Ausdruck einer spezifischen antibakteriellen Leberfunktion anzusehen sei, indem der Organismus sich von kreisenden Keimen auf diesem Wege, sozusagen per vias naturales, entledigt. Als eine andere Ursache käme eine Leberschädigung in Betracht, die ein Undichtwerden der „Blutgallenschranke" bewirkt.

Tatsächlich zeigte es sich, daß beim nichtnarkotisierten Tier durch eine in Lokalanästhesie angelegte Ductus-choledochus-Fistel in die Blutbahn injizierte Bakterien nicht oder fast nicht abfließen, daß aber schon eine verhältnismäßig geringe Schädigung genügt, um einen Keimübertritt zu ermöglichen. Eine solche Wirkung haben beispielweise Inhalationsnarkosen mit Äther oder Chloroform; dies tritt besonders klar in Versuchen hervor, bei denen nach einer Bakterieninjektion zunächst keine Keime in der Galle erscheinen, während erst nach einer Allgemeinnarkose Bakterien in der Galle nachzuweisen sind. Eine Beteiligung des retikuloendothelialen Systems an der Ausscheidung ist nicht deutlich ersichtlich. Auch bei mit Tusche blockierten Tieren ist ein Keimübertritt möglich, bei Kaninchen, bei denen nach Kroó und Jancsó[1] bzw. nach Letterer[2] das Kupfferzellsystem durch elektrokolloidales Kupfer (Heyden) weitgehend ausgeschaltet war, zeigte sich sogar bei nichtnarkotisierten Tieren vermutlich durch die gleichzeitig vorhandene Leberschädigung ein rasches Übertreten von Bazillen in die Galle.

Gegen die Annahme einer spezifischen Lebertätigkeit bei der Bakterienausscheidung läßt sich vielleicht auch der Befund verwerten, daß die durchgetretenen Keime durchaus nichts von ihrer Pathogenität verloren haben. Injiziert man einem Kaninchen in die Ohrvene Mäusetyphusbazillen, so kann man, wenn ein Keimübertritt erfolgt, mit der Galle in 24 Stunden eine Maus ebenso töten wie mit der ursprünglichen Kultur.

Das Erscheinen von Bazillen in der Galle ist demnach ebenfalls als Zeichen einer Schrankenstörung anzusehen; auch in diesem Falle ist eine seröse Entzündung als Ursache anzusehen, und zwar umsomehr, als wir eine solche z. B. gerade in der Narkose annehmen können. Das Erscheinen von Bazillen in der Galle ist somit bloß als Spezialfall des Übertritts von Keimen in das Gewebe anzusehen, da ein solcher vermutlich auch die Vorbedingung für den Übergang in die Galle darstellt. Weiters zeigen die geschilderten Verhältnisse die nahen Beziehungen zwischen seröser Entzündung und infektiösen Gallenwegserkrankungen.

Zu ganz ähnlichen Ergebnissen wie beim Studium des Bakterienübertrittes in die Lymphe bei seröser Entzündung gelangten wir bei Untersuchungen, die sich mit dem *Übertritt von Diphtherietoxin* ins Gewebe

---

[1] Kroó und Jancsó: Z. Hyg., **112**. S. 544. 1931.
[2] Letterer: Klin. Wschr. 1933, S. 597.

beschäftigten. Wir gingen in der Weise vor, daß wir wieder am Ductus-thoracicus-Fistelhund Diphtherietoxin ins Blut injizierten und die Lymphe vor und nach einer Allylformiatinjektion auf das Vorhandensein des Toxins durch intrakutane Verimpfung beim Kaninchen prüften. Solche Versuche wurden viermal angestellt, wobei einem zirka 20 kg schweren Hund etwa die 100—150 fache für Meerschweinchen tödliche Dosis intravenös verabreicht wurde. Auch hier gelten die gleichen Einwände, die von Kunz und Popper gegen die Bakterienversuche erhoben wurden; es kann schon unter dem Einfluß der Narkose und des operativen Eingriffes zum Übertritt von Toxin in die Lymphe kommen. Allerdings sahen wir dieses Verhalten nur einmal bei den vier Versuchen, während dreimal das Toxin erst 30—40 Minuten nach der Allylformiatinjektion in der Lymphe erschien: die *seröse Entzündung hatte also wieder „Pacemaker“-Dienste geleistet.* Auch wenn wir die Injektion einer an sich nichttödlichen Menge von Allylformiat mit einer nichttödlichen Menge Diphtherietoxin beim Meerschweinchen und beim Hund kombinierten, sahen wir, daß die Kombination beider Gifte in der großen Mehrzahl der Fälle zum Tode des Versuchstieres führte. Über ähnliche Versuche berichten Busson und Kovacs.[1] Sie konnten beobachten, daß Meerschweinchen, denen Akrolein injiziert worden war, schon nach einer für das normale Tier nichttödlichen Diphtheriebazillengabe eingingen. Die Autoren erklären dieses Verhalten mit der Entstehung eines toxischen Ödems, das die Resistenz der Tiere herabsetzt. Bei unseren Versuchen haben wir z. B. einem 8 kg schweren Hund die 12 fache für Meerschweinchen tödliche Diphtherietoxinmenge und 0,2 g Allylformiat subkutan gegeben; dieses Tier ging nach einem Tag ein, während die Kontrolltiere die gleiche Diphtherietoxin- oder Allylformiatinjektion ohne weiteres überlebten. Die Meerschweinchen erhielten meist die Hälfte der tödlichen Diphtherietoxinmenge und eine kleine Dosis Allylformiat und starben gewöhnlich nach 48 Stunden. Auch hier glauben wir, daß das Allylformiat dadurch, daß es zu seröser Entzündung geführt hat, einerseits den Übertritt des Toxins in das Gewebe erleichterte, andererseits aber, wie oben ausgeführt wurde, die natürliche Widerstandskraft des Blutes und der Gewebe geschädigt hat, wodurch die Giftwirkung des Toxins verstärkt wurde; dieses Verhalten dürfte wohl kaum für das Diphtherietoxin allein Geltung haben, so daß es vielleicht gestattet ist, diese Erfahrungen für die Wirkung der meisten Toxine anzunehmen; auf die menschliche Pathologie übertragen, würde dies vielleicht ein Hinweis darauf sein, warum manche Individuen auf Toxine ganz besonders intensiv reagieren.

Jedenfalls glauben wir aus diesen experimentellen Befunden den Schluß ableiten zu können, daß eine *seröse Entzündung für den Ausbruch*

---

[1] Busson und Kovács: Klin. Wschr. 1934, S. 1120.

eines infektiösen Prozesses von entscheidender Bedeutung sein kann; zunächst können Gifte, die zu einer serösen Entzündung führen, die humoralen Abwehrkräfte des Blutes schwächen, weiters kann der Fangapparat für Mikroorganismen in seiner den Organismus schützenden Funktion schwer beeinträchtigt werden; wahrscheinlich spielen dabei die Kupfferschen Sternzellen eine entscheidende Rolle; schließlich kann es zur Öffnung der Tore kommen, die den sonst schwer gangbaren Eintritt für Mikroorganismen und Toxine in die Gewebe sehr erleichtern; nicht zuletzt wird den in die Gewebe eingedrungenen Mikroorganismen die Wachstumsmöglichkeit dadurch verbessert, daß das gleichzeitig mit den Keimen in die Gewebe eingedrungene Plasma die Ansiedlung derselben begünstigt; aus der Kombination von seröser Entzündung mit Bakteriämie oder Toxinämie erwächst danach dem betroffenen Organismus jedenfalls große Gefahr.

Die vorgebrachten experimentellen Untersuchungen sind auch geeignet, unsere Anschauungen über die möglichen Folgen einer serösen Entzündung zu beeinflussen, im allgemeinen muß man staunen, wie rasch ein einmal gesetzter Schaden, der durch den Austritt eines relativ großen interstitiellen Exsudates gesetzt wurde, wieder verschwindet; nur wenn das seröse Exsudat ein unbedingt lebenswichtiges Gewebe trifft und es in seiner Funktion dauernd beeinträchtigt, kann es für den gesamten Organismus eine große Gefahr bedeuten — wir denken z. B. an das Ödem im Bereiche des Vasomotoren- oder Atemzentrums —, aber sonst macht sich der Exsudataustritt, der z. B. in die Leber, Magen oder Darm erfolgt, nur wenig geltend, zumal die Exsudatmassen relativ rasch das betroffene Gewebe wieder verlassen; die Ursache dafür haben wir in der Tatsache zu suchen, daß unser Organismus anscheinend über verschiedene Möglichkeiten verfügt, um die zwischen die Zellen eingelagerten Exsudatmassen, rasch wieder zu beseitigen; das lehren die zahlreichen Tierversuche, bei denen wir zu Unrecht geglaubt haben, in den Geweben schwere Schäden zu erzeugen, wenn wir mehrfache Vergiftungen mit Allylformiat einander folgen ließen; sicherlich kommt es auch so zu Schäden, doch wirkt das ausgetretene Eiweiß zunächst mehr als Fremdkörper, der sich zwischen das Parenchym einschiebt, ohne dadurch das Gewebe in seiner Gesamtheit für immer zu schädigen.

Über einen Teil der reparatorischen Vorgänge glauben wir orientiert zu sein; allem Anscheine nach obliegt den Lymphkapillaren schon unter physiologischen Bedingungen die Aufgabe, die Gewebsflüssigkeit von Eiweiß zu reinigen; in erhöhtem Maße haben daher die Lymphkapillaren einzugreifen, wenn es gilt, die großen Plasmamengen zu beseitigen, die bei einer serösen Entzündung im Gewebe liegen; deshalb würden wir uns auch vorstellen, daß neben verschiedenen anderen Möglichkeiten auch dann mit einem langsameren Abtransport des serösen Exsudates zu rechnen ist, wenn die Lymphbahnen irgendwelche Schäden erlitten haben.

Auch mit der Möglichkeit, daß das ausgetretene Plasma an Ort und Stelle abgebaut wird, ist zu rechnen; ebenso mit autolytischen Vorgängen in den durch die seröse Entzündung geschädigten Parenchymzellen; namentlich die aus ihrem Verband gerissenen Zellen sind von diesen Vorgängen betroffen. Es wäre denkbar, daß die bei der Autolyse der Gewebszellen auftretenden Zerfallsprodukte das ausgetretene Plasma in irgend einer Weise verändern; vielleicht hängt damit auch die Reinigung der Gewebe vom ausgetretenen Plasma zusammen.

Wenn die seröse Entzündung dazu geführt hat, daß Bakterien oder Toxine ins Gewebe gelangt sind, verlaufen die reparatorischen Prozesse in ganz anderer Richtung, als bei bloßem Plasmadurchtritt. Während wir zuerst histologische Veränderungen gezeigt haben, die beim Zusammentreffen von seröser Entzündung und Toxinämie oder Bakteriämie entstehen, haben wir uns im letzten Kapitel bemüht, die Wege kennen zu lernen, die von den Toxinen und Bakterien bei seröser Entzündung eingeschlagen werden.

Die im Experiment erzeugten Krankheitsbilder haben große Ähnlichkeit mit manchen krankhaften Zuständen, die uns die menschliche Pathologie zeigt. Wenn es auch nicht immer gestattet ist, die am Tier gewonnenen Erfahrungen auf den menschlichen Organismus zu übertragen, so wird uns durch das Experiment wenigstens ein Weg gezeigt, wie sich ein kompliziertes Krankheitsbild, z. B. eine Sepsis, entwickeln kann. Seine Analyse auf dem von uns gewählten Weg ist deshalb so verlockend, weil wir uns durch das Experiment jederzeit leicht davon überzeugen können, wie sich die Vorgänge im einzelnen abspielen. Jedenfalls wird das Studium des Plasmaaustrittes als Ursache manchen krankhaften Geschehens im menschlichen Organismus wesentlich erleichtert, wenn uns ähnliche Geschehnisse zunächst von einem Modellversuch bekannt sind. Deshalb war es notwendig, mitunter auch auf Einzelheiten einzugehen, die sich bei der Analyse der experimentellen serösen Entzündung ergeben haben.

XIII. Die Austauschvorgänge im Bereiche der normalen und geschädigten Kapillaren.

Der Grundgedanke unserer Lehre, deren Übertragung auf die menschliche Pathologie wir versuchen, ist der, daß die Kapillarmembran unter krankhaften Bedingungen für Eiweißkörper des Blutes durchlässig wird und daß das in die Gewebe übergetretene Plasma der Anlaß zu einer Reihe von pathologischen Zuständen werden kann.

Die Gewebsflüssigkeit.

Da die pathologischen Vorgänge nur eine Spielart der physiologischen sind, so erscheint es zunächst wichtig, sich darüber zu orientieren, wie sich der Physiologe zum Permeabilitätsproblem im Bereiche der Blut- und Lymphkapillaren stellt. Vollkommen klar sind die außerordentlich komplizierten Verhältnisse, die sich hier abspielen, noch lange nicht. Immerhin beginnt man jetzt greifbare Vorstellungen zu entwickeln, die es erlauben, die Austauschvorgänge zwischen Blut, Gewebe und Lymphe durch ein Schema zu veranschaulichen (s. Abb. 76). In diesem Schema ist die *Blutkapillare zweigeteilt*; wir unterscheiden einen *arteriellen* und einen *venösen Anteil*; die Linie A—B soll die theoretische Grenze vorstellen. Durch die Arbeiten von SABIN[1] ist man zu der Erkenntnis gekommen, daß auch die *Lymphkapillaren ein geschlossenes System* darstellen, welches mit den Gewebsspalten nicht in offener Kommunikation steht; es geht nicht an, Gewebsräume und Lymphkapillaren gleichzustellen; die Gewebsräume umgeben die Parenchymzellen. Berücksichtigt man die räumliche Ausdehnung der Lymphkapillaren, so erweist sich die offenbar Resorptionszwecken dienende Oberfläche der Lymphkapillaren als sehr groß. Jedenfalls wollen wir an der Tatsache festhalten, daß Blut- und Lymphkapillaren — zwei außerordentlich große und verbreitete Systeme — in engster Nachbarschaft zueinander stehen und daß zwischen den beiden Systemen die Gewebszellen liegen, die von einer Flüssigkeit umspült werden, welche durch Membranen von der Blut- und Lymphflüssigkeit abgetrennt ist.

Im Bereiche dieser drei Flüssigkeitsgebiete herrschen dauernd leb-

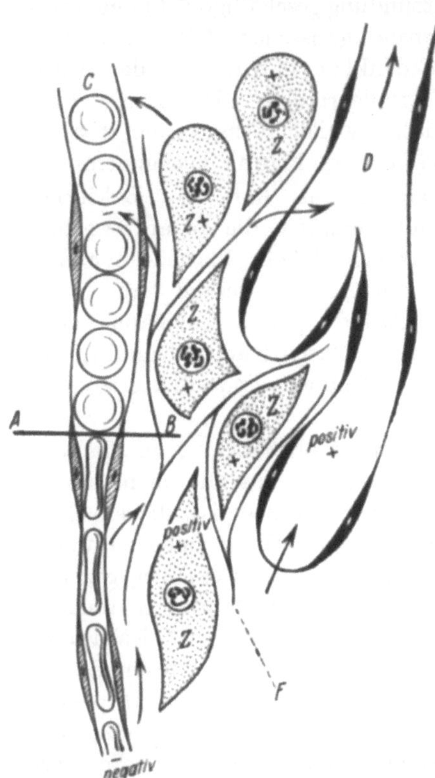

Abb. 76. Schematische Darstellung der Beziehungen zwischen Blut, Gewebsräumen, Parenchymzellen, Bindegewebe und Lymphkapillaren. *A—B* theoretische Grenze zwischen arterieller und venöser Kapillare. *C* Blutkapillare (—). *D* Lymphkapillare (+). *Z* Parenchymzelle (+). *F* Bindegewebsfibrille (—).

---

[1] SABIN: Anat. Rec. 1911, S. 417.

hafte Austauschvorgänge; unter dem *hydrostatischen Druck* des im arteriellen Kapillarschenkel zirkulierenden Blutes (in unserem Schema durch die Verengerung des arteriellen Kapillarschenkels angedeutet) wird Flüssigkeit in die Gewebsspalten abgepreßt; unterstützt wird diese Bewegung durch die *osmotische Differenz* zwischen Blut- und Gewebsflüssigkeit, so daß entsprechende Mengen an Nahrungsbestandteilen (Zucker, Aminosäuren, Seifen etc. zusammen mit Wasser, Salzen und Sauerstoff) in die Gewebsspalten gelangen. Eine weitere Unterstützung dieser Austauschvorgänge scheint nach den Vorstellungen der Prager Forscher KELLER[1] und GICKELHORN[2] durch die im Organismus bestehenden *elektrischen Potentiale* bedingt zu sein. Da nämlich Blut, Lymphe und Gewebe eine verschiedene elektrische Ladung besitzen, da ferner auch die einzelnen Nährstoffe einen verschiedenen Wanderungssinn im elektrischen Feld zeigen, so daß bestimmte Stoffe von den Parenchymzellen angezogen, andere wieder abgestoßen werden, kommt es durch diese Kräfte zu einer möglicherweise nicht unwichtigen Beeinflussung der Zusammensetzung der Lymphe und der Gewebsflüssigkeit, was besonders für den Elektrolytstoffwechsel von Bedeutung ist.

Die *Abfallprodukte der Zelltätigkeit* (z. B. Harnstoff, Kohlensäure etc.) gelangen ebenfalls in die Gewebsflüssigkeit und diffundieren von hier zum Teil in den venösen Schenkel der Blutkapillaren zurück. Unterstützt wird der Eintritt von Substanzen aus den Gewebsräumen in das Blut durch den *kolloidosmotischen Druck,* der im venösen Kapillarschenkel bei der Wasserrückresorption wirksam wird. Außer diesen Kräften dürften noch andere an dem Rücktransport von Material aus dem Gewebe in die Blutbahn beteiligt sein; so könnten, ähnlich wie bei der Zusammensetzung der Gewebsflüssigkeit, an dem Rücktransport in die Blutbahn elektrische Kräfte mitbeteiligt sein. Es ist aber auch nicht ausgeschlossen, daß *Veränderungen der Viskosität des Blutplasmas* die Rückresorption aus dem Gewebe steigern oder senken. Je lebhafter sich die Zellen mit der Aufnahme und Abgabe der Stoffwechselprodukte bzw. -schlacken beschäftigen, um so rascher dürfte der Austausch im Bereiche der Kapillaren erfolgen (ASHER[3]).

Welche Rolle spielt in diesem Getriebe das *Lymphkapillarsystem?* Durch Experimente ist sichergestellt, daß eine der Funktionen der Lymphgefäße darin besteht, die *Gewebsflüssigkeit von Bestandteilen zu reinigen, die nicht in die Blutgefäße zurückkehren können.* Injiziert man in die Gewebsräume z. B. kolloidale Lösungen, so schafft sie der lymphatische Apparat aus der Umgebung der Parenchymzellen weg. Die

---

[1] KELLER: Elektrizität in der Zelle. 1932.

[2] GICKELHORN: Verschiedene Aufsätze im „Protoplasma", 1927—1932.

[3] ASHER: Z. Biol., **36**, S. 154, 1897 und Phys. Stoffaustausch z. Blut u. Gewebe. Jena. 1909.

Funktion der Lymphkapillaren dürfte daher mit irgendeinem Mechanismus im Zusammenhang stehen, dem die Aufgabe zufällt, die Gewebsflüssigkeit von schädlichen Substanzen zu befreien.

Diese Beobachtungen legen den Gedanken nahe, daß die Lymphgefäße nicht nur die Aufgabe haben, die Gewebsräume vor fremden, von außen in das Gewebe gelangten Kolloiden zu schützen, sondern daß sie vielleicht dazu berufen sind, ihre *reinigende Funktion auch gegen körpereigenes Eiweiß* zu richten, wenn es in die Gewebsräume eingedrungen ist.

Zunächst war dies nur eine Vermutung, aber es liegen Tatsachen vor, die einer solchen Vorstellung recht zu geben scheinen. LEWIS[1] injizierte einem Hund 10 ccm Pferdeserum subkutan; 40 Minuten später konnte er es durch Präzipitation bereits in der Ductus thoracicus-Lymphe nachweisen und erst drei Stunden später auch im Blute. Ganz im gleichen Sinn fiel ein Versuch aus, den FIELD und DRINKER[2] durchführten. Injiziert man einem Lymphfisteltier Eiweiß subkutan, so kommt es innerhalb kurzer Zeit zu einer langdauernden Zunahme des Eiweißgehaltes der Lymphe.

Der Vorgang der Eiweißabwanderung aus dem Gewebe in die Lymphbahnen scheint für diese spezifisch zu sein, denn es lassen sich viele Tatsachen anführen, die dafür sprechen, daß kolloide Lösungen, die in die Gewebsräume gebracht wurden, niemals durch die Blutkapillaren, sondern stets durch die Lymphe abtransportiert werden. Injiziert man z. B. Farben, deren Molekulargröße der der Blutproteine nahe steht, in die Gewebsräume, so daß der Farbstoff mit den Blut- und Lymphkapillaren in Kontakt kommt, so werden die Farben immer nur von den Lymphkapillaren wegtransportiert und nie von den Blutkapillaren.

Über die Wechselwirkung zwischen den drei Systemen wäre man bald orientiert, wenn man ihren Inhalt getrennt bestimmen könnte; leider sind wir aber über die Zusammensetzung der Gewebsflüssigkeit völlig im Unklaren. Den Eiweißgehalt des Blutes dürfen wir als bekannt voraussetzen; das Lympheiweiß aber erweist sich als sehr schwankend. Wir finden mitunter Werte, die fast jenen des Blutes gleichen, dann wieder solche, die nur unter 1% Eiweißgehalt liegen. Jedenfalls enthält die Lymphe dieselben Eiweißkörper, die auch im Blute vorkommen, was natürlich den Gedanken nahelegt, daß die Eiweißkörper, die sich in der Lymphe befinden, aus dem Blut stammen.

Bezüglich der *Gewebsflüssigkeit* steht STARLING[3] auf dem Standpunkt, daß sie *eiweißfrei* ist. Nach seiner Ansicht ist in dem Fehlen von Eiweiß in der Gewebsflüssigkeit eines der Grundprinzipien für die Aus-

---

[1] LEWIS: J. amer. med. Assoc., **76**, S. 1342. 1921.

[2] FIELD and DRINKER: Lymphatic, Lymph and Tissue Fluid. London. 1933.

[3] STARLING: Fluids of the Body. Chicago. 1909.

tauschvorgänge im Bereiche der Kapillaren zu sehen. Als Stütze gilt ihm die Tatsache, daß zwei Körperflüssigkeiten, die am ehesten Anspruch darauf erheben könnten, als Gewebsflüssigkeit angesehen zu werden, nämlich das Kammerwasser und die Arachnoidalflüssigkeit, wirklich fast eiweißfrei sind.

Mit der Frage, ob die Flüssigkeit, die durch den arteriellen Anteil der Kapillaren in die Gewebsräume tritt, eiweißhältig ist, haben sich in letzter Zeit besonders zwei maßgebende Stellen beschäftigt, einerseits KROGH[1], gemeinsam mit LANDIS, andererseits FIELD und DRINKER.[2]

Wir müssen zu diesen beiden Lehren Stellung nehmen, denn wenn die FIELD-DRINKERsche Lehre zurecht bestünde, wäre die Behandlung des Problems „seröse Entzündung“ müßig, da nach dieser Vorstellung der Übertritt von Eiweiß aus der Blutbahn in die Gewebe ein sich ständig abspielender, physiologischer Vorgang wäre. Das Hauptargument, das FIELD und DRINKER veranlaßt hat, einen Eiweißaustritt aus der Blutbahn auch in größerer Menge schon normalerweise anzunehmen, ist einerseits der rasche Übertritt mancher in das Blut injizierter Substanzen in die Lymphe und andererseits der hohe Eiweißgehalt der Lymphe selbst; eben deswegen nehmen sie an, daß mit Rücksicht auf die Schnelligkeit, mit welcher Blutkörperchen, Eiweiß und andere Kolloide aus den Blutgefäßen in den Lymphstrom gelangen, Gewebsflüssigkeit und Lymphe und in gewisser Hinsicht auch das Plasma einen „approximativen Grad von Identität“ besitzen müssen. Eine eiweißreiche Flüssigkeit sickert durch die Blutkapillaren, hält sich vorübergehend in den Gewebsspalten auf und fließt dann wieder durch die Lymphbahnen ab. Die Membranen, die die Blutkapillaren von den Gewebsräumen und diese wieder von den Lymphbahnen trennen, sind siebartige Gebilde, die nur die Blutzellen zurückhalten, Eiweiß aber durchlassen. Mitbestimmend für diese Ansicht dürften Beobachtungen von ISAYAMA[3] gewesen sein, der zeigen konnte, daß die gesamte Blutflüssigkeit des Frosches innerhalb 24 Stunden fünfzigmal die Gefäße verläßt, in die Lymphbahnen eintritt und später wieder in das Blutgefäßsystem zurückkehrt.

An der Tatsache, daß beim Säugetier und ebenso auch beim Menschen ein sehr *lebhafter Flüssigkeitswechsel im Bereiche der Kapillaren* stattfindet, ist wohl nicht zu zweifeln; die Frage ist nur die, ob diese Flüssigkeit, die z. B. im Bereiche der Beine nach längerem Stehen in besonders großer Menge aus den Blutkapillaren austritt, wirklich sehr eiweißreich ist, wie es DRINKER und FIELD fordern. Jedenfalls bedeutet es eine sehr schwerwiegende Äußerung, wenn sich DRINKER und FIELD dahingehend aussprechen: „Wir sind der Ansicht, daß die Lymphkapillaren sich wie

---

[1] KROGH und LANDIS: J. clin. Invest., **11.**, S. 63. 1932.
[2] DRINKER und FIELD: Amer. J. Physiol., **47**, S. 32. 1931.
[3] ISAYAMA: Z. Biol., **82,** S. 101. 1924.

endothelausgekleidete Gewebsräume verhalten; wenn ein Teilgebiet des Körpers ödematös wird, so ist es fast ebenso leicht für die Ödemflüssigkeit die Lymphkapillarwände zu passieren und zu Lymphe zu werden, als durch die Gewebe zu den Blutkapillaren zu wandern. Danach sind die Lymphkapillaren geschlossene Gefäße, aber ihr Inhalt ist identisch mit der Flüssigkeit außerhalb derselben; die Barrière, die durch ihre Wände dargestellt wird, ist außerordentlich dünn; sie dient nur dazu, um ihren Inhalt in Kanäle zu führen, aus denen ein Entweichen schwierig ist. Vermittels dieser wird der Rücktransport zum Blut durchgeführt. Es wird somit angenommen, daß Lymphe und Gewebsflüssigkeit in einem gemeinsamen Reservoir vorhanden sind, zu dem die Blutkapillaren Zuwachs an Flüssigkeit liefern und sie durch Resorption wieder entfernen."

DRINKER und FIELD, die bestrebt waren, ihre Lehre durch die verschiedensten Versuche zu stützen, stießen auf eine Tatsache, die nicht gerade geeignet war, ihre Theorie zu fördern; drückt man bei einem Hund, an dessen Hinterbein eine Lymphfistel angebracht ist, auf die Vena femoralis, so kommt es zwar zu einer Zunahme des Lymphflusses, aber der Eiweißgehalt der Lymphe sinkt beträchtlich ab; so enthielt z. B. die Beinlymphe um 1 Uhr 15 Minuten zunächst 2,25% Eiweiß; darauf wurden die Venen in der Schenkelbeuge abgebunden, worauf um 3 Uhr 15 Minuten der Eiweißgehalt auf 1,26 und um 3 Uhr 55 Minuten sogar auf 1,02% gesunken war. Da man nach der Lehre von FIELD und DRINKER das Gegenteil erwarten sollte, so sahen sich die Autoren genötigt, eine Hilfshypothese aufzustellen; vielleicht — meinen sie — führt eine Drucksteigerung im Venensystem zu einer Änderung der Permeabilität. So paradox es klingt: Drucksteigerung müßte danach sogar zu einer Besserung der Membranfunktion führen! Ähnlich schwer können DRINKER und FIELD die Tatsache deuten, daß der Lymphstrom bei einem herumlaufenden Tier gleichfalls ansteigt, während der Eiweißgehalt absinkt, obzwar der Kapillardruck sicher zunimmt.

KROGH vertritt in seinem bekannten Buch über den Bau und die Funktion der Kapillaren den STARLINGschen Standpunkt; er befindet sich also im Gegensatz zu DRINKER und FIELD; nach seiner Ansicht sind die Kapillaren für Eiweißkörper im allgemeinen nicht permeabel; nur an einigen Stellen, z. B. in der Leber und Milz, kann Eiweiß, allerdings in sehr geringer Menge, die Kapillaren passieren. Unter anderem dient KROGH[1] auch eine schöne Beobachtung von SCHULEMANN[2] als Stütze seiner Vorstellung; dieser konnte zeigen, daß Farbstoffe, die nicht imstande sind, aus einer wässerigen Lösung in Gelatine zu diffundieren, auch bei subkutaner Injektion im Tierversuch keine allgemeine Vitalfärbung bewirken. Diese Farbstoffe sind offensichtlich außerstande,

---

[1] KROGH: Kapillaren, 2. Aufl. 1929.
[2] SCHULEMANN: Biochem. Z., 80, S. 1. 1917.

durch das Kapillarendothel zu diffundieren. Da die Blutkapillaren normalerweise kein Eiweiß in die Gewebsräume übertreten lassen, muß man annehmen, daß auch die Gewebsflüssigkeit keine nennenswerten Eiweißmengen enthält. Eine alte Beobachtung, die man immer wieder machen kann, spricht im selben Sinn; wird eine wässerige Flüssigkeit subkutan injiziert, so bleibt sie bis zur Resorption eiweißfrei. Die *Undurchlässigkeit der normalen Kapillarwand für Kolloide ist daher eine der wichtigsten Grundlagen des Resorptionsmechanismus für die Kristalloide.* An Hand der DRINKER-FIELDschen Anschauung hingegen fällt es sehr schwer, sich die Resorption einer wässerigen Lösung vorzustellen, da bei Durchlässigkeit der Kapillarwand für Eiweiß einer der Hauptfaktoren der Resorption wegfiele, das ist der kolloidosmotische Druck. Jedenfalls liegen gewichtige Momente vor, die uns veranlassen, die STARLINGsche Lehre zu vertreten; sie ist nach wie vor eine der bestbegründeten Hypothesen.

Die Kapillarwand kann durch verschiedene Eingriffe geschädigt werden, was sofort zum Durchtritt von Eiweiß führt. Der einfachste Versuch, dies zu zeigen, ist folgender; punktiert man die vordere Augenkammer, so ist das Kammerwasser fast eiweißfrei; wiederholt man aber nach einiger Zeit die Punktion des Auges, so ist das Kammerwasser jetzt außerordentlich eiweißreich. Ein ähnliches Verhalten zeigt die Zerebrospinalflüssigkeit. Im normalen Liquor cerebrospinalis findet sich fast kein Eiweiß, wohl aber enthält er es bei allen entzündlichen Prozessen.

Im Tierexperiment kann man sich leicht von der Durchlässigkeit der Kapillarmembran überzeugen, wenn man auf die ausgespannte Froschzunge einige Tropfen einer Urethanlösung träufelt. Sofort erweitern sich die betroffenen Kapillaren, die roten Blutkörperchen in ihnen ballen sich zusammen, das Plasma verläßt die blasig erweiterte Blutkapillare und tritt in die Umgebung über. Solche und ähnliche Beobachtungen dürften wohl der Anlaß dazu gewesen sein, daß KROGH an einen unmittelbaren Zusammenhang zwischen Kapillarerweiterung und Durchlässigkeit der Kapillarwand dachte.

In selten eleganter Weise hat LANDIS,[1] ein Schüler von KROGH, das Problem der Kapillardurchlässigkeit geprüft. Das Bestechende dieser Untersuchungen liegt unter anderem auch in dem Nachweis der Abhängigkeit der Kapillarpermeabilität vom hydrostatischen Kapillardruck. Nicht nur chemische Schädigungen der Kapillarwand ändern die Membranfunktion, sondern vor allem auch der kapilläre Druck. Diese Versuche waren dann der Anlaß, den Venendruck als Kriterium für die Durchlässigkeit der Kapillarwand auch beim Menschen zu überprüfen.

---

[1] LANDIS: Amer. J. Physiol., **75**, S. 548. 1926; **81**, S. 124; **82**, S. 217; **83**, S. 528. 1927.

In einer der ersten Versuchsreihen studiert KROGH[1] diese Frage zunächst plethysmographisch; ihm war es vorerst nur darum zu tun, den sichern Beweis zu erbringen, daß es *bei venöser Stauung* tatsächlich zu einem *Flüssigkeitsaustritt aus den Blutgefäßen* kommt. Dieser Nachweis ist ihm auch vollkommen gelungen. Sobald der Venendruck im Arm den Druck von 17 cm Wasser übersteigt, tritt eine Volumzunahme des Armes auf. Dieser Vorgang ist so weit reproduzierbar, daß KROGH sagen konnte: „Wenn der Venendruck um 1 cm Wasser ansteigt, so treten in der Minute pro 100 ccm Armvolumen 0,0023 ccm Flüssigkeit ins Gewebe aus". Die nächste Frage war die, ob es sich dabei um den Übertritt von eiweißarmer oder eiweißreicher Flüssigkeit handelt. KROGH konnte sich auf Grund seiner plethysmographischen Erfahrungen sagen, daß die Flüssigkeitsmenge, die bei der Stauung die Blutgefäße verläßt, immerhin genügen müßte, um diese Frage zu entscheiden, da sich bei dem gemessenen Flüssigkeitsübertritt bereits ausreichende Veränderungen im Bluteiweißgehalte zeigen müßten, die uns ein Urteil erlauben, ob Eiweiß aus den Blutgefäßen austritt. Bei Eiweißaustritt muß es im gestauten Gebiet zu einem Erythrozytenanstieg bei unverändertem oder wenig gesteigertem Plasmaeiweiß kommen, während ohne Eiweißverlust der Plasmaeiweißgehalt stark zunehmen müßte. Wie wir später (S. 187) zeigen werden, kann die Steigerung des Plasmaeiweiß errechnet werden, welche eintreten müßte, wenn die aus den Kapillaren austretende Flüssigkeit eiweißfrei wäre. Der Unterschied zwischen dem berechneten Eiweißwert und dem tatsächlich gefundenen Wert auf der gestauten Seite gibt die Höhe des Gesamteiweißverlustes an. In gleicher Weise kann man feststellen, wieviel Globulin und Albumin in das Gewebe übergetreten ist.

Unter diesen Gesichtspunkten ließ nun LANDIS[2] bei gesunden Menschen entsprechende Untersuchungen vornehmen. Während der eine Arm der Versuchsperson ungestaut blieb, wurde auf dem andern mittels einer Manschette durch 30 Minuten ein Druck auf die Venen ausgeübt. Dann wurde aus beiden Kubitalvenen Blut entnommen; die Unterschiede im Zellvolumen und Serumeiweiß zwischen dem Blut der gestauten und ungestauten Seite können als Maß dienen, ob bei gegebenem Venendruck ein Eiweißübertritt erfolgt ist oder nicht.

Die Ergebnisse dieser Untersuchungen lassen sich etwa folgendermaßen zusammenfassen. Bei einem Druck von 20 mm Hg wird nur sehr wenig Flüssigkeit (0,0—2,3 ccm) aus 100 ccm Blut abgepreßt; wurde dagegen mit einem Druck von 80 mm Hg die Blutzufuhr durch 30 Minuten gedrosselt, so kam es zu Verlusten bis zu 19,5 ccm aus 100 ccm Blut; jetzt ließ sich auch erkennen, daß an dem Übertritt auch Serumeiweiß beteiligt war, denn die Berechnung zeigte, daß die ausgetretene

---

[1] KROGH, LANDIS und TURNER: J. clin. Invest., **11**, S. 63. 1932.
[2] LANDIS, JONAS, ANGEVINE und ERB: J. clin. Invest., **2**, S. 717. 1932.

Flüssigkeit 1,5% Eiweiß enthielt. Bei einem Druck von 60 mm Hg betrug der Eiweißgehalt nur 0,3%. Jedenfalls zeigen diese Befunde (deren Richtigkeit wir vollkommen bestätigen konnten, s. S. 189), daß die *Durchlässigkeit der Kapillarwand für Eiweiß vom Venendruck* und wahrscheinlich auch *von der Sauerstoffversorgung weitgehend abhängig* ist.

Selbstverständlich wäre es gewagt, aus solchen Versuchen weitgehende Schlüsse zu ziehen, doch scheint sich aus ihnen das eine als sicher zu ergeben, daß beim normalen Menschen die kapilläre Durchlässigkeit für Eiweiß selbst bei Drucksteigerung im venösen System nur eine sehr geringe sein dürfte und daß die Annahme von DRINKER und FIELD auch aus diesem Grunde sehr bezweifelt werden muß. Es ist zwar nur mit Einschränkungen gerechtfertigt, Erfahrungen, die am Krankenbett gesammelt wurden, unmittelbar zur Analyse physiologischer Probleme heranzuziehen, aber im gegebenen Fall sind die Beobachtungen bei seröser Entzündung anscheinend doch geeignet, zu den Vorgängen des Gewebsstoffwechsels Stellung zu nehmen. Wenn nämlich der Plasmadurchtritt, der bei zahlreichen pathologischen Zuständen zu beobachten ist, ein krankhafter Vorgang ist, dann kann die Vorstellung von DRINKER und FIELD unmöglich wahr sein. Alle unsere Beobachtungen sprechen vielmehr dafür, daß die alte STARLINGsche Vorstellung, die nur ein sehr eiweißarmes Kapillarfiltrat annahm, zu Recht besteht. *Die normale Gewebsflüssigkeit scheint außerordentlich eiweißarm zu sein; wenn sie aber Eiweiß enthält, so muß dieser Zustand als ein pathologischer angesehen werden, denn er hemmt viele wichtige physiologische Vorgänge.*

Versucht man nun auf Grund der vorgebrachten Überlegungen noch einmal die normalen Austauschvorgänge im Kapillarbereich an Hand unseres obigen Schemas zu veranschaulichen, so glauben wir, folgenden Standpunkt einnehmen zu können. An der schon früher vertretenen Anschauung von einem Durchtritt von Flüssigkeit im arteriellen und venösen Kapillarschenkel ist im wesentlichen nichts zu ändern; im arteriellen Schenkel erfolgt die Wanderung zum Gewebe, im venösen im umgekehrten Sinn; der arterielle Schenkel ist im normalen Zustand enger als der venöse, dementsprechend ist der Blutdruck im arteriellen auch höher als im venösen. Schon auf Grund dieser Annahme hat KLEMENSIEWICZ[1] die Theorie entwickelt, daß im arteriellen Schenkel eine Filtration aus dem Blut in das Gewebe stattfindet und auf der venösen Seite der umgekehrte Vorgang erfolgt. Neben der Filtration, die ein rein physikalisches Moment darstellt, spielt die Diffusion als chemische Kraft eine führende Rolle, wozu vielleicht noch, wie oben angedeutet wurde, die durch das elektrische Potentialgefälle bedingten Kräfte kommen sowie Veränderungen der Blutviskosität, ganz besonders aber auch der kolloidosmotische

---

[1] KLEMENSIEWICZ: Transfusion im Gebiete der Kapillaren. Leipzig. 1913.

Druck, für dessen Wirksamkeit allerdings die Undurchlässigkeit der Kapillarwand für Kolloide vorausgesetzt werden muß.

Wenn aber die Gewebsflüssigkeit infolge einer Kapillarschädigung eiweißhältig ist, dann müssen die Austauschvorgänge schweren Schaden leiden, denn je geringer die Differenz des Eiweißgehaltes zwischen Blut- und Gewebsflüssigkeit ist, umso geringer werden die meisten Kräfte, die die Austauschvorgänge unterstützen. Ein höherer Eiweißgehalt in der Gewebsflüssigkeit ist daher ein Zustand, der die Ernährung der Parenchymzellen schwer schädigt. Es stockt jetzt sowohl die Flüssigkeitswanderung vom Blut in die Gewebe als auch der Abtransport der Stoffwechselschlacken durch das Blut. Besteht schließlich in den Gewebsräumen und in den Blutkapillaren derselbe Eiweißgehalt, dann ist fast jeder Austausch unmöglich und das ist gleichbedeutend mit Gewebstod.

Nicht nur die Anschauung von DRINKER und FIELD, die, wie gesagt, ein sehr eiweißreiches kapilläres Filtrat annehmen, sondern auch die STARLINGsche Theorie wird sich eine Korrektur gefallen lassen müssen, da schon das normale Filtrat im Bereiche der arteriellen Kapillaren nicht völlig eiweißfrei sein kann, sondern geringe Eiweißmengen enthalten dürfte, eine Anschauung, für die sich viele Anhaltspunkte finden lassen.

Wenn man bedenkt, wie hinderlich einerseits der Eiweißgehalt in den Gewebsspalten für die „back filtration" im Sinne STARLINGS sein muß und wie rasch andererseits Eiweiß, das z. B. durch Injektion ins Gewebe gelangt ist, in den Lymphgefäßen erscheint, aber erst viel später im Blut nachweisbar wird, so drängt sich natürlich die Vermutung auf, daß den *Lymphbahnen eine spezifische Funktion zukommen dürfte, die darin besteht, daß die Gewebsflüssigkeit von Eiweiß „gereinigt" wird.* Wir glauben, daß man mit einer solchen Hilfsvorrichtung rechnen muß, denn ohne diesen Mechanismus müßte sich innerhalb der Gewebsräume immer mehr Eiweiß ansammeln, da eine Rückresorption durch den venösen Blutkapillarschenkel auszuschließen ist (siehe besonders die nächsten Seiten).

Auch für die Erklärung, wieso gerade die Lymphkapillaren das ausgetretene Eiweiß aufnehmen können, gibt uns die KELLERsche Anschauung von der Wirkung der elektrischen Potentiale im Organismus einen gewissen Anhaltspunkt; da nämlich die Lymphe im Vergleich zum Serum positiv elektrisch ist, muß das in den Gewebsräumen vorhandene Eiweiß, das im Sinne KELLERS wohl als negativ elektrisch im Vergleich mit der Lymphe angesehen werden darf, leichter gegen die Lymphe als gegen das Blut gezogen werden. In unserem Schema haben wir diesem Umstand Rechnung getragen und die im Verhältnis zum Blute bestehenden Potentialdifferenzen gegen das Gewebe und die Lymphe dem Vorzeichen nach markiert. Wir glauben, daß diese Vorstellung auch beim Studium der serösen Entzündung gute Dienste leistet, denn sie hilft uns zu verstehen, wieso auch große ausgetretene Eiweißmengen, z. B. nach einer nicht tödlichen Gabe von Allylformiat, rasch wieder den Weg über die Lymphe ins Blut finden können, was zur Reparation des Schadens wesentlich beiträgt. Obwohl die elektrischen Kräfte nur *ein* — möglicherweise nicht einmal führendes — Moment beim Abtransport von Eiweiß durch die Lymphe sind, so stützt diese Ansicht dennoch außerordentlich unsere Annahme, daß es gewiß Hilfsvorrichtungen geben muß, die dazu dienen, den Eiweißabfluß aus dem Gewebe in die Richtung gegen die Lymphbahnen abzulenken.

Ein Faktor, der bis jetzt bei unseren Überlegungen über Lymphbildung und Gewebsflüssigkeit unter normalen und pathologischen Bedingungen noch nicht berücksichtigt wurde, ist das *Bindegewebe*; die histologische Untersuchung zeigt uns, daß zwischen Kapillarwand und Parenchymzelle — selbst im DISSEschen Raum — Bindegewebsfasern (kollagener oder solche argentophiler Natur, Gitterfasern) immer in reichlicher Menge zu finden sind. Während man früher nur auf mechanische Momente bei der Beurteilung des Bindegewebes Rücksicht nahm, sind wir jetzt, beeinflußt durch die Untersuchungen von SCHADE[1] und von KELLER[2] darüber orientiert, daß dem Bindegewebe auch eine wichtige Rolle im Stoffwechsel zugedacht werden muß.

Im Sinne KELLERS ist das Bindegewebe gegenüber der Parenchymzelle negativ elektrisch; es steht also dem Serum nahe. Da das Natrium und das Kalzium sich durch ihre positive elektrische Ladung eher zu den Stellen mit negativer Ladung im Gewebe hinbewegen, so drängt sich die Frage auf, ob nicht die Stoffwechselbedeutung des Bindegewebes darin zu suchen ist, daß es gleichsam als Puffer die Parenchymzelle vor der Überschwemmung mit positiv geladenen Stoffen, z. B. also Natrium, schützt; SCHADE spricht ebenfalls von einem kolloiden Bindegewebsfilter, dem der menschliche Körper die stete Wiederreinigung seiner Säfte verdankt; während er aber nur an Kräfte der Phagozytose denkt, glauben wir, daß auch physikalisch-chemische Kräfte (z. B. elektrische Potentialdifferenzen) stark ins Gewicht fallen.

Das Vinarol.

Für die Anschauung, daß die Kapillarwand unter normalen Bedingungen für Eiweiß sehr wenig durchlässig ist und daß die Spuren Eiweiß, die doch durchtreten, von der Lymphe abtransportiert werden, so daß die Gewebsflüssigkeit im Prinzip eiweißfrei bleibt und den Weg ins Blut zurückfindet, suchten wir weitere Beweise durch das Experiment zu erlangen.

---

[1] SCHADE: Molekularpathologie der Entzündung. 1935.
[2] KELLER und KLEPETAR: Bioch. Z., **273**, S. 180. 1934.

Wir gingen von der Frage aus, welche Veränderungen im Blut und in der Lymphe nach den verschiedenen Theorien über die Lymphbildung eintreten müßten, wenn wir auf irgendeine Weise große Mengen Gewebsflüssigkeit rasch in die Blutbahn ziehen. Nach der Ansicht von DRINKER und FIELD, die, wie gesagt, eine nicht unwesentliche Permeabilität der Gefäße für Eiweiß annehmen und die Identität von Gewebsflüssigkeit und Lymphe fordern, müßte es zu einem sehr starken Abfall der Lymphmenge bei unverändertem Eiweißgehalt der Lymphe kommen, wenn es wirklich gelingt, Gewebsflüssigkeit plötzlich in das Blut zu ziehen. Besteht aber unsere Ansicht zu Recht, daß die Kapillaren für Eiweiß nahezu impermeabel sind und die geringe durchtretende Eiweißmenge von der Lymphe abtransportiert wird, so müßte zwar bei einem starken Flüssigkeitseinstrom vom Gewebe in die Blutbahn das Blut sehr stark verdünnt werden, aber gleichzeitig bei Absinken der Lymphmenge der Eiweißgehalt in der Lymphe ansteigen.

Wenn der Kliniker die Blutmenge durch Gewebsflüssigkeit zu erhöhen wünscht, so injiziert er gewöhnlich konzentrierte Zucker- oder Kochsalzlösung, um durch die Erhöhung des osmotischen Gefälles Flüssigkeit aus den Geweben anzuziehen. Für unsere Frage schien dieser Weg kaum der richtige zu sein, da Zucker und Kochsalz die Gefäßwände passieren und somit selbst rasch zu einer Veränderung der Gewebsflüssigkeit Anlaß geben. Unser Bestreben mußte vielmehr darauf gerichtet sein, einen möglichst *hochmolekularen Stoff* zu injizieren, der ohne toxische Nebenwirkungen dem Blut in hoher Konzentration einverleibt werden kann und besonders durch Erhöhung des onkotischen Druckes die Rückresorption fördert. Wir verwendeten daher zuerst in vier Versuchen an Ductus-thoracicus-Fistel-Hunden hochkonzentrierte Lösungen von *Gummi arabicum*. Das von uns verwendete Gummiarabikum enthielt vermutlich toxische Substanzen, die die Tiere manchmal schädigten, so daß wir von dieser Versuchsanordnung absehen mußten. Erst das *Vinarol ,,H"*, das uns durch Professor LAUTENSCHLÄGER von der I. G. Farbenindustrie zur Verfügung gestellt wurde, erfüllte die von uns geforderten Bedingungen; das Vinarol ,,H" ist ein sehr kompliziert gebauter, hochpolymerer Körper vom Molekulargewicht 50.000 und sehr hoher Viskosität; es wurde gewöhnlich in 20% Lösung injiziert.

Die Veränderungen, die sich beim Hund mit einer Ductus-thoracicus-Fistel nach der Injektion von Vinarol ergaben, sind aus der Abb. 77 ersichtlich. Zunächst ist es von Wichtigkeit, daß der Blutdruck durch die Injektion fast nicht beeinflußt wird. Erst nach einiger Zeit kommt es, entsprechend der vermehrten Blutmenge, zu einem leichten Anstieg des Druckes; der Eiweißgehalt des Plasmas und die Erythrozytenzahl sinken gewaltig ab, während der Eiweißgehalt der Lymphe ansteigt, was interessanterweise dazu führt, daß *der Eiweißgehalt der Lymphe wesentlich höher liegt als der des Blutes,* ein Zustand, der unseres Erachtens mit der Theorie von DRINKER und FIELD in keiner Weise vereinbar ist.

Wir verfügen bisher über sechs solche Versuche, die alle im Prinzip das gleiche Verhalten zeigen; kein Versuch fiel aus der Reihe. Berechnet man in Modifikation der Methode von KROGH und LANDIS (s. S. 186) die in das Blut eingedrungene Flüssigkeitsmenge, so findet man, daß 100 ccm Blut durch etwa 30—40 ccm Gewebsflüssigkeit verdünnt werden, wobei die in das Blut einströmende Flüssigkeit nur einen minimalen Eiweißgehalt haben kann.

Während wir bei den Versuchen mit Vinarol und Gummilösung das Anziehen von Gewebsflüssigkeit durch die Injektion von hochkonzentrierten Lösungen erzwangen, untersuchten wir, ob man durch einen *Aderlaß,* der ja auch den Rückstrom von Gewebsflüssigkeit ins Blut fördert, zu einem ähnlichen Ergebnis kommt. Auch hier zeigte sich, wenngleich nicht so ausgeprägt, im wesentlichen das gleiche Verhalten, nämlich Absinken der Lymphmenge, Ansteigen des Lympheiweiß bei Verdünnung des Serumeiweiß; in

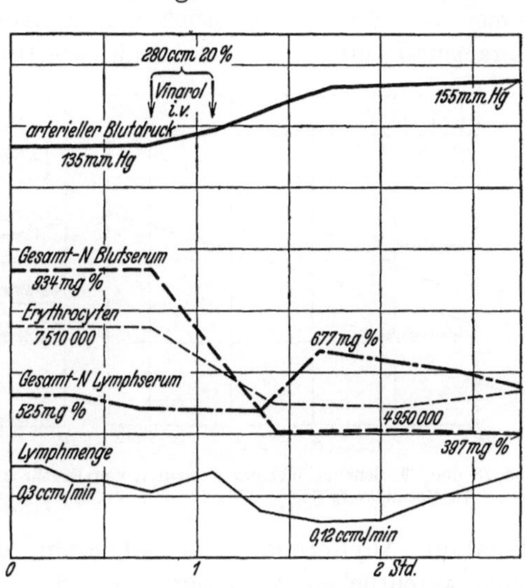

Abb. 77. Einfluß von Vinarol (20%) auf Blutdruck, Lymphfluß, Lympheiweiß, Serumeiweiß und Erythrozytenzahl.

einem unserer Versuche (s. S. 34) sahen wir sogar, ähnlich wie nach Vinarolinjektion, daß das Lympheiweiß über das Serumeiweiß ansteigt.

Das Ergebnis dieser Versuche bestätigt also unsere Annahme, *daß die Kapillaren für Eiweiß nahezu impermeabel sind, daß die Gewebsflüssigkeit unter normalen Umständen sehr eiweißarm ist und daß die geringen, in ihr enthaltenen Eiweißmengen wahrscheinlich durch die Lymphe abtransportiert werden,* — ist doch nicht einmal der enorme Zug, der vom Blut nach der Vinarolinjektion ausgeübt wird, imstande, das Eiweiß in das Blut zu ziehen; es fließt vielmehr trotz des Abströmens großer Flüssigkeitsmengen auch jetzt durch die Lymphe ab. Für die Frage nach dem Eiweißgehalt der Gewebsflüssigkeit und für die Eiweiß-Permeabilität der Kapillaren spielt es keine Rolle, welche Kräfte den Rückstrom von Flüssigkeit in das Blut bewirken; von größerer Bedeutung ist sicherlich die Wirkung des durch das Vinarol erhöhten kolloidosmotischen Druckes. In Erwägung zu ziehen wäre außerdem noch die

Steigerung der Viskosität des Blutes durch Vinarol; jedenfalls deutet
eine Angabe von Pugliese,[1] die Schade zitiert, darauf hin, daß Viskositätsveränderungen des Blutes ebenfalls die Rückresorption beeinflussen
können.

Die mit Vinarol angestellten Versuche zeigen uns überdies in eindrucksvoller Weise, daß wir mit den von uns gewählten Giften (Histamin,
Allylformiat und Allylamin) tatsächlich einen Plasmaaustritt aus den
Gefäßen in das Gewebe erzielen können. Beim normalen Tier findet man
immer im Serum wesentlich höhere Eiweißwerte als in der Ductusthoracicus-Lymphe. Vergiftet man, wie früher beschrieben, ein Tier mit

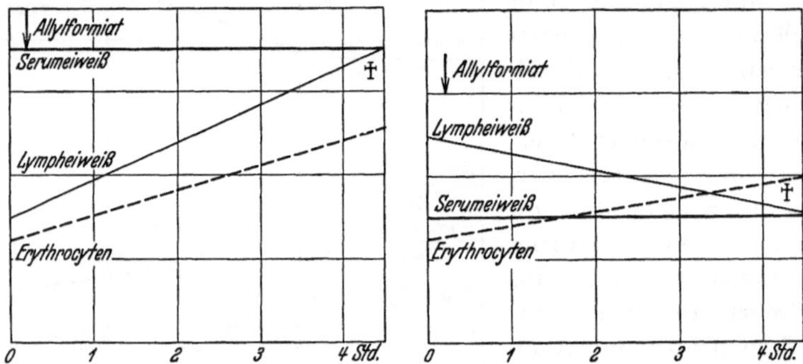

Abb. 78 und 79. Schema über das Verhalten von Erythrozyten, Lympheiweiß und Serumeiweiß bei
Allylformiatvergiftung; Abb. 78 ohne Vinarol und Abb. 79 nach Vinarolbehandlung.

Histamin, Allylformiat oder Allylamin, dann zeigt das Serumeiweiß
keine wesentlichen Veränderungen, die Erythrozyten steigen stark an
und das Lympheiweiß nähert sich mit fortschreitender Vergiftung
immer mehr der Höhe des Serumeiweiß, bis es knapp vor dem Tode
fast den gleichen Wert erreicht wie dieses (s. Abb. 77). Dieses Verhalten
ist in einem Schema versinnbildlicht (s. Abb. 78). Ganz anders gestalten sich die Verhältnisse bei einem mit Vinarol vorbehandelten Tier, bei
welchem, wie erwähnt, das Lympheiweiß höher liegt als das Bluteiweiß
(s. Abb. 80). Vergiftet man ein solches Tier mit Histamin, Allylformiat
oder Allylamin, dann kommt es zwar wie bei einem nicht vergifteten
Tier zu einer Lymphorrhoe, wenn auch mäßigen Grades, das Serumeiweiß ändert sich aber nicht, während das Lympheiweiß ständig
abfällt und schließlich den Wert des Bluteiweiß erreicht (Abb. 79).
Dieses Verhalten kann wohl nicht anders gedeutet werden, als
daß es durch die Vergiftung zu einer Vergrößerung der Gefäßporen kommt. Dadurch tritt vorerst eine eiweißreiche Flüssigkeit,
schließlich tatsächlich Plasma in das Gewebe über und dieses wird auf
dem Wege der Lymphbahnen abtransportiert. Da aber dieses Plasma

---

[1] Pugliese: zit. nach Schade: Physikal. Chemie i. d. Med., 1923. S. 189.

eiweißärmer war als die Lymphe vor der Vergiftung, muß der Eiweißgehalt der Lymphe entsprechend absinken und zwar solange, bis mit
fortschreitender Vergiftung reines Plasma durch die Lymphe fließt, was
sich darin äußert, daß Blut- und Lympheiweiß den gleichen Wert
ergeben. Diesen für das Wesen der serösen Entzündung wichtigen
Befund haben wir in fünf Versuchen an Hunden mit Ductus-tho-
racicus-Fisteln erhoben und im Prinzip immer das gleiche Verhalten
angetroffen.

Wir glauben, durch die kritische Besprechung der vorliegenden Tatsachen gezeigt zu haben, daß sich viele Versuchsergebnisse, die uns bei
der Deutung der Austauschvorgänge
im Kapillarbereich Schwierigkeiten
bereitet haben, besser erklären lassen,
wenn man von unserer Anschauung
über die Lymphbildung ausgeht. Es
ist sonst schwer zu verstehen, daß
Kolloide nur auf dem Lymphwege
rasch die Gewebsräume verlassen.
Auch das eigentümliche Verhalten
der Lymphe bei Drucksteigerung im
Venensystem, auf welches DRINKER
und FIELD hingewiesen haben, läßt
sich unter Zuhilfenahme unserer
Theorie leicht erklären. Dem durch
die Stauung eiweißhältigen kapillären Filtrat, das in die Gewebsräume übergetreten ist, stünden zwei
Wege in die Blutbahn offen, die
Lymphbahnen und die venösen Blutkapillaren; da aber die Blutbahn

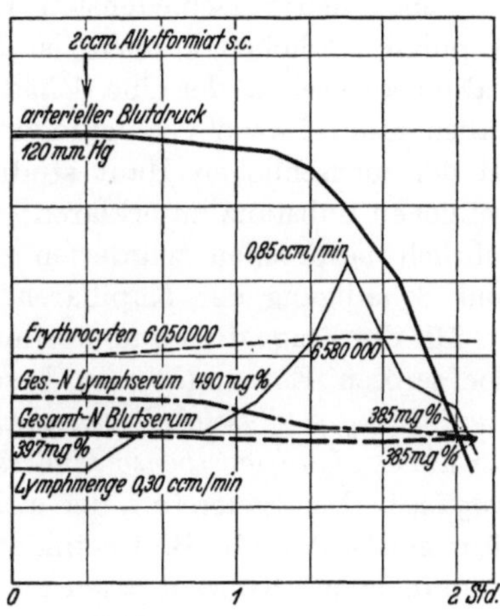

Abb. 80. Einfluß des Vinarols auf Blutdruck,
Lymphmenge, Lympheiweiß, Serumeiweiß
und Erythrozytenzahl bei Allylformiatvergiftung. (3 Stunden vor der Allylformiatinjektion 200 ccm Vinarol [20 %] intravenös).

durch die Stauung gesperrt ist, muß der Abtransport des kapillären
Filtrates durch die Lymphbahnen erfolgen; deswegen ist die Lymphmenge auch wesentlich höher, als wenn sich beide Bahnen in der Rück-
leitung der Gewebsflüssigkeit teilten. Der Vorgang im Bereiche der
Kapillaren wäre somit folgender. *Im arteriellen Kapillarschenkel erfolgt
eine Filtration von sehr eiweißarmer, aber nicht ganz eiweißfreier Flüssigkeit in die Gewebsspalten; das sich hier aufstapelnde Eiweiß kann nur auf
dem Lymphweg und nie direkt zurück ins Blut gelangen;* das zeigen uns
besonders eindrucksvoll die Vinarolversuche. Die Lymphgefäße rahmen
das Eiweiß gleichsam ab und erleichtern damit die „back filtration"
durch die Blutgefäße. Dies ist sicher ein Hauptgrund, weswegen
man die Lymphgefäße in so enormer Reichhaltigkeit in allen Geweben
antrifft.

Sauerstoffpassage durch die Kapillarwand.

Wenn sich bei der serösen Entzündung Serumeiweiß zwischen Blutkapillaren und Lymphräume, also in die Gewebsspalten, einlagert, muß die Zufuhr der für das Leben der Gewebe notwendigen Blutbestandteile ebenso gefährdet sein, wie der Abtransport der oft giftigen Stoffwechselschlacken ins Blut. Mit Hilfe der von Landis gewählten Methodik läßt sich die Einwirkung verschiedener krankhafter Zustände auf die Durchlässigkeit der Kapillarmembranen so deutlich demonstrieren, daß die Vorgänge aus dem Rahmen theoretischer Anschauungen herausgehoben werden können und praktisch zu beweisen sind (s. S. 170 und 186).

Neben den verschiedensten Einflüssen, die die Durchlässigkeit der Kapillaren erhöhen können, ist besonders der *Sauerstoffmangel* als ein Faktor anzusehen, der eine Schädigung der Kapillarmembranen zur Folge haben kann. Lewis[1] versuchte, den Einfluß des Sauerstoffmangels, den er an der menschlichen Haut studierte, mit der Bildung einer histaminähnlichen Substanz zu erklären; tatsächlich bewirkt Histamin, wie ausführlich besprochen wurde, in zahlreichen Geweben eine Erweiterung und Schädigung der Kapillaren.

Mit der Frage des Sauerstoffmangels hat man sich auch beim Studium der serösen Entzündung zu beschäftigen, denn die *Anwesenheit einer eiweißhältigen Flüssigkeit zwischen Blutkapillaren und Gewebszellen kann für die Gasdiffusion ebenso hinderlich sein wie für die anderen Austauschvorgänge.* Der Sauerstoff, der sich teils in gelöstem, teils in freiem gasförmigen Zustand im Blut befindet, breitet sich durch Diffusion von jedem Punkte hoher Konzentration zu den Stellen niedrigerer Konzentration aus, dabei hängt die Diffusionsgeschwindigkeit vom Konzentrationsgefälle und von der Beschaffenheit der trennenden Medien ab. Krogh[2] hat die Diffusionsgeschwindigkeit des Sauerstoffs in einigen tierischen Geweben gemessen und bei 20⁰ C folgende Konstanten[3] gefunden:

$$
\begin{aligned}
&\text{Wasser} \dots\dots\dots\dots\dots 0,34\\
&\text{Gelatine } 15\% \dots\dots\dots 0,27\\
&\text{Muskel} \dots\dots\dots\dots\dots 0,14\\
&\text{Bindegewebe} \dots\dots\dots 0,115\\
&\text{Chitin} \dots\dots\dots\dots\dots 0,013\\
&\text{Kautschuk} \dots\dots\dots\dots 0,077
\end{aligned}
$$

Überträgt man diese Zahlen auf die Verhältnisse im Organismus, so kann man sagen: wenn sich zwischen den Blutkapillaren und den Parenchymzellen statt einer wässerigen Flüssigkeit eine eiweißhältige befindet, deren

---

[1] Lewis: Blutgefäße der Haut. Berlin. 1928.

[2] Krogh: J. of Physiol., **52**, S. 457. 1919.

[3] Diese Konstante bedeutet die Zahl der ccm des Gases, die in einer Minute über eine Fläche von 1 qcm diffundiert, wenn der Druckabfall 1 Atmosphäre Sauerstoff pro μ (0·001 mm) ist.

Zusammensetzung etwa einer 15%igen Gelatinelösung entspricht, so ist die Sauerstoffdiffusionsgeschwindigkeit ungefähr um ein Fünftel vermindert. Nimmt man noch hinzu, daß durch die Ansammlung seröser Flüssigkeit auch die Distanz zwischen der sauerstofführenden Blutkapillare und den lebenswichtigen Zellen vergrößert wird, so ergibt sich

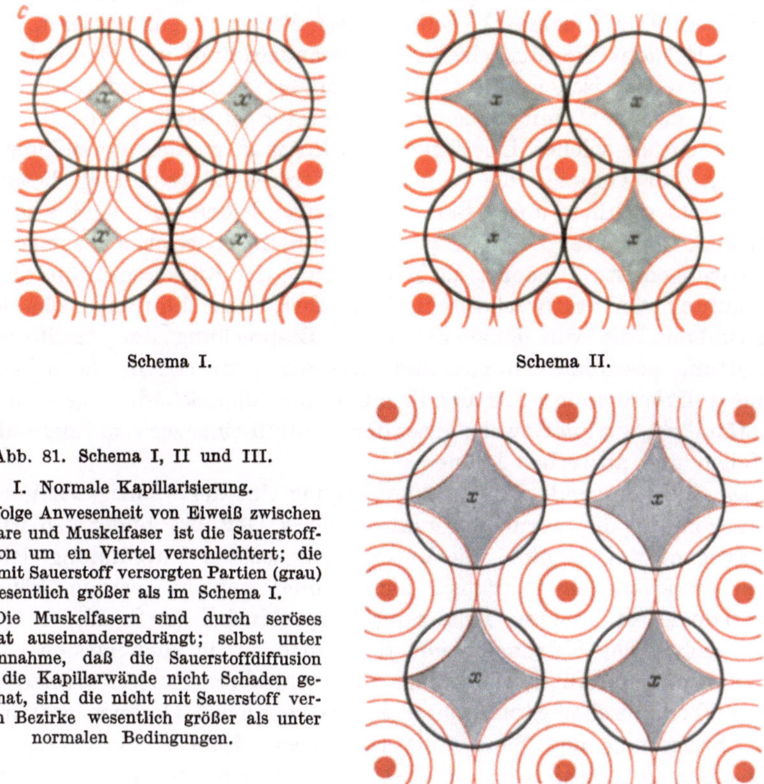

Abb. 81. Schema I, II und III.

I. Normale Kapillarisierung.

II. Infolge Anwesenheit von Eiweiß zwischen Kapillare und Muskelfaser ist die Sauerstoffdiffusion um ein Viertel verschlechtert; die nicht mit Sauerstoff versorgten Partien (grau) wesentlich größer als im Schema I.

III. Die Muskelfasern sind durch seröses Exsudat auseinandergedrängt; selbst unter der Annahme, daß die Sauerstoffdiffusion durch die Kapillarwände nicht Schaden gelitten hat, sind die nicht mit Sauerstoff versorgten Bezirke wesentlich größer als unter normalen Bedingungen.

daraus die Tatsache, daß die Sauerstoffversorgung der Gewebe, die von einer serösen Entzündung betroffen werden, unbedingt leiden muß; aus denselben Gründen kann bei seröser Entzündung auch eine Ansammlung von Kohlensäure im Bereiche der Parenchymzellen stattfinden, doch dürfte sich dieser Umstand weniger schädlich auswirken, da die Kohlensäurediffusionsgeschwindigkeit zirka 13 mal so groß ist wie die des Sauerstoffes.

Die Abbildung 81 (I) zeigt die normalen Beziehungen zwischen Muskelquerschnitt (schwarzer Kreis) und den zugehörigen Kapillaren. Um jede Kapillare bildet sich ein Gewebszylinder (roter Kreis), der in entsprechender Weise mit Sauerstoff versorgt wird, soweit er durch Diffusion aus dem Blute an das Muskelgewebe abgegeben werden kann. Auf Grund des Schemas I bildet sich unter normalen Bedingungen nur ein kleines Feld, das keinen Sauerstoff erhält. Das Schema II versinnbildlicht die Sauerstoffversorgung, wenn die Flüssigkeit zwischen Blutkapillare und Muskelzelle eiweißhältig und um zirka $^1/_4$ schlechter durchlässig für Sauerstoff ist, als unter normalen Verhältnissen. Das Schema III soll die Verhältnisse charakterisieren, wenn seröses Exsudat die Muskelzellen auseinanderdrängt und dadurch auch den Abstand zwischen Blutkapillare und Muskelfaser ändert. x kann als Maß des nicht mit Sauerstoff versorgten Muskels gelten.

Auf Grund solcher Überlegungen wird man zu der Vorstellung gedrängt, daß Organe, die von einer serösen Entzündung betroffen werden, tatsächlich unter Sauerstoffmangel leiden. Es sind also verschiedene Momente, die ein Gewebe gefährden, in welches Plasmaeiweiß eingedrungen ist. Zunächst die Behinderung der Rückresorption, die zur Anhäufung von Stoffwechselschlacken führt, dann die rein mechanische Zerwühlung, die wir genauer bei der Besprechung der Allylformiatvergiftung geschildert haben und, wie wir jetzt sahen, die schlechte Sauerstoffversorgung. Aus der Kombination aller Schädigungen wird es verständlich, warum Gewebe unter dem Einfluß einer serösen Entzündung zerfallen und absterben können.

Da eine genügende Sauerstoffversorgung eine der wichtigsten Voraussetzungen für die normale Funktion eines Gewebes bildet, so ist zu gewärtigen, daß Organe, die unter einer serösen Entzündung leiden, ihren funktionellen Aufgaben nicht völlig gerecht werden können; in Analogie zu unseren Erfahrungen am Muskel (s. S. 19), bei welchem sich solche Störungen sehr gut beurteilen, ja auch messen lassen, ist zu erwarten, daß als erste Folge einer schlechten Sauerstoffversorgung ein unökonomischer Stoffwechsel in den befallenen Organen auftritt — also Steigerung des Sauerstoffverbrauches. Eine weitere Folge der schlechten Sauerstoffversorgung ist das *Auftreten von sauren Zwischenprodukten*. Bei den meisten Stoffwechselvorgängen kommt es zur Bildung von Säuren, doch werden diese mit Hilfe des Sauerstoffes rasch beseitigt; können die sauren Zwischenprodukte, z. B. Milchsäure, nicht oxydativ abgebaut werden und bleiben sie an Ort und Stelle liegen, so müssen sie zunächst neutralisiert werden. Durch die Mittel, die der Organismus anwendet, um sich vor einer lokalen Säuerung zu bewahren, kommt es zu einer Verschiebung im Mineralhaushalt, wobei der Schauplatz dieser Verschiebungen viel weniger das Blut ist als die Gewebe. Das Wesentliche dieser Überlegungen soll darin erblickt werden, daß *wir bei seröser Entzündung mit einer sehr rasch vorübergehenden Gewebssäuerung als Folge der mangelhaften Sauerstoffversorgung zu rechnen haben*. Durch die Neutralisierung der entstandenen sauren Produkte, die Alkali verbrauchen, muß es zu einer Retention von Alkalien bei seröser Entzündung kommen (s. S. 194).

Trübe Schwellung.

Das Problem der serösen Entzündung, bzw. der Plasmaeinwanderung in die Gewebe bringt uns mit einem weiteren Teilgebiet der allgemeinen Pathologie in Berührung, der sogenannten „trüben Schwellung". Ursprünglich handelte es sich nur um ein morphologisches Problem; seitdem wir aber durch die Untersuchungen von HOPPE-SEYLER[1] wissen, daß bei diesem Zustand die Leber größer wird, weil sie große Eiweißmassen enthält, und da seröse Entzündung meist mit trüber Schwellung kombiniert ist, liegt es nahe, beide Zustände gemeinsam zu betrachten. Wenn man sieht, wie gerade bei der „trüben Schwellung" z. B. der Leber die Zellen groß sind und Körnchen enthalten, die man eine Zeitlang wegen gewisser mikrochemischer Eiweißreaktionen auch als „albuminöse Substanz" bezeichnet hat, so drängt sich die Frage auf, ob nicht ein Teil des in die Organe eingedrungenen Plasmas eine Beute der Parenchymzellen werden kann und so zur trüben Schwellung Anlaß gibt. Vielleicht setzt die intrazelluläre Eiweißaufnahme einen gewissen pathologischen Zustand der Leberzellen voraus, ein Gedankengang, der uns deswegen nicht unwahrscheinlich erscheint, weil auch die fettige Degeneration bzw. Infiltration mit Zellschädigung einhergeht. Möglicherweise ist die schlechte Sauerstoffversorgung der Zellen, die ihre eigentliche Ursache wieder in der Einlagerung von Plasma zwischen Blutkapillaren und Parenchymzelle hat, das verbindende Glied des ganzen Prozesses (s. auch S. 196).

XIV. Wege zur Analyse der serösen Entzündung beim Menschen.

Die Klinik rechnet schon seit langer Zeit mit der Möglichkeit einer Kapillarschädigung, die schließlich dazu führt, daß Plasmaeiweiß in größerer Menge die Gefäßbahn verläßt und in die Gewebe übertritt — *Albuminurie ins Gewebe* (EPPINGER,[2] 1917). Eine besondere Stütze erhielt diese Ansicht, als DALE[3] zeigen konnte, daß es im Histaminshock zu einem Plasmaaustritt aus den Blutgefäßen kommt. Von dieser Tatsache ausgehend, bemühten wir uns nun, den Nachweis zu erbringen, daß Ähnliches auch unter dem Einfluß von Allylformiat und Allylamin eintreten kann. Bei der Analyse dieser Vergiftung werteten wir die Bluteindickung, die Abnahme der zirkulierenden Blutmenge und das Fehlen von Eindickung des Plasmas als führende Symptome.

[1] HOPPE-SEYLER: Z. physiol. Chemie, 116, S. 67. 1921; 130, S. 217. 1923.

[2] EPPINGER: Zur Pathologie und Therapie des menschlichen Ödems. Berlin. 1917.

[3] DALE und LAIDLOW: J. of Physiol., 52, S. 355. 1919.

Das genaue Studium dieser Vergiftungen veranlaßte uns, Analogieschlüsse vom Experiment auf die menschliche Pathologie zu ziehen. Wir erwarteten, ähnliche Zustände wie im Tierversuch gelegentlich auch beim Menschen anzutreffen. Indem wir uns, wie im Tierexperiment, zunächst für Erkrankungen interessierten, die mit Bluteindickung einhergehen, lernten wir das Krankheitsbild der Nahrungsmittelvergiftung unter einem neuen Gesichtspunkt betrachten. Die Beziehungen zwischen Experiment und Klinik gestalteten sich noch inniger, als sich der Nachweis von histologischen Parallelen erbringen ließ; sowohl im Experiment als auch bei der Nahrungsmittelvergiftung des Menschen sind die Gewebsräume von Flüssigkeit erfüllt; es war daher verlockend, anzunehmen, daß es sich hier ebenfalls um einen Zustand von seröser Entzündung handeln müsse. Wenn man bedenkt, daß es sich bei den von uns beschriebenen Intoxikationen um einen pathologischen Plasmaübertritt handelt und Rössle unter ähnlichen Bedingungen eine durch Exsudat bedingte Erweiterung der Gewebsspalten sah, so lag es nahe, das, was der Morphologe eine seröse Entzündung nennt, als die sichtbare Manifestation des ausgetretenen Blutplasmas anzusprechen. Nicht nur die experimentellen Beobachtungen, die uns zu Analogieschlüssen veranlaßten, sondern auch die zahlreichen Anregungen, die uns die pathologische Anatomie gibt, drängten den Gedanken auf, daß der Zustand des pathologischen Plasmaaustrittes, der uns bei der Nahrungsmittelvergiftung in reinster Form begegnet, bei den verschiedensten Krankheiten in Betracht gezogen werden muß. Man könnte fast daran denken, daß *bei den meisten krankhaften Zuständen die Kapillarpermeabilität ebenso berücksichtigt werden muß wie die Kapillarisierung und die Innervation.*

Bei der Analyse der Nahrungsmittelvergiftungen hat sich die Bluteindickung als Symptom einer serösen Entzündung ausgezeichnet bewährt, allerdings nur bei den ganz schweren Formen, während leichtere keine oder nur Andeutungen einer Erythrozytenvermehrung erkennen ließen. Dementsprechend war auch bei anderen Formen von Plasmaaustritt dieses Symptoms nicht unbedingt zu erwarten; das darf uns aber nicht hindern, bei allen in Betracht kommenden Zuständen doch darauf zu achten. Jedenfalls schien es angezeigt, außer der Bluteindickung auch nach anderen Symptomen zu suchen, die bei der Diagnose einer erhöhten Durchlässigkeit der menschlichen Kapillarwand Dienste leisten können.

Die Bluteindickung.

Der gesunde menschliche Organismus hält die richtige Zusammensetzung seiner Gewebsflüssigkeit immer aufrecht. Die Fähigkeit dazu hat der Körper durch zahlreiche Regulationsmechanismen, die ihm zur

Verfügung stehen. So werden z. B. die zirkulierende Blutmenge, die Erythrozytenzahl, der Eiweißgehalt des Plasmas, der Kochsalzgehalt konstant gehalten, um nur einiges hervorzuheben, was uns in diesem Zusammenhang interessiert. Die Vorgänge bei der generalisierten serösen Entzündung sind geeignet, schwere Störungen der physiologischen Konstanten nach sich zu ziehen; in den vorangehenden Kapiteln waren wir bemüht, die Geschehnisse dabei zu beleuchten.

Die Zunahme der roten Blutzellen ist, wie gesagt, ein wichtiges Symptom des Plasmaübertrittes in die Gewebe; wenn wir daher vor einem Krankheitsbild stehen, bei dem an seröse Entzündung gedacht werden muß, so werden wir immer die Zahl der Erythrozyten berücksichtigen müssen — leider läßt uns aber dieses Symptom oft im Stich. Man muß sich nämlich darüber im klaren sein, daß nur dann eine *Erythrozytenzunahme* auftreten kann, wenn es sich um *höhere Grade von seröser Entzündung* handelt. Zur Orientierung darüber, welche Plasmamengen austreten müssen, damit eine nachweisbare Bluteindickung auftritt, haben wir die nachfolgende Tabelle zusammengestellt.

Tabelle 19.

Zahl der Erythrozyten	Blutmenge in ccm	Verhältnis von Plasma zu Erythrozyten	Plasmaverlust in ccm	Eiweißgehalt im Serum
5 Millionen	5000	2500 + 2500	0	7%
5,26 ,,	4750	2250 + 2500	250	7%
5,56 ,,	4500	2000 + 2500	500	7%
5,88 ,,	4250	1750 + 2500	750	7%
6,25 ,,	4000	1500 + 2500	1000	7%
6,69 ,,	3750	1250 + 2500	1250	7%

Wenn ein normaler Mensch mit einer Blutmenge von 5000 ccm und einer Erythrozytenzahl von 5 Millionen pro cmm, 250 ccm Plasma ins Gewebe verliert, so steigen die roten Blutkörperchen nur um etwa 300.000 an. Danach ist eine Vermehrung der roten Blutzellen nur dann ein Hinweis auf eine Plasmaabwanderung, wenn es sich um Prozesse handelt, die mit einer schweren Nahrungsmittelvergiftung vergleichbar sind.

Blutmenge und Serumeiweißschwankungen.

Parallel zur Bluteindickung kommt es zu einer Verringerung der zirkulierenden Blutmenge. Leider ist der Nachweis dieses Symptoms schwierig. Immerhin muß es bei klinischer Beobachtung möglich sein, entweder mittels der Kongorotmethode oder des Kohlenoxydverfahrens die *zirkulierende Blutmenge* zu bestimmen. In vielen Fällen kann uns die Beurteilung der Venen ein verläßliches Kriterium sein, wenigstens lehrt die Erfahrung, daß bei fast allen Fällen mit geringer zirkulierender Blutmenge der Venendruck niedrig ist, die Venen also leerlaufen. Wir werden daher außer der erhöhten Erythrozytenzahl die oberflächlichen Venen beachten und, wenn möglich, den *Venendruck* bestimmen.

Von Bedeutung ist, wie früher hervorgehoben wurde, die fortlaufende Kontrolle des *Plasmaeiweißgehaltes*, weil eine schwere seröse Entzündung trotz der Erythrozytensteigerung zunächst ohne Veränderung des Eiweiß-gehaltes einhergeht. Die Deutung der Schwankungen des Eiweißgehaltes, die im weiteren Verlaufe der Erkrankung eintreten, erfordert eine genaue Besprechung. Auch bei einer schweren Nahrungsmittelvergiftung kann das Symptom der Bluteindickung trotz der Abwanderung großer Plasmamengen bald wieder verschwinden. Ähnliches dürfte sich auch bei anderen Zuständen mit beträchtlicher Plasmaabwanderung abspielen. Wir haben im Abschnitt über den Aderlaßkollaps betont, welch wichtige Rolle der Füllung der Gefäße zukommt. Wenn ein Individuum Gefahr läuft, an den Folgen eines plötzlichen Blutverlustes zugrunde zu gehen, so ist das Leben gewöhnlich nicht wegen des Hämoglobinmangels, sondern wegen der zu geringen Füllung der Gefäße gefährdet; daß in solchen Fällen die Injektion von Kochsalz lebensrettend wirken kann,

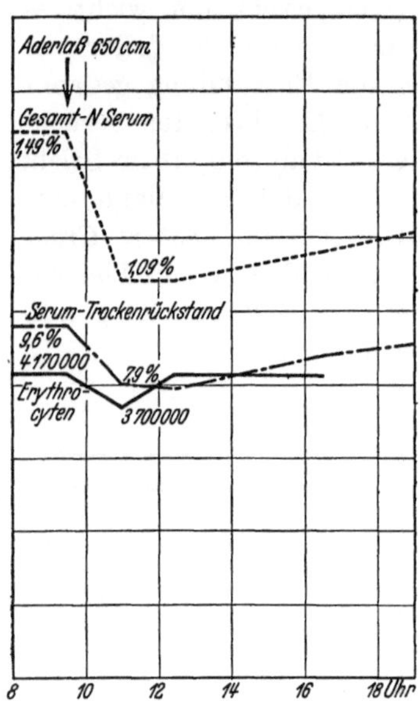

Abb. 82. Verhalten von Erythrozyten, Eiweiß und Trockenrückstand im Serum nach Aderlaß beim Menschen.

darf als bekannte Tatsache in Erinnerung gebracht werden. In diesem Sinne werten wir auch die *Verwässerung des Blutes*, die bei jedem Menschen nach einem größeren Blutverlust zu beobachten ist. Der Organismus scheint in diesem Falle über Vorrichtungen zu verfügen, die aus den verschiedensten Teilen des Körpers Flüssigkeit herbeiholen; damit werden die leeren Gefäße gefüllt und die zirkulierende Blutmenge gesteigert. In Abbildung 82 haben wir diese Verhältnisse veranschaulicht; man sieht, daß die Ausgangszahl der Erythrozyten nach einem größeren Aderlaß rasch wieder erreicht wird, wohl durch Nachschub aus den Depots; das Serum bleibt jedoch, wie der Eiweißgehalt und der Trockenrückstand zeigen, längere Zeit verwässert. Dieses Moment muß man kennen, um sich manche Zustände erklären zu können. Es gibt Krankheitsbilder, bei denen es durch die Vergesellschaftung mit seröser Entzündung zuerst zu einer Bluteindickung kommt; innerhalb kurzer Zeit kann aber der

Erythrozytenausgangswert wieder erreicht sein. Dabei findet man gewöhnlich, ähnlich wie nach Aderlaß, eine Verdünnung des Plasmas, die durch das Einfließen von eiweißarmer Gewebsflüssigkeit in die Blutbahn zustande kommt; auf diese Weise werden die Gefäße wieder besser mit Flüssigkeit gefüllt. Wie stark der prozentuelle Eiweißgehalt des Plasmas absinken kann, läßt sich, wie Tabelle 20 zeigt, berechnen. Nehmen wir an, daß gegebenenfalls 1250 ccm Plasma aus dem Blut in die Gewebe übergetreten sind; das führt, wenn man ursprünglich eine Erythrozytenzahl von 5 Millionen, einen Hämatokritwert von 50%, eine Blutmenge von 5 l und einen Eiweißgehalt von 7% annimmt, zu einer Zunahme der Erythrozytenzahl auf 6,700.000 und einer Abnahme der zirkulierenden Blutmenge auf 3,75 l bei vorläufig gleichbleibendem Serumeiweißgehalt. Wenn die Blutgefäße jetzt mit einer eiweißarmen Flüssigkeit aufgefüllt werden, so sinkt die Zahl der roten Blutzellen wieder allmählich ab, die Blutmenge steigt wieder an, während der Eiweißgehalt im Plasma absinken muß.

Tabelle 20.

Zahl der Erythrozyten	Blutmenge in ccm	Verhältnis von Plasma zu Erythrozyten	Eintritt von Gewebs- flüssigkeit	Eiweißgehalt im Serum
6,69 Millionen	3750	1250 + 2500	0	7%
6,25 „	4000	1500 + 2500	250	5,83%
5,88 „	4250	1750 + 2500	500	5,00%
5,56 „	4500	2000 + 2500	750	4,37%
5,26 „	4750	2250 + 2500	1000	3,89%
5,0 „	5000	2500 + 2500	1250	3,50%

Die Berechnungen in der Tabelle gelten nur unter der Voraussetzung, daß die ins Blut einströmende Flüssigkeit eiweißfrei ist; das ist tatsächlich nie der Fall, denn schon die normale Gewebsflüssigkeit enthält eine geringe Eiweißmenge, die, wie unsere Lymphversuche zeigen, gerade bei seröser Entzündung wesentlich ansteigt. Die zu erwartenden Eiweißschwankungen des Serums müssen daher viel geringer sein. Diese Überlegungen zeigen, wie vieldeutig die Plasmaeiweiß-Schwankungen bei seröser Entzündung sind.

Man muß jedenfalls bei einem Patienten das Bestehen einer ausgedehnten serösen Entzündung in Betracht ziehen, wenn der Eiweißgehalt des Plasmas anscheinend unvermittelt absinkt. Natürlich darf man die Tatsache nicht aus den Augen verlieren, daß auch andere pathologische Prozesse gelegentlich zu einer Abnahme des prozentuellen Eiweißgehaltes des Plasmas führen können (Krankheiten des Knochenmarks oder der Leber [s. S. 228]).

Gelegentlich sieht man bei einem Zustand mit anfänglich beträchtlicher Erythrozytenvermehrung innerhalb kurzer Zeit eine völlige Wiederherstellung. Es kehrt sowohl die Zahl der roten Blutkörperchen wie die Blutmenge zur Norm zurück, auch der Eiweißwert im Plasma erfährt dabei keine wesentliche Änderung. Bei solchen Fällen hat man außer mit dem Rückfluß des ausgetretenen Plasmas mit der Existenz von *Plasmadepots* gerechnet, indem man sich vorstellte, daß der Plasmaverlust bei seröser Entzündung durch Einschießen einer eiweißreichen Flüssigkeit in das Blut ausgeglichen wird. Dieses Plasmaeiweiß könnte in Depots liegen, die gegebenenfalls entleert werden können. Die Ähnlichkeit mit den bekannten Erythrozytendepots z. B. in der Milz und in der Leber liegt auf der Hand. Bei dieser Gelegenheit muß daran erinnert werden, daß eine plötzliche Erythrozytenvermehrung im Blute nicht immer nur die Folge einer serösen Entzündung sein muß, sondern auch durch die Auspressung der Blutdepots erfolgen kann.

Man ersieht aus dem Vorgebrachten, wie schwer es für den Arzt gelegentlich ist, eine seröse Entzündung, selbst wenn sie große Dimensionen angenommen hat, auf Grund des Erythrozyten- und Serumeiweißgehaltes, ja sogar nach Bestimmung der zirkulierenden Blutmenge zu erkennen. Obzwar uns die Beobachtung der Schwankung der Erythrozytenzahl, des Serumeiweiß und der zirkulierenden Blutmenge manchen Dienst bei der Erkennung von Zuständen mit seröser Entzündung geleistet hatte, sind die verschiedenen *Kompensationsvorgänge*, die zur Wiederherstellung der ursprünglichen Verhältnisse führen können, so vielfältig, daß das Bild der serösen Entzündung durch sie sehr leicht verwischt werden kann. Wir bemühten uns daher, nach weiteren Methoden zu suchen, die es erlauben, sich über das Bestehen einer serösen Entzündung beim Menschen zu unterrichten.

Eiweißübertritt im Bereiche des gestauten Armes als Kriterium einer serösen Entzündung.

Auf Seite 170 wurde bereits erwähnt, daß KROGHS Schüler LANDIS, zusammen mit ANGEVINE, JONAS und ERB, ein Verfahren ausgearbeitet hat, das es gestattet, den Flüssigkeitsübertritt aus der Blutbahn ins Gewebe, der bei Stauung einer Extremität stattfindet, zu berechnen. Mit dem gleichen Verfahren kann man auch den Eiweißgehalt der aus den Blutgefäßen austretenden Flüssigkeit bestimmen. Diese Untersuchungen wurden von den Autoren an gesunden Menschen ausgeführt. Dabei ergab sich, daß bei einem auf den Arm ausgeübten Druck von 40 mm Hg in 30 Minuten kein wesentlicher Flüssigkeitsaustritt zustande kommt. Erst bei einem Druck von 60—80 mm Hg waren deutliche Ausschläge zu bemerken; der Eiweißgehalt der ausgetretenen Flüssigkeit betrug bei einem Druck von 60 mm Hg etwa 0,7%. Die Tatsache, daß es bei 40 mm Hg Druck beim gesunden Menschen noch zu keinem Eiweißaustritt aus den Gefäßen kommt, legte den Gedanken nahe, zu untersuchen, ob bei Kranken, bei denen eine erhöhte

Permeabilität der Gefäße angenommen werden kann, nicht schon dieser Druck genügt, um einen deutlichen Flüssigkeits- und besonders Eiweißaustritt zu erzeugen. Es ist klar, daß ein positiver Ausfall solcher Versuche klinisches Interesse hätte, da wir damit in die Lage versetzt wären, zu bestimmen, ob überhaupt eine Neigung zum pathologischen Eiweißaustritt aus den Gefäßen bei den verschiedensten Krankheiten stattfindet und ob sich dieser auch im Bereiche der oberen Extremitäten nachweisen läßt.

Bei der Versuchsanordnung hielten wir uns im wesentlichen an die Vorschriften der dänischen Autoren; die Patienten mußten schon einige Zeit vor Versuchsbeginn zu Bett bleiben, die Arme wurden in Schulterhöhe horizontal gelagert, dann wurde an einem Arm eine Blutdruckmanschette angelegt und mittels des Blutdruckapparates der gewünschte Druck erzeugt. Während des Versuches wurde kontrolliert, ob der Druck die entsprechende Höhe beibehielt; nach 30 Minuten wurde mittels Heparin[1] beschickter Spritze die nötige Blutmenge aus dem Arm entnommen. Untersucht wurden in dem aus beiden Armen gewonnenen Blut die Erythrozytenzahl, das Zellvolumen mittels der Hämatokritmethode und der Eiweißgehalt des Plasmas durch Bestimmung des Stickstoffes. Da sich die′ Zellzahl stets in gleicher Weise änderte wie das Zellvolumen, wurde später nur die Hämatokritbestimmung durchgeführt, da sie genügt, um die gewünschten Berechnungen anzustellen. Wenn man aus dem Unterschied zwischen dem Zellvolumen und dem Eiweißgehalt des Blutes beider Arme berechnen will, wie groß der Flüssigkeits- und der Eiweißverlust in dem gestauten Arm ist, muß es zunächst sicher sein, daß der einzelne Erythrozyt im Blute der gestauten und ungestauten Seite sein Volumen nicht geändert hat. Wie LANDIS angibt, ist das im großen und ganzen der Fall und wir können nach unseren eigenen Untersuchungen seine Angabe voll bestätigen.

Bei Berechnung des Flüssigkeitsverlustes aus 100 ccm Blut der gestauten Seite muß man von der Überlegung ausgehen, daß die Erythrozytenzunahme, die durch den Flüssigkeitsverlust bedingt ist, diesem auch proportional ist, also $F = 100 - 100 \dfrac{Hu}{Hg}$, wobei F den Flüssigkeitsverlust im Kubikzentimeter, Hu den Hämatokritwert der ungestauten und Hg den der gestauten Seite bedeutet. Bei der Berechnung des Eiweißverlustes muß man sich vor Augen halten, daß das Plasmavolumen von 100 ccm Blut (= 100 — Hämatokritwert) vor der Stauung ebensoviel Eiweiß enthalten müßte, wie die gleiche Plasmamenge, vermindert um den Flüssigkeitsverlust auf der gestauten Seite, wenn kein Eiweißverlust, sondern nur ein Flüssigkeitsverlust eingetreten wäre. Ergibt hingegen die Rechnung, daß in der um den Flüssigkeitsverlust verminderten an-

---

[1] Das Heparin „Promonta" hat sich uns als ausgezeichnetes gerinnungshemmendes Mittel bewährt.

fänglichen Plasmamenge auf der gestauten Seite weniger Eiweiß vorhanden ist, so muß dieses Eiweiß zugleich mit dem Wasser in das Gewebe übergetreten sein. Die Berechnung nimmt man in folgender Weise vor: Den Eiweißgehalt aus 100 ccm Blut vor der Stauung gibt uns die Formel $E_1 = Pl_u \times N_u$, wobei E_1 den gewünschten Eiweißgehalt in Gramm, Pl_u das Plasmavolumen der ungestauten Seite im Kubikzentimeter und N_u den Eiweißgehalt des Plasmas in Prozenten bedeutet. Dieser Eiweißgehalt ist mit dem der gestauten Seite zu vergleichen und für diesen ergibt sich, wie oben ausgeführt wurde, die Formel: $E_2 = (Pl_u - F) \cdot Ng$, wobei E_2 den gesuchten Eiweißgehalt der gestauten Seite, Pl_u das Plasmavolumen der ungestauten Seite, F den Flüssigkeitsverlust aus 100 ccm Blut und Ng den Eiweißgehalt der gestauten Seite in Prozenten bedeutet. $E_1 - E_2$, also Eiweißgehalt der ungestauten Seite weniger berechnetem Eiweißgehalt der gestauten Seite, gibt dann den Eiweißverlust in 100 ccm Blut und der Quotient aus Flüssigkeitsverlust durch Eiweißverlust den Prozentgehalt der ausgetretenen Flüssigkeit, die wir kapilläres Filtrat nennen wollen. In gleicher Weise, wie den Gesamteiweißgehalt, kann man auch den Albumin- und Globulingehalt des kapillären Filtrates berechnen, doch sind wir von dieser anfänglich geübten Bestimmung wegen der zu hohen Fehler abgekommen. Selbst bei der Berechnung des Gesamteiweißgehaltes des kapillären Filtrates ist bei der Bewertung der Resultate im einzelnen Versuch eine gewisse Vorsicht am Platze, was aus der Bestimmung der Fehlergrenzen des Verfahrens hervorgeht.

Zum besseren Verständnis soll die Berechnung an Hand eines Beispieles demonstriert werden. Wir fanden z. B. bei einer dreißigjährigen, an Pneumonie leidenden Frau, daß nach der Stauung die Erythrozyten von 3,92 auf 4,77 Millionen, das Eiweiß von 8,53 auf 9,84% und der Hämatokritwert von 44 auf 49,5 gestiegen waren. Daraus ergibt sich: $F = 100 - 100 \times \dfrac{44}{49,5} = 11,1$. Also von 100 ccm Blut haben 11,1 ccm Flüssigkeit die Blutbahn verlassen; der Eiweißgehalt des Plasmavolumens der ungestauten Seite in 100 ccm Blut beträgt, da das Plasmavolumen 100 — 44 also 56 ausmacht, 56 × 8,53, d. s. 4,77 g. Wäre, wie gesagt, kein Eiweiß aus den Gefäßen ausgetreten, so müßten auf der gestauten Seite 56 ccm weniger der ausgetretenen Flüssigkeitsmenge von 11,1 ccm den gleichen Eiweißgehalt besitzen; tatsächlich enthalten aber diese 44,9 ccm Plasma der gestauten Seite nur 44,9 × 9,84 also 4,42 g Eiweiß; die Differenz von 0,35 g ist mit den 11,1 ccm in das Gewebe übergetreten, woraus sich ein Eiweißgehalt von 3,16% für das kapilläre Filtrat ergibt.

Die Kontrolluntersuchungen an normalen Patienten zeigen, wie aus Tabelle 21 hervorgeht, in voller Übereinstimmung mit den Angaben von Landis keinen nennenswerten Flüssigkeitsübertritt aus der Blutbahn bei 40 mm Hg Stauungsdruck in 30 Minuten. Ganz anders fielen die Versuche an einem großen Teil der Patienten aus, bei denen wir annahmen, daß ihr Leiden zu einer allgemeinen Steigerung der Gefäßdurchlässigkeit geführt hatte; wir untersuchten vorwiegend Kranke, die von einer Infektionskrankheit befallen waren, besonders Fälle mit akuter Polyarthritis, Endokarditis oder Pneumonie. Wie aus der Tabelle 22 ersichtlich ist, erhielten wir tatsächlich bei diesen Patienten *kapilläre Filtrate* bis 20 ccm, deren Eiweißgehalt meist mehrere Prozente betrug. In einzelnen Fällen erreichte der Eiweißgehalt des kapillären Filtrates fast die Höhe des Plasmaeiweiß, so daß in diesen Fällen wirklich von einem Plasmaaustritt aus den Gefäßen gesprochen werden kann. Eine absolute Parallele zwischen der Schwere der Erkrankung und dem Eiweißgehalt des kapillären Filtrates ist nicht mit Sicherheit zu bemerken, dazu ist ja auch die Fehlerbreite der Methode eine zu große; immerhin geben im allgemeinen die ganz schweren Fälle größere kapilläre Filtrate mit höherem Eiweißgehalt als leichtere Fälle.

Tabelle 21. Stauungsversuche bei 40 mm Hg Druck. „Normal"-Fälle.

Name, Alter, Geschlecht	Diagnose	Erythrozyten in Millionen		Eiweiß im Serum in %[1]		Hämatokrit		
		un-gestaut	gestaut	un-gestaut	gestaut	un-gestaut	gestaut	
Sch., 40, m.	Diabetes mellitus	3,55	3,43	7,83	7,45	34,0	34,0	kein kapill. Filtrat
Nov., 31, m.	Normalfall	5,21	5,20	6,48	6,55	48,5	49,5	kein kapill. Filtrat
Sch., 23, w.	Apicitis inveterata	4,74	4,61	7,87	7,30	43,0	43,0	kein kapill. Filtrat
Wes., 24, w.	abheil. Grippe	4,58	4,68	—	—	28,5	29,5	kein kapill. Filtrat
Dol., 25, m.	Lues cong.	—	—	—	—	28,0	28,0	kein kapill. Filtrat
Pil., 31, w.	Zustand n. Botulismus	—	—	5,56	5,23	33,0	33,0	kein kapill. Filtrat
Dic., 23, w.	Gravida m. II.	3,32	3,40	—	—	34,0	34,0	kein kapill. Filtrat,
Schr., 39, w.	abgeheilte Grippe	—	—	6,20	6,56	35,0	35,5	kein kapill. Filtrat
Na., 20, w.	Gonorrhöe invet.	5,13	5,40	—	—	49,0	51,5	kein kapill. Filtrat
Par., 24, w.	Normalfall	—	—	6,70	6,50	33,0	33,0	kein kapill. Filtrat
Mül., 28, w.	Normalfall	—	—	6,56	6,79	37,0	37,0	kein kapill. Filtrat
Uln. 27, w.	Mitral-stenose	—	—	7,46	7,58	38,0	38,0	kein kapill. Filtrat

[1] Stickstoffbestimmungen.

Tabelle 22. Stauungsversuche bei 40 mm Hg Druck. Pathologische Fälle.

Name, Alter, Geschlecht	Diagnose	Erythrozyten in Millionen		Eiweiß im Serum in %		Hämatokrit		Kapilläres Filtrat in ccm	Eiweißgehalt des kapillären Filtrates in %
		un-gestaut	gestaut	un-gestaut	gestaut	un-gestaut	gestaut		
Hel. 14, w.	Endokard.	4,15	4,88	6,33	6,45	35,0	38,5	9,3	5,18
Waa., 30, w.	Pneumonie	3,92	4,77	8,53	9,84	44,0	49,5	11,1	3,16
Tan., 21, M.	Polyarthr.	4,26	4,38	5,49	5,61	40,5	43,0	5,7	4,50
Bau., 47, w.	Pneumonie	3,75	4,26	—	—	40,5	44,0	7,8	?
Cis., 33, w.	Peritonitis	3,58	4,23	7,15	7,45	20,0	25,0	20,0	6,25
Rau., 26, w.	Tbc. pulm. Fieber	4,13	4,39	9,12	10,19	35,5	40,5	12,4	3,90
Wal., 34, m.	Pleuritis	5,32	5,09	7,97	7,65	43,0	46,0	kein kapill. Filtrat	
Hei., 44, w.	Pneumonie	4,05	5,81	6,56	7,22	44,0	55,0	20,1	5,07
Wus., 30, w.	Nephritis	4,26	4,62	7,45	7,67	43,0	44,5	3,4	4,40
Ing., 28, w.	Lympho-gran.	—	—	4,99	5,91	10,0	11,5	13,0	3,31
Han., 40 w.	Para-metritis	—	—	6,52	6,48	22,0	22,0	kein kapill. Filtrat	
Ber., 32, w.	Miliartbc.	—	—	7,66	7,97	39,5	42,0	6,0	4,83
Str., 17, w.	Pleuritis	—	—	6,57	7,29	32,5	38,0	14,5	4,00
Kap., 64, w.	Moribund. Magenca	3,87	3,86	—	—	—	—	kein kapill. Filtrat	

Der auf Tabelle 22 vermerkte Fall Cis. z. B. erkrankte plötzlich an einer Peritonitis; die Untersuchung wurde einige Stunden vor dem Tode durchgeführt. Wie ersichtlich, fanden wir in diesem Falle ein kapilläres Filtrat von 20 ccm mit einem Eiweißgehalt von 6,25%, der fast so hoch war wie der des Serumeiweiß, so daß bei dieser Patientin angenommen werden muß, daß der eigentlich mäßige Druck genügte, um im gestauten Gebiet ein Viertel ihres Plasmas abzupressen. Wieweit andere Zustände, als die angeführten, zu dem gleichen Symptom neigen, müssen weitere Untersuchungen ergeben. Von den angeführten Erkrankungen glauben wir mit Sicherheit sagen zu können, daß sie zn einer generalisierten Erhöhung der Eiweißdurchlässigkeit der Gefäße bei

Stauung führen; diese Tatsache hat auch ein besonderes Interesse für das Verständnis der Ödementstehung bei kardialen Erkrankungen.

Wir haben früher betont, daß der direkten Berechnung des in das Gewebe übergetretenen Albumins und Globulins große Fehler anhaften, weshalb wir auf die Vornahme dieser Untersuchung verzichteten; hingegen gelang es, durch ein indirektes Verfahren nachzuweisen, daß das in das Gewebe übergetretene Eiweiß, wie nicht anders zu erwarten war, vorwiegend Albumin sein muß. Wenn man nämlich mit dem Blut der gestauten und ungestauten Seite die Senkungsgeschwindigkeit der Blutkörperchen bestimmt, so sieht man bei vielen Fällen, bei denen ein Eiweißübertritt in das Gewebe festgestellt werden kann, daß die Erythrozyten der gestauten Seite eine größere Senkungsgeschwindigkeit besitzen als die der ungestauten — und das trotz der in diesem Blut vermehrten Erythrozytenzahl! Da heute wohl allgemein angenommen wird, daß die Blutkörperchensenkungsgeschwindigkeit vorwiegend von der Zusammensetzung der Plasmaeiweißkörper abhängt und daß Albumin die Senkungsgeschwindigkeit verzögert, während Globulin und Fibrinogen sie beschleunigen, muß in dem Blut der gestauten Seite, wenn eine Beschleunigung eintritt, das Verhältnis des kleinmolekularen Albumins zu dem der hochmolekularen Eiweißkörper zu ungunsten des Albumins verschoben sein; das bedeutet aber, daß das bei der Stauung ausgetretene Eiweiß vorzugsweise Albumin gewesen sein muß. Da es sich bei der Senkungsgeschwindigkeit um einen sehr komplexen Vorgang handelt, kommt es gelegentlich vor, daß der eine oder der andere Versuch aus der Reihe fällt; so kann z. B. durch einen starken Erythrozytenanstieg auf der gestauten Seite die Senkungsgeschwindigkeit sogar verzögert werden. Wenn die Senkungsbeschleunigung aber doch gefunden wird — und das ist fast immer der Fall — so kommt in erster Linie die oben angegebene Deutung in Betracht.

Die Kantharidenblasenmethode als Kriterium für das Bestehen von seröser Entzündung.

Bei der Suche nach weiteren Methoden, die man zur Diagnose einer allgemeinen serösen Entzündung auch beim Menschen verwenden könnte, stießen wir auf eine interessante Angabe von GÄNSSLEN;[1] er fand, daß der Eiweißgehalt von Kantharidenblasen bei einer Reihe von Erkrankungen erhöht ist; zu diesen Erkrankungen zählt er besonders fieberhafte Infektionskrankheiten, Nierenerkrankungen und den Morbus Basedow.

Obzwar das Kantharidenpflaster einen entzündlichen Reiz setzt und der Blaseninhalt niemals mit der Gewebsflüssigkeit gleichgestellt werden darf, schien uns diese Methode geeignet, gewisse Aufschlüsse über die

---

[1] GÄNSSLEN: Münch. med. Wschr. 1922, S. 263, 1176; 1924, S. 198.

Durchlässigkeit der Kapillaren bei den von uns ins Auge gefaßten Erkrankungen zu geben. Schon nach GÄNSSLENS Angaben konnten wir z. B. bei der akuten Polyarthritis einen höheren Eiweißgehalt erwarten als beim gesunden Menschen. Von Interesse schien uns aber nicht nur die absolute Höhe des Eiweißgehaltes in der Blase, da dieser Wert wahrscheinlich von den Schwankungen des Serumeiweiß abhängt, sondern vielmehr die *Differenz zwischen dem Eiweißgehalt des Plasmas und dem der Blase*, da bei einer vermehrten Durchlässigkeit der Kapillaren für Eiweiß ein Absinken dieser Differenz zu erwarten war.

Wir führten unsere Untersuchungen in der Weise aus, daß wir den Patienten ein etwa 6 qcm großes Kantharidenpflaster (D'ALBESPEYRES) auflegten, nach 10 Stunden die Blase punktierten und gleichzeitig Blut für die nötige Untersuchung entnahmen. Zu dieser Zeit kann fast immer genügend Blaseninhalt gewonnen werden. Das Reizserum ist klar und jetzt noch praktisch zellfrei; wir bestimmten den Eiweißgehalt mittels Mikrokjeldahl. Die Untersuchungen wurden in der großen Überzahl der Fälle an Frauen durchgeführt, weil bei ihnen die haarlose, glatte Haut des Oberschenkels sehr gleichmäßige Blasen entstehen läßt.

Wie aus der Tabelle 24, im Gegensatz zu den Befunden bei sogenannten Normalfällen (Tabelle 23) hervorgeht, fanden wir bei Patienten, die neben einer erhöhten Stauungsdurchlässigkeit auch sonst Zeichen einer serösen Entzündung darboten, unter dem Reiz des Kantharidenpflasters einen vermehrten Eiweißübertritt aus dem Blut in das Gewebe; das ergibt sich nicht nur aus dem höheren absoluten Eiweißgehalt im Reizserum, sondern auch aus der geringeren Differenz zwischen dem

Tabelle 23. Kantharidenblasenversuche bei „normalen" Menschen.

Name, Alter, Geschlecht	Diagnose	Eiweißgehalt[1] in %		Differenz	
		Serum	Blase	absolut	in %
Vac., 30, m.	Normalfall	7,65	5,07	2,58	33,0
Wil., 32, w.	Cholelith.	8,18	6,16	2,02	24,7
Kre., 29, w.	Normalfall	8,32	6,35	1,97	23,7
Sat. 23, w.	Normalfall	6,52	4,38	2,14	32,6
Ste., 21, w.	Apicit. invet.	7,38	4,46	2,92	39,5
Swo., 20, w.	Normalfall	8,16	6,13	2,03	24,8
Hin., 27, w.	Ulc. duodeni	8,46	6,27	2,19	26,8
Mül., 47, w.	Ulc. duodeni	7,72	5,40	2,32	30,0
Zim., 69, w.	Emphysem	7,38	5,25	2,13	29,0
Zer., 19, w.	Polyarthr. geh.	7,81	5,40	2,41	30,9
Meu., 33, w.	Ulc. duodeni	7,45	5,50	1,95	26,2
Im Mittel ...			5,49	2,24	29,2

---

[1] Stickstoffbestimmungen.

Serumeiweißgehalt und dem Blaseneiweißgehalt bei den pathologischen Fällen. Besonders hervorgehoben sei eine Gruppe von 9 Fällen mit schwereren parenchymatösen Leberschäden, besonders solche mit sogenanntem Icterus catarrhalis. Es sei vorläufig nur festgestellt, daß sich aus dem Ausfall dieser Probe zu ergeben scheint, daß die Überzahl der Fälle mit Icterus catarrhalis eine erhöhte Permeabilität der Gefäße für Eiweiß hat. Dieses Ergebnis scheint uns in guter Übereinstimmung zu stehen mit der beim Icterus catarrhalis häufigen Verminderung der Blutmenge und der in einem bestimmten Stadium der Erkrankung ge-

Tabelle 24. Kantharidenblasenversuche bei pathologischen Fällen.

Name, Alter, Geschlecht	Diagnose	Eiweißgehalt[1] in $^0/_0$		Differenz	
		Serum	Blase	absolut	in $^0/_0$
Ham., 45, w.	Asthma bronch.	7,04	5,90	1,20	16,9
Nie., 22, w.	Dysthyreose	7,53	6,41	1,12	14,8
Mau., 36, w.	Endokarditis	8,30	7,35	0,95	11,5
Kil., 34, w.	Nephrosklerose	7,15	6,21	0,94	13,1
Kin., 23, w.	Akut. Polyarthr.	8,03	6,60	1,43	17,8
Mei, 32, w.	Pleuritis	7,02	5,22	1,80	35,6
Pec., 55, w.	Hypertonie	7,45	5,10	2,35	31,5
Wei., 30, w.	Asthma bronch.	8,38	6,12	2,26	27,0
Lic., 58, w.	Tbc. pulm.	8,04	6,13	1,91	23,7
Sie., 23, w.	Polyarthr. ac.	6,75	5,09	1,66	24,6
Hei., 21, w.	Paratyphus	6,57	4,90	1,67	25,5
Asc., 23, w.	Polyarthr. ac.	7,30	5,50	1,80	24,7
See., 30, w.	Endocard. lenta	6,65	5,19	1,46	22,0
Wei., 36, w.	Bronchopneum.	8,03	6,12	1,91	23,7
Pav., 21, w.	Ict. catarrh.	8,17	5,83	2,34	29,8
Ang., 26, m.	Ict. catarrh.	8,61	7,02	1,59	18,5
Wid., 21, w.	Ict. catarrh.	8,03	6,20	1,83	22,8
Ste., 28, m.	Ict. catarrh.	8,03	7,02	1,01	12,5
Sch., 18, m.	Ict. catarrh.	8,24	6,93	1,31	15,9
Mar., 60, m.	Pneumonie	6,57	4,95	1,62	24,6
Her., 20, w.	Ict. catarrh.	7,85	5,92	2,53	32,3
Dol., 31, m.	Nahrungsmittelvergiftung	8,63	6,95	1,68	19,5
Sto., 22, w.	Polyarthr. ac.	7,60	5,90	1,70	22,3
Sch., 38, w.	Cholang. Cirrh.	9,35	7,60	1,75	18,8
Ste., 21, w.	Akute gelbe Leberatrophie	5,22	4,24	0,98	18,8
Hof., 31, m.	Endokarditis	7,36	6,29	1,07	13,8
Tri., 31, w.	Ict. catarrh.	7,46	5,20	2,26	30,5
Pfn., 22, w.	Pyelitis grav.	8,84	7,51	1,33	15,0
Im Mittel			6,06	1,61	22,2

[1] Stickstoffbestimmungen.

Eppinger, Seröse Entzündung.

steigerten Erythrozytenzahl. Wieweit diese Erscheinungen zur Pathogenese des Icterus catarrhalis in Beziehung stehen, soll erst später (s. S. 227) erörtert werden. Wie bei den Stauungsversuchen, fanden wir auch bei den rheumatischen Erkrankungen (Polyarthritis und Endokarditis) einen starken Übertritt von Eiweiß in die Kantharidenblase.

Obzwar die Schwankungen, die sich mit dieser Methode ergeben, nicht geringe sind, so glauben wir doch die Tatsache des vermehrten Eiweißübertritts in das Reizserum bewiesen zu haben, da von 28 untersuchten pathologischen Fällen die Differenz zwischen Blase und Serum in 20 Fällen wesentlich niedriger war als bei dem tiefsten normalen Wert, den wir sahen.

Bei den Bestimmungen der Eiweißfraktionen (Albumin und Globulin) im Blaseninhalt und beim Vergleich dieser mit denen des Blutes ergab sich, daß bei den normalen Fällen der Albumin-Globulin-Quotient in der Blase meist wesentlich höher ist als der im Blut; es tritt also relativ mehr Albumin als Globulin in die Blase über.

Bei den pathologischen Fällen ist diese Differenz der Quotienten wesentlich niedriger, was nur damit gedeutet werden kann, daß der vermehrte Eiweißübertritt auch mit einer Erhöhung der Durchlässigkeit für Globulin Hand in Hand gehen muß; solche Untersuchungen haben wir in über 20 Fällen durchgeführt.

Der Na/Cl-Quotient als Kriterium der serösen Entzündung.

Von großer Bedeutung für die klinische Erfassung und darüber hinaus auch für das Verständnis von Erkrankungen, die mit Übertritt von Plasma in die Gewebe einhergehen, sind die in letzter Zeit erschienenen Mitteilungen von SIEDEK und ZUCKERKANDL[1], die sich mit dem Verhältnis der Na- zur Cl-Ausscheidung befassen. Die Autoren fanden, daß beim gesunden Menschen der molekulare Quotient von Na/Cl im Harn gleich 1 ist, während dieses Verhältnis sich bei einer ganzen Reihe von Erkrankungen wesentlich ändert. *Sinkt der Quotient unter 1, so kann eine Na-Retention im Organismus angenommen werden,* sofern keine überschießende Cl-Diurese besteht, was leicht auszuschließen ist. SIEDEK und ZUCKERKANDL verzichten auf die Aufstellung einer direkten *Na*-Bilanz zur Erfassung der *Na*-Retention, weil die Bestimmung des in der Kost zugeführten Na außerordentlich zeitraubend ist und auch keinen besseren Aufschluß gibt, als die durch die Beobachtung des Na/Cl-Quotienten im Harn berechneten Werte. Normalerweise wird im Tagesharn eine Menge von etwa 15 g Na Cl ausgeschieden, wovon 9 g auf das Cl und 6 g auf das Na entfallen; sinkt ceteris paribus der Quotient auf 0,5, so bedeutet das also eine Retention von 3 g Na; dabei ist zu bedenken,

---

[1] SIEDEK und ZUCKERKANDL: Klin. Wschr. 1935. S. 568, 1137.

daß die Na-Retention meist auch von einer Cl-Retention begleitet ist, so daß die Gesamtmenge des nicht zur Ausscheidung gelangenden Na bei einem Na/Cl-Quotienten von 0,5 noch höher als 3 g ist.

Von großem Interesse für uns ist die Tatsache, daß *eine Na-Retention von den Autoren bei den meisten Erkrankungen beschrieben wird, bei denen wir das Vorhandensein von seröser Entzündung annehmen müssen*; hierher gehören die verschiedenen Formen der Flüssigkeitsansammlung in den serösen Höhlen (Pleuritis, Aszites), fieberhafte Infektionskrankheiten verschiedenster Art, ganz besonders aber auch der sogenannte Icterus catarrhalis, von dem schon oben angedeutet wurde, daß er auch durch sein Verhalten beim Stauungsversuch und bei der Kantharidenblasenprobe, durch seine verminderte Blutmenge und durch die Erythrozytensteigerung auffällt. Daneben wird Na-Retention auch bei Leberzirrhosen und verschiedenen Nierenerkrankungen gefunden, womit sich SIEDEK und ZUCKERKANDL in Übereinstimmung mit BLUM[1] und KORÁNY[2] befinden. Die erhobenen Befunde scheinen uns nicht nur wegen ihres klinischen Interesses von Wichtigkeit, sondern auch wegen der Bedeutung, die sie für die Folgezustände bei seröser Entzündung haben, worauf schon im vorigen Kapitel hingewiesen wurde; deshalb sei hier nur kurz rekapituliert.

Bei der serösen Entzündung kommt es zu einer Abdrängung der Parenchymzellen von den Kapillaren durch eine eiweißreiche Flüssigkeit. Das hat zur Folge, daß die Sauerstoffversorgung des Gewebes leiden muß, wie sich aus der zitierten Arbeit von EPPINGER und BRANDT[3] ergibt, die zeigten, daß die Sauerstoffdiffusion durch eine Eiweißlösung viel schwerer vonstatten geht als durch Wasser. Durch den Sauerstoffmangel kommt es zu einem starken Gewebszerfall; als Ausdruck dieses Vorganges fanden z. B. ELIAS und KAUNITZ[4] beim experimentellen Sauerstoffmangel eine starke Erhöhung des Reststickstoffs und der Aminosäuren in der Leber. Es kommt also zu einer Überladung des Gewebes durch saure Stoffwechselschlacken; die sauren Produkte dürften durch Kationen aus dem Blut neutralisiert werden, was sich in der bestehenden Erniedrigung der Alkalireserve des Blutes kundgibt. Daß gerade das Natrium sich in besonderem Maße an der Invasion in das Gewebe beteiligt, könnte, wie KELLER meint, seinen Grund in der Veränderung der elektrischen Potentiale im Gewebe haben, weil die Potentialdifferenz zwischen Blut und Gewebe unter pathologischen Umständen absinkt und dadurch dem positiv geladenen Na den Eintritt gestattet, während er ihm vorher durch die bestehende Spannung erschwert war.

---

[1] BLUM: C. r. Soc. Biol. Paris, **93**, S. 694. 1927 und Presse méd., **36**, S. 241. 1928.

[2] KORÁNY: Nierenkrankheiten. Berlin: Springer. 1929.

[3] EPPINGER und BRANDT: Biochem. Z., **249**, S. 11. 1932.

[4] ELIAS und KAUNITZ: Z. exper. Med., **92**, S. 430. 1933.

Die Durchtränkung eines Gewebes mit Na in vitro hat zur Folge, daß das Gewebe quillt, eine Tatsache, deren Geltung auch für das biologische Milieu J. Löb[1] zeigte, der sah, daß Funduluseier „unter der Wirkung des alleinigen Vorhandenseins von Na-Ionen" quellen. Suchen wir nach dem Ausdruck dieser Quellung des Gewebes, die wir als Folge der Na-Retention fordern müssen, so kann uns der pathologische Anatom solche Quellungszustände als trübe Schwellung bei fast allen Prozessen zeigen, bei denen SIEDEK und ZUCKERKANDL Na-Retention gefunden haben; es scheint also die *trübe Schwellung*, die wir bei Erkrankungen, bei denen wir das Bestehen einer serösen Entzündung vermuten, fast immer antreffen, kein zufälliges Zusammentreffen mit seröser Entzündung zu sein, sondern letzten Endes eine Folge der serösen Entzündung. Man wird es deshalb verstehen, wenn wir bei der Beurteilung, ob ein Plasmaübertritt in die Gewebe stattgefunden hat, dem Na/Cl-Quotienten Interesse entgegenbringen.

Das Problem der Blutkörperchensenkung und die seröse Entzündung.

Es ist uns selbstverständlich bekannt, daß die Blutkörperchensenkung eine unspezifische Reaktion darstellt; die verschiedensten — physiologischen und auch pathologischen — Faktoren können Schwankungen der Senkung bedingen; immerhin nimmt die Zusammensetzung der Plasmaeiweißkörper bestimmenden Einfluß auf den Ausfall der Reaktion. Wenn man zu Blut eine Albumin-, Globulin- oder Fibrinogenlösung zusetzt, so sieht man, daß die Senkungsgeschwindigkeit durch Albumin verzögert, durch Globulin und Fibrinogen beschleunigt wird (FARKAS und ZARDAY[2]) — vgl. Abb. 83. Die normale Blutkörperchensenkung dürfte daher — neben anderen Faktoren — von dem jeweiligen Mischungsverhältnis dieser drei Eiweißkörper im Plasma abhängig sein. Schon FAHRÄUS stellte den Zusammenhang der Erythrozytensenkungsbeschleunigung mit der Globulinvermehrung fest, d. h. mit einem Überwiegen der grobdispersen Phase im Plasma.

Bei unseren verschiedenen Untersuchungen über den Plasmaaustritt ins Gewebe haben wir immer wieder feststellen können, daß *das Albumin zuerst die Gefäße verläßt und viel später* — wenn überhaupt — *das Globulin* (vgl. S. 106). Anscheinend ist dies in der Tatsache begründet, daß das Albumin als kleineres Molekül die Kapillarmembran leichter passiert als das größere Globulin und Fibrinogen. Damit dürfte es auch zusammenhängen, warum z. B. im Aszites oder im Pleuraexsudat sowie im Harn

---

[1] LOEB, J.: zit. nach STARKENSTEIN in Bethe-Bergmanns Handb., XIII, S. 378.

[2] FARKAS und ZARDAY, Zeitschr. f. exp. Med., Bd. **78**. S. 370. 1931.

bei Nierenschädigungen vorwiegend Albumin zu finden ist. Auch in der
Lymphe, die uns als bester Indikator für die Eiweißdurchlässigkeit
durch die Kapillaren dienen kann, findet sich relativ mehr Albumin als
im Blut. Erzeugt man durch Darreichung eines starken Lymphagogums,
z. B. Allylformiat, Pepton oder Histamin, eine beträchtliche Lymphorrhoe,
so kommt es auch unter diesen Bedin-
gungen zu einem Anstieg der Albuminwerte
und damit des Albumin-Globulin-Quotienten
in der Lymphe. Ebenso steigt, wie auf S. 109
gezeigt wurde, das Albumin im Verhältnis
zum Globulin im Leberpreßsaft bei der durch
Allylformiat erzeugten serösen Entzündung
stark an.

Parallel zu diesen Beobachtungen steht
die Tatsache, daß sich bei allen Zuständen,
die mit einer Abwanderung von Eiweiß in
die Gewebe einhergehen, das Mischungsverhältnis zwischen Albumin und Globulin
im Blut zu ungunsten des Albumins ver-
schiebt.

Auf Grund dieser Erfahrungen kann
man an die Möglichkeit denken, daß unter
gewissen Voraussetzungen und Einschränkungen eine beschleunigte Blutkörperchensenkungsgeschwindigkeit mitunter ein Kriterium für das Bestehen einer serösen Entzündung sein *kann*; wir wollen aber nochmals unterstreichen, daß neben der serösen
Entzündung noch viele andere Momente für das Auftreten von Blutkörperchensenkungsbeschleunigung   verantwortlich   gemacht   werden
müssen.

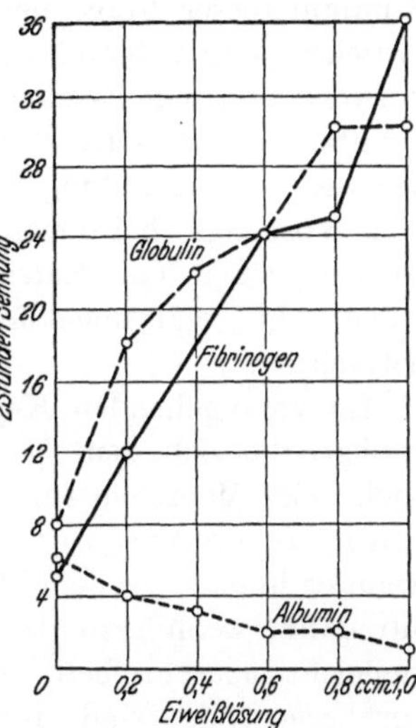

Abb. 83. Beeinflussung der Blutkörperchensenkungsgeschwindigkeit
durch Zusatz von Albumin, Globulin
und Fibrinogen zum Blut. (Nach
ZARDAY und FARKAS.) Globulin und
Fibrinogen steigern die Senkungsgeschwindigkeit, Albumin verzögert
sie ein wenig.

XV. Klinik und Pathologie der serösen Entzündung.

Zwei verschiedene Disziplinen bringen der Klinik die Anregung, sich
mit der Frage von der serösen Entzündung zu beschäftigen, die pathologische Anatomie und die experimentelle Pathologie. Von beiden
Fächern wird der Beweis erbracht, daß es unter bestimmten Bedingungen
zu einer gesteigerten Durchlässigkeit der Kapillarwand für Eiweiß kommt.
RÖSSLE bespricht diesen Vorgang, weil er in ihm die Grundlage oder
das erste Stadium einer beginnenden Organfibrose sieht; wir selbst hingegen versuchten, im Tierexperiment die biologischen Vorgänge beim
Plasmaaustritt zu studieren.

Die Klinik aber hat vorläufig die seröse Entzündung noch kaum berücksichtigt und doch muß es sich um ein sehr häufig vorkommendes Geschehen handeln, da der pathologische Anatom die entsprechenden Veränderungen bei den verschiedensten Krankheiten nachweisen kann. Das, was uns als Kliniker vor allem veranlaßt hat, das Experiment zum Studium dieser Frage heranzuziehen, war die weitgehende Ähnlichkeit zwischen vielen Krankheitsbildern, die uns die Klinik fast alltäglich vorweist und den Erscheinungen, die wir am vergifteten Tier studieren konnten; es war auch deshalb naheliegend, sich mit dem Mechanismus der serösen Entzündung in biologischen Versuchen zu beschäftigen, weil viele Vorgänge, bei denen wir jetzt eine seröse Entzündung annehmen, pathogenetisch ein Rätsel darstellen. Es schien somit geboten, so manche bis jetzt ungeklärte Frage von diesem Gesichtspunkte aus zu betrachten.

Im vorangehenden Kapitel wurden die großen Schwierigkeiten aufgezeigt, die sich dem Versuch entgegenstellen, die seröse Entzündung auch beim Menschen funktionell zu erfassen. Der Plasmaaustritt spielt sich im Innern unseres Organismus gleichsam ganz heimlich ab und nur, wenn er in ganz großem Maßstab erfolgt, wird er augenfällig, aber auch nur dann, wenn man den Vorgang versteht. Diesem Umstande ist es vielleicht zuzuschreiben, daß bis jetzt viele von uns an manchem Symptom vorübergegangen sind, dessen Bedeutung klar wird, wenn man den Zustand der serösen Entzündung zu begreifen beginnt. Wenn wir nun auf die Klinik der serösen Entzündung eingehen, so ist es nicht unsere Absicht, eine genaue Beschreibung der hierhergehörigen Krankheitsbilder zu geben. Vorläufig können wir nur darauf hinweisen, was den, der das Geschehen im Verlaufe der serösen Entzündung zu verstehen glaubt, bei der klinischen Betrachtung an diesen Vorgang erinnert und was sich mit der pathologisch-anatomischen Erfahrung in Einklang bringen läßt.

Die Serumkrankheit.

Die Serumkrankheit wurde deshalb an die Spitze unserer klinischen Betrachtungen gestellt, weil dieser Zustand zum experimentellen Peptonshock und zur Anaphylaxie in innigster Beziehung steht und deshalb fast einem experimentum ad hominem gleicht. Es wird solcherart auch eine Brücke geschlagen zwischen unseren bisher beschriebenen Beobachtungen am Tier und der Betrachtung der Verhältnisse beim Menschen, mit der nun begonnen werden soll.

Es sind nicht nur die nahen ätiologischen Beziehungen der Serumkrankheit zur Anaphylaxie und damit zur Histamin- und Peptonvergiftung, die uns an das Bestehen einer serösen Entzündung denken lassen, sondern in erster Linie die klinische Symptomatologie. Im ganz schweren Anfall sieht man die Zeichen eines Kollapses, der gelegentlich unter den schwersten Erscheinungen zum Exitus führt. Die anatomische Untersuchung zeigt, daß die Bauchorgane außerordentlich blutreich sind; die wenigen auch histologisch untersuchten Fälle ergaben Bilder, die gleichfalls an die seröse Entzündung erinnern. Nicht so selten beobachtet man eine Enteritis, die auf Ödem der Darmschleimhaut zu beziehen wäre. Über Blutveränderungen ist noch wenig bekannt, nur Leukopenie und Eosinophilie werden hervorgehoben. Nimmt man aber tatsächlich eine Imbibition der Gewebe mit Plasma an, so drängt sich die Vorstellung auf, daß verschiedene Symptome, die bei der Serumkrankheit vorkommen, wie die urtikariellen Exantheme, die Gelenkschwellungen, die Muskelschmerzen, die Schwellung von Zunge, Lippen, Drüsen und der Milz, vielleicht auch die Albuminurie mit der serösen Entzündung in Einklang gebracht werden können, besonders wenn man an die Kinder mit dem verschwollenen Gesicht und den verunstalteten Gliedern denkt. Wenn auch zunächst noch sichere Beweise fehlen, erscheint es doch sehr wahrscheinlich, daß es sich bei *der Serumkrankheit um einen Zustand handeln dürfte, der zur serösen Entzündung in Beziehung steht.*

Belichtungskrankheiten.

In einer gewissen Verwandtschaft mit der Serumkrankheit stehen wieder Erscheinungen, die nach *Insolation* zu sehen sind. Auch hier wird man mit dem Bestehen einer serösen Entzündung zu rechnen haben. So haben wir in letzter Zeit eine Reihe von Patienten beobachten können, die im Anschluß an eine intensive Sonnenbestrahlung die typischen Erscheinungen einer serösen Meningitis darboten. Einer von ihnen, auf den genauer eingegangen sei, zeigte unmittelbar nach der Aufnahme auf die Klinik eine beträchtliche Erhöhung der roten Blutzellen bis auf 6,5 Millionen bei annähernd normalem Eiweißgehalt des Plasmas; der Venendruck hielt sich unter 10 cm und die Blutmenge war wesentlich herabgesetzt. Unter entsprechender Behandlung — Aderlaß, Lumbalpunktion, Gaben von Salyrgan und Pyramidon — besserte sich der Zustand innerhalb 24 Stunden; das Lumbalpunktat, das eine positive Nonne-Appelt-Reaktion und fast 400 Zellen im Kubikmillimeter zeigte, war nach 8 Tagen wieder völlig normal, die Erythrozytenwerte sanken auf 5 Millionen, der Eiweißgehalt des Serums blieb unverändert, der Venendruck stieg wieder auf 35 cm.

Die Verbrennung.

Die Brandblase stellt eine lokale seröse Entzündung vor; wenn man sie ansticht, gewinnt man eine außerordentlich eiweißreiche Flüssigkeit. Um einen ganz ähnlichen Vorgang handelt es sich, wenn größere Partien

betroffen sind; so schwellen bei ausgedehnten Verbrennungen z. B. der
Beine die betroffenen Extremitäten innerhalb kürzester Zeit mächtig
an, wobei die Schwellung ebenso durch eine Durchsetzung mit einer
eiweißreichen Flüssigkeit verursacht wird wie bei der lokalen Brandblase. Die Flüssigkeit ist auch hier leicht zu gewinnen, wenn man die
geschwollenen Partien ansticht. Lehrreich sind Versuche an Tieren, in
welchen man über die mächtige Ausdehnung der Schwellung durch
Wägung der Extremitäten eine genaue Vorstellung gewinnen kann (siehe
die Versuche von BLALOCK[1], Seite 37). Es besteht wohl kein Zweifel, daß

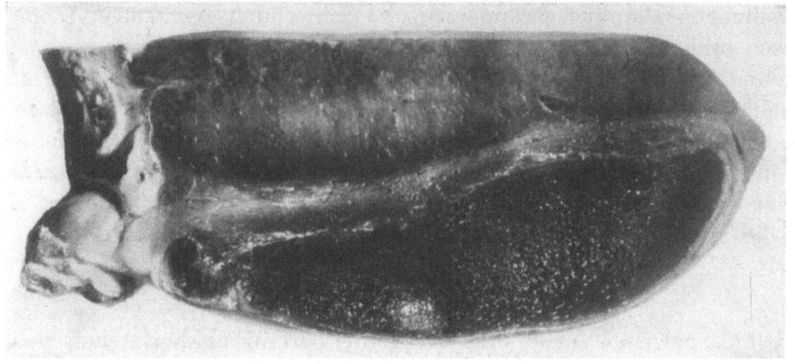

Abb. 84. Gallenblase mit Ödem des Leberbettes von einem Kind, das 16 Tage nach einer Verbrühung
starb.

es sich bei allen diesen Vorgängen um eine *Gefäßschädigung* handeln
muß, die zu Plasmaübertritt in die durch die Hitze geschädigten Gewebe
führt.

Da es im Tierexperiment infolge des Plasmaübertrittes zu einer Bluteindickung kommt, sind wohl auch die hohen Erythrozytenwerte, die
sich bei der Verbrennung des Menschen so häufig finden, ähnlich
zu erklären. Wir persönlich haben Verbrennungen nur gelegentlich
verfolgt und dabei fast immer hohe Erythrozytenwerte gefunden.
Die Eindickung ist, soweit wir beurteilen können, häufig vom Aus-
dehnungsgrad der Verbrennung abhängig, mehr aber noch von der
Schwere des allgemeinen Krankheitsbildes. In einem Falle hatten wir
Gelegenheit, die Kreislaufstörungen zu verfolgen. Ein 18 jähriger kräftiger
Mann erleidet gelegentlich einer Kesselexplosion Verbrühungen mit
kochendem Wasser, wobei beide untere Extremitäten und ein Teil des
Rumpfes betroffen werden. Seinem Körpergewicht von 80 kg hätte unter
normalen Bedingungen eine zirkulierende Blutmenge von zirka 5000 ccm
entsprochen; tatsächlich fanden wir drei Stunden nach der Verbrennung

[1] BLALOCK: Arch. Surg., **22**, S. 617. 1931 und **23**, S. 855. 1931.

3800 ccm, der Venendruck betrug 18 cm und das Minutenvolumen 3100
statt der zu erwartenden 4500 ccm. Die aus den verbrühten Partien
sich ergießende Flüssigkeit hatte einen Eiweißgehalt von 6%. Der
Zustand verschlechterte sich zusehends. Eine 36 Stunden nach der
Verbrennung erneut durchgeführte Analyse ergab folgende Werte:
Zirkulierende Blutmenge 2400 ccm, Venendruck 3 cm, Minutenvolumen-
bestimmung nicht durchführbar; 10 Stunden später stirbt der Patient.

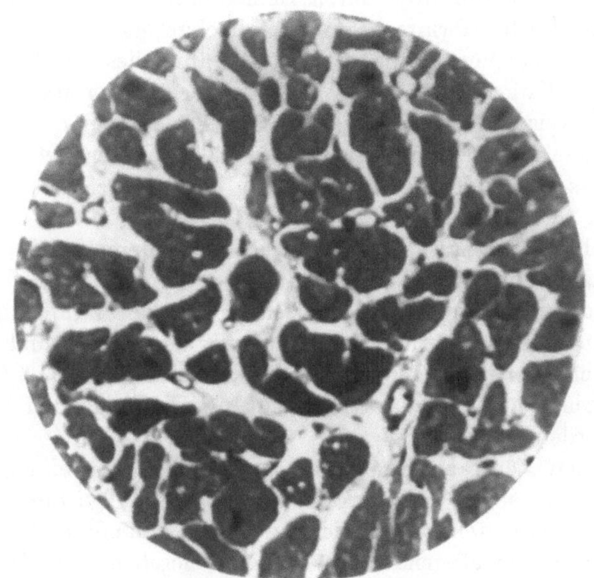

Abb. 85. Seröse Entzündung des Herzmuskels bei Verbrennung; die Muskelfasern durch Verbreiterung
des Interstitiums voneinander und von den Kapillaren abgedrängt.

Die Erythrozytenwerte betrugen bei der ersten Zählung 5,8 Millionen,
bei der zweiten 6,8 Millionen.

Die Leber einer Verbrennungsleiche zeigt, soweit wir auf Grund
unseres eigenen Materials urteilen können, immer die Zeichen einer außerordentlich schweren serösen Entzündung. Besonders wertvoll erscheint
uns aber der Nachweis eines *Ödems des Gallenblasenbettes*. Auf Grund
unserer experimentellen Untersuchungen haben wir die ödematöse
Gallenblase als ein sicheres Zeichen der serösen Durchtränkung der Leber
angesehen. Wir haben angenommen, daß bei Ödem und erhöhtem Lymph-
druck der Leber dieser sich infolge der Kommunikation der Lymphgefäße
auf das Gallenblasenbett fortsetzt, wodurch die Intensität der serösen
Leberentzündung wie bei einem Steigrohr angezeigt werden kann. Beobachtungen an Verbrennungsleichen können diese Erfahrungen bestätigen.
So hat im Anschluß an unsere Untersuchungen MARESCH[1] mächtige

---

[1] MARESCH, R.: Sitzung d. Ges. f. inn. Med., Wien, 17. Mai 1934.

Gallenblasenödeme bei Kindern nachgewiesen, die an einer Verbrennung gestorben waren. Besonders charakteristisch war der Befund bei einem Kind (s. Abb. 84), das 16 Tage nach einer nicht sehr ausgedehnten Verbrennung zur Obduktion gekommen war. Während die Breite des freien Blasenanteiles etwa 2 mm betrug, war typischerweise der der Leber anliegende Teil auf 5—10 mm angeschwollen. Schleimhaut und Muskulatur der Gallenblase waren bei der histologischen Untersuchung unverändert, während die Tunica subserosa durch Einlagerung eines zellarmen Exsudates, das reichlich Fibrinreaktion gab, hochgradig verdickt war. In der Leber selbst war hochgradiges Ödem. Ein ähnliches Bild fand sich bei einem zweiten Fall, der 11 Tage nach der Verbrühung starb, während merkwürdigerweise ein drittes Kind, das die Verbrühungen nur 12 Stunden überlebte, diese Erscheinungen vermissen ließ. Dieser Befund erlaubt vielleicht, das Ödem der Gallenblase und ebenso der Leber als Fernsymptom zu deuten.

Aber auch im Herzmuskel fanden sich bei Verbrennung Zeichen einer serösen Entzündung. Das Interstitium war durch Einlagerung eines serösen Exsudats verbreitert, die einzelnen Muskelfasern und Bündel standen in größerer Entfernung voneinander als normal und auch die Kapillaren schienen deutlich von den Muskelfasern abgerückt (Abb. 85), Veränderungen, auf deren große Bedeutung im folgenden noch eingegangen werden soll.

Die meisten Verbrannten sterben unter den Erscheinungen eines schweren Kollapses, der vielfach als die alleinige Folge der durch den Plasmaverlust bedingten Bluteindickung und der damit einhergehenden Verringerung der zirkulierenden Blutmenge angesehen wird. Wir kennen aber mehrere Tatsachen, die sich damit nicht völlig in Einklang bringen lassen. Wäre der Plasmaverlust die alleinige Ursache des Kollapses, so müßte jede intravenöse Flüssigkeitszufuhr wie eine Kochsalzinfusion oder Bluttransfusion eine weitgehende Besserung bewirken; solche Eingriffe nützen wohl mitunter ein wenig, meist aber versagen sie völlig. Man hat daher auch nach Giften gesucht, die im Bereiche der verbrannten Gewebe entstehen; besonders H. PFEIFFER[1] hat die Bildung solcher Stoffe sehr wahrscheinlich gemacht. Er konnte seine Annahme durch den Nachweis der Toxizität des Harnes bei Verbrennungen stützen. Injiziert man einem Meerschweinchen etwas Harn oder Serum eines verbrannten Menschen oder Tieres unter die Haut, so entwickeln sich eigentümliche Nekrosen, die sich mit normalem Harn oder Blut niemals erzeugen lassen.

Unwillkürlich wird man an die Entwicklung giftiger Substanzen, z. B. des Akrolein, erinnert, das beim Verbrennen von Fett entsteht und das, wie wir zeigen konnten, ebenfalls, wenn auch nur an um-

---

[1] PFEIFFER, H.: Virchows Arch., **180**, S. 367. 1905.

schriebener Stelle, die Zeichen einer serösen Entzündung hervorrufen kann; so sahen wir nach parenteraler Gabe von Akrolein schwerstes Lungenödem, nach lokaler Applikation Chemosis und Stickstoffanstieg des Kammerwassers des Auges. Wir sind weit davon entfernt, das Akrolein allein für den Plasmaaustritt und die sonstigen Erscheinungen der serösen Entzündung verantwortlich machen zu wollen, aber daß bei der Verbrennung von Geweben ähnliche toxische Substanzen entstehen, die vielleicht Fernwirkungen nach sich ziehen, erscheint uns sehr wahrscheinlich. Jedenfalls spricht vieles dafür, *daß bei den üblen Folgen der Verbrennung zwei verschiedene Vorgänge eine Rolle spielen, einerseits eine lokale, im Bereiche der Verbrennung bestehende Kapillarläsion und andererseits die Bildung von Giften, die, in die allgemeine Zirkulation gelangt, an den verschiedensten Stellen des Körpers ebenfalls Kapillarläsionen zur Folge haben können (Fernsymptome).*

Die Beriberi-Krankheit.

Der Umstand, der uns den Anlaß gab, dieser Krankheit unsere besondere Aufmerksamkeit zuzuwenden, war das *Gallenblasenödem*, das nach den Angaben der auf diesem Gebiete besonders bewanderten Tropenärzte sich außerordentlich häufig bei plötzlichem Tod an Beriberi findet. Durch die Vermittlung von Professor WENCKEBACH war es uns möglich die Organe von einigen Beriberileichen zu untersuchen. Außerdem konnten wir unmittelbar aus Niederländisch-Indien entsprechendes Material erhalten; über eigene klinische Beobachtungen verfügen wir nicht.

In allen Beriberifällen waren die Zeichen einer serösen Hepatitis in so ausgeprägter Form zu beobachten, wie wir sie sonst nicht mehr gefunden haben. Die Erweiterung der DISSEschen Räume, die von reichlichen, schollig geronnenen Eiweißmassen erfüllt sind, ist so deutlich, daß wir nicht verabsäumt haben, ein entsprechendes Bild beizufügen (s. Abb. 86). Die Veränderungen, die am ganzen Leberparenchym erkennbar sind, erreichen in den zentralen Läppchenbezirken besondere Deutlichkeit. Die Kapillaren sind dabei weit und reichlich von roten Blutkörperchen erfüllt. Aber auch in den periportalen Feldern besteht eine hochgradige ödematöse Durchtränkung des Zellgewebes, in dem sich, wie Abb. 87 zeigt, schollige Eiweißmassen finden. Daneben sind hier die Lymphgefäße, die sonst kaum sichtbar sind, außerordentlich erweitert (s. Abb. 88), was ebenfalls ein überraschendes und beim Menschen ganz ungewohntes Bild ergibt. Schließlich fanden wir ein Ödem der oft auf über 1 mm verbreiterten Tunica subserosa am Gallenblasenbett (s. Abb. 89). Die besondere Ähnlichkeit mit dem Gallenblasenödemen, die wir bei den mit Allylformiat vergifteten Hunden gesehen haben, gibt sich auch darin kund, daß Muscularis und Mucosa von der ödematösen

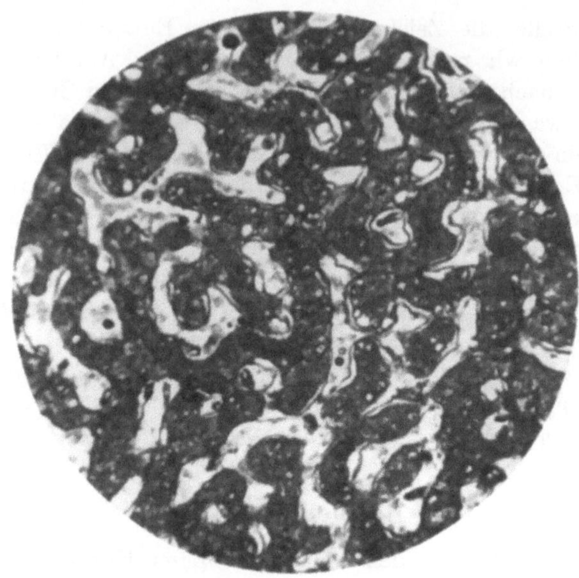

Abb. 86. Hochgradige Erweiterung der DISSEschen Räume bei Beriberi.

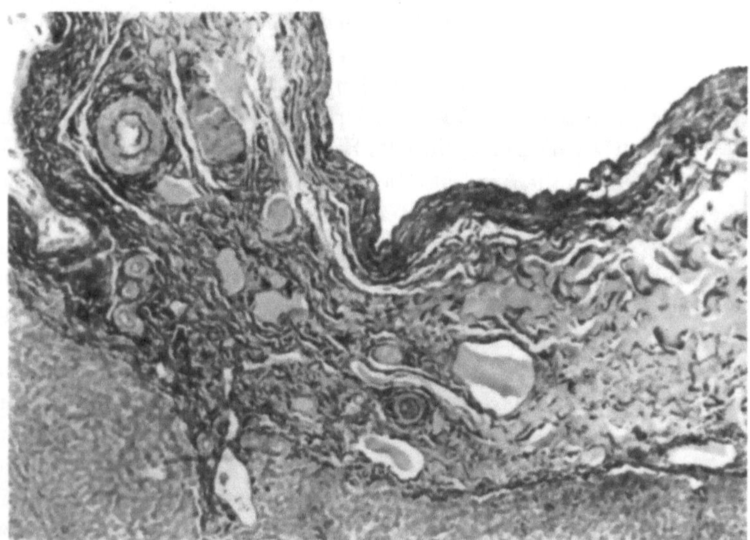

Abb. 87. Ödematöse Durchtränkung des Zellgewebes der periportalen Felder bei Beriberi.

Durchtränkung verschont blieben und daß überdies die Lymphgefäße in dem lebernahen nerven- und gefäßreichen Anteil prall gefüllt erscheinen. Danach erlaubt vielleicht die Untersuchung der Beriberileber, als des Vollbildes der serösen Entzündung, die Aufstellung folgender *Trias für die*

seröse Hepatitis des Menschen: Erweiterung der DISSEschen *Räume, Lymph-*
gefäßstauung mit Ödem in den periportalen Feldern, Gallenblasenbettödem.
Eine Gallenstauung konnten wir, soweit die Untersuchung der Gallengänge
und besonders der Gallenkapillaren ergab, nicht feststellen, was mit der
Angabe von SHIMAZONO[1] übereinstimmt, der bei Beriberi niemals einen
Ikterus beobachtet hatte.

Für die Beschaffenheit des Herzens bei Beriberi hat sich besonders
WENCKEBACH[2] interessiert, nach seiner Ansicht entwickelt sich ein Ödem

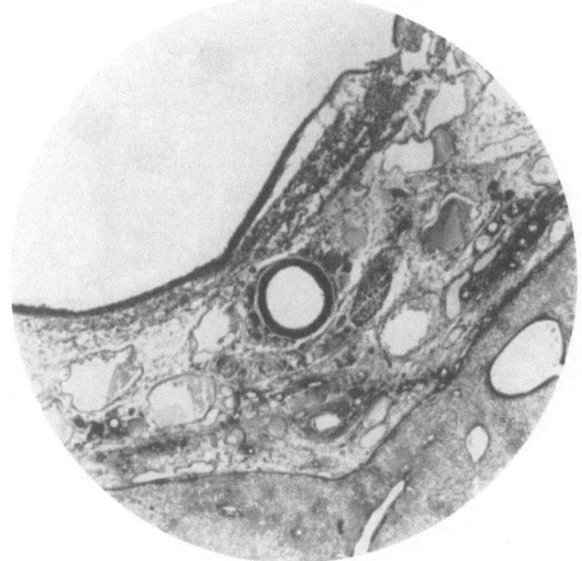

Abb. 88. Außerordentlich starke Lymphgefäßerweiterung in den periportalen Räumen bei Beriberi.

des Herzmuskels, das in weiterer Folge eine Insuffizienz bedingt. *Wir*
glauben in den Bildern, die uns WENCKEBACH *zur Verfügung gestellt hat,*
eher den Ausdruck einer serösen Entzündung und nicht bloß den eines Ödems
zu sehen. Die gewöhnliche Ödemflüssigkeit ist sehr eiweißarm, so daß
sie nur unter besonders günstigen Bedingungen die Muskelzellen
auseinanderzudrängen vermag. Kommt es infolgedessen zu einer interzellulären Flüssigkeitsansammlung, die noch im fixierten Präparat
erkennbar ist, dann kann die auseinanderdrängende Flüssigkeit nicht
eiweißarm sein; daher glauben wir, daß die Muskelveränderungen im
Beriberiherzen ebenfalls als die Folgen einer serösen Entzündung zu
deuten sind. Besonders auffallend ist auch das räumliche Verhältnis
zwischen Kapillare und Muskelfaser; durch die Ansammlung von an-

---

[1] SHIMAZONO: Beriberi, Avitaminosen, S. 621. Berlin. 1927.
[2] WENCKEBACH: Das Beriberiherz. Berlin: Springer. 1934.

scheinend seröser Flüssigkeit wird, wie dies am Querschnitt besonders
deutlich wird, die Kapillare beträchtlich von den Muskelelementen abgedrängt, so daß schon dadurch die Sauerstoffversorgung im Sinne von
KROGH Schaden leiden muß (s. S. 23 u. 179). HARTL[1] hat die Angabe von
WENCKEBACH, daß das Pitreszin als bestes Mittel gegen die Herzinsuffizienz bei Beriberi anzusehen ist, unter anderen Voraussetzungen

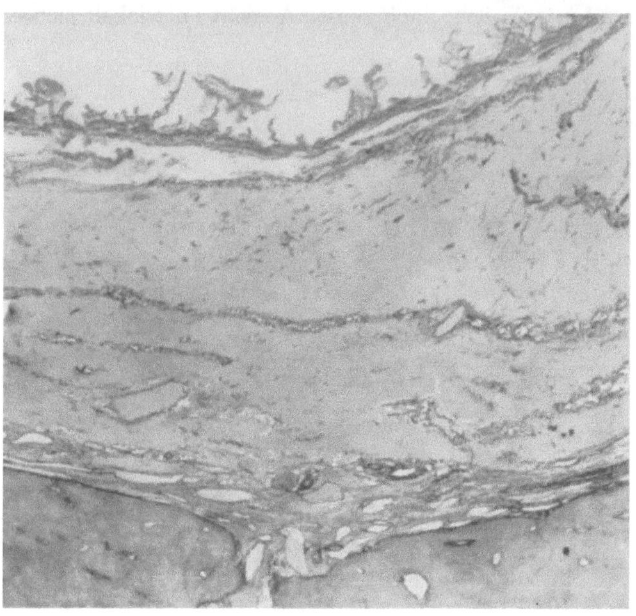

Abb. 89. Gallenblasenödem mit Lymphgefäßerweiterung im Bereich des Leberbettes bei Beriberi.

studiert und dabei einen Einfluß auf die Membrandurchlässigkeit wahrscheinlich gemacht.

So klar die Verhältnisse auf Grund der *anatomischen* Betrachtung zu
liegen scheinen, so wenig lassen sich aus den vorliegenden *klinischen*
Angaben Anhaltspunkte für das Bestehen einer serösen Entzündung
gewinnen. Daß es sich bei Beriberi tatsächlich um eine erhöhte
Durchlässigkeit der Kapillaren handeln dürfte, dafür sprechen Versuche
von MOZAI, OKAMUTO und TAKIMOTO,[2] die eine in mancher Hinsicht der
LANDISschen Methode verwandte angewendet haben. Auch der Eiweißgehalt der Pleuraflüssigkeit, die sich bei manchen Beriberikranken gewinnen läßt, spricht in gleichem Sinn, da er wesentlich höher ist als z. B.
bei Herzfehlern, Anämie und Nephritis (FURUKAWA und NODA[3]).

---

[1] HARTL: Arch. f. exper. Path., **173**, S. 133. 1933.

[2] OKAMUTO, MOZAI und TAKIMOTO, zit. nach SHIMAZONO, S. 605.

[3] FURUKAWA und NODA, zit. nach SHIMAZONO, S. 601.

Unter Berücksichtigung der vorgebrachten Tatsachen rechnen wir daher mit der Möglichkeit, daß es sich bei der Beriberikrankheit zum mindesten in den Endstadien der akuten Form, der sogenannten Shôshin, um eine Art von seröser Entzündung handelt. Besteht diese Annahme zu Recht, dann könnten die Lähmungen und Atrophien der peripheren Muskeln auch damit in Zusammenhang gebracht werden; da uns entsprechendes anatomisches Material nicht zur Verfügung stand, mußten wir uns mit diesen Vermutungen begnügen.

Basedowsche Krankheit.

Auf das Vorkommen von seröser Entzündung bei der Basedowschen Krankheit hat zuerst RÖSSLE aufmerksam gemacht. *Die seröse Hepatitis* scheint bei dieser Krankheit etwas ganz Charakteristisches zu sein. Sie führt bei längerer Dauer zu zentroazinösen und perivenösen Nekrosen, die sich bis zum Bilde der akuten und subakuten Leberatrophie steigern können. Bei längerem Bestand des Zustandes kann es sogar zu sklerosierenden Prozessen kommen, die gelegentlich das Bild einer Zirrhose annehmen. Wir haben verschiedene Basedowlebern untersucht und die Angaben RÖSSLES in jeder Hinsicht voll bestätigt gefunden. Seitdem wir diese Leberveränderungen kennen, wird so manche klinische Erscheinung bei der Basedowschen Krankheit verständlich; wir erinnern nur an die außerordentlich häufig vorkommende Galaktosurie und den gar nicht so seltenen Ikterus. An Beziehungen zwischen Basedowscher Krankheit und Leberzirrhose sollte von Seiten der Kliniker öfter gedacht werden.

Auch im Herzen der Basedowiker finden sich histologische Veränderungen, die mit der serösen Entzündung in Zusammenhang stehen dürften. Wiederum scheint im Vordergrund die sogenannte Distanzierung zwischen Kapillare und Muskelfaser zu stehen, die wir auch bei Verbrennung und Beriberi gesehen haben. Im Interstitium zwischen Gefäßen und Muskelelementen finden sich bröcklige Massen, die vielleicht den erhöhten Eiweißgehalt der Gewebsflüssigkeit andeuten. Auch hier kann es zu Sklerosierungen kommen, die sich bald mehr zirkumskript, bald mehr diffus anordnen und dadurch das histologische Bild einer abgeheilten Myokarditis zeigen.

Ganz ähnliche Verhältnisse dürften sich möglicherweise auch im peripheren Muskel entwickeln, wo eigentümliche Veränderungen und Nekrosen schon seit längerer Zeit bekannt sind (WEGELIN,[1] ASKANAZY[2]).

Kennt man die *räumlichen Beziehungen des Kapillarquerschnitts zum Muskelelement*, dann wird man mit der Möglichkeit rechnen können, daß sich dies auch funktionell auswirkt. Wir halten es für durchaus möglich,

---

[1] WEGELIN: Handb. d. path. Anat., VIII., S. 399. 1926.
[2] ASKANAZY: Arch. klin. Med., **61**, S. 118. 1898.

daß die schlechte Sauerstoffversorgung, die sich teils aus der geschilderten Distanzierung durch die Gewebsflüssigkeit, teils aus ihrem erhöhten Eiweißgehalt ergibt, die Leistungsfähigkeit sowohl des Herz- als auch des peripheren Muskels herabsetzt. Als Folge einer solchen mangelhaften Sauerstoffversorgung ist vielleicht einerseits der bekanntlich erhöhte Sauerstoffverbrauch (vgl. EPPINGER, KISCH und SCHWARZ[1]), anderseits die vermehrte Milchsäurebildung, die sich in einer Erhöhung des Milchsäurespiegels im Blut bei der Basedowschen Krankheit äußert, anzusehen. Bei einem so lange währenden Zustand, wie es die Basedowsche Krankheit ist, kann man nicht erwarten, daß es gelingt, die nur im Anfangsstadium einer serösen Entzündung nachweisbaren Blutveränderungen sicherzustellen. Immerhin kommt es doch gelegentlich zu einer Zunahme der Erythrozytenzahl, die selbstverständlich auch nur unter bestimmten Voraussetzungen als Kriterium für das Bestehen einer serösen Entzündung gedeutet werden darf. Der Nachweis einer erhöhten Kapillardurchlässigkeit nach der Methode von LANDIS liegt bis jetzt nicht vor. Gewisse Anhaltspunkte ergeben sich aber aus den Untersuchungen von GÄNSSLEN,[2] der durch Untersuchung des Kantharidenblaseninhaltes bei Basedow eine Kapillarschädigung wahrscheinlich machen konnte.

Jedenfalls besteht zunächst noch eine Divergenz zwischen den anatomischen und klinischen Befunden; auf Grund unserer bisherigen klinischen Erfahrungen hätten wir nicht geglaubt, daß im Rahmen der Basedowschen Krankheit die seröse Entzündung eine so große Rolle spielt.

Anhangsweise möchten wir noch die Annahme von RÖSSLE[3] erwähnen, daß die multiple Blutdrüsensklerose ein Stadium der akuten serösen Entzündung durchläuft; die einzelnen Drüsen mit innerer Sekretion dürften vielleicht ganz besonders zu einer serösen Entzündung neigen. In einem Fall von Morbus Addison konnten wir eine besonders hochgradige seröse Entzündung der Leber konstatieren, nachdem in vivo bei diesem Patienten eine beträchtliche Galaktosurie festgestellt worden war, während anderweitige Anhaltspunkte für eine Leberschädigung nicht vorlagen.

Gravidität.

Manches läßt auch während der Gravidität an eine seröse Entzündung denken. So sahen wir, daß die Leber einer Schwangeren, die an den Folgen von mehrfachen Lungenembolien plötzlich starb, zwar mit freiem Auge keine schwereren Veränderungen erkennen ließ, aber histologisch das typische Bild einer schweren serösen Entzündung darbot (Abb. 90).

---

[1] EPPINGER, KISCH und SCHWARZ: Das Versagen des Kreislaufes. S. 104. Berlin: J. Springer. 1927.

[2] GÄNSSLEN: Münch. med. Wschr. 1922, S. 263, und 1924, S. 198.

[3] RÖSSLE: Verh. dtsch. path. Ges., S. 152. 1933.

Auch im Herzmuskel waren charakteristische Veränderungen zu beobachten, stellenweise sogar Schwielenbildungen, die als Folgen der serösen Entzündung angesehen werden mußten (Abb. 91).

Sollten sich ähnliche Befunde auch fernerhin erheben lassen, so würden sie uns über manche Schwierigkeiten bei der Erklärung einzelner Störungen in der Gravidität hinweghelfen. Jedenfalls fordern diese Tatsachen auf, den Beziehungen zwischen Kapillarsystem und Gewebsräumen bei der schwangeren Frau eine erhöhte Aufmerksamkeit zu schenken.

Vergiftungen.

Zwei experimentelle Beobachtungen waren die Veranlassung, an einen *Zusammenhang zwischen Schlafmittelvergiftung und seröse Entzündung* zu denken. Verabfolgt man Hunden die nötige Menge Numal oder Somnifen, um völlige Bewußtlosigkeit zu erzielen, so erhöht sich binnen kürzester Zeit die Zahl der roten Blutkörperchen, wobei Steigerungen um 1—2 Millionen keine Seltenheit sind. Weiters hat Rühl[1] darauf aufmerksam gemacht, daß es unter Numal zu einer Art Pneumonose kommt.

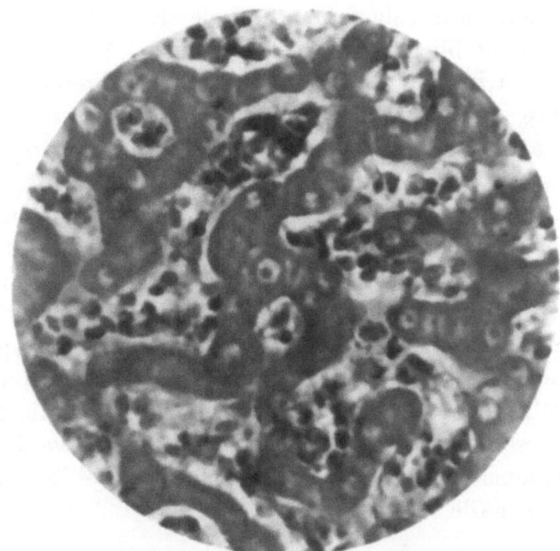

Abb. 90. Weite Dissesche Räume in der Leber einer Schwangeren.

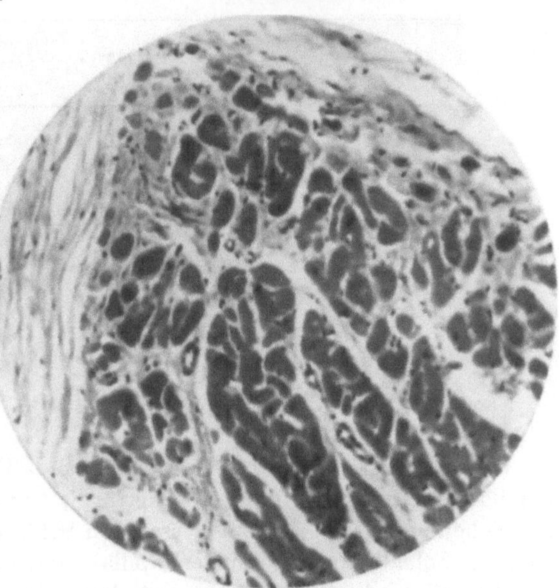

Abb. 91. Seröse Entzündung und Schwielenbildung im Myokard bei einer Schwangeren.

---

[1] Rühl: Arch. f. exper. Path., **164**, S. 695. 1932 und **174**, S. 96. 1933.

Zuerst war aufgefallen, daß die arterielle Sättigung unter Numal ziemlich niedrig blieb. Zur Analyse der beobachteten Numalschädigung wurde die arterielle Sättigung vor und während der Numalnarkose an spontan atmenden Hunden bestimmt und festgestellt, daß die arterielle Sättigung tatsächlich konstant um 5—8 Sättigungsprozente abfiel. Zu den wesentlichen Kriterien einer Pneumonose gehört ferner die Beeinflußbarkeit durch Steigerung des Sauerstoffdruckes in der Einatmungsluft; aus der beigegebenen Tabelle 25 ist zu ersehen, daß auch die Numalschädigung durch Sauerstoffatmung beseitigt werden kann. Es konnte mithin als Ursache der beobachteten verminderten arteriellen Sättigung in Numalnarkose nur eine Diffusionsstörung in der Lunge und hier wieder nur eine solche an den Lungenkapillaren in Frage kommen. Zu ganz ähnlichen Wirkungen führt auch Histamin und oxydiertes Neosalvarsan; während diese histologisch nachweisbare Lungenveränderungen im Sinne eines Ödems hervorrufen, läßt sich dies bei Numal nur in der Minderzahl der Fälle feststellen.

Tabelle 25. Einfluß verschiedenartiger Sauerstoffgemische auf das Sättigungsdefizit in Numalnarkose.

ccm Numal/kg Hund	$^0/_0$ arterielle Sättigung I	$^0/_0$ O_2-Inspiration	$^0/_0$ arterielle Sättigung II	Sättigungs-differenz I—II
4/8	72,6	100	84,1	+11,5
10/20	82,3	43,6	89,5	+ 7,2
4/8	84,2	43,1	95,2	+11,0
7/12	86,5	42,3	94,1	+ 7,6
7/14	86,7	28,0	87,6	+ 1,1
6,5/13,5	86,4	45,8	93,5	+ 7,1
8/14	90,4	100	100,0	+ 9,6
6/10	74,7	25,5	84,1	+ 9,4
		100	90,0	+15,3
6/10	73,2	100	91,9	+18,7

Nach A. Rühl: Arch. f. exper. Path., 164, S. 696. 1932.

Wir haben somit Grund, anzunehmen, daß Numal an den Lungenkapillaren eine Permeabilitätsstörung für Sauerstoff bewirkt; die geringen Anzeichen eines Lungenödems lassen den Schluß zu, daß es unter Numal zu einer Schädigung der Lungenkapillarwand kommt und sogar Plasma aus dem Blut in die Membranen einsickert. Die Kapillaren sind dann für Sauerstoff nicht mehr so durchgängig wie unter normalen Verhältnissen, was aber durch Steigerung des Sauerstoffdruckes in der Alveolarluft ausgeglichen werden kann. Es ist weiter anzunehmen, daß bei höhergradigen Schädigungen das Plasma nunmehr auch in den Alveolarraum fließt, somit Lungenödem auftritt.

Ähnliche funktionelle Schädigungen der Kapillarwand durch Numal oder andere Barbitursäurepräparate lassen sich auch am STARLINGschen Herzlungenpräparat nachweisen. Auf Grund solcher Beobachtungen erscheint daher die Wahrscheinlichkeit sehr groß, daß die oben erwähnte Erythrozytenzunahme, die nach Numalverabfolgung ziemlich rasch einsetzt, auf Plasmaaustritt in die Gewebe bezogen werden kann, womit Beziehungen der Vergiftung mit Barbitursäurepräparaten zur serösen Entzündung sichergestellt sind.

Luminal- und Veronalvergiftungen beim Menschen wurden in letzter Zeit verhältnismäßig oft beobachtet. Sucht man hier nach Hinweisen für einen Plasmaaustritt, so findet sich in nicht wenigen Fällen eine *Vermehrung der Erythrozyten*. Wir haben auch mitunter eine verhältnismäßig *niedrige zirkulierende Blutmenge* ermitteln können. Selbstverständlich sind verwertbare Unterschiede nur dann feststellbar, wenn es sich um schwere Vergiftungszustände handelt, bei denen aber auch Vasomotorenstörungen anzunehmen sind. Deswegen darf man Verringerungen der zirkulierenden Blutmenge nicht allein auf einen Plasmaaustritt beziehen.

Ein Plasmaaustritt kann vielleicht auch gewisse Hautveränderungen bei Schlafmittelvergiftungen erklären, wie Ödeme der Augenlider, Erytheme, papulöse und bullöse, an Verbrennungsblasen erinnernde Effloreszenzen sowie scharlach- und masernähnliche Exantheme. In diesem Zusammenhang können vielleicht auch Hautblutungen oder gar ausgedehnte Hautnekrosen Erwähnung finden, die besonders nach Veronalvergiftungen öfter zu sehen sind.

Da im Krankheitsbild der Veronalvergiftung die Bewußtlosigkeit im Vordergrund steht, hat man Gehirnbefunden besondere Aufmerksamkeit gewidmet. Nachdem HUSEMANN[1] bereits auf Verfettung der Kapillarendothelien hingewiesen hatte, beschäftigte sich neuerdings WEIMANN[2] mit den Gehirnveränderungen bei Veronalvergiftung; in frischen Fällen überwiegt das Ödem im Sinne der REICHARDschen Schwellung, während es bei älteren Fällen zu einer ausgesprochenen Hirnpurpura kommen kann, wobei im Mark zahllose, dicht beieinander stehende Hämorrhagien verschiedenster Form und Ausdehnung auftreten, die sich mikroskopisch zum Teil als durch Diapedese entstandene Blutungen erweisen; solche Blutaustritte umsäumen die Venen und Präkapillaren häufig auf lange Strecken hin. An manchen Stellen fand man inmitten reichlicher Ringblutungen Gefäße mit verdünnten, eigenartig homogen-glasigen, ab und zu auch zerfallenden Wänden; die Gefäßendothelien waren meist stark verfettet, gebläht oder völlig zerstört.

---

[1] HUSEMANN: Vjschr. f. d. ges. Med., **3.**, F. 50, S. 43. 1915.
[2] WEIMANN: Dtsch. Zeitschrift gerichtl. Med., **1.**, S. 543. 1922.

Vereinzelte Fälle von schwerer Veronalvergiftung boten auch das Bild einer akuten Leberatrophie (z. B. der Fall Schubigers[1]); in anderen Fällen zeigten sich nur Parenchymnekrosen. In zwei Fällen sahen wir das typische Bild der trüben Schwellung neben seröser Entzündung.

Auch die *Kampfgasvergiftung* z. B. durch Phosgen, muß als eine Erkrankung bezeichnet werden, bei der eine Gefäßschädigung besteht und bei der es zu einer mächtigen Plasmaexsudation in der Lunge kommen kann. Bei Einwirkung verdünnter Phosgenluftgemische tritt eine Läsion des Alveolarapparates, so daß die Kapillaren Flüssigkeit durchlassen, während die Durchgängigkeit für Sauerstoff und Kohlensäure zunächst noch unverändert bleibt. Die Lunge läuft infolgedessen allmählich mit Blutplasma voll und es kommt schließlich zur Erstickung. Die Atmung hält solange als möglich den Kohlensäuregehalt des Blutes in normaler Höhe, während bereits allmählich zunehmender Sauerstoffmangel eintritt (Laqueur und Magnus[2]). Erst später kommt es zu allgemeiner Kohlensäurestauung im Körper. Auch der Plasmaaustritt in die Lungenalveolen führt zu einer hochgradigen Eindickung des Blutes. Der Blutdruck sinkt am Beginn der Vergiftung ab und ist erst im Erstickungsstadium gesteigert. Stauung, Erstickung und veränderte Blutbeschaffenheit beeinträchtigen die Funktionen der Organe und schließlich erfolgt entweder der Tod durch Erstickung oder es tritt Wiederaufsaugen des Lungenödems und damit Rückgang aller Erscheinungen ein. Histologische Untersuchungen der Leber, an welcher gleichfalls die Zeichen einer serösen Entzündung zu erwarten wären, liegen nicht vor.

Die Zahl der Vergiftungen, bei denen ähnliche Befunde erhoben werden könnten, ließe sich leicht vermehren. Das Wesentliche ist immer die Kapillarläsion mit folgendem Plasmaübertritt. Zunächst bewirkt die Läsion nur eine Veränderung der Kapillare selbst; ihre Wand wird dicker und als eine der ersten Folgen machen sich Störungen im Sauerstoffdurchtritt bemerkbar. Allmählich schreitet aber die Kapillarschädigung fort, so daß das Plasma jetzt auch in die Umgebung übertritt, was zur eigentlichen serösen Entzündung führt. Nur unter besonders ungünstigen Bedingungen geht die Läsion der Kapillaren so weit, daß dies auch mikroskopisch an einer völligen Zerstörung der trennenden Membranen erkennbar wird. Da das Studium der beginnenden Kapillarläsion im Bereiche der Lunge durch die Beobachtung der Sauerstoffsättigung des Blutes ganz besonders leicht durchgeführt werden kann, haben wir es nicht verabsäumt, im Rahmen der klinischen Betrachtung dieser experimentellen Tatsachen Erwähnung zu tun.

---

[1] Schubiger: Korresp. bl. Schweiz. Ärzte 1916, S. 1741.
[2] Laqueur und Magnus: Z. exper. Med., 13., S. 1—179.

Der Rheumatismus infectiosus.

Wir haben bei einer größeren Zahl von Fällen mit schwereren und leichteren Graden von Rheumatismus infectiosus durch die LANDISsche Methode *eine erhöhte Kapillardurchlässigkeit* nachweisen können. Diese Beobachtungen erscheinen uns deshalb ganz besonders beachtenswert, weil nach dem Abklingen der Krankheit der Stauungsversuch wieder völlig normal verlief. Auf der Höhe der Erkrankung ist also auch die Durchlässigkeit der Armkapillaren gesteigert, während sie wieder zur Norm zurückkehrt, sobald die allgemeinen Krankheitserscheinungen im Verlaufe des Rheumatismus infectiosus in den Hintergrund treten. Weiterhin hat uns auch die Beschaffenheit der einzelnen Exsudate, die während dieser Erkrankung auftreten, an Beziehungen des Rheumatismus zur serösen Entzündung denken lassen. Das Punktat eines befallenen Gelenkes, einer Perikarditis oder Pleuritis zeigt die Charakteristika *eines eiweißreichen, aber sehr zellarmen Exsudates.*

Experimentelle Beobachtungen an den Herzklappen haben uns veranlaßt, bei dieser Erkrankung einen allgemeinen Prozeß anzunehmen, bei welchem die Plasmaexsudation im Vordergrund steht. Der Entwicklung der typischen rheumatischen Endokarditis scheint ein Stadium vorauszugehen, bei dem es zunächst zu einem Übertritt von Plasma in die subendothelialen Schichten an den verschiedensten Stellen des linken Herzens kommt. Vielleicht bringt es die schlechte Vaskularisierung der Klappen mit sich, daß das in das Klappengewebe ausgetretene Plasma weniger rasch resorbiert und so die Umwandlung in fibrilläre Massen erleichtert wird. Immerhin halten wir es für möglich, daß so mancher endokardiale Plasmaaustritt wieder zur Resorption gelangt und dadurch das Entstehen einer Endokarditis vermieden wird. Ähnliche Vorgänge wie am Endokard sind in der gleichen Aufeinanderfolge bei Rheumatismus an verschiedenen Stellen des Organismus zu finden, vor allem im Bereiche der Gelenke. Immer wieder steht — ähnlich wie wir es bei der experimentellen serösen Entzündung gesehen haben — die *herdweise ödematöse Durchtränkung des Bindegewebes und die Quellung der fibrösen Fasern bei Zellarmut des eingedrungenen Exsudates im Vordergrund.* Allmählich kommt es zu einer Wucherung von Bindegewebs- und adventitiellen Zellen, die sich gelegentlich wie in den ASCHOFFschen Knötchen zu mehrkernigen Riesenzellen umbilden. Leukozyten und Lymphozyten treten, wenigstens in den Anfangsstadien der ASCHOFFschen Knötchen, ganz in den Hintergrund; der Ausgang kann eine zellarme Narbe sein.

Ebenso wie bei der experimentellen serösen Entzündung eine Abwanderung der Albumine in die Gewebe auftritt, zeigen sich auch bei den verschiedenen rheumatischen Prozessen gleiche Veränderungen. Die hohe Blutkörperchensenkung, die wahrscheinlich auch mit einer Abnahme des Albumingehaltes des Blutes in Zusammenhang stehen dürfte, stellt ein Charakteristikum dieser Zustände vor. In gleichem Sinne ist der hohe Albumingehalt der rheumatischen Exsudate zu deuten, der mit einer Abwanderung der Blutalbumine zu erklären wäre, weswegen es vielleicht nicht ganz richtig ist, immer von einem Plasmaaustritt aus den Gefäßen zu sprechen, weil oft nur ein Teil des Plasmaeiweiß, nämlich das Albumin, die Kapillaren verläßt.

Ähnlich möchten wir auch unsere *Blasenbefunde* gedeutet wissen. Legt man ein Kantharidenpflaster auf und läßt es solange liegen, bis sich darunter eine Exsudatblase gebildet hat, so erweist sich der Eiweißgehalt der ausgetretenen Flüssigkeit bei akutem Rheumatismus viel höher als unter normalen Bedingungen (s. Seite 193), auch hier kommt es vorwiegend zu einem Austritt des kleineren Albuminmoleküls. Selbstverständlich können alle hier angeführten Befunde auch anders gedeutet werden, aber die Analogie mit vielen Erscheinungen, die sich durch experimentelle seröse Entzündung erzeugen lassen, unterstützen die vorgebrachten Vorstellungen. Ferner muß betont werden, daß es bei allen Formen des Rheumatismus infectiosus auch zu einer *Natriumretention* kommt (s. S. 194).

Durch unsere experimentellen Untersuchungen sind wir zu der Anschauung gelangt, daß die seröse Entzündung gelegentlich zum „Pacemaker" für das Eindringen von Bakterien werden kann. Obwohl es uns in Tierversuchen nur ausnahmsweise gelungen war, auf dem Boden einer durch Allylformiat hervorgerufenen Herzklappenveränderung eine ulzeröse Endokarditis zu erzeugen, so glauben wir doch, daß der mykotischen Klappenerkrankung ein seröses Stadium vorangeht. Wir wollen einer solchen Vorstellung um so mehr Raum geben, als wir durch klinische Methoden bei allen ulzerösen Endokarditiden Zeichen einer erhöhten Membrandurchlässigkeit feststellen konnten und auch bei einer nachfolgenden anatomischen Untersuchung Veränderungen im Sinne einer serösen Entzündung niemals vermißten (Abb. 92).

Wenn bei dem Versuche, den Rheumatismus infectiosus auf den gemeinsamen Nenner — seröse Entzündung — zu bringen, niemals von einem ihrer wichtigsten Symptome, nämlich der Bluteindickung, die Rede war, so ist dies im langen Krankheitsverlauf begründet. Zuerst dürfte es sich nur um einen lokalisierten serösen Prozeß handeln, bei dem verhältnismäßig wenig Blutplasma ins Gewebe übertritt. Der Verlust kann zunächst noch von den Plasmadepots ausgeglichen werden; nimmt aber der Plasmaaustritt größere Dimensionen an, dann tritt vielleicht an die Stelle des verlorengegangenen Plasmas eiweißarme Gewebsflüssigkeit; die Folge davon ist Verarmung des Eiweißbestandes im Blut, also Hydrämie. Jedenfalls wird durch derartige regulierende Kompensationsvorgänge ein dauernder Anstieg der Erythrozytenzahl vermieden, der vorübergehend vielleicht besteht, wenn große Plasmamengen in die Gewebe übertreten.

Nimmt man beim Rheumatismus infectiosus eine seröse Entzündung an, dann drängt sich auch die Frage auf, ob nicht den spezifischen Medikamenten gegen Rheumatismus — vor allem der Salizylsäure und den anderen Antirheumaticis, wie Pyramidon, Novalgin etc. — ganz im allgemeinen eine spezifische Wirkung gegenüber der serösen Entzündung zu-

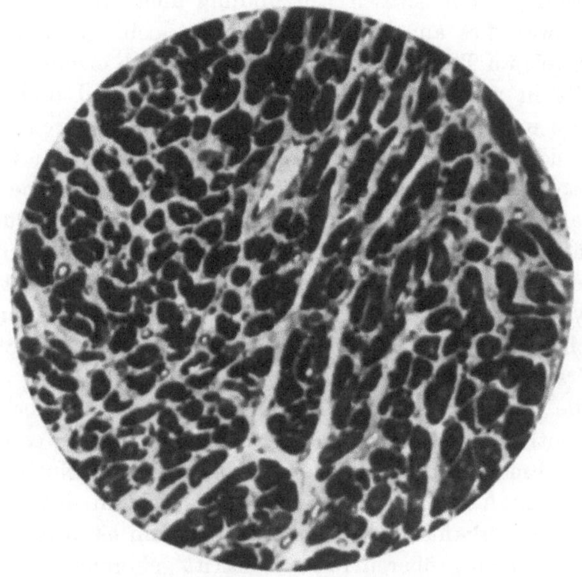

Abb. 92. Seröse Entzündung des Herzmuskels bei einem Fall von Endocarditis lenta.

kommt. In einem gesonderten Abschnitt werden wir darauf noch zurückkommen und die verschiedenen Tatsachen anführen können, die für die Richtigkeit dieser unserer Annahme sprechen. Vorläufig sei nur gesagt, daß uns gerade die günstige Beeinflussung des Rheumatismus durch die Salizylsäure oder durch das Pyramidon vielleicht auch als Beweis dafür dienen kann, daß beim Rheumatismus infectiosus eine Kapillarschädigung im Sinne der serösen Entzündung eine wichtige Rolle spielen dürfte.

Infektionskrankheiten.

Wenn es vielleicht den Anschein haben sollte, daß wir, die Bedeutung der serösen Entzündung überwertend, nach ihr bei den verschiedensten pathologischen Zuständen Umschau halten, so werden wir hiezu weniger durch bekannte klinische Erfahrungen verführt, als vielmehr durch pathologisch-anatomische Untersuchungen, die uns über die große Häufigkeit dieses Prozesses orientieren. Tatsächlich findet man das Bild der erweiterten DISSEschen Räume mit Füllung durch eiweißhältige Exsudatmassen bei zahlreichen Infektionskrankheiten. Kennt man das Wesen dieses Prozesses, dann ist es nicht schwierig, ähnliche Veränderungen nicht nur in der Leber, wo sie zuerst erkannt wurden, sondern in den verschiedenen Organen festzustellen; so kann man *eine seröse Entzündung des Herzmuskels* beobachten und ähnliches im *Pankreas* und in der *Niere* feststellen. Viel schwieriger ist die Frage zu entscheiden, ob an dem Vorgang der serösen Entzündung auch die *Milz* teilnimmt. Wir glauben zwar dies annehmen zu können, doch wird uns der histologische Nachweis im Tierexperiment außerordentlich erschwert, weil sich die Hundemilz in ultimis fast immer kontrahiert und dadurch Bilder vortäuscht, die in vivo vielleicht gar nicht vorhanden waren. Möglicherweise spielt sich etwas Ähnliches auch im menschlichen Organismus ab. Die seröse Entzündung kann auch kleine und ganz kleine Gefäße in Mitleidenschaft ziehen, was sich in den Anfangsstadien als Quellung der inneren Gefäßlagen äußert; das Endothel erscheint gelegentlich von Exsudatmassen abgehoben, mitunter finden sich in den so entstandenen Räumen Erythrozyten und Eiweißtrümmer. Vermutlich kann sich das Exsudat auch in das Gefüge der Elastica einmengen, wodurch es vielleicht zur Ursache einer *Elastica-Aufsplitterung* wird.

So klar die Verhältnisse dem Anatomen zu liegen scheinen, so schwer fällt es gelegentlich dem Kliniker, sie richtig zu deuten; es darf daher nicht wundernehmen, daß man bisher davon nur wenig Notiz genommen hat. Nur wenn man sich zunächst im Tierexperiment davon überzeugt hat, was alles im Organismus vor sich geht, wenn es durch eine seröse Entzündung zu einem größeren Plasmaaustritt gekommen ist, lernt man gewisse Symptome am Krankenbett anders beurteilen als dies bisher geschehen ist, auch wenn man sich dabei eine gewisse Reserve auferlegt. Immerhin ergibt der LANDISsche Stauungsversuch bei vielen Infektionskrankheiten ein deutlich positives Ergebnis. Ebenso ergeben sich pathologische Verhältnisse bei der Untersuchung des Kantharidenblaseninhaltes und der Natriumausscheidung; auch die Senkungsgeschwindigkeit ist erhöht, ebenso wie sich Verschiebungen der Bluteiweißkörper, besonders bei länger währenden Zuständen, aufzeigen lassen. Hämorrhagien, die bei schweren Infekten häufig zu sehen sind, dürften ähnlich zu deuten sein und wären so ein weiteres Zeichen einer Kapillarläsion; schließlich wäre hier noch das RUMPEL-LEEDEsche Symptom anzuführen.

Wir haben uns wiederholt die Frage vorgelegt, ob zwischen der Schwere der anatomisch feststellbaren Gewebsveränderungen und bestimmten klinischen Erscheinungen ein Parallelismus besteht; dies scheint mitunter tatsächlich der Fall zu sein, während man ein anderes Mal Überraschungen erfahren kann. Ähnliches gilt auch von der Albuminurie, die bei manchen Infekten im Vordergrund steht, während sie ein andermal trotz Schwere des Zustandes nur in Spuren anzutreffen ist; jedenfalls ist an der „serösen" Natur der Albuminurie nicht zu zweifeln.

Zu einer besonders kritischen Beurteilung der anatomischen Befunde wird man aber durch folgende Tatsache gedrängt. Wir trachteten, uns die Organe sozusagen ganz gesunder Menschen zur histologischen Untersuchung zu beschaffen und waren nicht wenig erstaunt, in der Leber von jungen gesunden Menschen, die durch Erhängen justifiziert worden waren, Erscheinungen einer serösen Entzündung festzustellen. Ähnliches beobachteten wir in der Leber eines jungen Menschen, der den Tod durch Ertrinken gefunden hatte. Bei beiden Zuständen handelt es sich um eine hochgradige Anoxämie; besonders beim Erhängen, wo die Bewußtlosigkeit zwar augenblicklich einsetzt, die Zirkulation aber oft noch 10—15 Minuten lang anhält, wäre es möglich, daß die Kapillaren durch den erhöhten Blutdruck und die Sauerstoffverarmung schweren Schaden erleiden, was eben zu Veränderungen im Sinne einer serösen Entzündung führen könnte. Jedenfalls mahnen gerade diese Beobachtungen zur äußersten Vorsicht in der Beurteilung der nur anatomisch greifbaren serösen Entzündung, denn man kann sich ganz gut vorstellen, daß jede längerdauernde Agone ein langsames Versiegen der Funktionen und damit eine Schädigung der einzelnen Organe nach sich zieht und daß dabei in erster Linie die Kapillaren betroffen werden. So möchten wir auf die bei Infektionskrankheiten in vivo nachweisbaren Kapillarschädigungen um so größeres Gewicht legen, wobei man sich bei negativem Ausfall des LANDISschen Versuches immer noch vorstellen kann, daß die Armkapillaren weniger betroffen sind als die der verschiedenen inneren Organe. *Sicherlich erscheinen die Kapillaren mehr oder weniger bei allen Infektionskrankheiten gefährdet und damit die Entwicklung eines Plasmaübertrittes in die Gewebe vorbereitet.* Wieweit sich dies für den Betroffenen auswirkt, ist in jedem einzelnen Fall teils abhängig von der Schwere der Infektion, teils von der Konstitution, indem ein Mensch den gleichen Schaden mit Resorption, also Heilung, ein anderer mit Fibrose, also Übergang in einen chronischen Prozeß beantwortet.

Hypertonie und maligne Nierensklerose.

SCHÜRMANN,[1] ein Mitarbeiter von RÖSSLE, hat die Gefäßveränderungen bei den verschiedenen mit Hypertonie einhergehenden Nierenkrankheiten studiert, vor allem die bei der malignen Nierensklerose. Die bekannten elastisch-hyperplastischen Intimaverdickungen (von VOLHARD als Elastose bezeichnet), die ein Charakteristikum der Nephrosklerose darstellen, sollen durch eine Schädigung der normalen Endothel-

---

[1] SCHÜRMANN: Virchows Arch., **291**, S. 47. 1933.

funktion der Gefäße entstehen, so daß nunmehr Vollblut oder Serum durch die Endothelschranke tritt, sich mit den subendothelialen Geweben mischt, sie andaut und solcherart wieder zu einer atypischen Hyperplasie Anlaß gibt; SCHÜRMANN nennt die normale Endothelfunktion *Normorie*, die geschädigte bezeichnet er als *Dysorie*; die geringste Störung (*Hyporie*) würde vorliegen, wenn das Endothel noch ziemlich niedrige Bluteiweißabbauprodukte ins Gewebe durchtreten läßt; bei stärkeren Graden von Funktionsminderung des Endothels können auch höhermolekulare Stoffe ins Gewebe übertreten.

Die Vorgänge von Dysorie können in der Niere an verschiedenen Stellen in Erscheinung treten. Bei der malignen Nierensklerose finden sich die primären dysorischen Veränderungen innerhalb der Arteriolen, während bei der Glomerulonephritis die Glomeruluskapillaren davon betroffen sind.

SCHÜRMANN bringt die Dysorie auch mit der Thrombosenbildung in Zusammenhang; die Dysorie ist nämlich nicht nur die Ursache einer schädigenden Wirkung der Blutflüssigkeit auf die Gewebe, sondern auch umgekehrt eines Übertrittes von Gewebsflüssigkeit in das Blut. Da erfahrungsgemäß Gewebssaft die Thrombose begünstigt, so ist es verständlich, daß bei Schädigung der Endothelfunktion durch den umgekehrten Übertritt auch der komplexe Vorgang der Blutgerinnung und der Thrombosebildung gefördert wird.

Zwischen den Untersuchungen SCHÜRMANNS an den Gefäßen und unseren eigenen, die sich vor allem mit dem Plasmadurchtritt in die großen Parenchymorgane beschäftigen, ergeben sich weitgehende Beziehungen, wie aus einer Bemerkung SCHÜRMANNS hervorgeht: „Die Wandung der Gefäße hat mit dem Gewebe der Organe das gemeinsam, daß beide vom Blut durch das Endothel als Schranke getrennt sind; so wie an der Arterie zum Endothel die subendotheliale Grundsubstanz, die elastische Grenzzone, die Media und Adventitia hinzukommen (Accessoria SCHIEFERDECKERS), so kann das Organgewebe als accessorisches Gewebe zum Endothel (subendotheliale Grundsubstanz, Kapillargrundhäutchen, Epithel mit lockerem Stützgewebe) der Kapillaren aufgefaßt werden. Bezogen auf das Endothel sind beide Gewebe Parenchym im alten, tieferen Sinn des Wortes. Dieses Gemeinsame ist es, das unseres Erachtens die grundsätzliche Gleichartigkeit der Gefäßwand- und Organgewebsveränderungen begründet. Verschieden ist bei beiden die Art und Menge der sie zusammensetzenden Gewebe, und darin dürfte der Hauptgrund dafür zu erblicken sein, daß die gleichen Grundvorgänge an den verschiedenen Orten doch verschiedenartige Bilder zeitigen“.

Jedenfalls scheint es sich in der Niere um einen ähnlichen Vorgang wie in der Leber zu handeln, wobei klinisch die Niere insofern weniger diagnostische Schwierigkeiten bereitet, als hier eine seröse Entzündung meistens mit einer Albuminurie beantwortet wird; ist doch in vielen Fällen das Albumen des Harns nichts anderes als das aus den Blutgefäßen ausgetretene Bluteiweiß, wobei es sich auch hier in erster Linie um Albumine handelt, während die Globuline zurückgehalten werden. Dies mag auch mit eine der Ursachen der hohen Senkungsgeschwindigkeit sein, die bei vielen Nierenkrankheiten zu beobachten ist. Daß bei diesen Erkrankungen meist nicht allein in der Niere Veränderungen bestehen, lehren nicht nur analoge Befunde in anderen Organen, beispielsweise die leicht nachweisbaren am Augenhintergrund, sondern auch die erhöhte Permeabilität der Kapillaren, die durch die LANDISsche Methode gerade bei vielen Infekten nachgewiesen werden kann. Die Heilungsvorgänge in den Nieren, die von einer akuten Nephritis betroffen wurden, sind wohl ebenso zu deuten wie in der Leber. Das übergetretene Eiweiß kann abfließen oder der Resorption verfallen, es kann aber auch verdaut werden, was natürlich nicht ausschließt, daß dies den Boden für Bindegewebsbildung, wie bei einer chronischen Nephritis, vorbereitet.

Stauungsödem.

Man geht vielfach von der Vorstellung aus, daß die Beinödeme, die auf der Höhe einer kardialen Dekompensation so häufig zu sehen sind, ausschließlich die Folge von Stauung sein sollen. Die Drucksteigerung im venösen Gebiet spielt sicherlich *auch* eine wichtige Rolle, sie ist aber nicht allein für den Flüssigkeitsaustritt verantwortlich zu machen. Der beste Beweis, daß die Stauung allein nicht unbedingt zu Ödem führen muß, ist ein wenig bekanntes Tierexperiment. Man kann bei einem Hund die Vena cava inferior unterhalb der Einmündung der Nierenvenen abbinden, ohne daß es dabei — von ganz seltenen Ausnahmen abgesehen — zur Entwicklung von Ödemen an den hinteren Extremitäten kommt. Aus der menschlichen Pathologie sind ebenfalls viele ähnliche Beobachtungen bekannt. Nicht so selten kommt es z. B. nach Operationen zu einem völligen thrombotischen Verschluß der Vena femoralis, wobei von einer Schwellung des Beines nichts zu sehen ist; es muß wohl noch eine weitere Schädigung hinzutreten, damit Stauung auch Ödem erzeugt!

Wohl am eindruckvollsten erscheint die folgende, immer wiederkehrende Beobachtung. Ein Patient mit einem seit vielen Jahren bestehenden Mitralfehler hat dauernd einen hohen venösen Druck, ohne daß je Schwellungen aufgetreten wären; bei Anwendung der LANDISschen Probe muß sich keinerlei pathologische Steigerung der kapillären Permeabilität zeigen. Tritt bei einer solchen Person ein fieberhafter Infekt auf, so kommt es sehr häufig zum Auftreten von Ödemen, was zunächst von keiner Änderung der Herztätigkeit und vor allem des venösen Blutdruckes begleitet ist. Prüft man jetzt die Kapillarpermeabilität, so kann eine Läsion der Membranfunktion zu erkennen sein. Diese und andere Tatsachen, wie z. B. eine jetzt anscheinend unvermittelt einsetzende Steigerung der Blutkörperchensenkungsgeschwindigkeit, lassen uns an die Möglichkeit denken, *daß die bekannten Ödeme, die so häufig als der Ausdruck einer kardialen Dekompensation gedeutet werden, nicht nur auf venöse Drucksteigerung allein zurückzuführen sind, sondern daß zu ihrem Zustandekommen noch eine Kapillarläsion notwendig ist.* Es erscheint uns sehr verlockend, in diesen Fällen an eine seröse Entzündung zu denken, zumal gerade Infektionen, Intoxikationen und auch intestinale Schädigungen als die häufigsten Gelegenheitsursachen für die Entstehung einer sogenannten Inkompensation anzusehen sind. Selbstverständlich handelt es sich hier zunächst bloß um Vermutungen, die schwer zu beweisen sind.

Die Herzinsuffizienz.

Die Lebenstätigkeit eines Muskels — das gilt nicht nur vom peripheren Muskel, sondern vor allem auch vom Herzen — hängt in erster Linie von der Sauerstoffzufuhr ab. Selbstverständlich ist die erste Voraussetzung eine normale Funktion der ernährenden Arterien, aber der wesentliche Punkt für die Leistungsfähigkeit eines Muskels ist die Beschaffenheit der Kapillartätigkeit. Beschäftigt man sich daher mit der Frage, warum unter gewissen Bedingungen der Herzmuskel nicht mehr imstande ist, die ihm angebotene Blutmenge in entsprechender Weise weiterzugeben — denn das ist das Wesen der kardialen Inkompensation —, dann hat man zuerst die arterielle Sauerstoffversorgung zu berücksichtigen und da vor allem die Funktion der Kapillaren.

In den vorangehenden Abschnitten haben wir bereits mehrfach im Sinne der quantitativen Anatomie (KROGH[1]) — vielleicht wäre es logischer, ohne KROGH vorgreifen zu wollen, von einer mathematischen zu sprechen — die gegenseitigen topographischen Beziehungen zwischen Muskelfaser und Kapillare hervorgehoben. Auf dem Querschnitt eines Muskels finden sich die Kapillaren mit bemerkenswerter Regelmäßigkeit zwischen den Muskelfasern verteilt. Gleichgültig, ob sich der Muskel in Ruhe oder in Arbeit befindet, ergibt sich stets eine entsprechende *Kapillarisierung,* die dafür Sorge trägt, daß die Muskulatur mit den notwendigen Sauerstoffmengen versorgt wird. Eine wesentliche Voraussetzung der Sauerstoffversorgung ist *nicht nur die Zahl der Kapillaren,* sondern vor allem auch die *Beschaffenheit der Kapillarwandungen,* die es beide ermöglichen sollen, daß der Sauerstoff, der durch das Oxyhämoglobin den Organen übermittelt wird, in idealer Weise an das Erfolgsorgan, also an die Muskelfaser, herankommt. Dieser Vorgang,

---

[1] KROGH u. FELDBERG: Anatomie und Phys. d. Kapillaren. 2. Aufl. S. 39, 224. Berlin: J. Springer. 1929.

den wir in einem vorangehenden Kapitel in einer schematischen Zeichnung (s. Abb. 9 u. 10) dargestellt haben, wird durch die seröse Entzündung in zweifacher Weise gestört: 1. Durch die *Plasmadurchtränkung der Kapillarwand* selbst ist der Gasaustausch schon vermindert — wir verweisen dabei vor allem auf die Lungenbefunde von RÜHL —, so daß dadurch die Muskelfaser Gefahr läuft, weniger Sauerstoff zu erhalten, als sie tatsächlich benötigt; 2. Durch die Einlagerung von Plasma zwischen Kapillare und Muskelfaser entsteht das, was wir durch das Schlagwort

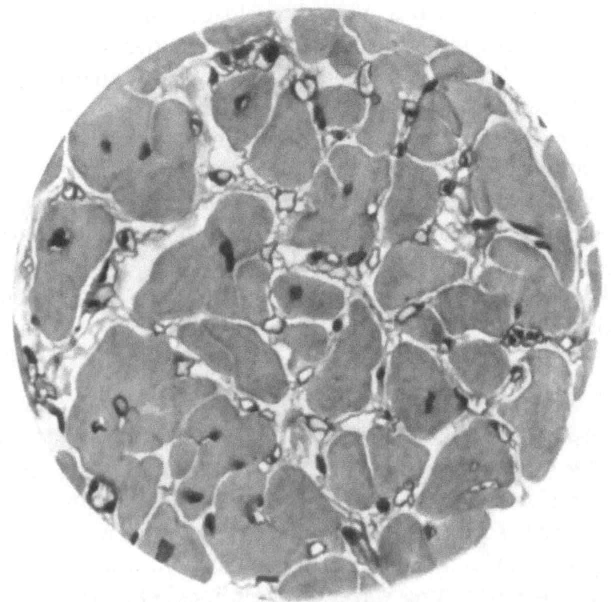

Abb. 93. Seröse Entzündung des Herzmuskels. Morbus Basedow (Zeichnung).

Distanzierung charakterisiert haben möchten (Abb. 93); auch hiefür haben wir bereits ein Schema (s. Abb. 81) gebracht, auf das wir Bezug nehmen können. Kommt es somit im Herzen zu den Erscheinungen des Plasmaaustritts, so muß die Sauerstoffversorgung der Herzmuskulatur an den betroffenen Stellen Schaden nehmen, was mit einer Funktionsverminderung des Herzens beantwortet wird.

Der Vorgang der serösen Entzündung kann somit — das gilt nicht nur für das Herz, sondern ganz allgemein — weitgehend die Sauerstoffversorgung gefährden. Bei manchen Organen, bei denen selbst eine schwere, mit mechanischer Gewebsauflockerung einhergehende seröse Entzündung — wir verweisen z. B. auf die Leberbefunde — vertragen wird und bei welchen diese sogar weitgehend repariert werden kann, mag dies nicht von so großer Bedeutung sein, aber an Stellen, wo die Gewebstätigkeit von ausschlaggebender Wichtigkeit für den Gesamtorganismus ist (Herz und vor allem auch Gehirn), kann die durch die seröse Entzündung bedingte Schädigung der Sauerstoffversorgung verhängnisvolle Folgen zeitigen. Deshalb muß man dem Plasmaaustritt im Bereiche der Herzmuskulatur die größte Bedeutung beimessen.

Da wir einen Plasmaaustritt auch beim langsamen Sterben des Organismus voraussetzen und dementsprechend unter diesen Umständen die histologischen Bilder der serösen Entzündung erwarten können, so wird es in manchen Fällen gewiß nicht unberechtigt sein, mit Zurückhaltung zu erwägen, ob die geschilderten histologischen Bilder nicht erst während der *Agone* zur Ausbildung gekommen sind. Werden allerdings gelegentlich Übergänge festgestellt und kann man sehen, wie sich allmählich aus einer serösen Entzündung eine Schwiele entwickelt (interstitielle Myokarditis), so ergeben sich keine Zweifel, vielmehr drängt dann alles zu der Erkenntnis, daß in vielen Fällen der Vorgang der serösen Durchtränkung des Herzens nicht bloß ein Absterbevorgang ist, sondern auch in vivo unter Umständen als ätiologisches Moment in Betracht gezogen werden muß; die seröse Entzündung kann somit unter gewissen Voraussetzungen die Ursache einer Herzinsuffizienz sein.

Der Icterus catarrhalis.

Das klassische Krankheitsbild einer allgemeinen serösen Entzündung ist für uns die schwere Nahrungsmittelvergiftung. Da im Anschluß an solche Intoxikationen ein sogenannter Icterus catarrhalis außerordentlich häufig auftritt, so lag es nahe, auch bei diesem Krankheitsbild nach den Stigmen der serösen Entzündung zu suchen. Ausgedehnte Untersuchungen in dieser Richtung waren deshalb möglich, weil es sich um ein sehr häufiges Krankheitsbild handelt, das in den verschiedensten Stadien beobachtet werden kann.

Das erste Kriterium, das uns veranlaßt hat, beim Icterus catarrhalis an Beziehungen zur serösen Entzündung zu denken, war die im Beginn dieser Krankheit sehr oft zu beobachtende *hohe Erythrozytenzahl*; nicht wenige Fälle von Icterus catarrhalis können Werte bis 6 Millionen Blutkörperchen zeigen. Da diese Erscheinung im Beginn des Leidens am ausgeprägtesten ist, ist es zweckmäßig, die Blutkörperchenzählung möglichst frühzeitig vorzunehmen.

Zuerst hat uns die Beobachtung der Venen veranlaßt, an eine Verringerung *der zirkulierenden Blutmenge* zu denken, denn leere, kaum sichtbare Venen sind — ähnlich wie beim Kollaps — so häufige Symptome des Icterus catarrhalis, daß dieses Zeichen in zweifelhaften Fällen sogar differentialdiagnostisch verwertet werden kann. Im selben Sinne sprechen auch Messungen des *Venendrucks*. Werte, die weit unter der

Norm liegen, bilden keine Seltenheit, so daß auch dieses Symptom mitunter diagnostisch von Bedeutung sein kann. Konnten diese Beobachtungen zunächst nur als Hinweise für die Annahme angesehen werden, daß die zirkulierende Blutmenge gering ist, so erhoben sich unsere Vermutungen zur Gewißheit, als genaue Untersuchungen über die Blutmenge durchgeführt wurden. Um dem Einwand zu begegnen, die hohen Erythrozytenzahlen wären auf Wasserverluste zu beziehen, die vielleicht mit den gar nicht so selten zu beobachtenden wässerigen Stuhlentleerungen im Zusammenhang stehen, wurden auch die Eiweißwerte im Plasma ermittelt. Man ersieht aus der Tabelle 26, daß die Ergebnisse dieser Untersuchungen weitgehende Beziehungen zu denen bei den schweren Nahrungsmittelvergiftungen ergeben. Die Bluteindickung und die Verringerung der zirkulierenden Blutmenge gingen bei diesen Fällen erst in der Rekonvaleszenz zurück, wobei der gesamte Eiweißgehalt des Plasmas unverändert blieb. Was aber gerade den Eiweißgehalt des Plasmas, bezw. seine Fraktionen betrifft, so sind die Verhältnisse meist recht verwickelt; wir werden später noch des genaueren darauf eingehen. Jedenfalls schienen uns diese Beobachtungen ein wichtiger Hinweis dafür, nach weiteren Zeichen von seröser Entzündung beim Icterus catarrhalis zu suchen.

Tabelle 26. Zirkulierende Blutmenge, Hämatokrit und Gesamteiweißgehalt des Serums bei Icterus catarrhalis.

Fall	Zirku-lierende Blutmenge	Hämatokrit $^0/_0$	Plasma $^0/_0$	Plasma Eiweiß $^0/_0$	Bemerkungen
1	3500	55	45	6,7	schweres Krankheitsbild
	4840	50	50	6,68	fast geheilt
	5000	48	52	6,6	geheilt
2	3900	57	43	7,9	Icterus im Beginn
	6770	49	51	7,89	geheilt
3	4440	52	48	5,2	Icterus im Beginn
	6450	44	56	5,1	geheilt
4	4760	55	48	6,7	Icterus im Beginn
	5300	48	52	6,68	geheilt
5	5100	56	44	7,0	Icterus im Beginn
	6500	47	53	7,12	geheilt

Zugunsten der Vermutung, daß Beziehungen zwischen dem Icterus catarrhalis und der serösen Entzündung bestehen, mag auch die gar nicht so selten zu beobachtende Leber- und Milzvergrößerung bei diesem Krankheitsbild herangezogen werden. Es sieht fast so aus, als ob die Formen, die mit einer Leber- und Milzvergrößerung einhergehen, das Symptom der Bluteindickung ganz besonders deutlich erkennen lassen. Vielleicht handelt es sich also beim Krankheitsbild des Icterus catarrhalis um eine seröse Durchtränkung des Leberparenchyms und auch des Milzgewebes. Da nach RÖSSLE die akute seröse Entzündung der Leber das erste Stadium jenes Krankheitsbildes darstellt, das sich in weiterer Folge zur Leberzirrhose entwickeln kann, und uns auf Grund klinischer und anatomischer Beobachtungen bekannt ist, daß auf dem Boden eines sogenannten Icterus catarrhalis allmählich eine Leberzirrhose entsteht, so lag es besonders nahe, an *eine seröse Hepatitis* zu denken. Jedenfalls verlangten diese Beobachtungen eine genaue Untersuchung nach den verschiedensten Richtungen, ob als Ursache des Icterus catarrhalis tatsächlich eine seröse Hepatitis angenommen werden darf.

Als pathognomonisches Zeichen des Icterus catarrhalis gilt mit Recht die von BAUER angegebene Verminderung der *Galaktosetoleranz,* die sich an dem Auftreten von Galaktose im Harn nach Zufuhr von 40 g Galaktose kundgibt. Sie wird gewöhnlich als der Ausdruck einer funktionellen Leberläsion angesehen. Wenn unsere Vermutung richtig ist, daß dem Icterus catarrhalis eine seröse Hepatitis im Sinne von RÖSSLE zugrunde liegt und dieses toxische Ödem zum Teil als Ursache der Läsion in Frage kommt, so war zu erwarten, daß alle Momente, die zu einer Steigerung der serösen Durchtränkung der Leber führen, auch eine Erhöhung der Galaktosurie bedingen. Als ein solches Mittel, das die seröse Entzündung steigert, schien uns die einmalige Darreichung einer kleinen Histamindosis zweckmäßig, die man in der Klinik oft zur Magenfunktionsprüfung verwendet.

Entsprechende Vorversuche an normalen Menschen haben zunächst ein völlig negatives Resultat ergeben (s. Tabelle 27). Führt man aber die gleichen Untersuchungen bei Menschen durch, die an Icterus catarrhalis leiden (man injiziert 45 Minuten nach der peroralen Darreichung von 40 g Galaktose 0,75 mg Histamin und untersucht die Ausscheidung durch den Harn während der ersten sechs Stunden nach der Galaktosegabe), so zeigt sich sehr oft ein recht beträchtlicher Anstieg der Galaktoseausscheidung. Die Bestimmung der Galaktose wurde zur Erzielung einer größeren Genauigkeit, als es die Polarimetrie gestattet, titrimetrisch nach BERTRAND durchgeführt. Es sei ferner hervorgehoben, daß die beiden Untersuchungen längstens innerhalb von drei Tagen, fast immer aber an zwei aufeinanderfolgenden Tagen ausgeführt wurden, in welcher Zeit sich an dem Krankheitsbild keine wesentlichen Veränderungen gezeigt hatten. Diesen Befund halten wir nicht nur wegen seiner Beziehung zur Pathogenese des Icterus catarrhalis bemerkenswert, sondern wir erblicken in ihm auch eine Verfeinerung der Galaktoseprobe, da wir uns bei anderen mit Ikterus einhergehenden Erkrankungen — vor allem beim Stauungsikterus — (Tabelle 27) überzeugen konnten, daß bei diesen eine pathologische Galaktoseausscheidung nach Histamininjektion sehr selten auftritt.

Tabelle 27. Galaktoseausscheidung 6 Stunden nach peroraler Zufuhr von 40 g Galaktose in 400 ccm Tee ohne und mit Histaminbelastung ($^3/_4$ mg durch subkutane Injektion 45 Min. nach der Galaktosezufuhr).

Lebergesunde Fälle		Icterus catarrhalis		Stauungsikterus	
ohne	nach	ohne	nach	ohne	nach
Histamin		Histamin		Histamin	
0,33	0,34	3,85	5,10	0,00	0,21
0,2	0,70	0,42	0,71	0,64	0,14
0,27	0,40	1,75	5,25	0,47	2,36
0,00	0,00	6,59	8,10	0,39	0,67
1,84	1,80	3,73	4,53	1,29	0,27
1,22	0,63	2,73	4,34	1,73	1,92
0,28	0,63	1,40	1,69	Spur	1,26
0,4	0,78	1,95	1,74	0,8	0,99
0,4	0,4	4,92	6,05	—	0,78
0,0	0,34	2,12	6,65	2,44	2,43
Spur	0,1	1,3	4,97	3,50	3,06
0,5	0,75	0,25	2,2	1,5	0,95
—	0,66	2,0	4,4	4,0	4,2
1,87	1,78	8,3	6,37	4,84	6,19
0,49	0,87	5,78	8,5		
0,63	Spur	2,0	3,2		
—	0,75	5,83	10,7		
4,8	3,8	2,25	2,6		
0,2	0,3	6,5	9,75		
0,27	0,4	3,6	5,47		
		2,85	3,6		

Daß in einem Organismus, dessen Gefäße zu Plasmaaustritt neigen, Histamin auch in kleinen Dosen eine Steigerung der serösen Entzündung herbeiführen kann, läßt sich beim Icterus catarrhalis auch an Hand folgenden Beispieles zeigen, das aus einer größeren Reihe analoger Versuchsergebnisse herausgegriffen wurde. Injiziert man gesunden Menschen $^3/_4$ mg Histamin, so kommt es bei vielen nach 5—10 Minuten zu einer Zunahme der roten Blutzellen, die aber nach kurzer Zeit (30 Minuten) wieder verschwindet. Macht man aber denselben Versuch bei einem Icterus catarrhalis, so tritt die Bluteindickung erst später ein, kann aber unter Umständen bis vier Stunden anhalten. Wir haben diese Probe bei anderen pathologischen Zuständen nicht überprüft, so daß in dieser Richtung noch Versuche nachzutragen wären. Jedenfalls zeigt uns auch diese Erscheinung, daß im Organismus eines Icterus-catarrhalis-Kranken eine gewisse Bereitschaft zu Plasmaaustritt aus den Gefäßen besteht.

In engem Zusammenhang damit glauben wir auch die Beobachtungen von SIEDEK und ZUCKERKANDL[1] deuten zu müssen, die beim Icterus catarrhalis

---

[1] SIEDEK und ZUCKERKANDL: Klin. Wo. 1935, S. 568.

auf der Höhe der Erkrankung eine auffallende *Natriumretention* sahen, während bei Besserung des Zustandes eine vermehrte Natriumausscheidung auftritt (s. Tabelle 28). Das Verhalten des molekularen Natrium-Chlor- Quotienten im Harn ist so charakteristisch, daß eine Besserung des Zustandes zu erwarten ist, wenn der anfangs niedrige Quotient wieder die Norm, also 1, erreicht oder sogar darüber hinausgeht. Es handelt sich dabei keineswegs um ein nur für diese Krankheit charakteristisches Symptom, sondern es ist, wie wir gezeigt haben (s. S. 194) für das Vorhandensein von seröser Entzündung im allgemeinen charakteristisch. Auch die bekannte Beobachtung von POLLITZER und STOLZ[1] wäre in diesem Zusammenhang zu nennen, die nach Novasurol-Injektion besonders beim Icterus catarrhalis eine auffallend hohe Wasserausscheidung feststellten. Während der normale Mensch auf die Injektion nur mit einer geringen Diurese reagiert und dementsprechend nur wenig an Gewicht verliert, kann ein Patient mit Icterus catarrhalis bis 2 kg seines Gewichtes, bzw. 2—2,5 l Harn nach der Injektion abgeben. Dieses Symptom deutet auf eine *Flüssigkeitsretention* im Körper hin; da sich aber beim Icterus catarrhalis mit den gewöhnlichen klinischen Methoden sonst keine pathologische Flüssigkeitsretention, weder als Ödem, noch als Aszites nachweisen läßt, so ist es vielleicht angebracht, diese Retention mit der Vergrößerung der Leber und Milz in Zusammenhang zu bringen.

Tabelle 28. Der molekulare Na/Cl-Quotient im Harn bei Icterus catarrhalis.

Name	Alter, Geschlecht	Auf der Höhe der Erkrankung	Im Abklingen
P. F.	21, w.	0,66	1,17
C. G.	12, w.	0,42	4,2
J. O.	30, m.	0,65	1,38
Sch. H.	19, m.	0,72	1,15
W. K.	25, m.	0,78	1,06
T. W.	30, m.	0,79	2,02
K. K.	18, m.	0,82	1,46
D. K.	31, m.	0,87	1,20
O. F.	17, m.	0,8	1,08
H. E	20, w.	0,87	1,16
L. F.	21, m.	0,91	1,12
T. K.	40, m.	0,81	—
P. M.	23, m.	—	1,46
M. W.	21, m.	—	1,60
S. H.	39, m.	—	1,16

Wir haben in einer Reihe von Fällen mit teils leichteren, teils schwereren

---

[1] POLLITZER und STOLZ: Wien. Arch. f. inn. Med., **8**, S. 289. 1924.

Formen von Gelbsucht auch die *Durchlässigkeit der Kapillaren* mit der LANDISschen Methode geprüft; wir haben auch im Bereiche der Armkapillaren pathologischen Eiweißaustritt gefunden, doch zeigte sich dabei kein einheitlicher Ausfall der Versuche, bei manchen Fällen trat kein kapilläres Filtrat auf. Der Eiweißgehalt des Inhaltes der *Kantharidenblase* zeigt wesentliche Unterschiede gegenüber der Norm. Während die Differenz zwischen Blasen- und Blutserumeiweiß beim Normalen im Mittel zirka 29,2% beträgt, findet sich beim Icterus catarrhalis ein viel geringerer Unterschied; es tritt also in die Blase eine viel eiweißreichere Flüssigkeit über als beim gesunden Menschen (s. Tabelle 29).

Tabelle 29. Kantharidenblasenversuch bei Icterus catarrhalis.

	Eiweißgehalt in %		Differenz		Anmerkung
	Serum	Blase	absolut	in %	
Normal im Mittel	—	**5,49**	**2,24**	**29,2**	
1	8,17	5,83	2,34	29,8	
2	8,61	7,02	1,59	18,5	Salvarsanikterus
3	8,03	6,20	1,83	22,8	
4	8,03	7,02	1,01	12,5	
5	8,24	6,93	1,31	15,9	
6	7,85	5,32	2,53	32,2	
7	9,35	7,60	1,75	18,8	Icterus gravis
8	5,22	4,24	0,98	18,8	Akute Leberatrophie
9	7,46	5,20	2,26	30,5	
Im Mittel ..	—	**6,13**	**1,73**	**22,2**	

Das Studium des Zusammenhanges zwischen Icterus catarrhalis und seröser Entzündung führte uns zu Untersuchungen über die bekannten Veränderungen der Serumeiweißkörper bei Lebererkrankungen. Wir haben schon auf S. 152 betont, daß in der Literatur das relative Überwiegen der Globulinfraktionen und die Verminderung der Gesamtserumeiweißkörper (Hyposérinémie, wie die französischen Autoren diesen Zustand nennen) hervorgehoben wird. Dieser Veränderung wird deswegen eine große Bedeutung zugesprochen, weil sie zur Verminderung des onkotischen Druckes führt, was als wichtiges Moment bei der Aszitesentstehung und den sonstigen Störungen des Wasserhaushaltes bei Lebererkrankungen angesehen wird. Wir konnten im Laufe unserer Darstellung zu wiederholtenmalen zeigen, daß *seröse Entzündung meist mit einem Austritt der kleinstmolekularen Eiweißfraktionen, also von Albumin, aus der Blutbahn in das Gewebe vergesellschaftet ist*; das bewiesen uns im Experiment die Verhält-

15*

nisse in der Lymphe, im Blut und im Gewebspreßsaft (s. S. 109); das zeigte uns beim Menschen die Erhöhung der Blutkörperchensenkung nach Stauung (s. S. 191) sowie der starke Übertritt von Albumin in die Kantharidenblase (s. S. 191) und in seröse Exsudate. Da wir aber allen Grund haben anzunehmen, daß bei vielen Lebererkrankungen, besonders beim Icterus catarrhalis, seröse Entzündung, also Albuminaustritt in das Gewebe, besteht, so glauben wir, die relative Globulinämie mit dem Austritt einer vorwiegend albuminreichen Flüssigkeit aus den Gefäßen in das Gewebe, mindestens bei einem Teil der Fälle, erklären zu können. Auch Hyposérinémie kann die Folge einer serösen Entzündung sein, wie wir auf S. 183 ausgeführt haben; es kommt nämlich sozusagen als Kompensation des Plasmaaustritts aus den Gefäßen zum Einschießen der eiweißarmen Gewebsflüssigkeit in das Blut und dadurch zur Verdünnung des Serums. Welche Grade diese Verdünnung annehmen kann, haben wir bereits auf S. 185 bei Besprechung der Eiweißschwankungen bei seröser Entzündung ausgeführt. Allerdings können diese Eiweißschwankungen die Hyposérinémie nicht bei allen Fällen allein erklären. Bei spektrographischen Untersuchungen des Serumeiweiß im Ultraviolett, die wir gemeinsam mit Fuchs und Lerch[1] aus Wasickys Institut durchgeführt haben, zeigte nämlich besonders die Globulinfraktion bei leberkranken Menschen eine deutliche Abweichung von der Norm. Die Eiweißfraktionen sind also qualitativ verändert. Für die Erklärung dieser Veränderung muß man wohl die Leberzellschädigung heranziehen, die allerdings eine Folge der serösen Entzündung sein kann. Es wäre danach möglich, daß bei manchen Fällen auch die Hyposérinémie als Folge dieser Leberzellschädigung aufgefaßt werden muß. Dafür könnte auch eine Beobachtung sprechen, die wir hin und wieder am Krankenbett gemacht haben. Wir sahen nämlich bei den entsprechenden Fällen, daß es mit dem Anstieg des Serumbilirubins, also bei der Verschlimmerung des Zustandes, zu einem Abfall der Serumeiweißkörper kommt, während die Besserung des Zustandes, also der Serumbilirubinabfall, von einem Wiederanstieg der Serumeiweißkörper begleitet war. Dieses Verhalten spricht auch dafür, daß in diesen Fällen die Verschlechterung der Leberfunktion zur Hyposérinémie führt.

Wir kommen daher zur Erkenntnis, daß die *Hyposérinémie sozusagen eine Gleichung mit mindestens zwei Unbekannten ist, von denen die eine von der Durchwanderung des Eiweiß durch die Kapillaren abhängt, während die andere zur Leberfunktion in Beziehung gebracht werden muß.*

Haben wir es auf Grund der klinischen Beobachtung bereits wahrscheinlich machen können, daß beim Icterus catarrhalis eine seröse Entzündung besteht, so sprechen *anatomische Untersuchungen* in der gleichen

---

[1] Fuchs, Kaunitz und Lerch: Z. klin. Med. **228**. S. 332. 1935.

Richtung. Wie besonders die Untersuchungen der Beriberilebern in weitgehender Analogie mit der Allylformiatvergiftung zeigen, ist folgende
Trias als charakteristisch für die seröse Hepatitis anzusehen: die Erweiterung der DISSEschen Räume als Ausdruck der serösen Entzündung
des Leberparenchyms, die Lymphgefäßerweiterung und das Ödem des
Zellgewebes in den periportalen Feldern sowie das Gallenblasenbettödem.
Darnach könnte der anatomische Nachweis des *Gallenblasenbettödems*
als Kriterium für dieses in seiner Pathogenese noch nicht völlig ge-
klärte Krankheitsbild verwendet werden.

Trotz genauer Untersuchung ist es in manchen Fällen von Gelbsucht
oft sehr schwierig, präzise zu entscheiden, ob es sich um eine parenchy-
matöse Erkrankung der Leber handelt, oder ob die Gelbsucht auf eine
Gallenwegsveränderung, besonders unter Beteiligung der Gallenblase, zu
beziehen ist.

So werden die Schmerzen in der Gallenblasengegend in vielen Fällen
als wichtiges differentialdiagnostisches Merkmal herangezogen, weil man
sich meist von der Vorstellung leiten läßt, der Icterus catarrhalis setze
schmerzfrei ein, während im Gegensatz dazu beim Steinikterus die
Schmerzen das führende Symptom darstellen.

Als Ausnahme davon haben wir zunächst die sogenannten *Pseudogallensteinkoliken* bei den verschiedenen Formen der Leberzirrhose und
beim hämolytischen Ikterus kennengelernt, auf die vor allem EPPINGER[1]
und sein Schüler LÖWY[2] hingewiesen haben. Bei Fällen, in welchen später
die Autopsie oder die Operation die völlige Unversehrtheit der Gallenwege
bewiesen hatte, fanden sich typische Schmerzen vom Charakter der Gallensteinkoliken. Der Nachweis einer vergrößerten Milz kann uns hier mitunter die richtige Fährte weisen. Daß aber unter Umständen auch *im
Verlaufe eines Icterus catarrhalis die scheinbar sonst für Cholelithiasis charakteristischen Schmerzen in der Gallenblasengegend auftreten können*, ist bis in
die letzte Zeit unbekannt gewesen. Die genaue Analyse der Fälle mit
Hilfe von exakten Funktionsprüfungen hat uns jedoch gezeigt, daß bei
Icterus catarrhalis solche Schmerzen tatsächlich vorkommen können. Als
Beispiel sei folgender charakteristischer Fall angeführt:

Eine 20jährige Hausgehilfin wird mit heftigen Schmerzen in der Gallenblasengegend, die nach links ausstrahlen, und mit beträchtlichem Ikterus
eingeliefert. Wie sie angibt, habe sie vor vier Wochen, nach dem Genuß
eines Gulasch, Unbehagen empfunden, erbrochen und zu dieser Zeit einen
Druck in der Magengegend verspürt. Vor 14 Tagen seien Gelbfärbung des
Gesichtes und gleichzeitig heftige Schmerzen im Oberbauch aufgetreten,
die in den Rücken ausstrahlten und mit geringen Unterbrechungen bis jetzt
andauern. Mäßiger Juckreiz, subfebrile Temperatur. Leber etwas vergrößert,
Gallenblasengegend stark druckempfindlich, Milzvergrößerung nur perku-

---

[1] EPPINGER: Hepato-lienale Erkrankungen, S. 165. Berlin: J. Springer. 1920.
[2] LÖWY: Wien. klin. Wschr. 1924, S. 823 und 852.

torisch nachweisbar. Im Röntgen die Magenschleimhaut o. B., kein Gallenblasen-, kein Konkrementschatten. Im reichlich gallenfarbstoffhaltigen Harn Urobilinogen vermehrt, im Serum 16,5 mg% Bilirubin, Galaktosurie bei mehrmaliger Durchführung der Probe zirka 4 g. Aus der Duodenalsonde fließt reichlich Gallenfarbstoff führender Saft, auf Magnesiumsulfat trat dunklere Galle über. Azorubinausscheidung durch die Galle auch nach drei Stunden nicht zu erzielen.

Im Verlauf von etwa drei Wochen war die Gelbsucht vollkommen abgeklungen, die Schmerzen waren schon nach etwa einer Woche verschwunden. Galaktoseprobe normal (1,9 g), Azorubin erschien nach 14 Minuten im

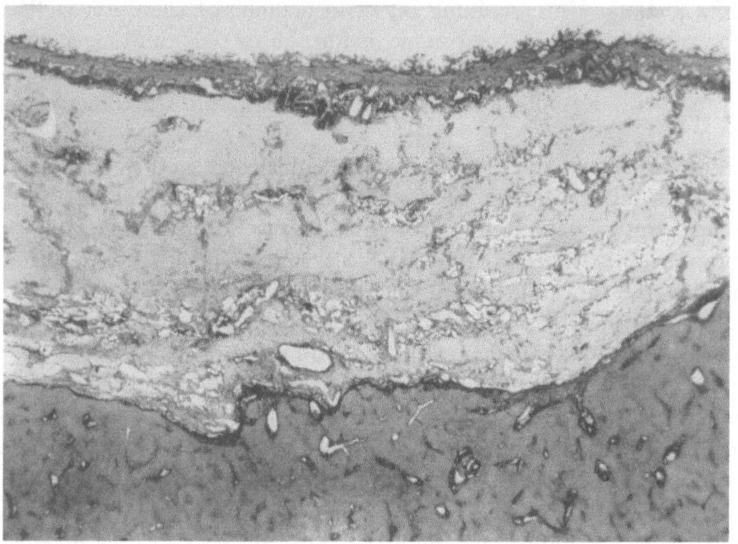

Abb. 94. Gallenblasenbettödem bei Icterus catarrhalis (Fall Nr. I).

Duodenalsaft und als zu dieser Zeit eine Gallenblasenfüllung mit Oraltetragnost vorgenommen wurde, konnte ein normalgroßer, intensiver und homogener Blasenschatten festgestellt werden, der sich auf Eidotter prompt verkleinerte. So zeigt dieser Fall von Icterus catarrhalis mit typischem Verlauf charakteristische Gallensteinschmerzen, obwohl die Röntgenuntersuchung eine steinfreie Blase wahrscheinlich macht.

Wenn nun die Vorstellung zu Recht besteht, daß beim Icterus catarrhalis eine seröse Hepatitis vorliegt, dann wäre es naheliegend, die geschilderten Schmerzen vielleicht mit einem Gallenblasenödem in Zusammenhang zu bringen.

Wir konnten in letzter Zeit drei Fälle von Icterus catarrhalis beobachten, bei denen eine Laparatomie ausgeführt worden war, nicht zuletzt deshalb, weil die beschriebenen Schmerzen in der Gallenblasengegend bestanden. Bei zweien dieser Fälle, die anatomisch untersucht wurden, fanden sich auch morphologisch Anzeichen, die uns bis zu einem ge wissen Grade dazu berechtigten, beim Icterus catarrhalis eine seröse Hepatitis anzunehmen.

Der erste Fall betrifft einen 64jährigen Kaufmann, bei dem zwei Jahre vor der Aufnahme eine beginnende Tabes festgestellt worden war; er hatte sich deshalb einer Bismogenolkur unterzogen. Etwa zwei Monate, bevor er das Spital aufsuchte, wurde diese Kur wiederholt. Eine Woche vor der Aufnahme traten, angeblich nach einem Diätfehler, dyspeptische Erscheinungen und kurz darauf Gelbsucht auf. Die Leber war vergrößert und auch die Milz deutlich tastbar. Im Verlaufe der Beobachtung stieg das Serumbilirubin, das direkte Reaktion gab, allmählich von 4,4 bis auf 40 mg% an, während der Eiweißgehalt des Blutserums absank. Die Galaktoseprobe ergab dauernd Werte, die der oberen Grenze der Norm entsprachen. Im Harn war zunächst reichlich Urobilinogen nachweisbar; nach etwa vierwöchigem Aufenthalt in der Klinik verschwand es jedoch, was einen kompletten Gallenwegsverschluß wahrscheinlich machte. Auch im Duodenalsaft waren zu dieser Zeit nur mehr Spuren von Gallenfarbstoff nachzuweisen. Die Senkungsgeschwindigkeit der roten Blutkörperchen nach WESTERGREN betrug

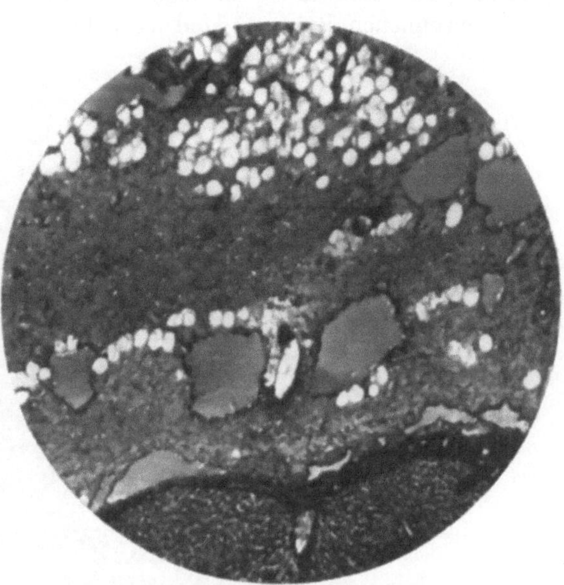

Abb. 95. Erweiterte Lymphgefäße im Leberbett der Gallenblase bei Icterus catarrhalis (Fall I).

bei der Aufnahme 22, zum Schluß 76 mm in der Stunde. Da Somnolenz auftrat und ein unklarer Schmerz in der Gallenblasengegend bestand, entschloß man sich, obwohl ein Parenchymschaden auch weiterhin sehr wahrscheinlich blieb, nach sechswöchiger Dauer der Gelbsucht zur Operation; hiebei wurden die engen Gallenwege steinfrei und die Gallenblase unversehrt gefunden. Im Ligamentum hepatoduodenale sah man einige vergrößerte Lymphdrüsen. Der Konvexität der Leber wurde zum Zwecke der histologischen Untersuchung ein etwa dattelgroßes Stück entnommen, wobei aus der Wunde in reichlicher Menge eine mit Blut untermischte Flüssigkeit abfloß. Das Befinden des Patienten war am Tage nach der Operation wohl besser, doch traten am folgenden Tag Zeichen einer Leberinsuffizienz mit Verwirrungszuständen und Reststickstoffsteigerung auf; zwei Tage später Exitus an den Folgen einer cholämischen Blutung in den Magen.

Bei der Obduktion, welche eine Mesaortitis und eine Tabes dorsalis aufdeckte, erwies sich die Leber als glatt. Die Gallenblase zeigte jedoch bei unversehrter Schleimhaut ein etwa 1 cm breites, außerordentlich ödematöses Gallenblasenbett (Abb. 94), wobei in dem lebernahen Anteil wiederum die reichlichen und weiten Lymphgefäße (Abb. 95) auffielen. Nirgends waren Zeichen eines Gallengangsverschlusses wahrzunehmen. In der Leber konnten histologisch zwei Gruppen von Veränderungen beobachtet werden. Zunächst eine sehr *hochgradige zentrale Läppchennekrose* mit allen Kennzeichen, wie sie z. B. von HERXHEIMER[1] für die Phosphorvergiftung als charakteristisch angesehen wurden. In dem bei der Operation gewonnenen Präparat sind sie jedoch nur angedeutet, weswegen

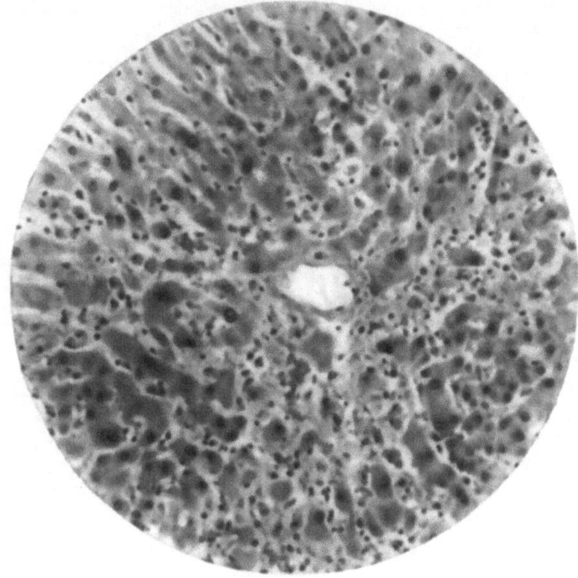

Abb. 96. Zentrale Läppchennekrose bei Icterus catarrhalis (Fall I).

sie eher als frisch anzusehen sind (Abb. 96). Sie dürften den Leberinsuffizienzerscheinungen der letzten Lebenstage entsprechen und sind dem Formenkreis der akuten gelben Leberatrophie einzureihen. Die übrigen Veränderungen sind in den *periportalen Feldern* lokalisiert, wo zwei Befunde auffallen, beide vermutlich älterer Natur. Einmal chronisch entzündliche, vorwiegend lymphoidzellige und nur vereinzelt Leukozyten enthaltende Infiltrate, daneben Gallengangswucherungen und Abschnürung einzelner Läppchenanteile, stellenweise deutliche Regenerate (Abb. 97, 98). Neben den geschilderten, vielleicht als pericholangitisch zu bezeichnenden Bildern erkennt man eine ödematöse Durchtränkung der periportalen Räume mit deutlicher Erweiterung der

---

[1] HERXHEIMER: Zieglers Beitr. z. Path. Anat., **72**, S. 349. 1924.

Lymphgefäße (Abb. 99). Die Faserverteilung veranschaulicht Abb. 100:
im Zentrum Anhäufung infolge Zusammensinterns, an der Peripherie
infolge Wucherung.

Außerhalb der zentralen Läppchenanteile fehlen die Zeichen eines
Leberzellschadens, wie Verfettung und Verschlechterung der Kern-
färbbarkeit; aber auch das Bild der serösen Entzündung innerhalb des
Parenchyms ist lange nicht so deutlich, wie z. B. bei der Beriberikrankheit,
obwohl die DISSEschen Räume sich erweitert erweisen.

Wir sehen also die *Trias* der serösen Hepatitis: *Gallenblasenödem,*

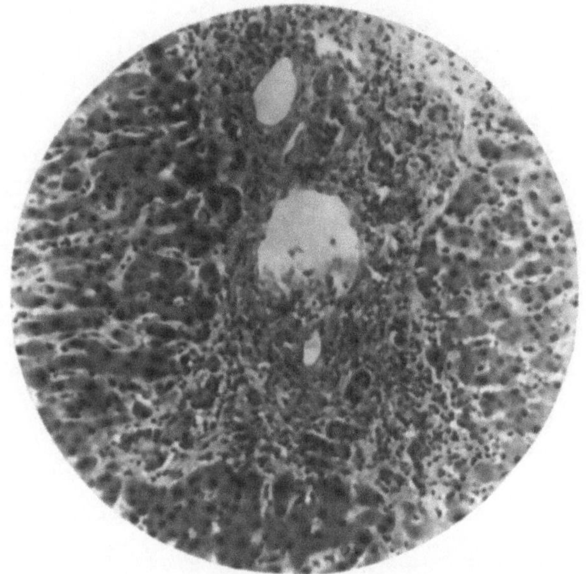

Abb. 97. Periportales Feld bei Icterus catarrhalis (Fall I). Gallengangswucherung, Faserbildung,
lymphozytäre Infiltrate.

*Ödem und Lymphgefäßerweiterung in den periportalen Räumen und
seröse Entzündung innerhalb des Parenchyms* in einem Fall von Lebergewebsschaden, der entweder auf alimentäre Ursachen zurückgeht oder
durch Bismogenol verursacht wurde. Wir ordnen diesen Fall in die
Gruppe des Icterus catarrhalis ein, weil wir im Bismogenol oder Sal-
varsan nur Gifte sehen, welche die Leber für einen alimentären Schaden
besonders empfänglich machen; bei genauer Erhebung der Anamnese
läßt sich dieser fast immer nachweisen.

Im zweiten Fall handelt es sich um eine 23jährige Frau, die mit der
Angabe die Klinik aufsucht, sie habe, ohne je früher krank gewesen zu sein,
vor drei Wochen nach dem Genuß einer verdorbenen Wurst einen Brechdurchfall bekommen. Einige Tage später sei sie unter starkem Krankheits-
gefühl an Gelbsucht erkrankt. Die Leber war etwas vergrößert, die Milz

eben tastbar. Die Patientin wird durch weitere sechs Wochen beobachtet; während dieser Zeit Zunahme der Gelbsucht, wobei das Serumbilirubin 20 mg% bei direkter Reaktion erreichte. Die Galaktoseprobe liegt dauernd an der oberen Grenze der Norm. Die Senkungsgeschwindigkeit der roten Blutkörperchen betrug zunächst 18, sodann 38 mm. Als dieser Zustand noch nach neun Wochen bestand, die Gelbsucht keine Besserung zeigte, in der Gallenblasengegend ein unklarer Druckpunkt vorhanden war und das ursprünglich vermehrte Urobilinogen aus dem Harn verschwand, somit die Zeichen eines kompletten Gallenwegsverschlusses bestanden, entschloß man sich um so eher zur Laparatomie, als auch psychische Störungen hinzutraten.

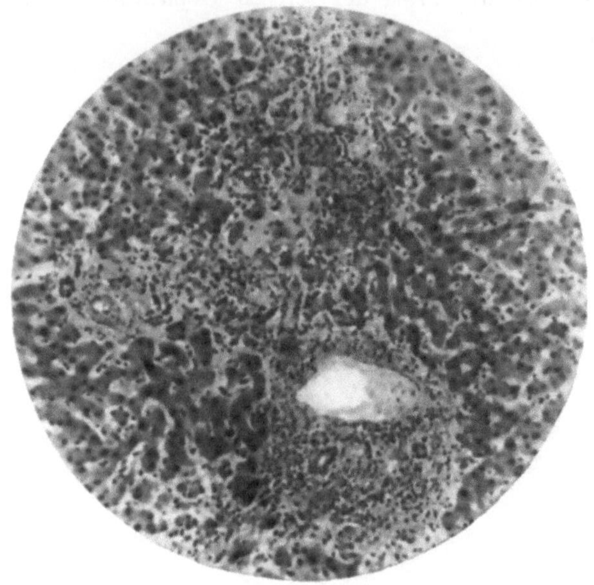

Abb. 98. Periportales Feld bei Icterus catarrhalis (Fall I); Infiltrate, Abschnürung von Läppchen-anteilen; Regeneratbildungen.

Hiebei erwies sich die Leber glatt und grün, die Gallenblase steinfrei und die engen extrahepatalen Gallengänge ohne Zeichen von Stauung. Bei der Exzision eines Leberstückchens entleeren sich auch in diesem Fall reichliche Flüssigkeitsmengen aus der Leber, das Stückchen selbst schrumpft nach der Entnahme noch vor der Fixation zusammen.

Histologisch sind unerwartet schwere Bilder zu sehen. Die Zeichen eines Zellschadens finden sich zwar nur an vereinzelten Stellen, ebenso sind die Anzeichen einer serösen Entzündung nur spärlich, — vermutlich ist das Exsudat abgeflossen — hingegen finden sich ausgedehnteste Gallengangswucherungen um die anscheinend stark verbreiterten peri-portalen Felder mit deutlicher Faseranhäufung, was uns anzeigt, daß in den peripheren Läppchenanteilen große Areale zugrunde gegangen sind (Abb. 101). Daneben sehen wir lymphozytäre Infiltrate (Abb. 102) und

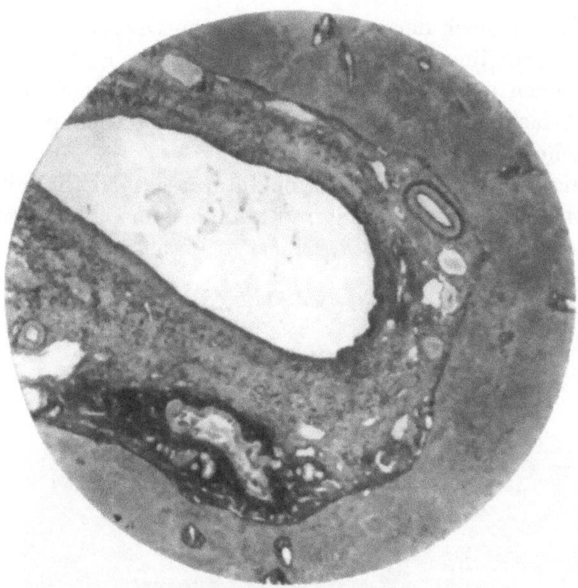

Abb. 99. Großes periportales Feld bei Icterus catarrhalis (Fall I); ödematöse Durchtränkung und Lymphgefäßerweiterung.

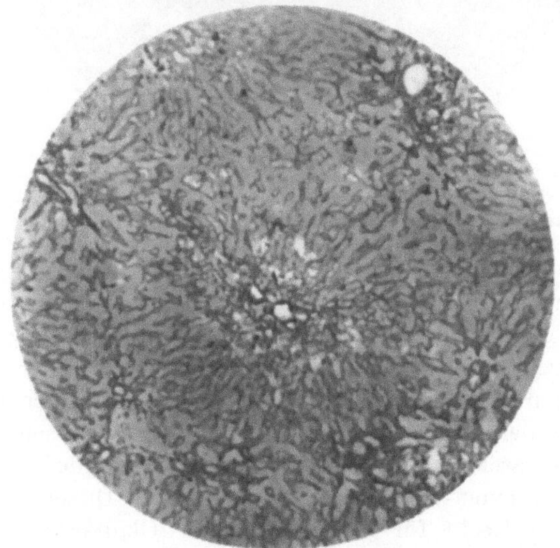

Abb. 100. Icterus catarrhalis (Fall I); Fibrillenfärbung nach TIBOR-PAP; Zusammenrücken der Fasern im Läppchenzentrum und Vermehrung derselben in der Peripherie.

schwielige Verdickungen der Gallengangswände (Abb. 103). Das Bild erinnert an eine subakute rote Leberatrophie mit Lokalisation an der Läppchenperipherie und stellenweisem Übergang in eine zirrhotische Form.

Ganz kurze Zeit nach der gut überstandenen Operation schwindet die Gelbsucht; das Urobilinogen erscheint wieder im Harn und als die Patientin nach zwei Wochen an die medizinische Klinik rücktransferiert wird, ist die Gelbsucht fast völlig verschwunden und die Leberfunktion intakt. Sie konnte geheilt entlassen werden.

Wieder zeigt sich in einem Fall von Icterus catarrhalis mit niedriger Galaktoseprobe, erhöhter Senkung und komplettem Gallenwegsverschluß ein vorzugsweise *an der Läppchenperipherie gelegener Lebergewebsschaden*.

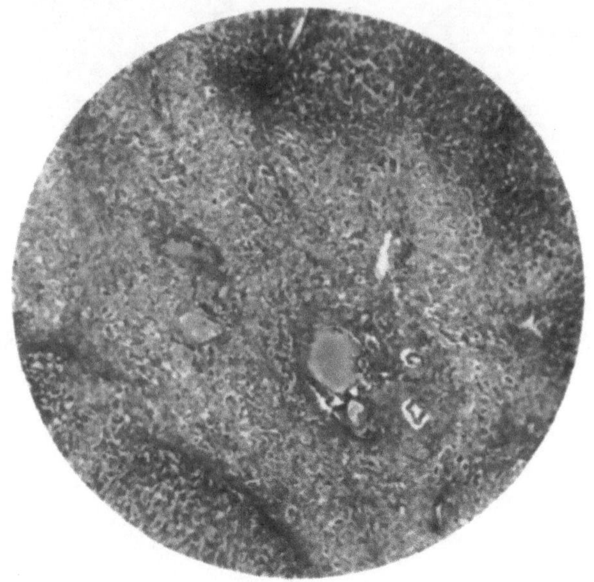

Abb. 101. Periportales Feld bei Icterus catarrhalis (Fall II); hochgradige Bindegewebsvermehrung.

Kurz nach der Operation besserte sich das Krankheitsbild unerwartet rasch. Es sei erwähnt, daß wir ein derartiges Verhalten noch in einem dritten Fall beobachten konnten, bei dem die Gallenblase entfernt wurde, jedoch keine Leberexzision stattfand.

Daß wir den zweiten Fall hier ausführlicher besprochen haben, ist weniger durch den histologischen Nachweis einer serösen Entzündung als durch seine rasche Abheilung gerechtfertigt, die mit allem Vorbehalt die *Glaukomtheorie* von Henschen[1] stützen könnte. Dieser Chirurg scheint sich mit vollem Recht für das sogenannte „Glaukom der Leber" zu interessieren und glaubt, die Vorstellung vertreten zu müssen, daß es Krankheitsbilder gibt, die auf einer Durchtränkung der Leber mit einer serösen Flüssigkeit beruhen und die als Therapie Punktion und Drainage der Leber empfehlenswert erscheinen lassen. Danach wäre die Vor-

---

[1] Henschen: Arch. f. Klin. Chir. **167**, S. 825. 1931; **173**, S. 488. 1932.

stellung nicht ganz von der Hand zu weisen, daß auch in unserem Falle durch die Probeexzision das Organ in einem gewissen Grade entlastet wurde, was die Heilung des Prozesses förderte.

Eine weitere Frage, die sich aus diesen Beobachtungen ergibt, ist die nach der *eigentlichen Ursache der Gelbsucht* beim Icterus cartarrhalis und insbesondere der vollständigen Hemmung der Gallenfarbstoffsekretion in das Duodenum, also nach dem Grund des sogenannten kompletten Verschlusses, den man bei genauer Beobachtung beim Icterus

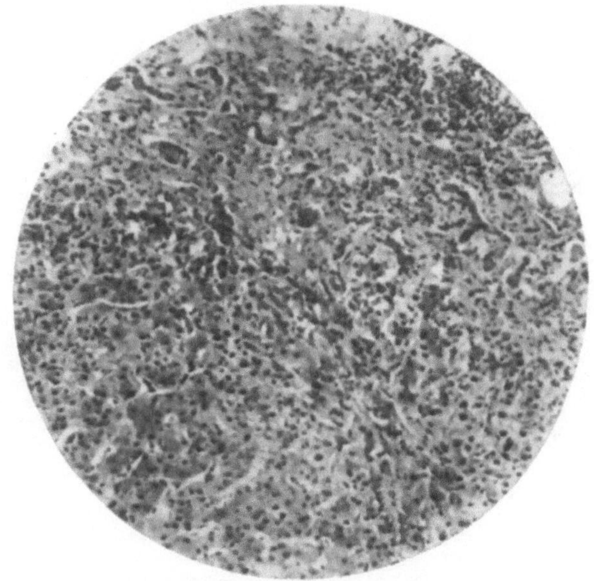

Abb. 102. Periportales Feld (stärkere Vergrößerung) bei Icterus catarrhalis (Fall II); lymphozytäre Infiltrate.

catarrhalis nicht so selten, zum mindesten während einiger Tage, antrifft. Da der erste Fall die Möglichkeit zu einer exakten anatomischen Analyse bietet, ist es verlockend, ihn zur Aufstellung einer Hypothese über die Entstehung dieses Symptomes heranzuziehen. Wir haben zwei Arten von Veränderungen beschrieben, zunächst die zentralen frischen Herde mit Dissoziation der Leberzellen, eine forme fruste der akuten Leberatrophie. Hier besteht nach den Untersuchungen EPPINGERS ein Icterus e destructione, wobei infolge der Auflösung des Läppchengefüges zwischen den nekrobiotischen Zellen Dehiszenzen entstehen, die Kommunikationen zwischen den Gallenkapillaren und den DISSEschen Räumen herstellen (Balken I des Schemas, Abb. 106). Die Herde sind jedoch sehr frisch und dürften den geschilderten Zeichen der Leberinsuffizienz in den letzten Lebenstagen entsprechen; durch sie allein kann aber ein kompletter

Verschluß kaum erklärt werden, denn beim Destruktionsicterus tritt selbst bei der schwersten Form, nämlich der akuten Leberatrophie, immer noch Galle ins Duodenum über. Da aber das Serumbilirubin beim Icterus catarrhalis immer direkte Reaktion zeigt, also nach den herrschenden Vorstellungen Gallenfarbstoff die Leberzelle bereits passiert haben muß, ist daher der Einwand abzulehnen, daß das Fehlen von Gallenfarbstoff in den großen Gallenwegen eine Folge fehlender Leberzellsekretion ist; demnach muß angenommen werden, daß der Gallen-

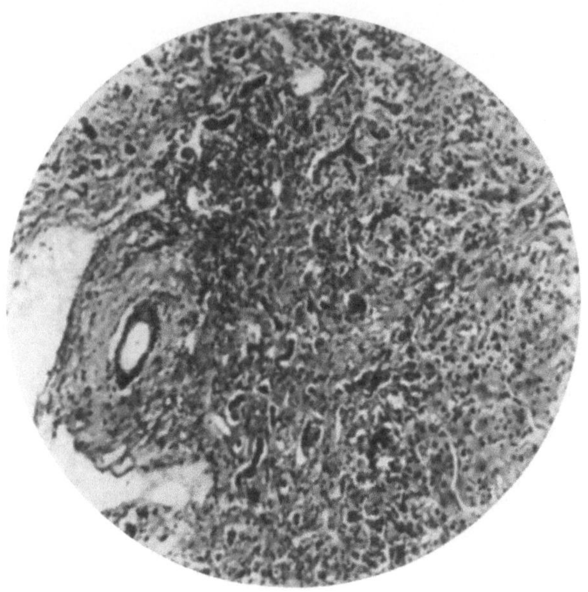

Abb. 103. Periportales Feld bei Icterus catarrhalis (Fall II); schwielige Verdickung der Gallengangswand.

fluß an irgendeiner Stelle gehemmt wurde; somit läßt der komplette Verschluß bei Icterus catarrhalis an eine *mechanische Komponente* denken.

Bei der Gallenkapillarfärbung nach EPPINGER[1] sieht man, besonders in den peripheren Läppchenanteilen mit dem intakten Balkengefüge, hochgradig erweiterte, oft hirschgeweihartige Gallenkapillaren, die bis an die DISSEschen Räume heranreichen und gelegentlich Einrisse aufweisen (Abb. 104). Da die Erweiterung einerseits bis an die Läppchenperipherie reicht, andererseits aber in den periportalen Feldern die kleinen Gallengänge eng sind, so wäre das *Hindernis an die Grenze zwischen Leberläppchen und periportales Feld zu verlegen*, also in den Bereich der sogenannten *Ampulle*, des präkapillären Gallenkanälchens,

---

[1] EPPINGER: Beitr. z. path. Anat. **31**, S. 230. 1902.

eine Stelle, die ASCHOFF,[1] wie wir schon erwähnt haben, gelegentlich eines Referates über die steinfreien Gallengangserkrankungen als die Achillesferse der Leber bezeichnete.

Vermutet man an dieser Stelle ein Hindernis, so könnten die oben an zweiter Stelle genannten Veränderungen herangezogen werden: Ödem und Lymphstauung auf der einen Seite, Infiltrate und Bindegewebswucherung auf der anderen Seite. Bei Besprechung unserer Ergebnisse bei der experimentellen Allylformiatvergiftung (s. S. 116 u. 144) wurden wir auf kleinere und größere Extravasate an der Peripherie der Leberläppchen aufmerksam. Auf dem Boden dieser Extravasate — wir haben von Blut- und Exsudatseen gesprochen — können sich Infiltrate und schließlich

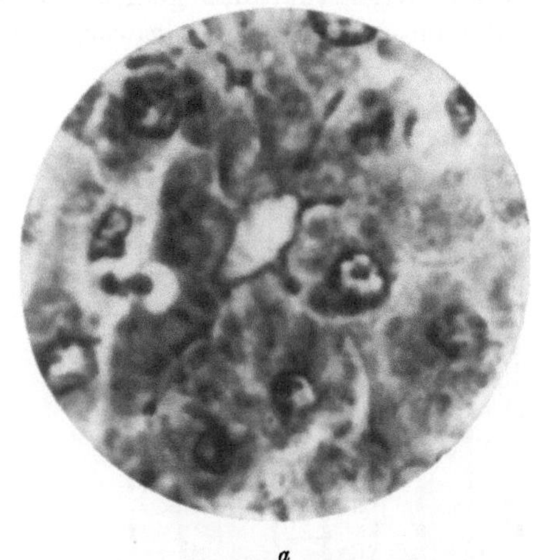

a

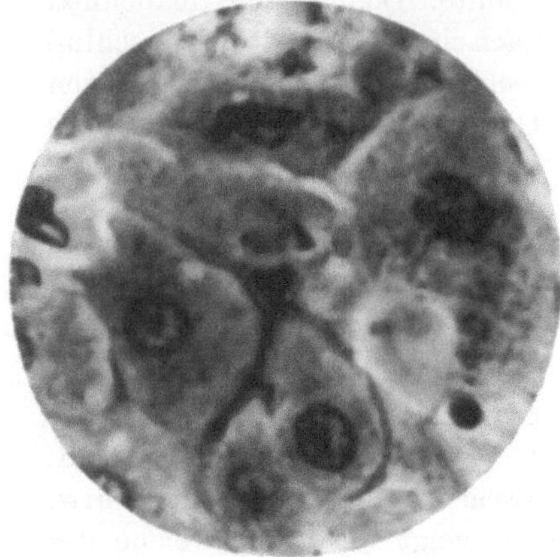

b

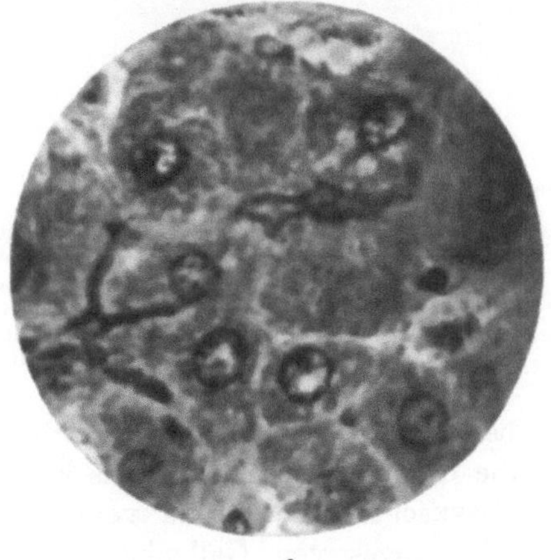

c

Abb. 104 (a, b, c). Hochgradige Gallenkapillarerweiterung an der Läppchenperipherie bei Icterus catarrhalis (Fall I).

auch Bindegewebsfibrillen ausbilden, was zu Veränderungen führt, die in naher Beziehung zur Zirrhose stehen. Diese Extravasate und die ihnen folgenden Gewebsveränderungen können vielleicht *eine Kontinuitätstrennung zwischen Leberzellbalken und präkapillären Gallen-*

---

[1] ASCHOFF: Verh. d. Ges. f. inn. Med., S. 261. Wiesbaden. 1932.

gängen bewirken, was einerseits den Abfluß in die Gallengänge hemmen und andererseits in die Lymphe ermöglichen könnte. Selbstverständlich ist es schwierig, die Befunde der experimentellen serösen Hepatitis auf die menschliche Pathologie zu übertragen, aber die ähnlichen topographischen Verhältnisse gemeinsam mit gewissen Analogien im Aufbau und auch in den Gallengangswucherungen lassen den Gedanken erwägen,

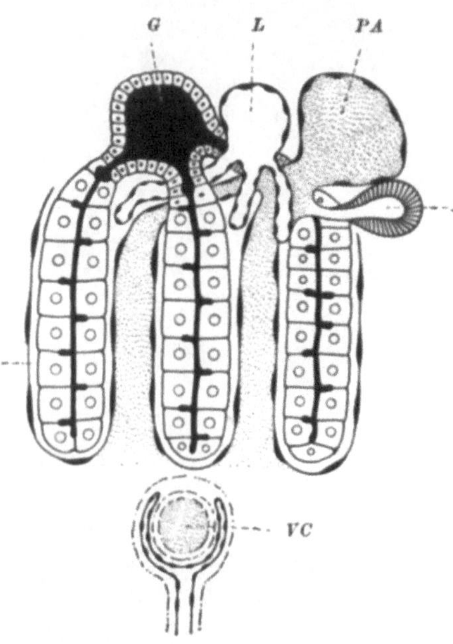

daß sich beim Icterus catarrhalis ein ähnlicher Vorgang abgespielt hat wie bei der experimentellen Allylformiatvergiftung. Ebenso könnte man sich vorstellen, daß die zunächst durch die entzündlichen Vorgänge bedingte Durchtrennung durch die Faserbildung sozusagen fixiert wird und daß die Gallengangswucherung, die ja selbst vielleicht eine Folge der Zusammenhangstrennung darstellt, sozusagen einen Rekanalisationsversuch einleiten könnte. Denn daß es manchmal nach einem kompletten Verschluß recht rasch zu einem ausgiebigen Gallenabfluß per vias naturales kommen kann, darüber belehrt uns der klinische Verlauf.

Abb. 105. Erweitertes Schema über die gegenseitigen Beziehungen zwischen Disseschen Räumen, Blutkapillaren, Gallenwegen und Lymphgefäßen. Die Lymphkapillaren endigen im periportalem Feld. *G* Gallenwegssystem. *L* Lymphsystem. *PA* Pfortadersystem. *VC* Vena centralis. *AH* Arteria hepatica.

Als weiteres Hindernis käme vielleicht auch das Ödem und die Lymphstauung in Betracht, die den Gallenabfluß durch Kompression hemmen könnten. Die beigefügte schematische Zeichnung (Abb. 105), in der versucht wird, die engen Beziehungen zwischen Gallenwegen und Lymphräumen bzw. Disseschen Räumen zu veranschaulichen, zeigt uns im Bereiche des Überganges von Gallenkapillaren in die Gallengänge die erwähnte „Achillesferse". Jedenfalls wird man der Läppchenperipherie, als dem Ort des vermutlichen Verschlusses, Aufmerksamkeit widmen müssen.

Versucht man, wie beispielsweise Eppinger,[1] Adler,[2] u. a., *zwei verschiedene Formen des Icterus catarrhalis* abzugrenzen, so könnte man die eine mit Leberzellveränderungen im Läppchenzentrum, sozusagen

---

[1] Eppinger: Neue Deutsche Klinik, Bd. V, S. 274. 1930.
[2] Adler: Verh. dtsch. Ges. inn. Med., S. 389. Wiesbaden. 1932.

eine der akuten gelben Leberatrophie verwandte Form, die mit sehr hoher Galaktosurie und niedriger Senkungsgeschwindigkeit einhergeht (Abb. 106, Balken I) abtrennen von einer zweiten, die *vorzugsweise periphere chronisch-entzündliche Veränderungen aufweist und möglicherweise als Cholangie bezeichnet werden könnte;* bei dieser Form wäre eine nur wenig vermehrte alimentäre Galaktosurie und eine erhöhte Senkungsgeschwindigkeit zu erwarten (Abb. 106, Balken 3). In dem zweiten beschriebenen Fall ist fast nur diese zweite Form entwickelt, in dem ersten Fall hingegen sind beide Formen anatomisch und vielleicht auch klinisch voneinander zu trennen. Es bestehen zentrale hepatozelluläre Veränderungen, die, wie das bei der Operation gewonnene Präparat zeigt, frisch sind und den Zeichen der Leberinsuffizienz entsprechen könnten, sowie die peripheren älteren „cholangitischen" Veränderungen, die vermutlich für den langdauernden Ikterus verantwortlich sind.

Im beigefügten Schema sind die beiden Formen angedeutet sowie eine dritte Form, für welche die genügenden morphologischen Grundlagen fehlen und bei der wir den Verschluß durch eine Kompression durch das Ödem angenommen haben (Abb. 106, Balken 2). Bei allen drei Formen kann die seröse Entzündung im Spiele sein; sie kann zur Dissoziation der Leberzellen führen, damit die Möglichkeit zu einer breiten Kommunikation zwischen Gallenkapillaren und DISSEschen Räumen, also zum Übertritt von Galle in die Gewebsspalten, bieten und auf diese Weise zum Ikterus führen; danach müssen wir an der Existenz eines Ikterus durch Dissoziation festhalten. Sie kann ferner periphere Extravasate mit folgenden Organisationsvorgängen und damit einen mechanischen Ikterus nach EPPINGER verursachen. Schwierigkeiten hinsichtlich der Deutung bestehen allerdings bei der Annahme einer Kompression durch das Ödem, die ja schon bei einer akuten serösen Entzündung vollkommen ausgebildet sein müßte; denn gerade bei den schwersten Formen, wie der Beriberi, haben wir einen Ikterus und eine Erweiterung der Gallenkapillaren vermißt.

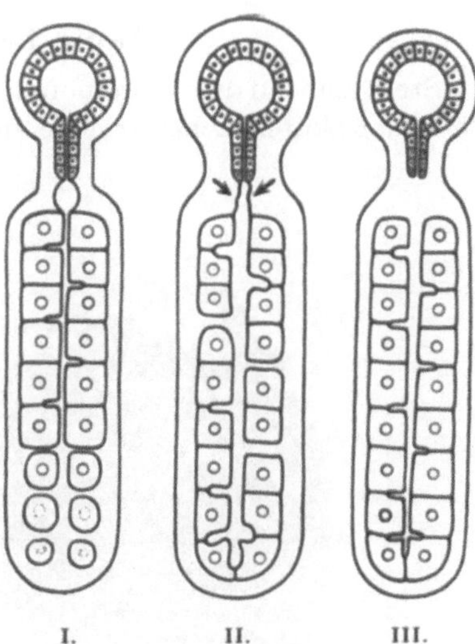

I.   II.   III.

Abb. 106. Schema über die Gelbsuchtentstehung bei seröser Entzündung. I. Dissoziation im Bereiche des Läppchenzentrums. II. Kompression der Ampulle durch Ödem und Lymphgefäßstauung. III. Zerreißung der Kontinuität zwischen Leberparenchym und präkapillären Gallengängen.

Eppinger, Seröse Entzündung.

Die Frage, ob die Gelbsucht als Symptom des Krankheitsbildes Icterus catarrhalis ebenfalls durch die seröse Entzündung der Leber ihre Erklärung findet oder nicht, soll aber zunächst nicht so sehr in den Vordergrund gedrängt werden, wie vielmehr die Tatsache, daß *im Rahmen des Icterus catarrhalis die seröse Entzündung eine große Rolle spielen muß. Dies erklärt auch unsere schon seit langem vertretene Lehre, daß sich aus dem Icterus catarrhalis allmählich eine Zirrhose entwickeln kann.*

Akute Leberatrophie.

Steht man auf dem Standpunkt, daß der Icterus catarrhalis als eine milde Form der akuten Leberatrophie anzusehen ist, dann haben wir in diesem

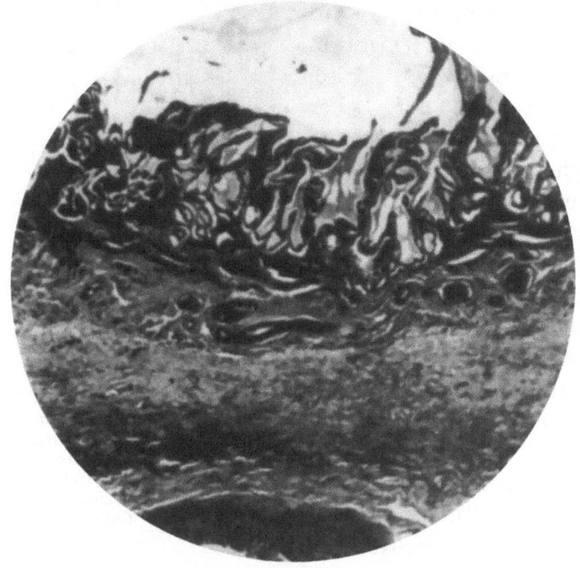

Abb. 107. Gallenblasenbett mit Ödem und Blutung bei akuter Leberatrophie.

Abschnitt nicht mehr zu sagen als im vorangehenden bereits gesagt wurde. Soweit wir über histologische Befunde bei dieser Krankheit verfügen, finden sich an Stellen, wo neben völlig zerstörtem Leberparenchym noch halbwegs erhaltenes untersucht werden kann, sehr häufig Zeichen schwerster seröser Entzündung. Vermutlich ist bei der akuten Leberatrophie ein ähnliches, nur viel stärker einwirkendes Gift als Ursache anzunehmen als beim Icterus catarrhalis. Der Unterschied dürfte vielleicht auch in der Reaktion der Leber auf die plötzlich einsetzende seröse Entzündung zu suchen sein. In manchen Fällen dürfte es dem Organismus nicht allzu schwer fallen, ausgetretenes Plasma in kurzer Zeit wegzuschaffen. Warum manche Menschen, die schließlich einer akuten Leberatrophie erliegen, sich in dieser Beziehung anders verhalten, ist nicht sicher. Da es bekannt ist, daß vor allem gravide Frauen und Lueskranke ganz besonders zur Leberatrophie neigen, so wird man solchen und ähnlichen Momenten größere Aufmerksamkeit schenken müssen.

Im übrigen möchten wir erwähnen, daß wir in einem Fall von akuter Leberatrophie ein Gallenblasenödem beobachten konnten (Abb. 107), was wohl als Anhaltspunkt für das Bestehen einer serösen Entzündung zu werten wäre. Charakteristischerweise fanden sich aber hier reichlich Blutungen im Bereiche des Leberbettes, was wieder die nahen Beziehungen zwischen Tunica subserosa der Gallenblase und den periportalen Feldern der Leber beleuchtet.

Leberzirrhose.

Bei der Besprechung der Zusammenhänge zwischen seröser Entzündung und Leberzirrhose hat uns von klinischen Gesichtspunkten aus das Problem bisher in dreifacher Richtung interessiert: 1. wegen der Veränderungen der Milz, 2. wegen der Pseudogallensteinkolik und 3. wegen der schon angedeuteten Beziehungen zum Icterus catarrhalis.

RÖSSLE hat die zirrhotischen Veränderungen der Leber auf eine seröse Hepatitis zurückgeführt und damit eine Tatsache gefunden, an der nicht zu zweifeln ist. Vielleicht ist es davon ausgehend auch möglich, die bei Leberzirrhosen fast nie zu missende Milzvergrößerung in gleicher Weise zu deuten. Leider findet man in der Literatur keine in diesem Zusammenhang verwertbare Angaben über das Milzödem, besonders keine über die seröse Entzündung der Milz. Nun scheint es nicht ausgeschlossen, daß die Milzfibrose, die bei der Leberzirrhose ebenso häufig zu finden ist wie die Fibrose der Leber, als Endstadium einer serösen Durchtränkung anzusehen ist. Die Größenschwankungen der Milz, die wir gerade beim Icterus catarrhalis so oft sehen konnten, lassen sich vielleicht ebenfalls in diesem Sinne verwerten. (Mittlerweile ist aus dem RÖSSLEschen Institut die Arbeit von HELMKE — Virch. Arch. 295. 86. 1935 — erschienen, in der auf die Frage von einer serösen Entzündung der Milz eingegangen wird.)

Was die Pseudogallensteinkoliken im Verlaufe mancher Leberzirrhosen betrifft, so liegt es nahe, sie auf ein Gallenblasenödem zu beziehen. Vielleicht ist als weitere Ursache der Schmerzen auch die Leberschwellung anzunehmen, die wir bei manchen Formen von akuter seröser Hepatitis für möglich halten, obwohl uns bei der schwersten Form einer serösen Entzündung, nämlich bei der akuten Nahrungsmittelvergiftung, nichts derartiges begegnet ist. Für die Vorstellung, daß auch im Verlaufe der Leberzirrhose ein Gallenblasenbettödem vorkommt, spricht vielleicht der Umstand, daß wir in einigen Fällen eine schwielige Verbreiterung des Gallenblasenbettes fanden, wiederum ohne Beteiligung von Schleimhaut und Muskelschichte und ohne Anwesenheit von Steinen (Abb. 108). Sicherlich besteht die Möglichkeit, daß sich der gleiche Vorgang am Gallenblasenbett wie bei der Leberzirrhose abspielt, wo in den periportalen Räumen das Ödem zur Schwiele wird.

Anderweitige Erkrankungen.

Die Zahl anderer Krankheiten, die mit seröser Entzündung einhergehen, ist sicher sehr groß. Vielleicht beginnen alle chronisch-entzünd-

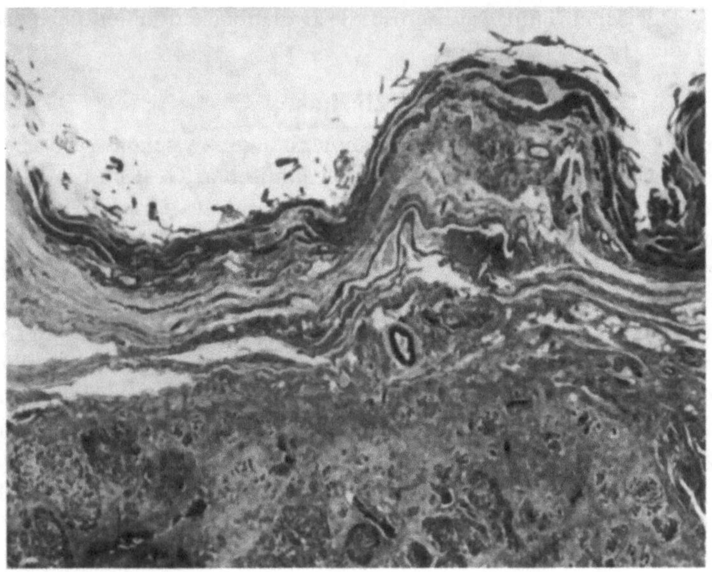

Abb. 108. Schwiele der Tunica subserosa der Gallenblase bei Leberzirrhose; Schleimhaut und Muskulatur frei.

lichen Vorgänge mit einer Erhöhung der Kapillarpermeabilität, also einem vermehrten Eiweißübertritt in das Gewebe. Die Schädigung befällt dabei unter Umständen wahrscheinlich nicht nur einzelne Organe, sondern tritt generalisiert auf. Interessant verhalten sich manche Fälle von Urtikaria; wenn die Erythrozytenzahl ein Maß für den Plasmaaustritt in das Gewebe ist, so waren die Plasmaverschiebungen in einem Falle, den wir in Tabelle 30 anführen, recht groß.

Tabelle 30. Erythrozytenzahl bei einem Fall mit generalisierter Urtikaria.

30. VII.	Ausbruch der Urtikaria	5,4 Millionen
1. VIII.	Starkes Exanthem	5,7 ,,
2. VIII.	Allmähliches Abklingen	4,6 ,,
4. VIII.	Geheilt	4,4 ,,

Wie wir mehrfach ausgeführt haben, sind aber bei jedem Fall neben der Erythrozytenzahl die Eiweißschwankungen im Serum und die sonstigen Symptome, die wir besprochen haben, zu beachten.

Wir haben schon in der Einleitung betont, daß wir nicht eine Systematik der Klinik der serösen Entzündung zu geben versuchen, sondern bloß streiflichtartig die große Rolle dieses Geschehens in der menschlichen Pathologie beleuchten wollen.

XVI. Allgemeine Pharmakologie der serösen Entzündung.

Wenn man rückschauend besonders den experimentellen Teil unserer Arbeit zusammenfaßt, so sieht man, daß es gelungen ist, mit den von uns verwendeten Allylderivaten eine Reihe von Veränderungen im Tierkörper hervorzurufen, deren Studium uns wertvolle Einblicke in manche Krankheitszustände der menschlichen Pathologie erleichtert; diese Gifte bewirken nicht nur Schädigung der Kapillarwand, sondern darüber hinaus auch eine Herabsetzung der natürlichen Widerstandskraft des Blutes, Erleichterung des Eindringens von Bakterien und Toxinen in die Gewebe, Auftreten von trüber Schwellung und anderes mehr. Obwohl wir immer wieder zu der Vorstellung gedrängt werden, daß die primäre Schädigung ausschließlich in einer Beeinflussung der Kapillarmembran zu suchen ist, lag uns doch daran, durch weitere Versuche, vielleicht sogar nur durch sogenannte *Modellversuche*, den Kreis unserer Vorstellungen noch enger zu schließen, da die absolute Sicherstellung dieses Prinzipes nicht ohne Konsequenzen für unsere therapeutischen Überlegungen sein konnte. Deshalb hofften wir aus dem Studium des feineren Mechanismus der durch Allylamin bedingten Membranschädigung Anhaltspunkte zu gewinnen, die es erlauben, durch kausale Therapie das Zustandekommen der Schäden zu verhindern.

Zunächst war es von großem Interesse, zu erfahren, ob auch *Membranen*, die aus dem Gefüge des Organismus entfernt wurden, — also *gleichsam in vitro* — eine *Schädigung durch Allylamin* erfahren; gerade ein positiver Ausfall dieser Versuche mußte im Sinne der oben angedeuteten Überlegungen erhoffen lassen, gewisse therapeutische Richtlinien für die Verhinderung und Besserung der Membranläsion zu erhalten; die Untersuchung dieser Frage wurde im 1. chemischen Universitätsinstitut (Professor MARK) durchgeführt und ergab im wesentlichen die im folgenden skizzierten Ergebnisse.

WACEK,[1] RAFF und ABRAHAMCZIK[2] untersuchten zunächst, ob das Allylamin imstande ist, die Durchlässigkeit von sogenannten Goldschlägerhäutchen für Rohrzucker zu erhöhen. Solche Goldschlägerhäutchen ~ind allerdings Membranen, die bereits starken Eingriffen ausgesetzt waren, z. B. Entfettung und einer gewissen Härtung; über die bei diesen Versuchen verwendete Methodik lassen wir am besten RAFF und ABRAHAMCZIK selbst zu Worte kommen: „Ein Tulpenrohr (Abb. 109) wird durch eine Membran, die durch ein starkes Gummiband festgehalten wird, abgeschlossen, mit Rohrzuckerlösung bis zur unteren Marke gefüllt und

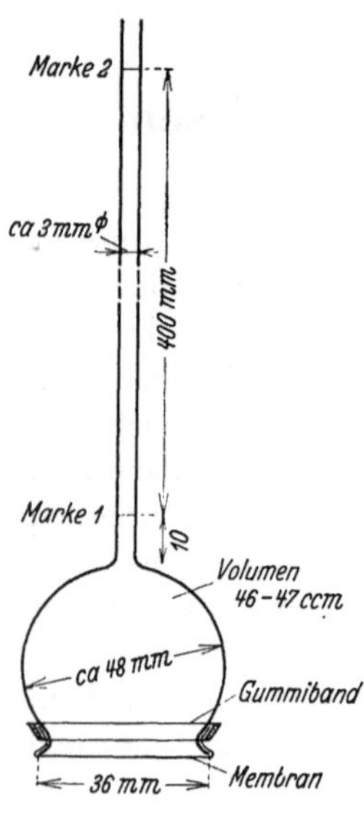

Abb. 109. Siehe Text.

in ein Gefäß mit Wasser gestellt. Bekanntlich dringt nun Wasser in die Zelle ein und treibt die Lösung in das Rohr; wäre die Zelle ideal semipermeabel, dann würde der Meniskus zum Stillstand kommen und seine Höhe behalten, wenn der Druck der Wassersäule im Rohre dem osmotischen Druck gleichgeworden ist (Kurve 1 aus Abb. 110). Da die Membran jedoch auch für Zucker permeabel ist, tritt wohl Wasser in die Innenlösung, jedoch auch Rohrzucker in die Außenlösung. Der Meniskus erreicht lange nicht die Höhe, die dem osmotischen Druck der anfänglich im Innengefäß enthaltenden Lösung entsprechen würde, sondern beginnt schon nach Erreichung einer geringen Steighöhe wieder zu fallen, um schließlich nach völligem Konzentrationsausgleich auf den ursprünglichen Markenstand zurückzukehren (Kurve 2 aus Abb. 110). Fügt man nun zur Innen- und Außenlösung eine Substanz, die die Permeabilität der Membran für Zucker erhöht, und zwar derart dosiert, daß die Substanz in Innen- und Außenlösung in gleicher Konzentration vorhanden ist, so läßt sich folgendes erwarten: Ändert diese Substanz die Geschwindigkeit des Wasserdurchtrittes durch die Membran nicht, erhöht sie jedoch die Permeabilität der Membran für Rohrzucker, so ist ein schnellerer Zuckerkonzentrationsausgleich zwischen Innen- und Außenlösung zu erwarten, das Maximum der Druckzeitkurve wird tiefer liegen (Kurve 3 aus Abb. 110). Steigt die Durchlässigkeit der Membran auch für Wasser, so wird dieses rascher eindringen, so daß die Maxima der Kurve höher liegen werden — d. h. Vortäuschung einer Schädigung im Sinne einer stärkeren Durchlässigkeit ist nicht zu erwarten, wohl aber eine Schwächung der Erscheinung. Fügt man umgekehrt zur Innen- und Außenlösung eine

Substanz, die die Permeabilität der Membran für Rohrzucker herabsetzt, so ist ein höherliegendes Maximum zu erwarten. Auch hier würde eine Änderung in der Wasserpermeabilität die beobachtete Erscheinung höchstens schwächen, nicht aber eine Dichtung der Membran für Rohrzucker vortäuschen.

Die obige Methode erhält ihre Stütze und Berechtigung erst dann, wenn der Nachweis gelingt, daß in den Fällen, in welchen Herabsetzung des Kurvenmaximums gefunden wurde, tatsächlich erhöhter Substanzdurchtritt durch die Membran stattgefunden hat; es wurde daher der osmotische Versuch in vielen Fällen nach gleicher Zeit abgebrochen, der Zuckergehalt von innen und außen polarimetrisch bestimmt und vergiftete und unvergiftete Versuche verglichen."

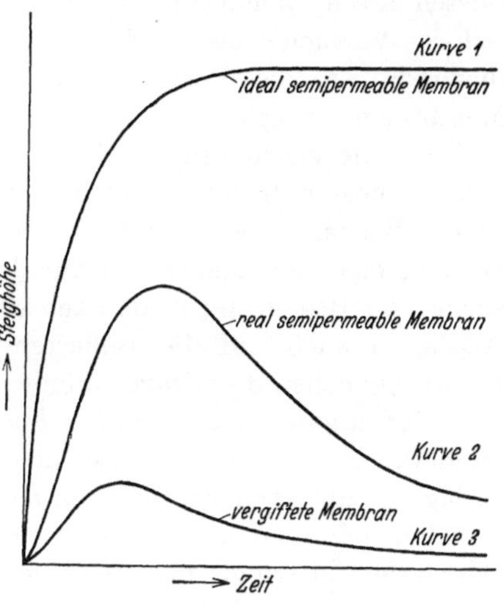

Abb. 110. Siehe Text.

Nach mühevollen Untersuchungen zeigte sich, daß bei diesen so präparierten Membranen (wenn man die Temperatur, die Wasserstoffionenkonzentration der Lösung $[P_H = 7,3]$ und die Pufferkonzentration konstant hält) dem Allylamin keinerlei permeabilitätserhöhende Wirkung zukommt; erst als RAFF, ABRAHAMCZIK und BRODA statt Goldschlägerhäutchen möglichst frische, nichtpräparierte tierische Membranen verwendeten, gelang es nachzuweisen, daß *das Allylamin* in konstant gepufferten Lösungen *die Permeabilität recht nachhaltig beeinflussen kann*; am besten erwies sich der Gebrauch von Bauchfaszien (Filzhäutchen) des Schweines, daneben kam noch Rinderperikard und Rinderdünndarm zur Verwendung — jedenfalls ein beredtes Beispiel, wie schwierig es für den Biologen ist, eine ideale semipermeable Membran zu beschaffen!

Versuche mit solchen frischen Membranen wurden in 16 Versuchsserien ausgeführt; dabei konnten sich die Autoren sechsmal davon überzeugen, daß die Permeabilität für Zucker mitunter recht beträchtlich unter der Wirkung von Allylamin gesteigert worden ist. In einer Versuchsserie z. B. erhielten sie folgende Werte:

1. Puffer ohne Zusatz: Permeabilitätserhöhung der Membran gegenüber reiner Zuckerlösung im Mittel um 44% (Teilresultate 44, 48, 38, 45).

2. Puffer mit Allylamin: Permeabilitätserhöhung der Membran gegenüber reiner Zuckerlösung im Mittel 56% (Teilresultate 52, 58, 59).

Jedenfalls sieht man einen deutlichen Einfluß des Allylaminzusatzes auf die Permeabilität. Hervorzuheben ist noch, daß die Streuung der einzelnen Versuche sehr gering ist; allerdings muß betont werden, daß einzelne Versuche auch das gerade Gegenteil ergaben. Beispielweise sahen die Autoren in einem Versuch, daß das Allylaminpuffergemisch die Permeabilität um 46% im Vergleich zur reinen Zuckerlösung erhöhte, während sie im Puffer ohne Zusatz um 69% stieg; aber auch diese Versuche zeigen, daß das Allylamin sogar in diesem Falle irgendetwas mit der Permeabilität zu tun hat, während man bei den Versuchen mit Goldschlägerhäutchen den Eindruck gewann, daß es sich hier um tote Membranen handelt, die sich in gepuffertem Milieu in keiner Weise beeinflussen lassen. Wichtig ist jedenfalls die Feststellung, daß in einem Großteil der Versuche das Allylamin unter konstanten Versuchsbedingungen imstande ist, die Permeabilität frischer, dem Körper entnommener Membranen zu erhöhen.

Über die vielen Fragen, die sich in diesem Zusammenhange ergeben, wird Professor MARK in einem am Schlusse unserer Darstellung angefügten Beitrag selbst ausführlich berichten; wir wollen hier nur auf jene Gedankengänge eingehen, die für das Verständnis unserer weiteren Versuche von Bedeutung sind; nach Sicherstellung der Tatsache, daß dem Allylamin auch auf die isolierten Membranen ein Einfluß zukommt, mußte zunächst die Frage aufgeworfen werden, *ob es Mittel gibt, die diese Schädigung auch wieder beheben können*; da der Schaden der Membranen nur in einer Lockerung ihres Gerüstes gesucht werden kann, so lag es nahe, den Einfluß von *adstringierenden Mitteln*, sozusagen von „Gerbmitteln" zu untersuchen; nach SCHADE[1] stellt sich nämlich das Wesen der Adstringierung folgendermaßen dar (wir zitieren auszugsweise eine Stelle seines bekannten Buches): „Wenn der Kolloidzustand des Gewebes verändert, d. h. das Protoplasma gequollen, die Interzellularsubstanz gelockert ist, so muß am meisten eine Wirkung von Nutzen sein, welche diese Kolloidänderung eben gerade zum Ausgleich bringt. Versuche von J. LOEB[2] können als eine erste Grundlage für diese Auffassung der Adstringierung dienen. Bringt man tierische Zellen zu einer gesteigerten kolloiden Quellung, so kann der nachträgliche Zusatz von Kalziumionen durch antagonistische Kolloidwirkung den Normalzustand der Zellkolloide wieder herstellen. J. LOEB machte die frappierende Entdeckung, daß die Lebenderhaltung solcher Zellen auch erreicht wird, wenn man die abnorme Kolloidquellung durch körperfremde, ja sogar durch an sich giftige Stoffe zum Ausgleich bringt; eine solche Wirkung zeigten alle Salze mit stark fällenden Metallionen; es ist durch J. LOEB und HOEBER[3] u. a. sichergestellt, daß hier eine reine Kolloidwirkung im Sinne

[1] SCHADE: Physik. Chemie, 3. Aufl., S. 283.
[2] J. LOEB: J. of Phys. americ., 6, S. 411. 1902.
[3] HOEBER: Phys. Chemie. Leipzig. 1922.

der Gerbung den Zellschutz herbeiführt; sie wirkt dadurch, daß sie die abnorme Quellung zur Kompensation bringt."

Die Gerbung, von der SCHADE spricht, muß heute im Sinne der Kolloidchemie ungefähr folgendermaßen aufgefaßt werden: das Eiweißmolekül besteht aus geraden, durch festgefügte Hauptvalenzen verbundenen Ketten, die selbst wieder durch weitaus schwächere Kovalenzen zusammengehalten werden; gerade an den Kovalenzen sollen die Gerbmittel in der Weise wirken, daß eine stärkere Verknüpfung der einzelnen Hauptvalenzketten untereinander und damit eine erhöhte Widerstandskraft des Eiweißgefüges eintritt. Die Lederindustrie z. B. verwendet zum Gerben von tierischen Häuten Präparate, wie Tannin, Formaldehyd oder Schwermetalle, von denen, wie oben gesagt wurde, schon LOEB in biologischen Versuchen eine gerbende Wirkung gesehen hatte.

Während bisher bei der Verwendung solcher Gerbmittel in der Therapie, vielleicht mit Ausnahme des Kalziums, nur an eine *lokale* Wirkung gedacht wurde, nie aber an eine allgemeine, wollen wir gerade den Versuch machen, die in Betracht kommenden Präparate bei parenteraler Zufuhr auf das Vorhandensein einer Fernwirkung zu untersuchen. Vom Kalzium, das auch in diese Gruppe gehört, ist eine entzündungshemmende Wirkung bei parenteraler Zufuhr wohl bekannt; darauf wies schon WRIGHT[1] sowie CHIARI und JANUSCHKE[2] hin. Im Sinne dieser Überlegungen mußten wir also den Einfluß von Gerbmitteln bei Zuständen, die mit erhöhter Gewebspermeabilität einhergehen, untersuchen und den Versuch machen, den Nachweis zu erbringen, daß Gerbmittel im Sinne SCHADES die Gefäße abdichten.

Da Tannin und Formaldehyd, die zur lokalen Adstringierung gerne verwendet werden, sich zur parenteralen Zufuhr nicht eignen, entschlossen wir uns zur Verwendung von *Schwermetallen* und untersuchten als solches das Eisen in Form des *Ferrum saccharatum oxydatum*, das sich für unsere Zwecke wegen seiner guten Verträglichkeit bei intravenöser Injektion als sehr geeignet erwies.

G. SCHNEIDER[3] gelang es, auf folgende Weise die Eisenwirkung unter Allylformiat zu erfassen; sie untersuchte am *isolierten Kaninchenohr*, ob der Zusatz von Allylformiat zur Durchströmungsflüssigkeit zu einem erhöhten Flüssigkeitsübertritt in das Zellgewebe des Ohres, also zu Ödembildung, führt; sie ging dabei in der Weise vor, daß beide Ohren des Kaninchens (nach Abtrennung nahe am knöchernen Schädelskelett und 24stündiger Aufbewahrung im Eiskasten) auf 2 Dezimalstellen genau gewogen wurden und beide Ohren mit der gleichen Normosalmenge (200—400 ccm) durchspült wurden. Bei der Durchströmung des Versuchsohres wurde dem

---

[1] WRIGHT: Lancet 1896, S. 153, 807.
[2] CHIARI und JANUSCHKE: Arch. f. exper. Path., **65**, S. 120. 1911.
[3] G. SCHNEIDER: Arch. f. exper. Path. **178**, S. 56. (1935).

Normosal 0,12 g Allylformiat zugesetzt; nach der Durchströmung wurden beide Ohren nochmals gewogen und die Gewichtszunahme als Ausdruck der Ödementstehung gewertet. Tatsächlich trat bei Allylformiatdurchströmung der Ohren eine außerordentlich starke Ödembildung ein, eine Tatsache, die uns wiederum die membranschädigende Wirkung des Mittels demonstriert. Nach Feststellung dieses Effekts ging SCHNEIDER in der Weise vor, daß sie die beiden Ohren einerseits nur mit Allylformiat und Normosal, andererseits mit Allylformiat, Normosal und Eisen durchspülte; sie setzte zu 200 ccm Normosallösung außer dem Allylformiat 15 ccm einer kaltgesättigten Lösung von Ferrum saccharatum oxyd. zu.

Tabelle 31.
Durchströmungsversuch am isolierten Kaninchenohr mit Allylformiat und Eisen.

Gewichtszunahme der Ohren des gleichen Kaninchens in Gramm bei Durchströmung mit

Allylformiat und Normosal	Allylformiat, Eisen und Normosal	Differenz in %
5,41	2,66	50
4,61	2,86	40
2,92	1,60	45
3,26	1,29	63
23,83	12,54	48
3,74	1,21	65
4,41	1,84	59
3,83	2,61	42

Die Tabelle zeigt eindeutig, daß es *unter der Eiseneinwirkung zu einer Verminderung der Ödembildung* um zirka die Hälfte kommt; die Gefäßmembranen werden in irgendeiner Weise gegen die Zerstörung durch das Allylformiat gefestigt; der Durchtritt von Flüssigkeit wird durch Abdichtung der Gefäßwand verhindert; es ist wahrscheinlich durchaus berechtigt, den oben geschilderten Mechanismus der Gerbwirkung auch für die Erklärung dieser Vorgänge beim eisendurchspülten Kaninchenohr heranzuziehen, da in diesem Falle z. B. nervöse Einflüsse vollständig ausgeschaltet sind und nur die rein lokalen Wirkungen des Mittels in Betracht kommen; auch PETERSEN und JAFFÉ[1] haben schon, allerdings bei Verwendung einer ganz anderen Versuchsanordnung, auf eine Gefäßdichtung durch kolloidales Eisen hingewiesen.

Diese Wirkung konnten auch wir am *lebenden Tier* nachweisen; wir untersuchten gemeinsam mit J. BÖCK aus der I. Wiener Universitäts-Augenklinik den Durchtritt von Fluoreszin in die Vorderkammer von Kaninchen und seine Beeinflussung durch Eisen. PAUL EHRLICH[2] hatte gezeigt, daß das Fluoreszinnatrium (Uranin) in das Kammerwasser übertritt und daß dieser Übertritt mit freiem Auge daran zu erkennen ist, daß der Farbstoff in der Vorderkammer des Kaninchens sich zunächst in einer scharfbegrenzten vertikalen Linie ansammelt, die sehr bald verschwindet und einer gleichmäßigen Grünfärbung des

---

[1] PETERSEN und JAFFÉ: Wien. klin. Wschr. 1924, S. 233.
[2] EHRLICH: Dtsch. med. Wschr. 1882, S. 21, 35.

Kammerwassers Platz macht. ROSENOW[1] sowie STARKENSTEIN[2] haben an der Verzögerung des Auftretens dieser Linie an mit Kalzium vorbehandelten Tieren die gefäßdichtende Wirkung des Kalziums gezeigt, auch wir konnten uns von der Richtigkeit dieser Angabe überzeugen; ebenso verwendeten zahlreiche andere Autoren den Uraninübertritt in das Kammerwasser zur Prüfung der medikamentösen Beeinflussung der Blutkammerwasserschranke.

Die Versuchstiere erhielten das Fluoreszin in der von den meisten Autoren angegebenen Weise; in einem Vorversuch wurden sie zunächst unbehandelt ausgewertet, dann zwei Tage ruhen gelassen und nun der Versuch nach der Eisenvorbehandlung neuerlich wiederholt.

Aus der Tabelle ist zu ersehen, daß das Eisen imstande ist, den Farbstoffübertritt ganz wesentlich zu verzögern. Durchschnittlich wird die Zeit zwischen der Injektion und dem Auftreten der Linie auf mehr als das Doppelte verlängert; auch hier handelt es sich im Sinne von ROSENOW und von STARKENSTEIN um einen gefäßdichtenden Effekt, im Sinne von SCHADE vielleicht um eine Art „Gerbung" der Gefäßwand. Nach diesen Feststellungen mußte der Versuch gemacht werden, ob die akute Allylformiatvergiftung durch Eisenbehandlung in irgendeiner Weise abgeschwächt werden kann; bei der rasanten Wirkung des Allylformiats war an eine völlige Verhinderung der Vergiftung a priori nicht zu denken; immerhin ließen die Angaben von PETERSEN und JAFFÉ und unsere theoretischen Erwägungen den Versuch nicht ganz aussichtslos erscheinen. Die Untersuchungen wurden in der Weise durchgeführt, daß Hunde mit Ferrum saccharatum vorbehandelt wurden, die Tiere die tödliche Allylformiatgabe erhielten und auch nach der Allylformiatinjektion Eisen gegeben wurde. Die Beeinflussung des Bildes schwankte zwar sehr, aber zum mindesten bei einzelnen Folgen der serösen Entzündung hatte man den Eindruck, daß sie deutlich zu hemmen sind; so sahen wir bei fast allen diesen Tieren, daß die schweren Veränderungen, die das Allylformiat im Bereiche des Magendarmtraktes nach sich zieht, nach Eisengaben wesentlich weniger ausgebildet sind; einmal vergifteten wir z. B. von zwei gleich schweren Hunden den einen *mit* und den anderen *ohne*

Tabelle 32.
Auftreten der „EHRLICHschen Linie" vor und nach Behandlung mit Eisen (Zeit in Minuten).

Vor Eiseninjektion	2 Tage später, viermal je 10 ccm $^{1}/_{4}$ gesättigter Fe. sacch. oxydatumlösung i. v.
14	35
12	34
20	33
7	10
8	19
8	14
12	27

---

[1] ROSENOW: Z. exper. Med., **4**, S. 427. 1916.
[2] STARKENSTEIN: in Bethe-Bergmanns Handb., XIII., S. 340. 1929.

Eisenvorbehandlung; der Unterschied in den Veränderungen des Magens und Duodenums war sehr deutlich; während das ohne Eisen behandelte Tier eine ganz schwere ödematös-hämorrhagische Gastritis aufwies, fehlte sie bei dem mit Eisen injizierten Tier fast vollständig. Interessant ist die Tatsache, daß wir in zwei Versuchen, keinerlei Beeinflussung der Allylformiatlymphorrhoe sahen, obzwar wir dieses Ergebnis in Analogie zu den Versuchen von PETERSEN und JAFFÉ am ehesten erwartet hätten. Hingegen kann vielleicht der Blutdrucksturz und der Tod der Tiere durch das Eisen hinausgeschoben werden; wir wollen uns aber bei dieser Behauptung vorsichtig fassen.

PETERSEN und JAFFE erklären die Eisenwirkung durch die Speicherung des Mittels im Retikuloendothel; die Speicherung soll zu einer Abdichtung der Kapillarmembran führen; diese Ansicht erinnert an die Behauptungen von JANCSÓ,[1] der bei der histologischen Prüfung von Organen, die mit speicherungsfähigen Mitteln durchströmt worden waren, fand, daß zuerst ein Stadium auftritt, in dem diese Substanzen, z. B. kolloidales Silber oder Gold, in Form feinster Körnchen der Innenwand der Gefäße anliegen. Erst dann kommt es an umschriebener Stelle zu einer Aufnahme des Materials in die Zelle. Diese Befunde wären in unserem Sinne in der Weise zu deuten, daß es zuerst durch die Anlagerung des später gespeicherten Stoffes zu einer Festigung der Gefäßwand kommt; erst sekundär werden dann die Substanzen in die speichernde Zelle aufgenommen; für eine solche Überlegung spricht die Beobachtung, die wir immer wieder machen konnten, daß der gefäßfestigende Effekt des Eisens ein rasch vorübergehender ist, während die Speicherung in den Zellen viel länger — mitunter Monate lang — anhält. Die Ansicht, daß Speicherung durch das retikuloendotheliale System und Gefäßabdichtung in dieser Weise im Zusammenhang stehen, ergibt sich auch daraus, daß alle Mittel, die im retikuloendothelialen System gespeichert werden, zu einer Verhinderung des anaphylaktischen Shockes führen, von dem wir annehmen müssen, daß er mit seröser Entzündung einhergeht; ferner aus den Untersuchungen von ZALKA[2], der zeigte, daß Tiere, die mit Mitteln, welche das retikuloendotheliale System blockieren, vorbehandelt sind, gegen Sauerstoffmangel in der Atemluft resistenter werden, ein Zustand, bei dem ebenfalls eine erhöhte Gefäßdurchlässigkeit, besonders der Leber (ELIAS und KAUNITZ[3]) angenommen werden kann. Bei all diesen Versuchen hält der gefäßdichtende Effekt der Medikamente nur kurze Zeit an, während die Speicherung im retikuloendothelialen System lange Zeit besteht.

Zusammenfassend kann man sich die Eisenwirkung bei der Allylamin-

---

[1] JANCSÓ: Z. exper. Med., **64**, S. 256. 1929.
[2] ZALKA: Z. exper. Med., **76**, S. 120. 1931.
[3] ELIAS und KAUNITZ: Z. exper. Med., **92**, S. 436. 1933.

vergiftung folgendermaßen vorstellen: *das Allylamin führt zu einer Lockerung der Kapillarmembranen, also zu einer Änderung des kolloidalen Zustandes der Membran*; funktionell äußert sich dies in mildester Form durch gesteigerten Durchtritt hochmolekularer Substanzen; bei höheren Graden können die Risse im Gefüge so groß werden, daß Zellen übertreten. *Das Eisen hingegen festigt das Gefüge der Membran, es wirkt ähnlich wie das Kalzium als „Fernadstringens", indem es die Veränderungen des kolloidalen Zustandes der Membran verhindert oder bereits bestehende Veränderungen wieder der Norm nähert.*

Während wir aus rein theoretischen Schlußfolgerungen den Einfluß eines „Gerbmittels" auf die seröse Entzündung untersuchten, legten uns praktisch-klinische Überlegungen nahe, jene Medikamente im Experiment zu prüfen, von denen es schon seit langem bekannt ist, daß sie bei Krankheiten, die wir in die Gruppe der serösen Entzündung einreihen, einen günstigen Einfluß haben; zu diesen Medikamenten zählen besonders Pyrazolonderivate (Antipyrin, Pyramidon, Novalgin, Melubrin, Saridon u. a.), deren antiphlogistische Wirkung im allgemeinen und deren geradezu spezifische Wirkung beim akuten Rheumatismus infectiosus hinlänglich bekannt ist.

Daß der Hauptangriffspunkt der Pyrazolonderivate ein *zentralnervöser* ist, braucht nicht erst besonders betont zu werden; sie sind deshalb imstande, die pathologisch gesteigerte Temperatur herabzusetzen, Schmerzen zu lindern und wirken schon durch die Schmerzverhinderung antiphlogistisch. Bei unseren Untersuchungen sollte geprüft werden, ob sich irgendwelche Anhaltspunkte dafür ergeben, daß diese Mittel auch eine gefäßdichtende Wirkung haben.

In ähnlicher Weise wie beim Eisen (s. S. 249) untersuchte SCHNEIDER, ob das Auftreten von Ödem des Kaninchenohres, das bei Durchströmung mit Allylamin auftritt, durch Zusatz von Pyrazolonderivaten zur

Tabelle 33. Durchströmungsversuche mit Allylformiat und Novalgin am isolierten Kaninchenohr. (Gewichtszunahme der Ohren in Gramm.)

200 ccm Normosal und 0,12 Allylformiat	200 ccm Normosal, 0,12 Allylformiat und 0,6 g Novalgin	
4,88	2,09	.... +2,79
13,91	5,50	.... +8,41
14,25	9,59	.... +4,66
12,78	5,08	.... +7,70
5,69	6,92	.... —1,23
9,46	4,82	.... +4,64
5,87	5,54	.... +0,33
5,26	8,18	.... —2,92
4,10	1,64	.... +2,46
16,26	16,25	.... +0,01
3,12	2,49	.... —0,63
4,77	11,07	.... —6,20
3,56	2,52	.... +1,04
3,11	2,48	.... +0,63
2,05	1,46	.... +0,59
13,94	10,94	.... +3,00
5,09	3,83	.... +1,24
6,97	3,82	.... +3,15

Durchströmungsflüssigkeit verhindert werden kann. Sie fand dabei die
in Tabelle 33 zusammengefaßten Ergebnisse; man sieht, daß in 14 von
18 Versuchen die Ödembildung des „Novalginohres‟ wesentlich geringer
als die des Kontrollohres war. An der Tatsache, daß somit das Novalgin,
als Beispiel eines Pyrazolonderivates, eine gefäßdichtende Wirkung entfaltet, ist daher auf Grund dieser Versuche nicht zu zweifeln.

Bei den wieder gemeinsam mit J. Böck ausgeführten Untersuchungen
über den *Uraninübertritt in die vordere Augenkammer des Kaninchens*
prüften wir nicht nur den Einfluß der Behandlung mit Pyrazolonderivaten bei subkutaner Verabreichung des Fluoreszinnatriums, sondern auch bei intravenöser Injektion, da wir auf diese Weise den
Faktor der Resorption ausschalten wollten.

Tabelle 34. Ehrlichsche Linien vor und nach Behandlung mit
Pyrazolonderivaten (Subkutane Fluoreszingabe). (Zeit in Minuten.)

Vorwert	Versuchswert	Behandlung
10	17	4 × 0,5 ccm 50%ig Novalgin
12	27	detto
16	12	detto
8	9	detto
23	38	detto
12	15	detto
14	22	detto
11	23	4 × 1 ccm 50%ig Melubrin
15	28	detto
13	34	detto

Tabelle 35. Ehrlichsche Linien vor und nach Behandlung mit
Pyrazolonderivaten (Intravenöse Fluoreszingabe). (Zeit in Sekunden.)

Vorwert	Versuchswert	Behandlung
150	285	4 × 1 ccm Melubrin
100	155	detto
100	330	4 × 1 ccm Novalgin
110	über 600	detto

Die Tabellen zeigen, daß in beiden Fällen das Auftreten der Ehrlichschen
Linie verzögert wird, was wohl zwanglos ebenfalls als Ausdruck einer
erhöhten Gefäßdichte nach Verabreichung von Pyrazolonderivaten gedeutet werden kann.

Ein weiterer Weg zur Untersuchung dieser Fragen schien uns die
Bestimmung des Eiweißgehaltes des Augenkammerwassers. Der Eiweißgehalt des Kammerwassers steigt nach Punktion der vorderen Augen-

kammer (LEBER,[1] WESSELY[2]). Die Eiweißvermehrung ist in der zweiten Stunde nach der Punktion im sogenannten zweiten Kammerwasser am stärksten. Der Anstieg muß als die Folge der durch die Punktion hervorgerufenen Gefäßerweiterung angesehen werden, die mit einer Durchlässigkeitssteigerung für Plasma einhergeht. Dadurch ist eine große Ähnlichkeit mit der Allylformiatvergiftung gegeben; da es sich um eine Art seröser Entzündung handelt, wollten wir untersuchen, ob die reaktive Vermehrung des Eiweißgehaltes im zweiten Kammerwasser durch Pyrazolonderivate vermindert werden kann, ob also eine Besserung dieser serösen Entzündung durch die gewählten Mitteln zu erzielen ist. Um die individuellen Schwankungen des Eiweißgehaltes des zweiten Kammerwassers bei verschiedenen Kaninchen möglichst auszuschalten, wurden die Versuche in der Weise durchgeführt, daß bei den unbehandelten Tieren zunächst das eine Auge punktiert wurde; nach $1^1/_2$ Stunden wurde die Punktion wiederholt und so das zweite Kammerwasser gewonnen. Jetzt erfolgte die Behandlung der Tiere mit den entsprechenden Medikamenten und darauf die neuerliche Gewinnung des zweiten Kammerwassers am vorher nichtpunktierten Auge in genau der gleichen Weise wie vorher. Das Hauptgewicht bei diesen Versuchen wurde darauf gelegt, das zeitliche Intervall zwischen erster und zweiter Punktion der beiden Augen des gleichen Kaninchens genau einzuhalten, da der Eiweißgehalt des zweiten Kammerwassers vom Zeitpunkt der Punktion abhängt. Bei den einzelnen Tieren allerdings schwankte das Intervall zwischen $1^1/_2$ und 2 Stunden, was, abgesehen von den individuellen Differenzen, die wechselnde Höhe des Eiweißgehaltes im zweiten Kammerwasser bei den unbehandelten Tieren erklärt.

Wie die Tabelle ergibt, war der Stickstoffgehalt des zweiten Kammerwassers, den wir als Maß des Eiweißgehaltes bestimmten, nach Melubrin- oder Novalginbehandlung unter 7 Versuchen sechsmal deutlich niedriger als der Stickstoffgehalt des nach dem gleichen Intervall entnommenen

Tabelle 36. Eiweißgehalt des zweiten Kammerwassers der gleichen Tiere vor und nach Pyrazolonbehandlung. (Eiweißstickstoff in mg%.)

Vor der Behandlung	Nach der Behandlung
311	182
479	443
637	163
530	222
374	494
531	362
490	385

zweiten Kammerwassers vor der Behandlung mit den Medikamenten.

Ganz ähnliche Verhältnisse ergab auch die Untersuchung des *Diastase-*

---

[1] LEBER: Handb. d. ges. Augenheilk. v. GRAEFE-SÄMISCH. 2. Aufl. Bd. 2. Abs. 1. Berlin: J. Springer.

[2] WESSELY: Erg. Physiol., IV., S. 565. 1905.

gehaltes im zweiten Kammerwasser, der nach Böck und Popper[1] ein
Maß für den Eiweißgehalt ist. Diese Versuchsergebnisse stimmen mit
den Untersuchungen über die Beeinflussung des Farbstoffübertrittes
durch Pyrazolonderivate überein und sind ebenfalls als Ausdruck einer
Gefäßdichtung durch diese Präparate aufzufassen. Das Ergebnis dieser
Versuche scheint uns deswegen von Bedeutung, weil die Wirkung
der Pyrazolonderivate bei diesen Versuchen auch dann eintritt, wenn die
Gefäßdurchlässigkeit durch die Punktion bereits vermehrt ist, d. h. wenn
die Gefäße bereits geschädigt sind. Diese Mittel sind also in diesem Falle
imstande, auch bei einer bereits bestehenden Membranschädigung ihren
gefäßdichtenden Einfluß ausüben.

Einen gewissen Wert müssen wir auch auf die Feststellung legen, daß
die Pyrazolonderivate eine Abschwächung des Histaminshocks beim
Meerschweinchen herbeiführen, ferner darauf, daß wir den Eindruck
hatten, daß bei Kaninchen unter der Wirkung von Novalgin eine Ver-
längerung der Lebenszeit nach Allylformiatvergiftung und eine Verzögerung des im Allylformiatkollaps auftretenden Temperatursturzes
eintritt.

Die Pyrazolonderivate scheinen demnach imstande zu sein, manche
experimentell erzeugte Formen von seröser Entzündung zu bessern; dafür
sprechen auch vitalmikroskopische Beobachtungen, von denen unten
noch die Rede sein wird. Da die Pyrazolonderivate nach diesen Erfahrungen im Experiment gefäßdichtend wirken, glauben wir, die Erfolge
dieser Präparate bei der menschlichen serösen Entzündung durch die
Kombination von antipyretischer, schmerzstillender und gefäßdichtender
Wirkung erklären zu können.

Eine besonders schöne Bestätigung unserer Ansichten über die seröse
Entzündung ergaben *vitalmikroskopische Untersuchungen* bei Beobachtung
des Weges fluoreszierender Farbstoffe in blauem oder violettem Licht.
Diese Untersuchungen verdanken wir den Prager Forschern Keller
und Gickelhorn, die uns ihre Kapillar- und Lymphstudien, soweit sie
für unsere Fragestellung von Interesse sind, mitgeteilt haben. Durch
die Liebenswürdigkeit der Autoren waren wir in der Lage, uns von
der Anschaulichkeit der auftretenden Bilder selbst zu überzeugen.

Die Beobachtungen der Autoren sind zwar bisher ausschließlich am
Kaltblüter und zwar in erster Linie am Salamander ausgeführt worden,
können aber zur Ergänzung unserer grundsätzlichen Fragen sehr gut
herangezogen werden. Gickelhorn und Keller machten uns besonders
auf folgende Untersuchungsergebnisse aufmerksam. Wenn man einem
Salamander direkt in die Blutbahn eine 0,1—0,01% Lösung von
Fluoreszin oder seinen Salzen injiziert, so leuchtet im ultravioletten Licht

---

[1] Böck und Popper: Z. exper. Med., **90**, S. 596. 1933.

jede einzelne Kapillare mit scharfer Kontur in smaragdgrüner Farbe auf. Bei normalen Kapillarschleifen und auch bei größeren Gefäßen hält dieser Zustand längere Zeit an und es erfolgt schließlich die Farbstoffausscheidung vornehmlich durch die Niere. Ein Übertritt in die an die Kapillaren grenzenden Parenchymzellen geht sehr langsam vor sich. Wenn aber der Farbstoff gleichzeitig mit Allylderivaten injiziert oder Allylamin vor der Einbringung des Farbstoffes verabreicht wird, so sieht man innerhalb weniger Sekunden den Übertritt des Farbstoffes durch die Kapillarwände. Dieser Übertritt kann — das ist für unser Problem von größter Wichtigkeit — durch die unmittelbar der Allylamininjektion folgende Gabe von Atophan oder Pyramidon zwar nicht vollständig aufgehoben, aber ein wenig verlangsamt werden. Da man diesen Vorgang auch bezüglich des Zeitfaktors kontrollieren kann, ist man zur Annahme berechtigt, daß unter der Einwirkung von Allylderivaten eine Permeabilitätssteigerung der Kapillaren zustande kommt, die durch Pyramidon oder Atophan wieder herabgesetzt werden kann.

Die Autoren finden außerdem, daß die Permeabilitätsänderungen mit Veränderungen der elektrischen Charakteristik der Gewebe verbunden sind und zwar im Sinne einer Herabsetzung der sonst für den normalen Organismus typischen Potentialdifferenzen, die zwischen verschiedenen Organen mit geeigneter Technik festgestellt werden können. Besonders bei der Messung der durch Allylamin ödematös gemachten Organe ist dieses Absinken der Potentiale deutlich. Es besteht z. B. zwischen der Innenseite der Froschhaut und dem Blut normalerweise eine Potentialdifferenz von 35 MV., unter dem Einfluß des Allylamins sinkt diese Differenz auf etwa 20 MV. ab. Da nach allen bisherigen Erfahrungen jede Senkung der Potentialdifferenz zwischen Blut und Gewebe der Ausdruck einer Gewebsschädigung ist, so glauben wir, daß auch die durch Allylamin gesetzte Potentialdifferenz nur im Sinne einer solchen Schädigung aufzufassen ist. Es ist naheliegend, so wie wir es früher getan haben, auch diese Schädigung auf den Sauerstoffmangel des Gewebes zu beziehen, der durch den Austritt der eiweißreichen Flüssigkeit zustande kommt (s. Schema S. 179). Auch die genannten Autoren sind der Überzeugung, daß wir in der zweckmäßigen Sauerstoffzufuhr eine Hauptquelle für die Aufrechterhaltung der Potentiale im lebenden Organismus zu erblicken haben.

Auch der von uns ausführlich behandelte vermehrte Übertritt von Flüssigkeit in die Gewebsräume, der schließlich zur Lymphorrhoe führt, ließ sich nach den Beobachtungen von KELLER und GICKELHORN besonders an der Salamanderleber sinnfällig aufzeigen. Während bei einfacher Verabreichung von Fluoreszin nach längerer Zeit vornehmlich die Gallenkapillaren leuchtend smaragdgrün hervortreten, kann es bei den mit Allylderivaten behandelten Tieren schon innerhalb von 5—10 Sekunden zum Erscheinen des Farbstoffes in den perivaskulären Lymphräumen kommen. Während diese ansonsten nur wie kaum sichtbare schmale Spalten erscheinen, werden sie unter Allylamin zu breiten Strängen, welche so ziemlich allen Farbstoff führen. Da man außerdem im Mikroskop direkt sieht, wie die größeren Lymphbahnen von ihren Quellgebieten an ständig an Dimension zunehmen, so läßt sich die enorme Lymphorrhoe, die wir beim Warmblüter unter Allylamin beobachteten, damit sinnfällig zeigen. Diese Veränderungen, die zwar nur an Kaltblütern vital-mikroskopisch beobachtet wurden, zwingen förmlich zu dem Vergleich mit unseren Befunden bei seröser Entzündung im Säugetierorganismus; auch hier sahen wir mächtig erweiterte DISSEsche Spalträume im Leber-schnitt und eine starke Lymphorrhoe aus der Ductus-thoracicus-Fistel. Durch die Versuche der Prager Autoren, die bisher nur die Richtung der weiteren Arbeit erkennen lassen und auffordern, analoge Untersuchungen auch am Warmblüter vorzunehmen, ist jedenfalls ein weiterer Beweis erbracht, der für die Richtigkeit unserer Anschauung über den Mechanis-mus der serösen Entzündung zu verwenden ist.

Die Untersuchungen über die Wirkung der Allylverbindungen im tierischen Organismus beweisen, daß die Kapillarwandungen unter dem Einflusse dieser Gifte schweren Schaden leiden; *die Hauptaufgabe der Kapillarwandungen, die darin besteht, Spannungen aufrechtzuerhalten, wird durch die Einflußnahme dieser Gifte verhindert*; zunächst kommt es zu einem übermäßigen *Eiweißübertritt in die Gewebsräume*; dieses pathologische Geschehen kann größere Dimensionen annehmen, und *schließlich kann der Eiweißgehalt außerhalb der Kapillaren derselbe werden wie im Bereiche der Blutbahnen*; geht der Prozeß der Membran-läsion noch weiter, so finden sich jetzt auch Blutzellen außerhalb der Kapillaren, so daß von einer räumlichen Trennung zwischen Blut- und Gewebsräumen kaum mehr die Rede sein kann; *das Prinzip der Mem-branwirkung hat aufgehört zu existieren.*

Diese Ansicht, die sich auf Grund unserer Untersuchungen am Tiere allmählich entwickelt hatte, findet eine weitgehende Bestätigung in den Versuchen, die wir in diesem Kapitel besprochen haben; das Allylamin ist auch in vitro imstande, Membranen undicht zu machen und ihnen den Charakter einer idealen semipermeablen Membran zu nehmen; wenn man bedenkt, wie grob die Verhältnisse bei den dem Körper ent-nommenen Membranen gegenüber den feinen Mechanismen innerhalb eines tierischen Organismus liegen, dann muß man staunen, daß das Allylamin selbst diese verhältnismäßig viel dickeren Membranen in ihrer Funktion stark beeinträchtigt; allem Anschein nach sprechen diese in vitro erhobenen Befunde auch sehr für die Annahme, daß z. B. das Allylamin im Organismus als Allylverbindung wirkt und kaum eine Modifikation erfahren muß, um die Kapillarschädigung durchzuführen. So eindeutig sich die Verhältnisse im Sinne der Kapillarschädigung an Hand der in vitro durchgeführten Modellversuche gestalten, so sehr versprechend müssen auch die Beobachtungen gewertet werden, bei denen die Wiedergutmachung des einmal gesetzten Schadens untersucht wurde; *Eisen, Pyramidon, Atophan, Kalzium sind anscheinend Stoffe, die sich nicht nur in der Klinik bewähren, sondern sie sind auch Substanzen, die Membranschäden im Tierversuch wieder verbessern können, wenn die Häute vorher durch Allylderivate in ihrer Funktion geschädigt wurden.*

Der ganze Fragekomplex erheischt unser besonderes Interesse, weil uns sowohl durch die Wirkung der Allylverbindungen als auch durch die Funktion des Kalziums, Pyramidons, Eisens ein Weg gezeigt wird, wie vielleicht die Geschehnisse in unserem Organismus ablaufen, wenn sich krankhafte Zustände von der Art einer serösen Entzündung einschleichen; wenn sich tatsächlich zwischen dem Geschehen beim vergifteten Tier und bei der serösen Entzündung des Menschen weitgehende Analogien ergeben sollten, dann wäre man vielleicht berechtigt anzunehmen, daß auch die Natur ähnlich wie die Chemie gleiche Wege geht, wenn es sich um die Entwicklung pathologischer Zustände handelt.

XVII. Allgemeine Therapie der serösen Entzündung.

Grundlegend für die Therapie der serösen Entzündung ist das Verständnis ihrer Pathologie; von ihr hat man auszugehen, wenn man den Weg zu einer kausalen Behandlung finden will, die das Ideal jeder Therapie ist. Es wäre aber verfehlt, wenn man bei der Behandlung von Zuständen, die mit seröser Entzündung einhergehen, nur den Plasmaaustritt aus der Blutbahn im Auge hätte und nicht berücksichtigte, ob die seröse Entzündung sozusagen als morbus sui generis im Vordergrunde des Bildes steht oder ob sie nur das Vorspiel anderer Prozesse ist. Wie bei jeder therapeutischen Aufgabe, darf auch hier nicht bloß ein Teilproblem behandelt werden, sondern die Krankheit mit allen ihren Erscheinungen. Trotzdem glauben wir unter Berücksichtigung des Gesamtbildes bei der Besprechung der Therapie doch jene Richtung geben zu müssen, die uns zur Bekämpfung der serösen Entzündung geeignet erscheint. Daß die Grundursachen der serösen Entzündung — Eiterherde, Gifte, Infektionen usw. — vor allem zu bekämpfen, bezw. zu beseitigen sind, braucht nicht weiter betont werden; einer solchen kausalen, immer schon geübten Therapie ist es zuzuschreiben, wenn auch schwere Formen der serösen Entzündung restlos verschwinden können.

Die Vorgänge, die sich bei dem pathologischen Plasmaaustritt im Organismus abspielen können, lassen sich in mehrere Etappen zerlegen.

Im *ersten Stadium* führt die Schädigung der Kapillarwand zunächst nur zu einer Erweiterung des Lumens, in weiterer Folge aber tritt eine Änderung der Kapillarpermeabilität ein. Der mildeste Grad dieser Permeabilitätsstörung dürfte sich an den Kapillaren vorerst nur funktionell äußern, ohne daß dafür ein morphologisches Substrat nachweisbar wäre. Allmählich erreicht aber der fortschreitende, schädigende Prozeß einen derartigen Grad, daß sich auch histologisch faßbare Veränderungen einstellen. Die Membran, die das Blut vom Parenchym trennt, erscheint jetzt verdickt und die sonst leeren, kaum sichtbaren Gewebsspalten sind verbreitert, wodurch die Verdickung der Membranen besonders deutlich hervortritt. In einem noch späteren Stadium kann die Membran einreißen, so daß das Mikroskop breite Kommunikationen zwischen den Bluträumen und den Gewebsspalten aufdeckt. Das Wesen des *zweiten Stadiums* erblicken wir in dem extrakapillären Auftreten von größeren Plasmamengen. Solange die Membran noch keine mikroskopisch faßbaren Veränderungen zeigt, kommt es nur zu einer mäßigen Plasmaansammlung in den interstitiellen Räumen. Unter günstigen Versuchsbedingungen lassen sich jetzt Eiweißschollen im histologischen Präparat erkennen, die durch den Fixierungsprozeß aus dem Plasma ausgefällt wurden. Dann dringt immer mehr Eiweiß in die Gewebsspalten ein und kann teils rein mechanisch, teils chemisch das Parenchym schädigen; schließlich eröffnen sich die Membranen so weit, daß sogar Erythrozyten austreten. Durch diese Veränderungen ist das *dritte Stadium* charakterisiert. Der Prozeß kann so weit gehen, daß es fast zur vollständigen Zerstörung der gesamten Parenchyms kommt, weshalb man mit dem Mikroskop das ursprüngliche Gewebsgefüge kaum mehr erkennt.

Der Organismus bricht möglicherweise unter den Folgen dieses Zerstörungsprozesses zusammen, besonders wenn es sich um das Befallensein lebenswichtiger Gewebe handelt. Er trachtet aber, die Schäden wieder zu reparieren. Diesem Umstande ist es zuzuschreiben, wenn nach einiger Zeit wieder normale Verhältnisse eintreten. Jedenfalls besitzt der Körper verschiedene Möglichkeiten, um das ausgetretene Plasma wieder zu beseitigen und die ursprüngliche Struktur des Gewebes herzustellen.

Leider kann es unter ungünstigen Bedingungen — *viertes Stadium* — auch zu einer Organisation des ausgetretenen Exsudates kommen, was auf diesem Umweg zur Fibrose führt. Funktionell und histologisch hat man es jetzt mit Zuständen zu tun, die man gewöhnlich als chronische Entzündung bezeichnet.

Die ersten drei Stadien gehen fließend ineinander über, was zum Teil auch dadurch bedingt ist, daß der Prozeß der serösen Entzündung nicht an allen Stellen gleichmäßig fortschreitet; immerhin erscheint uns die Unterteilung in Stadien zweckmäßig, weil sie richtunggebend für unser therapeutisches Handeln sein kann.

Im ersten Stadium müßte unser therapeutisches Streben dahin gerichtet sein, dem Patienten ein Medikament zu reichen, das imstande ist, das gelockerte Gefüge der Kapillarwand wieder zu festigen. Im vorangehenden Kapitel wurde auf gewisse Vorstellungen aufmerksam gemacht (s. S. 249), die der Lederchemie entlehnt sind. Wir versuchten zu zeigen, daß man bei der Entstehung und Heilung der serösen Entzündung an den Prozeß des Ledergerbens denken kann; bei diesem Prozeß handelt es sich darum, daß das Gefüge einer Tierhaut, also einer Eiweißmembran, durch manche Mittel zunächst gelockert, durch andere später wieder abgedichtet (adstringiert) wird. Ob und wieweit solche Vorstellungen auch für das biologische Milieu Geltung haben, wurde auf S. 248 besprochen.

Welche Gifte im menschlichen Organismus unter pathologischen Bedingungen eine Lockerung des Kapillargefüges hervorrufen, darüber sind unsere Kenntnisse sehr unklar; daß aber das Allylformiat ein Gift ist, das im Tierkörper eine Membranschädigung nach sich zieht, die durch einen adstringierenden Prozeß abgeschwächt werden kann, erscheint uns sehr wahrscheinlich.

Gegen Hautentzündungen verwendet man mit großem Erfolg die verschiedenen *Adstringentia*, die der Gerbstoffgruppe entnommen sind; auch bei gewissen entzündlichen Vorgängen im Darmkanal kann man Tannin, wohl eines der bekanntesten Gerbmittel, zur Anwendung bringen, aber den Membranschädigungen bei einer serösen Entzündung der parenchymatösen Organe stehen wir mit solchen Medikamenten ziemlich ratlos gegenüber, da sie enteral verabreicht nicht nützen und die parenterale Zufuhr wegen der stark eiweißfällenden Wirkung der Präparate nicht in Betracht kommt. Eines der wenigen Medikamente, die hier vielleicht eine Ausnahmsstellung einnehmen, sind die *Kalkpräparate*; jedenfalls hat sich die Injektion von Kalzium als antiphlogistische Therapie gelegentlich bewährt (CHIARI und JANUSCHKE).

Ein weiteres Medikament, das ebenfalls unabhängig von der Applikationsstelle entzündungshemmend wirkt, ist das *Atophan*; die Ähnlichkeit mit der entzündungshemmenden Wirkung der Kalziumsalze ist eine sehr große, da fast alle Teilwirkungen des Atophans denen der löslichen Kalziumsalze gleichen. Daher glaubte man zunächst annehmen zu können, daß die durch die beiden Stoffe veranlaßte Entzündungshemmung eine gemeinsame Grundursache hat (STARKENSTEIN[1]). Später gelangte jedoch STARKENSTEIN auf Grund von Untersuchungen über den Fluoreszinübertritt aus der Blutbahn in das Gewebe bei mit Atophan behandelten Tieren zur Auffassung, daß bei der Atophanwirkung auch noch andere Momente mitspielen müssen als bei der Kalziumwirkung.

---

[1] STARKENSTEIN: Münch. med. Wschr. 1919, S. 205; BETHE, BERGMANN u. A.: Handbuch der normalen u. pathol. Physiologie, Bd. XIII., S. 386. Berlin: J. Springer. 1929.

Von der Annahme ausgehend, daß der Rheumatismus infectiosus mit seinen Variationen in die Gruppe jener Krankheiten gehört, die mit seröser Entzündung einhergehen, sowie in der Überlegung, daß die Salizylsäurepräparate sowie Pyramidon und die anderen Pyrazolonderivate als Specifica gegen diese Erkrankung gelten, haben wir uns für die Frage interessiert, ob die *Pyrazolonderivate* zu mindesten einen Teil ihrer Wirkung dadurch entfalten, daß sie imstande sind, die gelockerte Kapillarwand zu festigen. Wieweit wir imstande waren, diese Frage durch Experimente zu beweisen, haben wir auf S. 253 bis 256 gezeigt. Eine Stütze für diese Ansicht schuf auch JANUSCHKE, der sah, daß Pyrazolonderivate und die Salizylsäure die Senfölkonjunktivitis bei Kaninchen hemmen konnten.

Trotz der experimentellen Beweise, daß viele Medikamente entzündungshemmend wirken können, zeigen uns die klinischen Erfahrungen, daß sich bei den rheumatischen Erkrankungen nur Salizylsäure und Pyramidon bewähren, während die Erfolge mit Kalk sehr unsicher sind und auch Atophan und Chinin nur hin und wieder nützen. Im Hinblick darauf, daß die Pyrazolonderivate gefäßdichtend wirken, haben wir diese Mittel bei zahlreichen Formen von seröser Entzündung verwendet und uns von ihrer Heilkraft immer wieder überzeugen können. Dabei soll an den übrigen Wirkungen dieser Mittel keineswegs vorbeigegangen werden. Es ist sicher, daß die Antipyrese und die Schmerzstillung, die die Pyrazolonderivate auslösen, für die Heilerfolge, die man mit ihnen erzielt, von allergrößter Bedeutung sind, aber alle Erfolge können daraus nicht erklärt werden. Man sieht z. B. (Tabelle 37), daß der Eiweißgehalt einer Kantharidenblase absinkt, wenn man bei sonst gleichen Bedingungen mit Pyramidon vorbehandelt. Darauf hat übrigens schon WINTER-NITZ-KORANYI[1] hingewiesen, ohne eine Erklärung für diese Tatsache zu geben. HITZENBERGER[2] konnte, ausgehend von der Überzeugung, daß Pyrazolonderivate gefäßdichtend wirken, bei Resthämaturien nach Nephritis durch Pyramidongaben die Nierenblutung unterdrücken. Auch die Veränderung der Blutkörperchensenkung im Sinne einer Besserung kann nicht durch die antipyretische Wirkung der Medikamente erklärt werden, sondern muß nach unseren Ausführungen auf S. 196 als Ausdruck einer Gefäßdichtung angesehen werden.

Wie wichtig gerade die Kombination von antipyretischer, schmerzstillender und gefäßdichtender Wirkung bei den Pyrazolonderivaten ist, zeigte RISAK[3], der unter dem Einfluß unserer Untersuchungen bei Fällen von Meningitis serosa zu einer energischen Novalginbehandlung griff und ausgezeichnete Erfolge sah. Obzwar in letzter Zeit von mancher

---

[1] WINTERNITZ-KORANYI: Dtsch. med. Wschr. 1930, II., S. 1779.
[2] HITZENBERGER: Erscheint demnächst Med. Klin.
[3] RISAK: Z. klin. Med. **128.** 1935.

Seite vor der schrankenlosen Anwendung des Pyramidons gewarnt wurde,[1] weil es angeblich zu manchen Störungen führen soll, Störungen, die wir bei entsprechender Anwendung und Dosierung trotz hundertfacher Verwendung niemals zu beobachten Gelegenheit hatten, empfehlen wir wegen der manchmal fast unglaublichen Erfolge, die wir gesehen haben, den ausgedehnten Gebrauch dieses Medikaments.

Neue therapeutische Perspektiven ergeben sich aus den Beobachtungen von HOFF und SCHÖNBAUER[2] über die Pyramidontherapie des postoperativen Hirnödems; nach diesen Autoren handelt es sich hier ebenfalls um eine seröse Entzündung, die leider nach sehr vielen operativen Eingriffen am Gehirn zu sehen ist; während bis jetzt alle Versuche, das Ödem zu bessern oder aufzuhalten mißlungen sind, hat sich hier das Pyramidon glänzend bewährt; auch sie sind der Ansicht, daß Pyramidon die Kapillaren abdichtet und dadurch den Übertritt von Plasma verhindert.

Tabelle 37.

Eiweißgehalt des Kantharidenblaseninhaltes vor und nach Pyramidonbehandlung.

Name, Alter Geschlecht	Diagnose	Vor Pyramidonbehandlung				Nach Pyramidonbehandlung			
		Eiweißgehalt in %		Differenz		Eiweißgehalt in %		Differenz	
		Serum	Blase	absolut	in %	Serum	Blase	absolut	in %
Kil., 34, w.	Nephroskler.	7,15	6,21	0,94	13,1	7,10	5,51	1,59	22,5
Kre., 29, w.	Normalfall	8,32	6,35	1,97	23,7	9,74	6,51	3,23	33,0
Rip., 45. w.	Mitralsten.	8,38	5,61	2,77	33,0	8,78	5,81	2,97	34,0
Sto., 22, w.	Polyarthrit. acuta	7,60	5,90	1,70	22,3	8,39	5,26	3,13	37,3
Wie., w.	Normalfall	6,72	4,60	2,12	31,5	5,62	4,11	1,51	28,5
Bla., 19, m.	Kolitis	8,15	6,56	2,59	31,7	7,01	5,54	1,47	21,0
Im Mittel			5,87	2,01	25,9		5,44	2,32	29,4

Wir haben die seröse Entzündung in 3—4 Stadien unterteilt; im ersten Stadium kommt es — wenn unsere Vorstellungen zu Recht bestehen — zu einer Lockerung der Kapillarmembran. Für dieses Stadium empfehlen wir daher neben Kalzium ganz besonders die verschiedenen Salizylsäurepräparate (Aspirin, Natrium salicylicum) und Pyrazolonderivate (Pyramidon, Melubrin, Novalgin, Saridon, Gardan), mitunter

---

[1] LOTZE: Med. Klin. 1935; dortselbst auch Literatur.
[2] HOFF und SCHÖNBAUER: Dtsch. med. Wschr. 1935, S. 786.

auch Chinin, Atophan. Der Gedanke, daß verschiedene Medikamente eine membrandichtende Eigenschaft besitzen, muß weitgehend verfolgt werden; Beobachtungen von Rühl scheinen dafür zu sprechen, daß manche Wirkung des Strophantins und Adrenalins auch so zu deuten wäre.

Dagegen muß in diesem Zusammenhang der Wirkung einer Gruppe von Medikamenten gedacht werden, die, allerdings nur in großen Dosen, eine seröse Entzündung hervorrufen, die aber wegen ihres häufigen Gebrauches deshalb von Bedeutung sind, weil sie eine beginnende seröse Entzündung steigern können. Es sind dies die verschiedenen Barbitursäurepräparate; deshalb haben wir es uns zum Prinzip gemacht, in allen Fällen, bei denen man mit einem Eiweißaustritt rechnen muß, von der Verabfolgung größerer Schlafmittelmengen aus der Barbitursäuregruppe tunlichst abzusehen.

Das zweite Stadium, das vor allem durch die Anwesenheit von interstitiellen Exsudaten charakterisiert ist, kann sicher auch dadurch beeinflußt werden, daß man im Sinne der Therapie des ersten Stadiums die Kapillaren abdichtet, um so den Zutritt von neuer Exsudatflüssigkeit hintanzuhalten.

Wenn man im histologischen Präparat die Organe voll von Exsudatmassen sieht, z. B. bei toxischem Lungenödem oder bei gewissen Leberaffektionen, so hat man den Wunsch, durch therapeutische Maßnahmen die eiweißhaltige Flüssigkeit aus dem Gewebe wieder zu entfernen. Einer der Wege ist der des *„Zurücklockens“ der Flüssigkeit in die Blutbahn.* Eine sehr wirksame Art dieser Behandlung ist ein *energischer Aderlaß* (400—600 ccm). Wenn man auf diese Weise die Blutmenge reduziert, so schafft man in den Blutgefäßen gleichsam ein Vakuum, durch das die in den Geweben verfügbaren Flüssigkeitsmengen angezogen werden. Der Aderlaß ist also ein Eingriff, durch den es vielleicht gelingt, im Gewebe liegendes Blutplasma wieder in die Blutbahn zurückzulocken.

Ein anderer Weg, um versackte Flüssigkeitsmengen im Organismus ins Rollen zu bringen, ist die Erzielung einer *starken Diurese.* Wenn keine Gegenanzeige besteht, erreicht man dieses Ziel am besten durch Anwendung eines Quecksilberpräparates (Novasurol, Salyrgan, Novurit). Wenn die einzelnen Gewebe durch den Flüssigkeitsverlust wasserarm werden, so können diese trockeneren Teile wie ausgepreßte Schwämme Flüssigkeit aus anderen Bezirken des Körpers an sich ziehen und die Organe mit seröser Entzündung entlasten.

Auch durch die *Ableitung* von größeren Flüssigkeitsmengen *gegen den Darm* kann man in ähnlicher Weise wie durch Diureticis Einfluß auf eine seröse Entzündung nehmen. Besonders das altbewährte Kalomel leistet mitunter vorzügliche Dienste. Handelt es sich um eine ausgedehnte seröse Durchtränkung des Gehirns, so muß zuerst Entlastung durch eine energische *Lumbalpunktion* versucht werden. Wenn man die vorher erwähnten Maßnahmen mit der Lumbalpunktion kombiniert, so kann man gelegentlich schöne Erfolge im Verlaufe einer beginnenden Enzephalitis oder Meningitis erreichen.

Einen ausgezeichneten Einfluß auf Leberschwellungen kann man mitunter auch durch Applikation von 5—6 *Blutegeln* unterhalb des rechten Rippenbogens erzielen; dasselbe gilt von den serösen Entzündungen der Gelenke, besonders wenn sie monoartikulär auftreten; wie man sich die Wirkung der Blutegel vorzustellen hat, darüber bestehen keine klaren Vorstellungen.

Handelt es sich, wie bei der schweren Nahrungsmittelvergiftung, um einen generalisierten Zustand von Plasmaaustritt, dann sind der Aderlaß, die Ableitung gegen den Darm etc. nicht nur nicht erfolgversprechend, sondern sogar gefährlich. Hier richtet sich die Therapie in erster Linie gegen den Kollaps, wobei vor allem Strychnin, Koffein, Kohlensäure (s. S. 57) in Anwendung kommen; durch Injektion eines Präparates, welches den osmotischen oder onkotischen Druck des Blutes erhöht, kann der Versuch unternommen werden, die ausgetretene Flüssigkeit wieder in die Blutbahn zurückzulocken.

Eine recht große Bedeutung hat die Regelung der Diät bei Zuständen mit seröser Entzündung. Abgesehen davon, daß man die Flüssigkeitszufuhr einschränken kann, da Durstkuren wohl das Zustandekommen von Flüssigkeitsansammlungen im Gewebe hemmen dürften, kamen wir, besonders im Zusammenhang mit den Untersuchungen von Siedek und Zuckerkandl, dazu, dem Natriumgehalt der Kost erhöhte Aufmerksamkeit zu schenken. Da wir aus den Untersuchungen von Koranyi[1] und von Blum[2] wußten, daß Ödembildung mit Natriumretention einhergeht, da nach Siedek und Zuckerkandl auch bei seröser Entzündung Natriumretention besteht, was wir mit dem Auftreten von trüber Schwellung in Zusammenhang brachten, da ferner das Kalium seit langem als diuresefönderndes Mittel gilt und auch sonst Anhaltspunkte dafür bestehen, daß Natrium und Kalium im Organismus entgegengesetzt wirken (vgl. die Anschauungen Kellers), so wählten wir bei Zuständen mit seröser Entzündung eine möglichst *natriumarme und kaliumreiche Kost*. Wir verabfolgen eine kohlehydratreiche Diät, die bis zu einem gewissen Grade als „*Rohkost*" angesprochen werden kann, wenngleich wir auch gegen gekochte Speisen dann nichts einzuwenden haben, wenn sie tunlichst natriumarm zubereitet sind. Wir führen in der Tageskost nur etwa 0,3 g Natrium und 4—5 g Kalium in zirka 2600 Kal. bei einem 70 kg schweren, bettlägerigen Patienten zu. Daß solche und ähnliche Kostformen entzündungshemmend wirken, wurde schon von vielen Seiten betont, be-

---

[1] Koranyi: Nierenkrankheiten. Berlin: J. Springer. 1929.
[2] Blum: l. c.

sonders von keinem Geringeren als von C. von Noorden.[1] Auch wir sahen bei vielen Erkrankungen, besonders bei rheumatischen Affektionen, aber auch sonst bei Zuständen, von denen wir annehmen, daß sie mit seröser Entzündung einhergehen, ausgezeichnete Erfolge nach Verabreichung dieser Diät.

Erscheint es schon gewagt, präzise Ratschläge für die Behandlung des ersten und zweiten Stadiums bei seröser Entzündung anzugeben, so wird die Aufgabe noch schwieriger, wenn es gilt, Maßnahmen zu empfehlen, die sich gegen die Fibrosebildung richten sollen. Es ist von größter Wichtigkeit, dafür Sorge zu tragen, daß Exsudate beseitigt werden, bevor es zur Fibrosebildung kommt.

Wenn wir hier auf therapeutische Maßnahmen hingewiesen haben, so darf man sich natürlich nicht vorstellen, daß diese Eingriffe unbedingt von Erfolg begleitet sein müssen und auch nicht glauben, daß alles genau so ablaufen muß, wie wir es hier — vielfach reich schematisch — vorgebracht haben. Bei allen therapeutischen Erfolgen, auch wenn sie noch so häufig zu beobachten sind, ist strengste Kritik und äußerste Skepsis am Platze, weil uns eine rein empirische Behandlung oft im Stiche läßt, obzwar wir sie in Ermangelung einer besseren immer wieder anwenden müssen; deshalb erscheinen die hier vorgebrachten Vorschläge berücksichtigenswert, weil sie den Weg zu einer Therapie weisen, die zwar niemals ganz erreicht werden kann — nämlich zu einer nur wissenschaftlich begründeten.

XVIII. Zusammenfassung.

Bei Betrachtung der Geschehnisse in unserem Körper mißt man dem *Blutkreislauf* eine große Bedeutung bei; man vergißt aber dabei häufig auf das Bestehen eines zweiten Kreislaufes, den man kurz als *Kreislauf der Gewebsflüssigkeit* zusammenfassen könnte. Wenn auch die Schnelligkeit, mit der dieser zweite Kreislauf vonstatten geht, viel geringer ist als die des Blutkreislaufes, so ist er für den Organismus nicht weniger bedeutungsvoll. Verläßt doch die Blutflüssigkeit dabei unzählige Male die Blutbahnen, um nach Passage der Gewebe wieder in die Gefäße zurückzukehren. Durch diesen Kreislauf wird die Ernährung der Zellen und der Abtransport der Stoffwechselschlacken gewährleistet.

Die Gewebsflüssigkeit hat die Kapillarmembranen mehrfach zu passieren. Will man sich daher ein richtiges Bild über das Zustandekommen und die Zusammensetzung dieses Kreislaufes bilden, so muß man von bestimmten physikalischen und chemischen Gesetzen ausgehen, die die Austauschvorgänge im Bereiche von Membranen

---

[1] Noorden: Alte und neuzeitliche Ernährungsfragen. Berlin: J. Springer. 1931.

regeln. Beim Aufbau der Gewebe zeigt sich gleichsam als biologisches Gesetz, *daß überall zwischen den lebenswichtigen Parenchymzellen und den Blutkapillaren ein Raum eingeschaltet ist, der das Wirken von Kräften zwischen Blut und Gewebe fördert.* Um die Austauschvorgänge zwischen Blut und Gewebe möglichst intensiv zu gestalten, muß die Flüssigkeit, die in den Gewebsspalten liegt, einen von Blut und Parenchymzellen wesentlich verschiedenen kolloid-osmotischen Druck besitzen; dieser Forderung wird dadurch am meisten entsprochen, daß diese Gewebsflüssigkeit unter normalen Umständen, im Gegensatz zum Blutplasma, außerordentlich eiweißarm ist.

Von den Kräften, die die Austauschvorgänge zwischen Blut und Gewebe regeln, sind neben den osmotischen auch die elektrischen Potentialdifferenzen zwischen dem Blutserum und den Parenchymen im Sinne R. KELLERS und seiner Mitarbeiter zu berücksichtigen. Die Aufrechterhaltung dieser beiden Spannungen erfordert ganz besonders eine eiweißfreie Zwischenschicht zwischen Kapillare und Zelle, da sonst die Potentialdifferenzen sowie die osmotischen Spannungen zusammenbrechen müßten, gleichsam wie bei einer elektrischen Batterie, deren Pole ebenfalls durch ein indifferentes Medium getrennt sein müssen, damit ein Spannungsausgleich vermieden wird.

Geht man von solchen Überlegungen aus, dann gewinnt man erst eine richtige Vorstellung von der deletären Wirkung, die die seröse Entzündung für die normalen Lebensvorgänge bedeutet. Verschiedene Kräfte fallen sofort weg, wenn die trennende Membran zwischen Gewebe und Blut aufgelockert ist und dadurch zwischen beiden Seiten ein Spannungsausgleich eintritt; auch die Wirkung des onkotischen Druckes ist aufgehoben, wenn der Eiweißgehalt dieseits und jenseits der Membran gleich wird; schließlich müssen die elektrischen Potentiale wie bei einer Batterie auf Null sinken, wenn man als Flüssigkeit, die im Element die Kohle vom Kupfer trennt, eine sehr eiweißreiche Lösung wählt. Leben bedeutet, ähnlich wie im Element oder in der osmotischen Zelle, die Aufrechterhaltung von Spannungen, Tod vollständigen Spannungsausgleich, und Krankheit Spannungsverminderung. Jedenfalls ist der ungestörte Kreislauf der Gewebsflüssigkeiten und damit die Ernährung unseres Körpers nur dann möglich, wenn es chemische und physikalische Differenzen gibt, die aber nur dann bestehen können, wenn zwischen Blut und Parenchymzellen eine Schichte eingeschaltet ist, in der sich fast kein Eiweiß befindet.

Durch das genaue Studium der Vorgänge, die wir Ärzte als Kollaps bezeichnen, lernten wir einen pathologischen Vorgang verstehen, der mit dem Kreislauf der Gewebsflüssigkeit in innigem Zusammenhang steht. Während es sich bei vielen Kollapsformen um eine reine hämodynamische Angelegenheit handelt, gibt es andere ebenfalls zum

Kollaps führende Zustände, bei denen ein Austritt von Plasmaeiweiß in die Gewebe — mitunter in gewaltigem Maße — nachzuweisen ist. Schon vor langer Zeit schien es uns nicht unwahrscheinlich, daß unter pathologischen Bedingungen ein solcher Austritt von Eiweiß in die Gewebsspalten möglich ist; wir sprachen damals von „Albuminurie" in die Gewebe. Zunächst handelte es sich aber nur um eine theoretische Vorstellung, der jede reale Grundlage fehlte. Erst bei der Analyse des Histaminkollapses wurde es zur Gewißheit, daß unter krankhaften Bedingungen im Bereiche der Kapillaren tatsächlich Plasmaeiweiß in verhältnismäßig großen Mengen ins Gewebe übertreten kann. Allmählich erkannten wir aber, daß dieses Geschehnis gar nicht so selten vorkommt, ja sogar relativ oft als Begleiterscheinung oder als Einleitung vieler Krankheiten auftritt.

Der Mechanismus, durch welchen die pathologische Erhöhung der Kapillarpermeabilität ausgelöst wird, ist vermutlich an Gifte gebunden, die die Membranlockerung bedingen. Über die Natur dieser im kranken Körper vorkommenden Stoffe sind wir zwar nur mangelhaft orientiert, immerhin stießen wir hin und wieder auf chemisch wohldefinierte Substanzen, die vermutlich als Abbauprodukte bakterieller Tätigkeit bei manchen Infektionen in Betracht kommen. Jedenfalls können diese Gifte die Permeabilität der Kapillaren so schädigen, daß Plasma in die Gewebe übertritt.

Vergleicht man die verschiedenen Formen der Permeabilitätsstörungen, so findet man solche, die nur *einzelne Organe* in Mitleidenschaft ziehen, während bei anderen Zuständen *generalisierte, den ganzen Organismus treffende Schädigungen* bestehen. Auch der Eiweißdurchtritt zeigt insofern graduelle Unterschiede, als einmal nur eine eiweißarme Lösung durch die Kapillaren sickert, während ein anderes Mal fast unverändertes Plasma ins Gewebe übertritt. Wie überall, ergeben sich auch hier zwischen Pathologie und Physiologie fließende Übergänge. Unter idealen Bedingungen, also bei einem gesunden Individuum, werden die geringen Eiweißmengen des kapillären Filtrates, die vielleicht den Gewebsstoffwechsel stören könnten, rasch beseitigt, dies setzt aber einen normal funktionierenden Lymphapparat voraus. Auf Grund unserer Untersuchungen glauben wir berechtigt zu sein, zu behaupten, daß die Lymphgefäße besondere Einrichtungen besitzen, die die Gewebsflüssigkeit von vorhandenem Eiweiß reinigen. Eine solche Vorrichtung besteht auch darin, daß zwischen Blut, Lymphe und Gewebszellen Verschiedenheit der elektrischen Ladung in dem Sinne besteht, daß der Abtransport von Eiweiß durch die Lymphe sehr begünstigt wird. Dadurch, daß dieser Mechanismus die Gewebsflüssigkeit eiweißfrei macht, erleichtert er das Wirken der verschiedenen Kräfte und führt zu lebhaften Austauschvorgängen zwischen Blut und Geweben; auch das in die Gewebsräume eingelagerte Bindegewebe dürfte für die Zusammensetzung der Gewebsflüssigkeit von Bedeutung sein.

An der Grenze zwischen Pathologie und Physiologie stehen Zustände, die die Klinik gern zu den Abnützungsvorgängen rechnet. Viele Vorrichtungen des Körpers beginnen im Alter allmählich schlechter zu funktionieren, ohne daß man hier schon unbedingt von Krankheit sprechen muß. Es ist gut vorstellbar, daß als Ausdruck eines solchen Altersvorganges auch eine allmähliche Zunahme des Eiweißgehaltes der Gewebsflüssigkeit eintreten kann. In ähnlicher Weise glauben wir auch die Störungen deuten zu können, die in einem Organismus auftreten, wenn plötzlich Sauerstoffmangel auftritt. Schließlich ist auf Veränderungen innerhalb der Leber zu verweisen, die sich anscheinend während der Gravidität entwickeln; sie finden vielleicht ein Analogon in der Neigung mancher schwangerer Frauen zu Albuminurie und Ödembildung. Man könnte fast daran denken, daß es während der Schwangerschaft sozusagen zu einer physiologischen Lockerung der Kapillarmembranen kommt.

Da die Anwesenheit von Plasma in den Gewebsräumen kaum als eigentliches Krankheitsbild angesehen werden kann, sondern vielmehr als symptomatische Erscheinung ganz allgemeiner Natur, wird man auch in Erwägung ziehen müssen, ob der von uns bevorzugte Name „seröse Entzündung" glücklich gewählt ist oder ob er nicht durch einen besseren ersetzt werden könnte, da der Vorgang nicht ganz in den Rahmen dessen paßt, was der Morphologe gewöhnlich als Entzündung bezeichnet. In diesem Sinne geben wir zu, daß die Bezeichnung nicht ganz zweckentsprechend ist; da uns aber die Ergründung des Wesens dieses pathologischen Prozesses mehr am Herzen liegt als das Für und Wider eines Wortes, nehmen wir an dieser Bezeichnung keinen Anstoß, ebensowenig wie von anderer Seite gegen die seinerzeit von uns gewählte, ebenfalls nicht sehr glückliche Namensgebung „Albuminurie ins Gewebe" Stellung genommen wurde.

Wir haben früher gezeigt, daß die Überflutung der Gewebe durch Plasma zu einer rein mechanischen Zerwühlung des Zellgefüges führen kann und daß die Tatsache, daß dies nicht gar zu häufig geschieht, darauf beruht, daß dem Körper Vorrichtungen zur Verfügung stehen, durch die das als Fremdkörper wirkende Extravasat beseitigt werden kann, wodurch Heilung eintritt. Daß die Lymphbahnen dabei eine entscheidende Rolle spielen, scheint uns sicher, ob aber nicht auch autolytische Vorgänge oder die Funktion des interstitiellen Bindegewebes mit im Spiele sind, müssen erst weitere Untersuchungen lehren; jedenfalls müssen neben mechanischen Schädigungen auch chemische Störungen berücksichtigt werden. Anschließend an die wichtigen Untersuchungen von KROGH, die uns über die Beziehungen zwischen Kapillarverteilung und Sauerstoffversorgung der Gewebe orientiert haben, mußten wir zu der Erkenntnis kommen, daß die Einlagerung von Plasma in die interstitiellen Räume für die Sauerstoffversorgung der Gewebe außerordentlich nachteilig ist. Auch die Vorstadien einer serösen Entzündung, also die Eiweißimbibition der Kapillaren, die sich gelegentlich nur durch eine Verdickung der Kapillarwand bemerkbar macht, kann schon die Sauerstoffdiffusion stören und dadurch die Tätigkeit der Parenchymzellen beeinträchtigen. Alle Gewebe, in deren Gefüge sich Eiweißmassen eingelagert haben, laufen daher Gefahr, langsam abzusterben. Am meisten müssen durch die Eiweißimbibition jene Organe leiden, die auf eine hohe Sauerstoffzufuhr angewiesen sind, vor allem das Herz, die Niere und das Gehirn.

Wenn die den Eiweißabtransport besorgenden Vorrichtungen in einem Gewebe — wir denken immer wieder an die Lymphbahnen — den Anforderungen nicht entsprechend genügen, so bringt das seröse Exsudat das Gewebe allmählich zum Schwunde; es kann aber das ausgetretene Exsudat auch zur Muttersubstanz eines bindegewebigen Prozesses werden. Kennt man diese Möglichkeit, dann werden uns viele mit Bindegewebsneubildung einhergehende Vorgänge in unserem Organismus verständlicher. Ebenso wie aus einem Pleuraexsudat allmählich eine Schwarte entsteht, kann auch eine in den großen Organen angehäufte Exsudatmasse zur Muttersubstanz von Bindegewebsfasern werden, wobei es eigentlich gleichgültig ist, ob eine direkte Umwandlung des Exsudates in Bindegewebsfibrillen möglich ist oder ob sich Fibroblasten und andere zellige Elemente an diesem Prozeß beteiligen.

Wir haben bei unseren Untersuchungen den Plasmaaustritt in die Gewebe zuerst im Experiment bewiesen; der zweite Abschnitt unserer Beobachtungen war der Fühlungnahme mit der pathologischen Anatomie gewidmet. Nun mußte als Krönung des Ganzen, als dritter Schritt, die Übertragung unserer Erfahrungen auf die Klinik versucht werden. Die konkrete Frage lautete somit: Welche Wege stehen uns zu Gebote, um am Krankenbett zu erkennen, ob sich im Organismus eines Kranken tatsächlich ein Plasmaaustritt abspielt? Den eigentlichen Anlaß, sich für diese Frage zu interessieren, bildeten Untersuchungen an Patienten, die an schweren Nahrungsmittelvergiftungen erkrankt waren; dabei gelangten wir zu der wichtigen Beobachtung, daß es an den verschiedensten Stellen des Körpers zu einer serösen Entzündung kommt. Sie ist gelegentlich so schwer, daß der große Plasmaverlust allein schon durch Leerlaufen der Gefäße das Leben des Patienten gefährden kann; das führende Symptom war die Bluteindickung und die damit einhergehende Verringerung der Blutmenge. Der Zustand zeigte enge Beziehungen zur Histaminvergiftung, was der Anlaß war, auch für die Nahrungsmittelvergiftung eine Histaminintoxikation anzunehmen. Bei der Analyse der mutmaßlichen Ursachen der Fleischvergiftungen kamen wir auf die Spur einzelner

Allylderivate. Diese Stoffe beanspruchen deswegen höchstes Interesse, weil Substanzen vom Typus dieser Gifte wahrscheinlich im toxischen Fleisch, aber auch im Eiter und in manchen Bakterienkulturen vorkommen; weiters sind sie imstande, beim Tier, sowohl bei enteraler als auch parenteraler Verabfolgung, die schwerste allgemeine seröse Entzündung hervorzurufen. Ähnlich wie die Wurst- oder Fleischvergiftung, kann auch die Intoxikation mit Allylformiat ein Schulbeispiel einer schweren allgemeinen serösen Entzündung sein. Gerade diese Beobachtungen waren es, die uns Kliniker aufforderten, Erythrozytenschwankungen in Verbindung mit Veränderungen der Blutmenge und der Serumeiweißkörper als Kriterien einer serösen Entzündung die höchste Aufmerksamkeit zuzuwenden.

Ein weiteres Symptom, das uns bei der Beurteilung mancher Krankheitsbilder im Sinne eines Plasmaaustrittes aus den Gefäßen vorwärtsbringen konnte, ist die objektiv erfaßbare Veränderung der Permeabilität der Kapillaren, die man durch mechanische Stauung am Arm leicht nachweisen kann. Bei hohem und langdauerndem venösen Druck ergibt sich immer ein gewisser Grad von Eiweißaustritt aus den Kapillaren; wird aber auf den Arm ein Druck von 40 mm Hg während 30 Minuten ausgeübt, so läßt sich nur bei jenen Krankheiten ein Eiweißaustritt nachweisen, bei denen die nachträglich vorgenommene Untersuchung eine seröse Entzündung wahrscheinlich machen konnte; durch die LANDISsche Versuchsanordnung scheint man eines der verläßlichsten Kriterien einer serösen Entzündung erfassen zu können.

In ähnlicher Richtung bewegen sich Prüfungen mittels der Kantharidenblasenmethode. Anscheinend reagieren Menschen, deren Kapillarwände aufgelockert sind, häufig mit einer stärkeren Eiweißabsonderung in das Reizserum der Kantharidenblase als gesunde Menschen.

Sowohl im Experiment wie bei der menschlichen serösen Entzündung besteht das austretende Eiweiß überwiegend aus Albumin; das kleinere Albuminmolekül findet eben viel leichter den Weg durch die Kapillarwand als das größere Globulin. Dementsprechend ist in Exsudaten und im Harn bei Albuminurie das Albumin immer in stärkerem Maße vorhanden als das Globulin. Vielleicht hängt damit bei vielen Fällen auch die Beschleunigung der Blutkörperchensenkung zusammen, die im Blute auftritt, wenn das Globulin über das Albumin überwiegt. Deswegen läßt uns, allerdings mit äußerster Vorsicht, eine Blutkörperchensenkungsbeschleunigung das Bestehen einer serösen Entzündung in Betracht ziehen.

Interessant ist schließlich die Tatsache, daß es häufig bei Zuständen, die mit Eiweißübertritt ins Gewebe einhergehen, zu einer Natriumretention im Körper kommt; umgekehrt sehen wir oft, daß die Heilung einer solchen Erkrankung mit einer Vermehrung der Natriumausscheidung einhergeht. Die Aufdeckung dieser Vorgänge ist deshalb von Bedeutung, weil sie uns gelehrt hat, auf Zusammenhänge zwischen seröser Entzündung und trüber Schwellung zu achten, die ebenfalls ein nahezu ständiges Begleitsymptom dieses Zustandes ist; damit ergeben sich auch Anhaltspunkte für eine kausale Therapie, die in einer Einschränkung der Natriumzufuhr besteht.

Da seröse Entzündung so häufig als Begleiterscheinung der verschiedensten Krankheitsbilder auftritt, ist es für den Kliniker sehr bedauerlich, daß wir kein unbedingt sicheres Kriterium in der Hand haben, um uns über das Ausmaß des Plasmaaustrittes zu orientieren; wir haben nach fermentativen Abbauprodukten des ausgetretenen Eiweiß gefahndet, sind aber dabei bisher zu keinem Resultat gekommen.

Der Zustand der serösen Entzündung ist eine Störung, die durch die Flüssigkeitsanhäufung innerhalb der Gewebe gelegentlich zu einer Vergrößerung der inneren Organe führen kann und dadurch unsere Aufmerksamkeit erweckt; so wünschenswert es wäre, ein solches Verhalten bei der diagnostischen Beurteilung einer serösen Entzündung zu verwerten, so sehr muß man sich darüber im klaren sein, daß die seröse Entzündung meist nur ein schleichender Prozeß ist, der sich oft nur auf ein Organ beschränkt und dementsprechend diagnostisch vielfach nur vermutet und seltener sichergestellt werden kann.

Wir haben Substanzen kennengelernt, die die Kapillarwand schädigen und so durchlässig machen; sicher gibt es aber auch Substanzen, die in umgekehrter Richtung wirken — also die Gefäßwand abdichten; es scheint uns daher sehr beachtenswert, daß unter diesen abdichtenden Präparaten auch Mittel zu finden sind, die bei der Therapie jener Zustände schon seit langer Zeit Anwendung finden, die nach genauerer Untersuchung zur serösen Entzündung gerechnet werden müssen; durch Untersuchungen an überlebenden Organen ist es uns z. B. gelungen, Störungen, die durch Allylformiat gesetzt wurden, durch Pyrazolonderivate wieder rückgängig zu machen.

Damit scheint die Beweiskette geschlossen, *daß das Problem der Membranstörung mehr denn je das Objekt einer klinischen, pharmakologischen und anatomischen Analyse sein muß*; wenn es eine Kluft zwischen den Anschauungen der Humoralpathologie und der Zellularpathologie gibt, so glauben wir, daß diese Kluft gerade durch eine *Permeabilitätspathologie* überbrückt werden kann; ausgehend von einer solchen Betrachtungsweise scheint es uns jetzt möglich, so manches Wechselspiel zwischen den krankhaften Veränderungen in den Körpersäften, den Dyskrasien, und dem Befallensein einzelner Organe oder Organsysteme besser zu verstehen; in diesem Sinne stellen unsere Untersuchungen einen ersten schüchternen Versuch dar, zu einer solchen Permeabilitätspathologie zu gelangen.

Anhang.

Über den molekularen Aufbau der Eiweißstoffe.
Einleitung.

Von H. MARK und A. von WACEK.

Das Eiweiß tritt uns als Träger des Lebens im tierischen Organismus vorzugsweise in zweierlei Art entgegen: im „festen" Zustand als *Gerüstsubstanz*, wo es neben dem anorganischen Material der Knochen, Schalen usw. den überwiegenden Teil des Tierkörpers in Form von Muskeln, Sehnen, Nerven usw. bestreitet und in „gelöstem" bzw. dispergiertem Zustand dann, wenn es gelegentlich von Auf-, Ab- oder Umbauprozessen im Körper transportiert werden muß oder wenn die besonderen, vor allem kolloidchemischen Eigenschaften des in der *Körperflüssigkeit* verteilten Eiweiß für den Lebensprozeß dienstbar gemacht werden sollen.

Wenn auch in der Zusammensetzung der verschiedenen Eiweißkörper im einzelnen sehr erhebliche Unterschiede, sowohl hinsichtlich des chemischen Aufbaues aus verschiedenen Elementen als auch hinsichtlich der Zusammenfügung der einzelnen Bausteine bestehen, so lassen sich doch für alle Eiweißkörper gewisse gemeinsame Grundzüge auffinden, die im folgenden auseinandergesetzt werden sollen. Hierbei soll es gerade Aufgabe des vorliegenden Anhanges sein, bei der Betrachtung dieser, für die meisten Eiweißstoffe ausschlaggebenden Eigenschaften, die in der letzten Zeit zur vollen Geltung gelangten, physikalisch-chemischen Anschauungen über den *Bau der Atome, Moleküle* und der *Molekülaggregate* mitzuverwenden. Im Bereich der einfachen anorganischen und organischen Verbindungen hat man sehr viel Quantitatives über die Größe der Atome, über ihre Anordnung im Molekül und über die sie zum Molekülverband vereinigenden Kräfte erfahren, und es ist eine wichtige Aufgabe, in der Eiweißchemie gerade diese neueren Erkenntnisse in vollem Umfange mitzuverwerten.

Die *Eiweißkörper* gehören zur Klasse der *hochpolymeren Naturstoffe* und sind, wie im Laufe der letzten Jahre mit immer größerer Sicherheit erwiesen werden konnte, ihrem Aufbau nach dadurch charakterisiert, daß verhältnismäßig *kleine, einfache Bausteine* durch *chemische Hauptvalenzen* zu hochmolekularen Gebilden vereinigt werden, die man als *Makromoleküle* oder wegen ihres kettenförmigen Aufbaues noch besser als *Hauptvalenzketten* bezeichnet. Für eine solche Hauptvalenzkette oder für ein solches Makromolekül ist also einerseits der sich immer wiederholende gleichartige Elementarbaustein, anderseits die *Art der Verknüpfung* charakteristisch. In der Klasse der Eiweißstoffe sind nun zwar bisher wohl an die zwanzig verschiedene Grundbausteine bekannt geworden; sie gehören aber alle der Klasse der *Aminosäuren* an, so daß von einer gewissen Einheitlichkeit auch hier gesprochen werden kann. Noch weitergehende Ähnlichkeit besteht in der Verknüpfung der Grundbausteine miteinander, da zumindestens überwiegend eine ganz bestimmte Art der Verkettung der einzelnen Aminosäuren vorliegt.

Es war die Aufgabe der klassischen organischen Chemie die *Konstitution* und *Konfiguration* der Aminosäuren aufzuklären, und man kann gegenwärtig dieses Problem bei den meisten im Eiweiß vorhandenen Individuen als gelöst betrachten. Darüber hinaus hat aber auch die klassische organische Chemie schon sehr genaue Vorstellungen über die Verknüpfungsart der Bausteine entwickelt, und die berühmten Polypeptidsynthesen EMIL FISCHERS sind ein besonders eindrucksvolles Beispiel einer weitgehenden Konstitutionsermittlung durch synthetische Modellversuche.

Im folgenden soll nun zunächst der allgemeine Aufbau der wichtigsten Aminosäuren unter besonderer Betonung der räumlichen molekularen Anordnung besprochen und anschließend gezeigt werden, in welcher Weise aus ihnen die Makromoleküle und aus diesen wieder die morphologischen Elementarteilchen des Eiweiß entstehen.

Die Aminosäuren.

Als Aminosäuren bezeichnet man Karbonsäuren, in denen ein oder mehrere an Kohlenstoff gebundene Wasserstoffatome durch Amino-

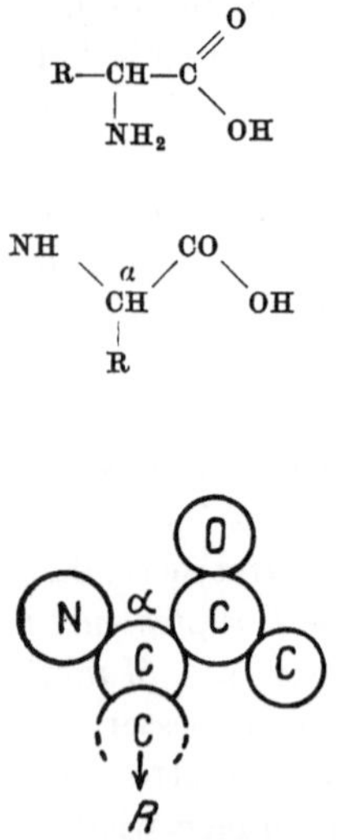

Abb. 111. α-Aminosäure. 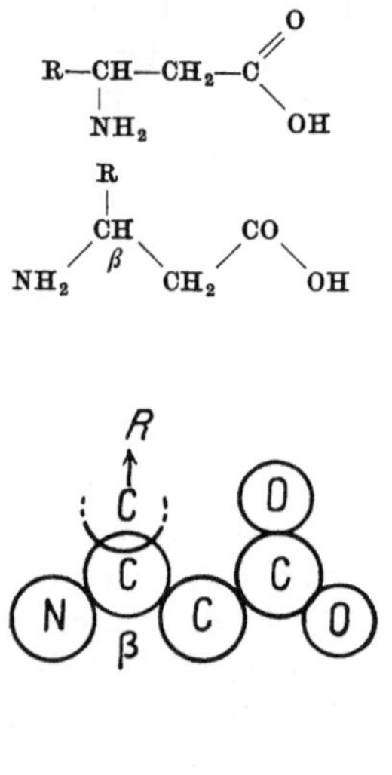 Abb. 112. β-Aminosäure. 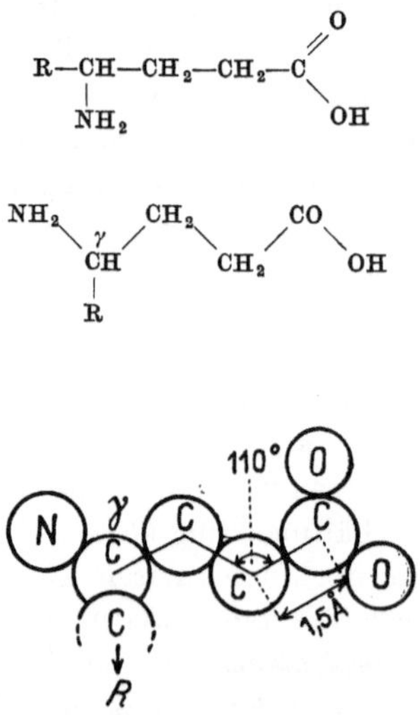 Abb. 113. γ-Aminosäure.

gruppen ersetzt sind. Wenn die Aminogruppe an einem der Karboxylgruppe benachbarten Kohlenstoffatom haftet, spricht man von α-Aminosäuren. Wenn *eine* unsubstituierte CH$_2$-Gruppe dazwischen liegt, spricht man von β-, des weiteren von γ-, δ- usw. -Aminosäuren. Wir wollen nun, von den in der klassischen organischen Chemie üblichen Strukturformeln ausgehend, typische Aminosäuren in der den heutigen Kenntnissen über den räumlichen Bau angepaßten Formelbildung darstellen. Die Abb. 111 zeigt oben die übliche Aufschreibungsweise einer α-Aminosäure, in der Mitte unter Berücksichtigung der zwischen den einzelnen chemischen Verbindungen auftretenden Valenzwinkel und unten auch noch unter Berücksichtigung der von den einzelnen Atomen tatsächlich beanspruchten räumlichen Bereiche. In Abb. 112 ist das gleiche für eine β-Aminosäure, in Abb. 113 für eine γ-Aminosäure zu sehen.

Die in den Spaltprodukten des natürlichen Eiweiß aufgefundenen Aminosäuren gehören fast durchwegs dem α-Typus an und besitzen daher die in Abb. 111 dargestellte Gruppierung. Ganz vereinzelt nur sind auch β-Aminosäuren isoliert worden.

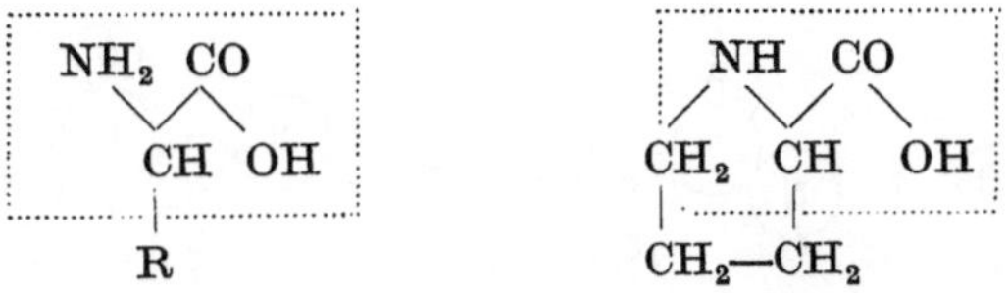

Abb. 114.

Auch das häufig als Eiweißspaltprodukt auftretende Prolin steht, wie aus der Abb. 114 leicht zu ersehen ist, in naher Beziehung zu den α-Aminosäuren.

Das in den Abbildungen mit R bezeichnete Radikal kann sehr verschiedener Natur sein; aliphatisch, aromatisch, auch selbst wieder substituiert, es kann seinerseits Karboxyl- oder Aminogruppen enthalten, wodurch eine außerordentliche Vielfältigkeit der Eiweißbausteine gegeben ist. Bis jetzt sind etwa zwanzig Aminosäuren bei der Eiweißhydrolyse festgestellt und ihrer Konstitution nach aufgeklärt worden. Bei einigen weiteren konnte das Vorkommen als wahrscheinlich erkannt werden.

Fast alle Aminosäuren sind optisch aktive Verbindungen und enthalten ein asymmetrisches C-Atom, das in den obigen Formeln durch den griechischen Buchstaben gekennzeichnet ist. Der Konfiguration nach gehören alle in der Natur vorkommenden Verbindungen der sogenannten l-Reihe an, was eine bestimmte Aussage über die gegenseitige räumliche Lagerung der einzelnen Gruppen beinhaltet.

Die gegenseitige Verknüpfung der Aminosäuren.

Prinzipiell sind bei der großen Zahl der Eiweißbausteine recht verschiedenartige Verknüpfungsmöglichkeiten gegeben, besonders wenn in den Radikalen R noch weitere reaktionsfähige Gruppen vorkommen,

wie die Karboxyl-, Hydroxyl-, Amino-, Guanidino- oder Sulfhydryl-
gruppe. Es war das große Verdienst EMIL FISCHERS, gezeigt zu haben,
daß von den vielen in Frage kommenden Möglichkeiten, zumindestens
weitaus überwiegend beim natürlichen Eiweiß, die sogenannte Peptidbindung anzutreffen ist. Sie besteht im säureamidartigen Eingreifen der
Karboxylgruppe der einen Aminosäure in die α-ständige Aminogruppe
der anderen und läßt sich durch das folgende Schema kennzeichnen:

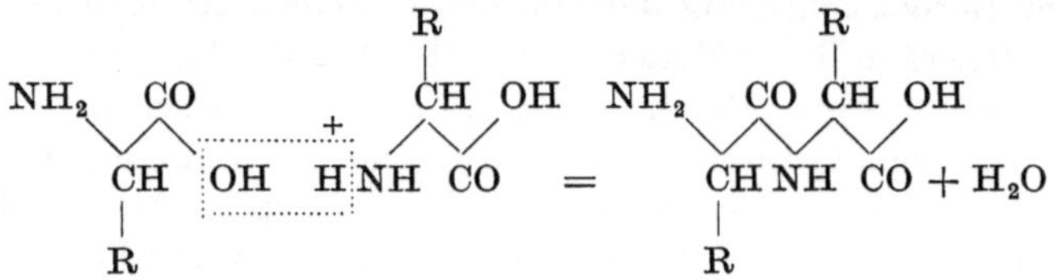

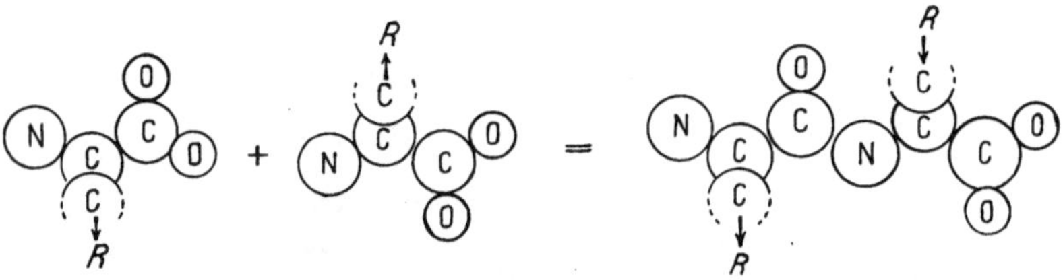

Abb. 115. Zusammentritt zweier Aminosäuren zum Dipeptid.

Je nach der Anzahl der durch Peptidbindungen miteinander ver-
knüpften Grundbausteine spricht man von Di-, Tri- bzw. Polypeptiden.
Aus den einzelnen Elementen entstehen hierbei lange Ketten, welche als
die eigentlichen Strukturelemente der nativen Eiweißkörper anzusehen
sind. Es leuchtet ein, daß sowohl die Form der einzelnen Ketten als insbesondere die Kräfte, welche die Ketten aneinanderfügen, nicht nur für
alle chemisch-physikalischen Eigenschaften der Eiweißkörper von Be-
lange sind, sondern in vielleicht noch höherem Maße auch die biologisch
wichtigen Erscheinungen — Quellfähigkeit, Durchlässigkeit, Elastizität
— von Fasern und Membranen beeinflussen. Ehe wir nunmehr daran-
gehen, uns genauere räumliche Vorstellungen über diese Eiweißketten
zu bilden, wird es zweckmäßig sein, einiges Allgemeine über die chemische
Bindung der Atome überhaupt und den Bau einfacher Moleküle voraus-
zuschicken.

Haupt- und Nebenvalenzen.

Zunächst kann man ganz grob die uns im Bereiche der Chemie ent-
gegentretenden Bindungsarten in *Hauptvalenzen* und *Nebenvalenzen* ein-
teilen. Die ersteren entsprechen den starken Bindungskräften, welche
die einzelnen Atome im Molekül zusammenhalten; sie sind von der
Größenordnung 100 kcal pro Mol. und erzeugen festgefügte, in sich

gesättigte Verbindungen wie Kochsalz, Kohlensäure, Aspirin oder Gips. Unter dem Einfluß dieser starken Kräfte nähern sich die einzelnen das Molekül aufbauenden Atome sehr erheblich, so daß z. B. auf dem Gebiet der uns besonders interessierenden organischen Verbindungen der Abstand zweier durch chemische Hauptvalenzen verknüpfter Atome immer zwischen 1,1 und 1,6 Å[1] liegt.

Die Erfahrung lehrt aber, daß auch nach Absättigung der chemischen Hauptvalenzen, also nach dem Zusammentritt der Atome zum Molekül, noch weitere, allerdings erheblich *schwächere Kräfte* bestehen bleiben, welche zur Folge haben, daß auch die Moleküle eine gewisse Tendenz zeigen, sich aneinander zu lagern, eine Eigenschaft, welche beim Kondensieren eines Gases zur Flüssigkeit oder beim Kristallisieren einer Lösung zum festen Körper deutlich wird. Diese insgesamt unter dem Namen *Nebenvalenzen* (oder Kohäsionskräfte) zusammengefaßten Kräfte sind nicht so spezifisch wie die obenerwähnten Hauptvalenzen und binden die unter ihrem Einfluß zusammentretenden Moleküle nicht so fest aneinander. Ihre Größenordnung ist 10 kcal pro Mol., und sie bewirken, daß sich unter ihrem Einfluß die Molekeln bis auf einen Abstand von etwa 3,5—5,0 Å nähern.

Während nun bei allen chemischen Umsetzungen die Hauptvalenzen die maßgebende Rolle spielen, treten die Nebenvalenzkräfte bei allen kolloidchemischen Effekten in den Vordergrund. So ist die Quellung einer Faser oder eines Gewebes in Wasser, Säuren oder Salzlösung durch die Anziehungskräfte zwischen dem quellenden Gebilde und der Quellflüssigkeit bedingt. Geringe Kohäsionskräfte bewirken ein lockeres, leicht durchlässiges System, während starke Nebenvalenzen ein festgefügtes impermeables Gebilde erzeugen. Man sieht daraus, daß die Kenntnis dieser Kohäsionskräfte und ihre Abhängigkeit von verschiedenen Einflüssen besonders für die biologischen Eigenschaften der Eiweißkörper von besonderer Wichtigkeit ist.

Diese Einteilung in Haupt- und Nebenvalenzen wird uns im folgenden noch wiederholt entgegentreten; beide Kräfte machen sich auch auf dem Gebiet der Eiweißchemie geltend: die chemischen Hauptvalenzen (Peptidbindungen) fügen die einzelnen Aminosäuren zu den fadenförmigen Hauptvalenzketten zusammen, die Nebenvalenzen bewirken deren Zusammentreten zu Molekülaggregaten, Mizellen, Kolloidteilchen und den höheren Strukturelementen des lebenden Organismus.

Heteropolare und homöopolare Hauptvalenzen.

Beim näheren Eingehen auf die chemischen Hauptvalenzen stoßen wir wieder auf eine deutliche Verschiedenheit im Verhalten der Bindungs-

---

[1] 1 Å = 1 Ångström-Einheit = $^1/_{10 \cdot 000 \cdot 000}$ mm.

kräfte, welche dazu geführt hat, die sogenannten *heteropolaren* und *homöopolaren* Hauptvalenzen zu unterscheiden.

Die Erfahrung hat gezeigt, daß es eine große Gruppe von Verbindungen gibt, die ihrem ganzen Verhalten nach aus geladenen Atomen, den sogenannten *Ionen*, besteht. Es sind dies alle typisch *salzartigen*, sauren oder alkalischen Verbindungen (NaCl, HCl, NaOH), die man, weil sie aus entgegengesetzt geladenen Ionen bestehen, unter dem Namen *heteropolare* Verbindungen zusammenfaßt. Nach den gegenwärtigen Vorstellungen über den Aufbau der Atome werden diese Verbindungen durch *elektrostatische* Kräfte in durchaus ähnlicher Weise zusammengehalten, wie makroskopische, kugelförmige Konduktoren bei entgegengesetzter Aufladung einander anziehen. Die heteropolaren Hauptvalenzkräfte sind also ihrem Charakter nach als elektrostatisch anzusprechen und lassen sich daher durch ein *kugelsymmetrisches*, das betreffende Ion umgebendes Kraftfeld beschreiben.

Das Molekül des NaCl läßt sich z. B. anschaulich durch ein positiv geladenes kugelförmiges Natriumion und ein ebensolches, negativ geladenes Chlorion darstellen, zwischen welchen die elektrostatischen Anziehungskräfte gemäß dem COULOMBschen Gesetz wirksam sind. Die genauere Untersuchung der Verhältnisse hat gezeigt, daß für jedes Ion eine bestimmte Größe charakteristisch ist, woraus man zu dem Begriff des *Ionenradius* geführt wurde. Verschiedenartige Untersuchungsmethoden, insbesondere das Studium der Kristallgitter, haben die Größe dieser Ionen kennengelehrt, so daß man heute in der Lage ist, für jedes Ion einen ganz bestimmten, von dem Partner weitgehend unabhängigen Wert des Ionenradius zu definieren. In der Tabelle 38 sind für einige Ionen, welche bei physiologisch-biologischen Vorgängen in erster Linie in Frage kommen, die heute gültigen Ionenradien in Å-Einheiten aufgeführt. Der kugelsymmetrische Bau des elektrostatischen Kraftfeldes

Tabelle 38. Einige Ionenradien häufig
vorkommender Ionen

Positiv oder negativ geladenens Ion	Ionenradinradius in Ångström Einheiten
Na^+	0,98
K^+	1,33
NH_4^+	1,43
Ca^{++}	1,06
Mg^{++}	0,78
Fe^{+++}	0,67
Cl^-	1,81
P^{---}	0,3—04

hat zur Folge, daß bei der heteropolaren Hauptvalenz im allgemeinen bestimmte Richtungen nicht bevorzugt sind, sondern für die Lage der

einzelnen Atome im Molekül nur die gegenseitigen Anziehungs- bzw.
Abstoßungskräfte in Frage kommen. So ist wegen der gegenseitigen
Abstoßung der Chlorionen im Kalziumchlorid bzw. Ferrichlorid die An-
ordnung entsprechend der Abb. 116 und 117.

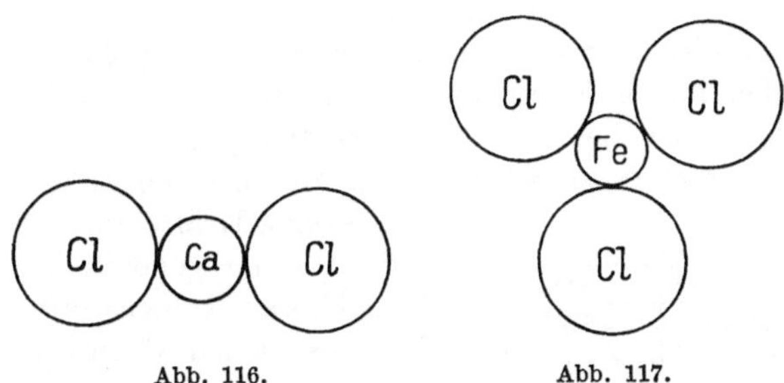

Abb. 116.   Abb. 117.

Denkt man sich abwechselnd positive und negative Ionen längs einer
Geraden aneinandergefügt, so resultiert ein perlschnurartiges lineares
Gebilde, dem wegen der zwischen den aufeinanderfolgenden Ionen herrschenden elektrischen Kräfte eine bestimmte Festigkeit zukommt. Die
hierbei entstehende Kette wird durch heteropolare Hauptvalenzen zu-
sammengehalten· und kann daher als heteropolare Hauptvalenzkette bezeichnet werden.

Denkt man sich eine große Zahl solcher Ketten nebeneinandergelegt,
dann erhält man eine Fläche von positiv und negativ geladenen Ionen in
schachbrettartiger Anordnung, die ihrerseits wieder durch die elektrischen
Anziehungskräfte zusammengehalten wird. Solche Ionenebenen trifft
man an der Oberfläche von Kristallen, gelegentlich auch an der Grenz-
fläche flüssiger Phasen. Man kann sie als heteropolare Hauptvalenz-
netze ansprechen.

Schichtet man endlich eine große Zahl solcher Ionenebenen überein-
ander, dann bilden sowohl die positiven als auch die negativen Ionen
je ein räumliches Punktgitter, und die beiden ineinandergestellten Gitter
ziehen sich wiederum wegen ihrer entgegengesetzten Ladung an. Man
erhält ein abwechselnd aus positiven und negativen Teilchen zusammen-
gesetztes Raumgitter, eine Anordnung, die in allen salzartigen Kristallen —
NaCl, Na$_2$SO$_4$ usw. -realisiert ist. Die Abb. 118 zeigt das räumliche Gitter
eines Kochsalzkristalles, in dem durch die schraffierten Kreise die negativ
geladenen Chlorionen, durch die weißen die Natriumionen dargestellt
werden.

Durch die Interferenzerscheinungen von Röntgenstrahlen an Kristallen,
welche im Jahre 1912 durch MAX V. LAUE entdeckt wurden, ist man in
der Lage, über die Dimensionen derartiger räumlicher Gitter sehr Genaues
zu erfahren. Ähnlich wie in der Optik berechnet man aus dem entstehenden Beugungsbild die in dem beugenden Objekt vorliegenden Abstände

und gelangt auf diesem Wege zu quantitativen Aussagen über die Ionenradien (vgl. Tabelle 38). Ebenso wie im heteropolaren Einzelmolekül sind
auch in den Raumgittern einer salzartigen Verbindung die zusammen-
haltenden Kräfte rein elektrischer Natur und unterliegen dem COULOMB-
schen Gesetz.

Neben dem bisher erwähnten Typus der heteropolaren Verbindung
findet man aber in der Natur auch häufig Moleküle, die durch ihr Verhalten zu erkennen geben, daß sie nicht aus entgegengesetzt geladenen
Einzelteilchen bestehen, sondern offenbar durch andersartige, sogenannte
homöopolare Kräfte zusammengehalten
sind. Hierher gehören in erster Linie
die zahllosen Kohlenstoffverbindungen
der organischen Chemie — Methan,
Naphthalin, Pyramidon usw. — denen
im gelösten und im festen Zustand der
salzartige Typus durchaus fehlt. In
den letzten Jahren ist es unter Zuhilfenahme der modernen Atommechanik
möglich gewesen, auch diese homöopolaren chemischen Hauptvalenzkräfte
aus der Struktur der Atome abzuleiten.
Es läßt sich für sie kein entsprechend
einfaches und anschauliches Analogon

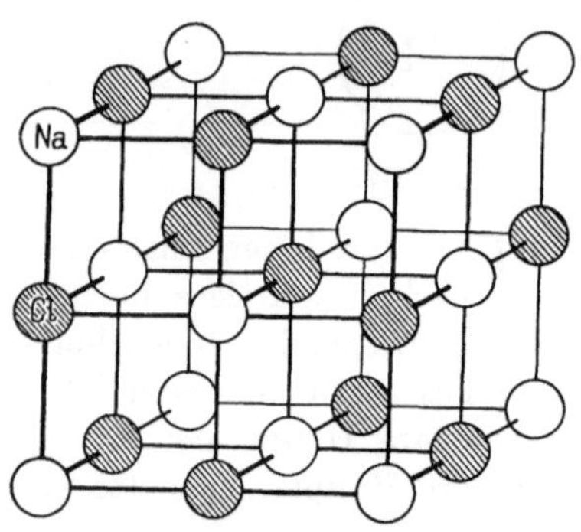

Abb. 118. Raumgitter des Natriumchlorids.

auf dem Gebiet der makroskopischen Mechanik finden, und man hat in
diesen starken Anziehungskräften zwischen neutralen Gebilden einen
durchaus für die Welt der Atome charakteristischen Effekt vor sich.

Beim genaueren Studium der Verhältnisse ergibt sich, daß diese
homöopolaren Anziehungskräfte in der Tat gerade diejenigen Bedingungen erfüllen, welche man für sie in der organischen Chemie aus dem
Verhalten homöopolar aufgebauter Moleküle schon seit langem gefordert
hat. Besonders charakteristisch für sie ist die Tatsache, daß sie sich
nicht durch ein kugelsymmetrisches Kraftfeld beschreiben lassen, wie
dies bei den heteropolaren Kräften der Fall war, sondern eine bestimmte
räumliche Anordnung zeigen. Dies steht im Einklang mit den schon von
VAN'T HOFF auf rein empirischem Wege aufgestellten Postulaten der
Stereochemie, welche für das große Gebiet der Kohlenstoffverbindungen
folgendes beinhalten.

1. Das Kohlenstoffatom ist *vierwertig*, die von ihm ausgehenden
Valenzen sind vom Mittelpunkt nach den Ecken eines regulären *Tetraeders*
gerichtet (Abb. 119a, Kohlenstofftetraeder).

2. Die einfache Kohlenstoffbindung C—C kommt dadurch zustande,
daß zwei Atome eine Valenzgerade gemeinsam haben, indem an dem
Eckpunkt des einen Tetraeders der Eckpunkt des anderen sich befindet.

Um die Verbindungslinie zwischen den Atomzentren besteht *freie Dreh-barkeit* (Abb. 119b).

3. Die doppelte Kohlenstoffbindung C = C läßt sich dadurch ver-sinnbildlichen, daß man zwei Tetraeder längs einer Kante aneinanderlegt. Um sie besteht *keine* freie *Dreh-barkeit* (Abb. 119c).

Es ist als besonderer Erfolg dieser einfachen An-schauungen hinzustellen, daß mit ihrer Hilfe alle bisher aufgefundenen Isomerien auf dem Gebiet der organischen Chemie einheitlich wiedergegeben werden konnten, und man wird daher nicht zögern, sie auch weiterhin bei der räumlichen Darstellung organischer Verbindungen zu verwenden, umsomehr als sie durch die eben erwähnte quantenmechanische Berechnung der homöopolaren Kräfte mit unseren allgemeinen Kenntnissen über den Aufbau der Atome verknüpft wird.

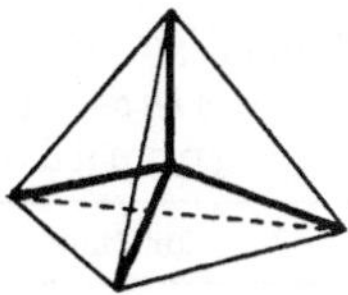

Abb. 119a. Kohlen-stofftetraeder.

Darüber hinausgehend hat man aber bei der rönt-genographischen Untersuchung organischer Verbindungen festgestellt, daß in der Tat der Abstand zwischen 2 C-Atomen in den verschiedensten organischen Verbin-dungen stets einen sehr ähnlichen Wert besitzt, so daß man von bestimmten, für die chemischen Haupt-valenzen charakteristischen *Atomabständen* sprechen kann. Die Tabelle 39 enthält eine Reihe von Abständen, die beim Aufbau organischer Moleküle immer wieder gebraucht werden und uns im folgenden noch wiederholt entgegentreten werden.

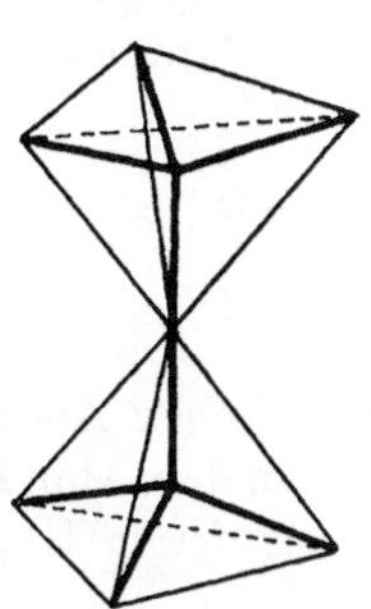

Abb. 119b. Schema der — C — C-Bin-dung. Freie Dreh-barkeit der beiden Tetraeder gegen-einander.

Genauere Messungen haben allerdings ergeben, daß die Annahme eines *starren Tetraeders* mit *konstanten Atomabständen* nur eine — wenn auch gute — An-näherung darstellt; in Wirklichkeit hängt der gegen-seitige Abstand zweier C-Atome noch in einem gewissen Grade davon ab, welche anderen Atome oder Atom-gruppen an sie gebunden sind, ob es sich um aliphati-sche oder aromatische Bindung handelt usw. Des-gleichen sind die Valenzen des Kohlenstoffatoms nicht als starre Tetraederhöhen anzusehen, sondern sie können unter dem Einfluß der Substituenten in einem be-

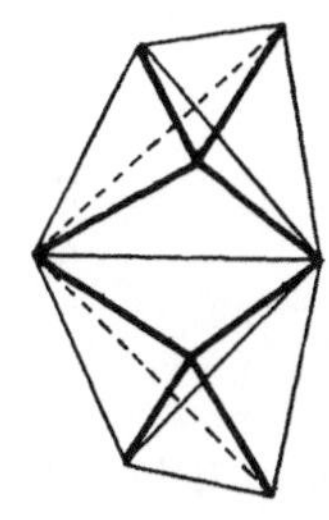

Abb. 119c. Schema der — C = C-Bin-dung. Keine freie Drehbarkeit der beiden Tetraeder gegeneinander.

stimmten Maße *abgebogen* werden. Der normale Tetraederwinkel beträgt 109° 28′ (≙ 110°) (Abb. 113), er wird im allgemeinen eingehalten. Man kennt aber auch Verbindungen, in welchen die Kohlenstoffvalenzen Winkeln bis hinauf zu 120° und herab zu 60° einschließen, allerdings enthalten diese Verbindungen meist eine bestimmte *Spannungsenergie* und zeichnen sich durch Instabilität oder Reaktionsfähigkeit aus. Die Tabelle 40 enthält einige Zahlenangaben über Valenzwinkel auf dem Gebiete der organischen Chemie.

Tabelle 39. Einige Kernabstände zwischen homöopolar gebundenen Atomen

Bindung	Abstand in Å
C — H	1,08
C — C (aliphatisch)	1,54
C — C (aromatisch)	1,42
C = C	1,30—1,35
C — N	1,33—1,48
C — O	1,43—1,49
C = O	1,15—1,25
C = S	1,64

Bauen wir nun unter Verwendung dieser Kenntnisse das räumliche Modell einer α-Aminosäure, so erhalten wir vorerst ohne Berücksichtigung des Radikals R das in der Abb. 111 (S. 274) angedeutete Gerüst. Das Zusammentreten zweier α-Aminosäuren zu einem Dipeptid führt zu der in Abb. 115 (S. 276) dargestellten Anordnung. Fügen wir nun drei, vier und mehr Aminosäuren hinzu, so resultiert ein Polypeptid, das in seiner räumlichen Anordnung nichts anderes als eine periodische Wiederholung der in den Abb. 111 und 115 enthaltenen Atomgruppen bedeutet und eine fortlaufende Hauptvalenzkette ergibt (Abb. 120). Man kann sie als das

Tabelle 40. Valenzwinkel am Kohlenstoff- und Sauerstoffatom

Atom	Valenzwinkelgerüst
C (vierwertig)	Tetraederwinkel $= \sim 110^0$
$^{\beta}C\alpha$ (vierwertig)	$\left.\begin{array}{l} \alpha = \sim 100^0 \\ \beta = \sim 130^0 \end{array}\right\}$ eben
O (zweiwertig)	$\sim 105 — 110^0$

eigentliche *Rückgrat* jedes Eiweißkörpers bezeichnen, an dem die verschiedenen Radikale R seitlich angeheftet sind und durch ihre Verschiedenheit die Vielfältigkeit der natürlichen Eiweißkörper bedingen. Da die Fähigkeit zur Peptidbindung allen α-Aminosäuren gemeinsam ist, können in einer Kette verschiedenartige Bausteine in regelmäßiger oder regelloser Abwechslung vorkommen und Strukturelemente von größter Vielseitigkeit bilden.

Ebenso wie man durch die röntgenographische Untersuchung heteropolarer Kristallgitter etwas über die *Ionenradien* erfahren hat, konnte man durch die Untersuchung der Kristallgitter homöopolarer Substanzen Aufschluß über das von einem Molekül beanspruchte *Raumgebiet* erlangen.

Da die homöopolaren Valenzkräfte nicht kugelsymmetrisch ausstrahlen, ist es zweckmäßig, hier an Stelle eines *Ionenradius* von der *Wirkungssphäre* homöopolar aneinandergeketteter Atome zu sprechen. Um das

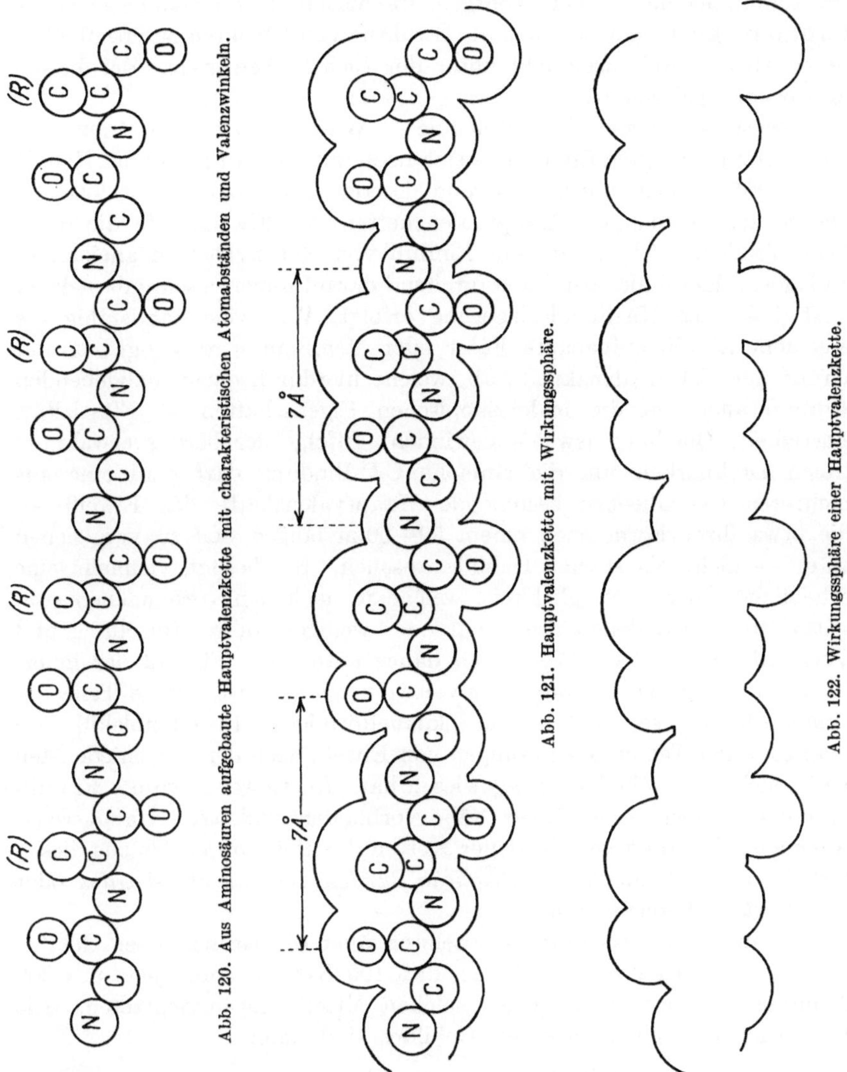

Bild der peptidischen Hauptvalenzkette zu ergänzen, haben wir daher noch zu dem in Abb. 120 enthaltenen Atomkerngerüst die Wirkungssphäre hinzuzufügen, d. h. denjenigen räumlichen Bereich, den das Molekül tatsächlich erfüllt. Aus der Abb. 121 kann man entnehmen, daß abgesehen von den substituierenden Radikalen eine peptidische Hauptvalenzkette die Gestalt eines gewellten Schlauches hat (Abb. 122), in dem die gleichen Atomgruppierungen periodisch in einem Abstand von 7 Å wiederkehren. Die in der Abb. 121 zum Ausdruck gebrachte Vergrößerung ist etwa fünfzigmillionenfach. Die röntgenographische Untersuchungsmethode ist also imstande gewesen, uns die Struktur von Objekten zu erschließen, deren Größe zweitausendmal unter der Sichtbarkeitsgrenze der besten Mikroskope gelegen ist.

Ebenso wie gewöhnliche Moleküle — Wasser, Essigsäure, Aspirin — trotz ihres gesättigten Charakters sich noch unter dem Einfluß der Nebenvalenzkräfte aneinanderlagern und kondensieren bzw. kristallisieren, ebenso zeigen auch die Hauptvalenzketten der Eiweißstoffe die deutliche Tendenz, sich unter dem Einfluß von Nebenvalenzen aneinander zu lagern. Es sei hier bereits vorgreifend darauf hingewiesen, mit welcher Festigkeit diese Ineinanderlagerung erfolgt. Wie widerstandsfähig die aus dem Eiweiß aufgebaute Faser oder Membran wird, hängt von der Größe der Nebenvalenzkräfte ab, welche hierdurch einen maßgebenden Einfluß auch auf die makroskopischen Eigenschaften — Elastizität, Festigkeit, Quellung usw. — gewinnen. Infolge der bereits erwähnten freien Drehbarkeit um die einfache C-C-Bindung darf man eine aus mehreren 100 Gliedern bestehende Hauptvalenzkette des Eiweiß — die etwa ihrer Form nach einem 50—60 m langen Seil zu vergleichen wäre — nicht als starres Gebilde ansehen. Sie besitzt vielmehr eine erhebliche innere Beweglichkeit, welche je nach den vorhandenen substituierenden Radikalen ihre mehr oder weniger starke Einrollung und Verknüllung gestattet. Wenn sich daher unter dem Einfluß der innerhalb der Kette wirkenden Nebenvalenzen deren verschiedene Teile aneinanderlagern, so entsteht ein „knäuelförmiges" Eiweißmolekül, wie man es in der Tat in den Lösungen von Eiweiß nach den verschiedensten Untersuchungsmethoden nachgewiesen hat. Im Gewebe, wo die Eiweißketten in großer gegenseitiger Nähe vorhanden sind, tritt vorzugsweise Aneinanderlagerung verschiedener Ketten ein, und man erhält aus diesen Ketten durch Parallellagern *längliche Bündel*, die man als *Mizellen* oder *Mesokristalle* bezeichnet hat.

Um uns eine bestimmte Vorstellung über die Größe dieser Gebilde zu machen, wollen wir annehmen, daß 100 Ketten, deren jede aus 200 Aminosäuren besteht, zu einer solchen Mizelle zusammentreten. Die Dimensionen des entstehenden Gebildes sind dann

$$\text{Länge:} \; = \sim 700 \text{ Å,}$$
$$\text{Dicke:} \; = \sim 70\text{—}80 \text{ Å.}$$

Man sieht aus diesen Zahlen, daß die Mizellen noch weit unterhalb der Sichtbarkeitsgrenze des Mikroskopes liegen und daß zwischen ihnen und dem im Mikroskop sichtbaren histologischen Bausteinen des Gewebes, den Zellen, ein gewaltiger Größenunterschied herrscht. Auch zum Aufbau der kleinsten Zellen sind noch mehrere Millionen Mizellen nötig.

Daß man überhaupt diese bündelartigen wurmförmigen Gebilde als gegebene Formelemente betrachtet, hat seinen Grund darin, daß es eine Reihe von Vorgängen gibt, in deren Verlauf dieser Verband von Hauptvalenzketten erhalten bleibt. Wegen der regelmäßigen Aneinanderlagerung der Ketten und wegen des regelmäßigen Baues jeder einzelnen unter ihnen stellt nämlich ein Mizell ein ganz kleines Raumgitter von Atomen dar und liefert daher mit Röntgenstrahlen charakteristische Interferenzerscheinungen. Diese Röntgeninterferenzen waren es, mit deren Hilfe im Jahr 1920 P. Scherrer und R. O. Herzog das Vorhandensein dieser kleinsten geordneten Bereiche experimentell sichergestellt haben. Die ersten Untersuchungen wurden mit der Zellulose und ihren Derivaten ausgeführt, da diese Objekte erheblich deutlichere Effekte liefern als die Eiweißstoffe. Später haben R. O. Herzog und seine Mitarbeiter und in letzter Zeit besonders W. T. Astbury auch auf dem Gebiet der Eiweißkörper das Vorhandensein solcher Mizellen nachgewiesen und ihr Verhalten gegenüber verschiedenen Einwirkungen untersucht.

Besonders sind es hier zwei Erscheinungen, welche Interesse beanspruchen: Die *Quellung* der Eiweißkörper und das verschiedene Verhalten im *gedehnten* bzw. *ungedehnten* Zustand.

Während z. B. das Fibroin des natürlichen Seidenfadens *stets* deutliche Interferenzbilder ergab, aus denen auf das Vorhandensein wohlgeordneter länglicher, genau parallelliegender Mizellen geschlossen werden konnte, liefern Sehnen, Muskeln und Haare undeutliche Diagramme, welche eine quantitative Auswertung nicht gestatten. Erst im extrem gedehnten Zustand erhält man — wie Astbury gezeigt hat, auch von solchen Präparaten Röntgenbilder, aus denen man auf das Vorhandensein parallel orientierter Mizellen schließen muß. Bei der Dehnung erfolgt offenbar zuerst eine Streckung und dann eine Parallellagerung der Eiweißketten, während im ungedehnten Zustand in Sehnen und Muskeln vorzugsweise zu einem Knäuel aufgewundene Eiweißketten vorliegen. Im nativen Eiweiß hat man also an ein und demselben Objekt die Extremfälle des amorphen, überwiegend aus ungeordneten geknäuelten Ketten bestehenden Zustandes und des orientierten, aus parallel gelagerten Hauptvalenzketten aufgebauten mizellaren Gefüges zu unterscheiden. Es ist bemerkenswert, daß von J. R. Katz das Vorhandensein zweier völlig analoger Zustände beim Kautschuk im ungedehnten und gedehnten Zustand nachgewiesen werden konnte und daß K. H. Meyer diese beiden Zustände eines Eiweißgewebes mit der Muskelkontraktion in ursächlichen Zusammenhang gebracht hat. Daß im gedehnten Kautschuk bzw. im erschlafften Muskel in der Tat eine weitgehende Parallellagerung der Ketten besteht, läßt sich nach L. Hock und K. H. Meyer deutlich zeigen, wenn man solche Präparate in flüssiger Luft pulverisiert. Man erhält in beiden Fällen ausgeprägte Spaltbarkeit in der Längsrichtung und beim Zerkleinern das Entstehen länglicher faseriger Gebilde.

Wie schon erwähnt, wird das Einrollen der Eiweißketten zum Teil durch die von den Radikalen ausgehenden Nebenvalenzen bewirkt, hängt also auch von dem Zustand der an der Polypeptidkette hängenden Seitengruppen ab. Häufig enthalten diese Seitenketten Karboxyl- bzw. Aminogruppen, die je nach der Azidität der Lösung Ladungen tragen können. Es sind ferner an der Oberfläche der Hauptvalenzketten selbst positive und negative Ladungen verschiedenartig verteilt (Abb. 123), so daß eine von der Azidität der Lösung abhängige Form der Ketten zu erwarten ist, eine Tatsache, welche sich in der Erfahrung verschiedenartig widerspiegelt. So wird durch sie der schon erwähnte Zusammenhang zwischen Muskelkontraktion und P_H des Gewebes erklärlich, es wird verständlich, warum sich die Viskosität von Eiweißlösungen bei verschiedenen H-Ionenkonzentrationen so stark verändert. Schließlich muß darauf hingewiesen werden, daß der isoelektrische Punkt, der bekanntlich für viele Eigenschaften von Eiweiß sehr bedeutsam ist, gerade jenen Zustand darstellt, in welchem in der langen Kette am wenigsten innere Anziehungskräfte vorhanden sind.

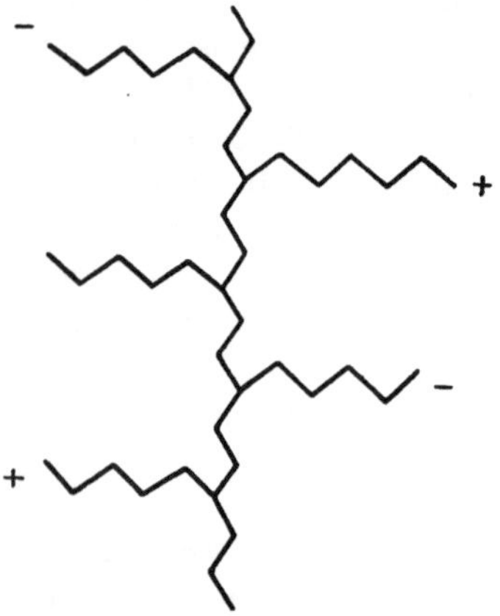

Abb. 123. Idealisiertes Schema einer Hauptvalenzkette mit in den Seitenketten verteilten verschiedenen Ladungen.

Was soeben von den Fasern berichtet wurde, läßt sich auch auf die tierischen und pflanzlichen Membranen übertragen. Auch diese zeigen normal charakteristische Röntgenogramme, in denen allerdings wegen der flächenhaften Ausdehnung der untersuchten Gebilde der Ordnungsgrad meist weniger hoch ist als in den entsprechenden Fasern, doch haben nähere Versuche, welche über Anregung von Herrn Professor H. EPPINGER an einer Reihe tierischer Membranen durchgeführt wurden, gezeigt, daß man in allen Fällen das typische Röntgenogramm des Kollagens erhält, daß also auch Membranen aus mizellartigen Elementen aufgebaut sind. Wenn man die Präparate — z. B. Perikard, Bauchfell, Netzhaut usw. — in einer Richtung streckt, kann man auch bei den tierischen Membranen einen verhältnismäßig deutlichen Orientierungseffekt nachweisen, der Diagramme ergibt, die den Bildern von Fasern und Muskeln bereits ziemlich ähnlich sind. Eine genaue Analyse der geometrischen Verhältnisse in solchen Präparaten steht allerdings noch aus, wäre aber im Hinblick auf den Zusammenhang mit den in diesem Buche vertretenen

Anschauungen von H. Eppinger und H. Kaunitz sicherlich von größtem Interesse.

Von besonderer Bedeutung ist die erwähnte *Zusammenlegung* der Eiweißketten für das Gebiet der *Quellungserscheinung*. Ausgedehnte röntgenographische Untersuchungen, insbesondere von Katz und Mark, haben ergeben, daß man zwei Arten des Eintrittes von Quellmittel unterscheiden muß. Es kann die Quellungsflüssigkeit in diejenigen Räume

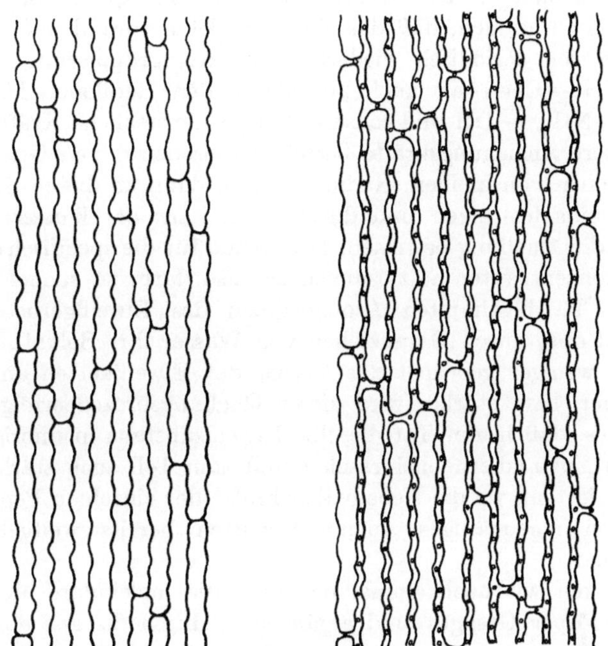

Abb. 124. Schema der intramizellaren Quellung. Die Hauptvalenzketten werden durch eindringende Moleküle (o) auseinandergedrängt.

eintreten, welche *zwischen* den einzelnen Mizellen vorhanden sind und sie erfüllen — *intermizellare* Quellung. In diesem Falle ändert zwar das untersuchte Objekt makroskopisch seine Dimensionen — es quillt auf — der innere Bau der Mizelle und das Röntgenbild bleibt aber erhalten. Anderseits gibt es auch Fälle, wo die eindringende Flüssigkeit in das Innere der Mizelle eintritt und sich zwischen die einzelnen Hauptvalenzketten einlagert. In diesem Falle verschwindet oder verändert sich das Röntgenbild bei gleichzeitiger Aufquellung des Präparates — *intramizellare* Quellung (Abb. 124). Beim Eiweiß sind *beide* Arten von Quellung bekannt: es kann ein Seidenfaden in Wasser oder in konzentrierter Salzlösung bis zu einem hohen Grad aufquellen, ohne daß das Röntgenogramm hierbei die leiseste Veränderung erfährt. Man wird daraus schließen, daß das reichliche Quellungswasser nur die intermizellaren Zwischenräume erfüllt und aufgeweitet hat. Quillt man hingegen den Faden in starken Säuren, so bietet er zwar von außen durchaus den gleichen Anblick, das Röntgenogramm aber ist verschwunden. Jetzt sind die Moleküle der Quellflüssigkeit auch in den Mizellverband eingetreten und haben die Hauptvalenzketten voneinander getrennt und in Unordnung gebracht (Abb. 124).

Daß Eiweißkörper in Wasser intramizellare Quellbarkeit zeigen, hängt damit zusammen, daß das Wassermolekül sowohl auf die in der Peptidkette sich periodisch wiederholende Atomgruppierung — NH — — CO — NH — CH — als auch auf die in den Radikalen häufig enthaltenen — NH_2, — OH und sonstige Gruppen erhebliche Kräfte ausübt. Noch stärkere Anziehungskräfte bestehen zwischen diesen Gruppen und positiven Ionen von kleinem Radius, die sich dann an diesen Stellen des Eiweißmoleküls festsetzen und durch *Nachziehen des Wassers* eine besonders starke Quellung bewirken. Der Grund für die spezifisch quellende Wirkung konzentrierter Salzlösungen ist also darin zu suchen, daß die Metallionen an bestimmten Atomgruppen des Eiweißgerüstes fixiert werden und dort durch Heranziehen von Wasser ihre Solvathüllen ausbauen. Je weniger geordnet das Gerüst der Eiweißketten an sich ist, umso rascher, bzw. stärker wird dieser Quellungsprozeß erfolgen. Dem entspricht es, daß in der Tat dieselbe Eiweißsubstanz in unorientiertem (amorphem) Zustand erheblich rascher und zum Teil auch stärker quillt, als in orientiertem, wo die Nebenvalenzkräfte der einzelnen Peptidketten durch deren regelmäßiges Aneinanderhaften bereits weitgehend abgesättigt sind.

Überblicken wir noch einmal das über die molekulare Morphologie der Eiweißkörper Gesagte und ergänzen es durch die aus dem mikroskopischen Studium sich ergebenden Tatsachen, so gelangt man zu folgendem Bild über den Aufbau eines aus Eiweiß bestehenden Objektes: Das Gewebe besteht zunächst aus *Zellen*, deren Dimension bei dem hauptsächlich in Betracht kommenden biologischen Objekten in der Größenordnung von 10 μ liegt. Die Zellen setzen sich aus einer Art Wand, dem Kern und dem mehr oder minder flüssigen Zellinhalt zusammen. Die Zellwände ihrerseits sind aus *Mizellen* (Größenordnung 70 mμ) oder aus im ungeordneten Zustand befindlichen *Hauptvalenzketten* aufgebaut. Die Hauptvalenzketten selbst wieder bestehen aus *Aminosäuren*. Demgemäß weist das Gefüge eines lebenden Gewebes bestimmte für die Trennung besonders in Frage kommende Angriffspunkte auf.

1. Die gröbsten Diskontinuitäten bilden die Flächen und Linien, entlang deren die Zellen aneinandergewachsen sind. Über ihre Eigenschaften gibt die Histologie Aufschluß.

2. Die Zellwände selbst sind wiederum von einem System von Trennungsflächen durchzogen, entlang derer die Mizellen aneinanderstoßen, diejenigen Flächen also, welche bei der intermizellaren Quellung eine Auflockerung erfahren.

3. Bei noch stärkerer Beeinflussung können auch die Hauptvalenzketten voneinander getrennt und das Gefüge in noch höherem Maße aufgelockert werden, was schließlich bis zur „Lösung" des Eiweißkörpers führen kann.

4. Bringt man endlich energische chemische Reagenzien zur Anwendung, dann werden auch die Hauptvalenzketten selbst in ihre Bestandteile aufgelöst, und es resultieren als letzte Bausteine die einzelnen Moleküle der Aminosäuren.

Die Durchlässigkeit von Eiweißmembranen. Die bisherigen Ausführungen haben sich mit dem *Eindringen* von Molekülen und Ionen in die interzellularen und intermizellaren Zwischenräume befaßt. Dieses Eindringen ist eine Vorstufe des *Durchtrittes* verschiedenartiger Substanzen durch Eiweißmembranen, und wir kommen damit zu einer Erscheinung, die im biologischen Geschehen von außerordentlicher Wichtigkeit ist: zur Durchlässigkeit.

Das entworfene Modell einer Membran macht es durchaus verständlich, daß die Durchlässigkeit keineswegs eine unveränderliche Größe ist, sondern in hohem Maße vom Zustand sowohl der Membran als auch des durchtretenden Stoffes abhängt. Alle Faktoren, die eine Quellung des Gefüges, also ein Auseinandergehen der Zellen, der Mizellen und endlich der Hauptvalenzketten bewirken, werden auch die Fähigkeit steigern, gelöste Stoffe — wie Eiweiß, Salze, Zucker usw. — hindurch zu lassen. Es ist daher verständlich, daß auch niedrig molekulare Substanzen, z. B. Amine, Aldehyde, Salze usw., für das Zirkulieren biologischer Flüssigkeiten im Organismus von großer Bedeutung sein können. Von Stoffen, die infolge ihres ungesättigten Charakters sehr reaktionsfähig sind, wie z. B. dem Allylamin, kann man eine unter Umständen sehr intensive Wirkung erwarten. Viele, von Eppinger und seinen Mitarbeitern ausgeführte Modellversuche mit Allylverbindungen und ähnlichen Substanzen bestätigen diese Vermutung. Auch das an und für sich eigentlich merkwürdige, in biologischer Hinsicht verschiedenartige Verhalten zweier so nahe verwandter Verbindungen wie es Kalium- und Natriumsalze zeigen, ist aus der verschiedenen Größe der Ionen des Kaliums und des Natriums verständlich. Ebenso wird begreiflich, warum eine Verschiebung des p_H von so großer Wirkung ist. Man wird auch darin den Grund zu suchen haben, daß verhältnismäßig kleine Verschiebungen der Wasserstoffionenkonzentration im Blute gleichbedeutend mit einem Aufhören der Lebenstätigkeit sind.

Alle bisher geschilderten Vorgänge sind mehr oder weniger reversibler

Natur; die zwischen oder in die Mizellen eingedrungenen Ionen oder Moleküle sind nicht durch Hauptvalenzen gebunden, sondern nur durch Nebenvalenzen angelagert. Wir kennen aber auch eine Reihe von Erscheinungen, die auf *irreversiblen* chemischen Reaktionen beruhen und bei denen die in das Raumgitter eingedrungenen Moleküle Hauptvalenzbindungen mit dem Gefüge eingehen. In diesem Falle werden die Eigenschaften des Gefüges in ganz anderer Richtung beeinflußt. Die Hauptvalenzketten werden nämlich bei solchen Reaktionen miteinander seitlich fester verknüpft, gewissermaßen vernäht und in ihrer gegenseitigen Beweglichkeit gehindert. Sie können sich nicht mehr entwirren und aneinander nicht mehr abgleiten, wodurch ein starreres und weniger elastisches Gefüge entsteht. Ein solcher Effekt wird technisch seit langem bei dem Vorgang der *Gerbung* und *Härtung* ausgenützt. Hier kommt es ja darauf an, der Haut, die aus Eiweißmizellen besteht, einen Teil ihrer Quellfähigkeit zu nehmen und sie härter und chemisch widerstandsfähiger zu machen. Die Härtung oder Gerbung kann man mit sehr verschiedenen Substanzen bewirken, die nur das eine gemeinsam haben müssen, daß sie eben imstande sind, eine feste Verknüpfung in der Mizelle gelegener reaktionsfähiger Gruppen zu bewerkstelligen. Die Härtung durch Formaldehyd beruht auf der Erscheinung der Bildung von Methylenbrücken zwischen den einzelnen Ketten. Analog, d. h. durch hauptvalenzmäßige Verknüpfung, wirken die mehrwertigen Phenole, und auch von Pyrazolonderivaten (z. B. dem Pyramidon) wäre Ähnliches denkbar. Schließlich können auch anorganische mehrwertige Ionen, wenn auch nicht im gleich starken Maße, ein Vernähen der Ketten bewirken. Selbstverständlich müssen die wirksamen Ionen mindestens zweiwertig sein, um zwei Ketten verbinden zu können. Das wichtigste Beispiel für diesen Falle wäre wohl das Kalziumion, aber auch Eisen oder Chromsalze wirken in gleicher Weise. Bei einer solchen Gerbung oder Vernähung der Hauptvalenzketten ist mit einer *Durchlässigkeitsverminderung*, also einer Dichtung der Membranen zu rechnen. Durch Abdeckung reaktionsfähiger Gruppen der Hauptvalenzketten treten außerdem Verschiebungen in den Ladungsverhältnissen des Eiweiß ein.

Überblickt man die hier gegebene schematische Darstellung der Vorgänge bei der Quellung und Entquellung und setzt sie in Beziehung zu dem im Hauptteil dieses Buches dargelegten Anschauungen über gewisse wichtige biologische Prozesse, so leuchtet ein, daß die bei Entzündungen beobachtete Verdickung bestimmter Membranen oder Fasern eine erhöhte Quellung darstellt. Die außerordentlich starke Wirkung gewisser niedrigmolekularer Substanzen — Methylamin, Allylamin — auf die Durchlässigkeit von Eiweißmembranen wird verständlich, wenn man bedenkt, daß diese sehr reaktionsfähigen organischen Verbindungen die Fähigkeit haben, sich an die verschiedenen Gruppen des Membrangerüstes anzulagern und dadurch den zwischenmolekularen Zusammenhang zu schwächen.

In der Tat hat die röntgenographische Untersuchung normaler und mit niedrigen Aminen behandelter Membranen gezeigt, daß durch die Behandlung eine Verlagerung der Mizelle eintritt, welche im Röntgenbild deutlich beobachtet werden kann. Ein stark gestrecktes Präparat von Perikard lieferte ein deutlich orientiertes Kollagendiagramm, wobei bereits bei Behandlung mit ganz verdünnten Lösungen von Allylamin eine Verminderung der Orientierung zu beobachten war. Man hat hier einen Fall von Beeinflussung eines mizellaren Gefüges vor sich, der mit der sogenannten Merzerisierung der Zellulose auf das engste verwandt zu sein scheint. Bei der Zellulose kann man nämlich durch Behandlung mit konzentrierten Alkalien das mizellare Gefüge bis zu einem gewissen Grad auflockern, ein Effekt, der in der Textilindustrie zur Verbesserung der Anfärbbarkeit und Quellfähigkeit der Faser sowie zur Veränderung ihres Glanzes benutzt wird. Es stimmt durchaus mit unserer gesamten Kenntnis über das Verhalten mizellarer Systeme überein, wenn man auch bei Fasern und Membranen aus Eiweiß eine ähnliche auflockernde Wirkung des mizellaren Gefüges durch verschiedene reaktionsfähige chemische Substanzen beobachtet.

Das Eiweiß in Lösung. Werden die Hauptvalenzketten so weit auseinandergedrängt, daß ihr Abstand die gegenseitige Wirkungssphäre (4—5 Å) der diese Kette bildenden Atome überschreitet, so verliert die Mizelle überhaupt ihren Zusammenhang, und das Eiweiß geht in „Lösung". Im festen Zustand war die Aneinanderlagerung der Ketten und die räumliche Anordnung der Mizelle das entscheidende Kriterium. In der Lösung müssen wir uns zunächst fragen, wie weit die Aufteilung in kleinere Bruchstücke vor sich geht. Bleibt die Mizelle ganz oder zum Teil erhalten, oder wird sie bis in die einzelnen Aminosäuren zerlegt? Damit erhebt sich die Frage nach der *Größe* und *Form* der in der Lösung befindlichen Teilchen. Da die räumliche Ordnung im Zustand der Lösung verlorengegangen ist, kann man durch Röntgenuntersuchungen über diese Eigenschaften so gut wie keine Aussagen machen. Es sind ganz andere Methoden notwendig, um hier zu den gewünschten zahlenmäßigen Angaben kommen zu können. Vor allem haben sich in den letzten Jahren drei Verfahren für die Beantwortung dieser Frage besonders brauchbar erwiesen: Die Messung des *osmotischen Druckes*, die Verwendung der *Ultrazentrifuge* und die Bestimmung der *Viskosität*. In verdünnten Lösungen ist der osmotische Druck nach dem Gesetz von VAN'T HOFF einfach proportional der Anzahl der voneinander unabhängig beweglichen gelösten Teilchen, und zwar haben Lösungen gleicher molarer Konzentration gleichen osmotischen Druck. Da Eiweißlösungen infolge der sehr großen in ihnen enthaltenen Teilchen bei gleicher Gewichtskonzentration sehr

viel weniger Teilchen enthalten als etwa eine gleichprozentige Zuckerlösung, so ist ihr osmotischer Druck ein sehr geringer. Die Messungen
sind dadurch erschwert, und es können schon geringe Verunreinigungen
niedrig molekularer Substanzen bereits einen weit höheren osmotischen
Druck erzeugen als das gelöste Eiweiß. Trotzdem konnten durch weitgehende Verfeinerung der Methodik in den letzten Jahren zahlreiche
osmotische Messungen an Eiweißlösungen durchgeführt werden (Sören-
sen, Loeb, Rona, Hammarsten und besonders Adair), die eine mittlere
Teilchengröße für das gelöste Eiweiß in der Größe von etwa 60.000—70.000
geliefert haben.

Während bei niedrig molekularen Substanzen die für die Berechnung
des osmotischen Druckes notwendigen Voraussetzungen selbst bei Konzentrationen bis zu 5% recht gut erfüllt sind, ist dies bei den hochpolymeren Substanzen im allgemeinen nicht der Fall. Besonders anomales
Verhalten zeigen in dieser Richtung Lösungen der verschiedenen Zellulosederivate sowie auch Lösungen künstlicher Hochpolymerer. Man hat aus
der Tatsache, daß in solchen Systemen schon bei niedrigen Konzentrationen der osmotische Druck viel rascher zunimmt als die Menge der
gelösten Substanz, gefolgert, daß sich auch bei kleinen Konzentrationen
die gelösten Teilchen bereits gegenseitig behindern, bzw. das Lösungsmittel in seiner freien Beweglichkeit hemmen. Dies hat zu der Vorstellung
geführt, daß die Teilchen dieser Substanzen im gelösten Zustand längliche Form zeigen, weil hierdurch die Wahrscheinlichkeit einer gegenseitigen Behinderung und einer Behinderung des Lösungsmittels erheblich vergrößert wird. Es ist nun von Interesse, festzustellen, daß es
gewisse Eiweißkörper gibt, die in Lösung auch noch bis zu verhältnismäßig hohen Konzentrationen Proportionalität des osmotischen Druckes
mit der gelösten Substanzmenge zeigen, während andere sich ähnlich
verhalten wie die übrigen hochpolymeren Stoffe. Man wird daraus wohl
mit Recht den Schluß ziehen dürfen, daß es Eiweißkörper gibt, die in
der Lösung praktisch kugelförmige Gestalt haben und solche, die eine
langgestreckte Form annehmen. Die osmotischen Messungen allein
können nur als Hinweis auf dieses Verhalten gewertet werden, erst übereinstimmende Befunde der anderen Untersuchungsmethoden im gelösten Zustand verdichteten diesen Hinweis zu einer brauchbaren und
experimentell wohl begründeten Vorstellung. Andere Eiweißkörper
wieder, und zwar besonders die von extrem hohem Molekulargewicht,
lassen bei der osmotischen Untersuchung eine starke Konzentrations-
abhängigkeit des osmotischen Druckes und damit das Vorhandensein
länglicher Teilchen erkennen.

Wenn auch angesichts der Schwierigkeit der Messungen und der
Kleinheit der Effekte die osmotische Methode schwierig zu handhaben
ist, so liegt doch bereits ein recht umfangreiches Material vor, als dessen

Gesamtergebnis man hinstellen kann: die verschiedenartigen Eiweißkörper zeigen im gelösten Zustand Teilchengrößen von über 30.000; die Teilchenform ist teils kugelförmig, teils mäßig langgestreckt.

Als zweite Methode sei die in den letzten Jahren von The Svedberg entwickelte und mit außerordentlichem Erfolg auf die Untersuchung hochpolymerer Stoffe angewandte Ultrazentrifuge besprochen. Da die Teilchen der in Frage kommenden gelösten Substanz stets ein größeres spezifisches Gewicht haben als das Wasser oder das in Frage kommende Lösungsmittel,[1] ist es prinzipiell möglich, durch die Geschwindigkeit ihres Absinkens im Schwerefeld Rückschlüsse auf die Teilchengröße zu ziehen. Wegen der Kleinheit der Teilchen treten aber zwei Effekte hinzu, die eine unmittelbare Beobachtung der Sedimentation nicht gestatten.

Zunächst reicht die Größe des Erdschwerefeldes bei weitem nicht aus, um in praktisch zugänglichen Zeiten einen merklichen Effekt zu erzielen. Es ist vielmehr gerade die besondere Leistung Svedbergs gewesen, durch extrem hohe Rotationsgeschwindigkeit so große Schwerefelder künstlich erzeugt zu haben, daß eine merkliche Sedimentationsgeschwindigkeit eintritt. Die speziell für die Eiweißkörper in Frage kommenden Umdrehungsgeschwindigkeiten bewegen sich zwischen 20.000 und 120.000 pro Minute, was bei den gewählten Apparaturdimensionen bei der höchsten Umdrehungszahl Schwerefeldern von etwa dem millionenfachen Erdfeld entspricht.

Zweitens ist zu berücksichtigen, daß die Teilchen unter dem Einfluß der unregelmäßigen Stöße der Lösungsmittelmoleküle Brownsche Bewegung ausführen und hierdurch immer wieder in ganz regelloser Weise verlagert werden, ein Effekt, der der gleichmäßigen einsinnigen Wirkung des Feldes entgegenarbeitet. Die Sedimentation durch das Feld und die Diffusion durch die Brownsche Bewegung wirken also einander entgegen und können in der Ultrazentrifuge gesondert bestimmt werden. Im Prinzip kommt das Verfahren darauf hinaus, daß man die Konzentrationsveränderung, welche die ursprünglich gleichmäßige Lösung beim Zentrifugieren erleidet, mit Hilfe einer photographischen Methode verfolgt. Es würde hier zu weit führen, auf die großen experimentellen Schwierigkeiten, die zu überwinden waren, sowie auf die Einzelheiten der mathematischen Auswertung der Versuche einzugehen,[2] doch sei bemerkt, daß es durch die getrennte Messung der Diffusions-, bzw. Sedimentationsgeschwindigkeit möglich ist, sowohl die Größe als auch die Form der gelösten Teilchen mit einer gewissen Annäherung zu bestimmen.

---

[1] Das spezifische Gewicht der Eiweißkörper liegt zwischen 1,3 und 1,4.

[2] Zusammenfassende Darstellungen von The Svedberg finden sich z. B. in: Naturw. 22 (1934), 225 und B 1934 (Teil A), 117.

Die Ergebnisse sind in der Tabelle 41 zusammengefaßt. Es geht aus ihnen die von Svedberg zuerst gefundene, überaus interessante Tatsache hervor, daß die Eiweißkörper bezüglich ihrer Teilchengröße in ganz bestimmte Gruppen zerfallen, deren Gewichte ganzzahlige Vielfache von etwa 35.000 sind. Welche Ursache dieser merkwürdigen Ganzzahligkeitsbeziehung zugrunde liegt und welche Bedeutung ihr beim Aufbau der Eiweißkörper zukommt, ist noch unbekannt. Jedenfalls hat man mit bestimmten leicht beweglichen Eiweißsorten zu rechnen, deren Teilchen

Tabelle 41. Molekularkonstanten monodisperser Eiweißkörper nach The Svedberg.

Protein	Molekulargewicht	Sedimentationskonstante (20^0)	Dissymmetrie Zahl	Molekülradius $m\mu$
Gruppe I				
Klasse 1				
Ovalbumin........	$34\,500 = 1,00$	$3,54.10^{-13}$	1,00	2,17
Insulin	$35\,100 = 1,01$	$3,47.10^{-13}$	1,00	2,18
Bence-Jones Eiweiß	$35\,000 = 1,01$	$3,55.10^{-13}$	1,00	2,18
Klasse 2				
Hämoglobin.......	$68\,000 = 1,97$	$4,37.10^{-13}$	1,25	Nicht kugelförmig
Serumalbumin.....	$67\,500 = 1,96$	$4,21.10^{-13}$	1,29	,,
Klasse 3				
Serumglobulin	$103\,800 = 3,03$	$5,66.10^{-13}$	1,28	,,
Klasse 4				
Amandin	$208\,000 = 6,04$	$11,4\ .10^{-13}$	1,03	3,94
Edestin..........	$208\,000 = 6,04$	$12,8\ .10^{-13}$	0,93	3,94
Excelsin	$212\,000 = 6,15$	$11,8\ .10^{-13}$	1,02	3,96
Legumin..........	$208\,000 = 6,04$	$11,5\ .10^{-13}$	1,02	3,96
C-Phycocyan	$208\,000 = 6,04$	$11,2\ .10^{-13}$	1,05	3,94
R-Phycocyan......	$206\,000 = 5,97$	$11,1\ .10^{-13}$	1,00	3,95
R-Phycoerythrin...	$203\,000 = 6,06$	$11,5\ .10^{-13}$	1,02	3,95
Gruppe II				
H-Hämocyanin	$5\,000\,000$	$98\ .10^{-13}$	1,05	12,0
L-Hämocyanin	$2\,000\,000$	$35,7\ .10^{-13}$	1,56	Nicht kugelförmig

klein und kugelförmig sind, und mit anderen erheblich schwerer beweglichen, deren Teilchen das zehn- bis hundertfache Gewicht haben können und die meist eine von der Kugelform abweichende Teilchengestalt besitzen. Zur Charakterisierung der Teilchenform hat Svedberg die sogenannte Dissymmetriezahl angeführt, die in der Tabelle 41 enthalten ist. Der Wert 1 entspricht einem kugelförmigen Teilchen, Abweichungen hiervon drücken sich in größeren Werten der Dissymmetriezahl aus.

Vergleicht man die Ergebnisse der beiden erwähnten Methoden, so kann man eine recht weitgehende Parallelität ihrer Aussagen insoferne feststellen, als man in beiden Fällen zu Teilchengewichten in der gleichen Größenordnung sowie zu übereinstimmenden Befunden über die Teilchenform geführt wird.

Weitere Anhaltspunkte, die in dieselbe Richtung weisen, liefern die Untersuchungen über die Viskosität von Eiweißlösungen.

Viskositätsmengen werden auf dem Gebiet der hochpolymeren Substanzen schon seit langem qualitativ zur Bestimmung der Teilchengröße des gelösten Stoffes verwendet. In der Technik der Zelluloseverarbeitung — Kunstseide, Film, Lack usw. — sowie in der Schmiermitteltechnik dient die Bestimmung der Viskosität schon seit Jahren erfolgreich zur Charakterisierung der betreffenden Produkte. BILTZ und OSTWALD haben auf diesem Gebiet die ersten orientierenden Untersuchungen durchgeführt, welche einen Zusammenhang zwischen Viskosität und Teilchengröße als wahrscheinlich erscheinen ließen. In den letzten Jahren ist nun durch die systematischen Untersuchungen STAUDINGERS, die sich sowohl auf natürliche als auch auf künstliche hochpolymere Substanzen erstreckten, gezeigt worden, daß zwischen der Viskosität einer hochpolymeren Lösung und der Teilchengröße ein zwar nicht exakter aber doch für die Charakterisierung der Lösung überaus wichtiger Zusammenhang besteht, der allerdings nur dann gilt, wenn die betreffenden Lösungen keine Ionen enthalten. Besonders zahlreiche, in erster Linie von STAUDINGER und seinen Mitarbeitern durchgeführte Untersuchungen haben gezeigt, daß in genügend verdünnten Lösungen die durch den gelösten Stoff hervorgerufene prozentuelle Viskositätserhöhung — die sogenannte spezifische Viskosität — proportional der Konzentration c und proportional dem Teilchengewicht M der gelösten Substanz ist.

$$\frac{\eta_{sp}}{c} = K_m \cdot M.$$

Die Proportionalitätskonstante K_m ist für eine bestimmte Substanz charakteristisch und hängt nur noch in gewissem Ausmaß von der Temperatur und dem Lösungsmittel ab. Ist sie einmal für eine bestimmte Substanz bekannt, dann läßt sich mit Hilfe der obigen „STAUDINGERschen Gleichung" das Teilchengewicht mit einer gewissen Annäherung berechnen. Während auf diesem Wege über zahlreiche Zellulosederivate sowie über synthetische Hochpolymere eine Reihe interessanter Zahlen erbracht werden konnte, ist bisher auf dem Gebiet der Eiweißlösungen mit der STAUDINGERschen Gleichung weniger gearbeitet worden. Zum Teil hat dies seinen Grund in der Anwesenheit elektrischer Ladungen und in der starken Abhängigkeit der Viskosität vom Ionengehalt der Lösung.

Neben den drei genannten Untersuchungsmethoden gibt es natürlich noch eine große Reihe anderer Möglichkeiten, Eiweißlösungen zu studieren. Es sei nur an elektrochemische und optische Untersuchungen erinnert sowie an die Messung der Oberflächenspannung und anderer Eigenschaften solcher Lösungen. Hier würde eine Eörterung des überaus reichhaltigen experimentellen Materials viel zu weit führen, und es sei daher diesbezüglich auf die einschlägige Darstellung von PAULI und VALKO[1] hingewiesen. Insgesamt gestatten diese Methoden zahlreiche Einblicke in die Feinheiten des Aufbaues der Eiweißkörper und bestätigen das allgemeine und für die vorliegende Darstellung wesentliche Ergebnis, daß die Eiweißkörper in gelöstem Zustand teils kugelförmige, teils längliche Teilchen darstellen, deren Gewicht bei etwa 30.000 beginnt und bis zu einem zehnfachen Werte ansteigen kann. Vermutlich hat man es mit mehr oder weniger verknäuelten Peptidketten zu tun, die recht erhebliche Anteile von Lösungsmitteln mit sich führen können. Die Anwesenheit von Ladungen im Bereiche dieser Knäuel bewirkt die starke Wechselwirkung mit in der Flüssigkeit vorhandenen Ionen (Ausfällung, Löslichkeitserhöhung). Viele Beobachtungen deuten darauf hin, daß diese Knäuel durch äußere Kräfte — Bewegung des Lösungsmittels — deformiert werden und eine längliche Gestalt annehmen.

Dieser Effekt ist besonders beim Kautschuk und Polystyrol durch die gleichzeitige Beobachtung der Strömungsdoppelbrechung der Viskosität und des Verhaltens in der Ultrazentrifuge recht wahrscheinlich gemacht worden und dürfte, aus dem analogen Verhalten zu schließen, auch bei den Eiweißkörpern eine ziemliche Rolle spielen. Bei diesen Hochpolymeren muß man eben annehmen, daß mehr oder weniger biegsame Hauptvalenzketten vorliegen, die in entsprechend verdünnter Lösung als isolierte (mit Lösungsmittel inbibierte) Knäuel vorhanden sind, in konzentrierter Lösung sich zu aggregieren beginnen und im Gel je nach den während der Koagulation obwaltenden Verhältnissen zu geordneten Mizellen zusammengeschlossen oder als knäuelförmige Gebilde regellos nebeneinander gelagert sind. Die Länge der Kette selbst hängt mit dem Molekulargewicht zusammen und ist diesem proportional. Die Länge der in der Lösung befindlichen Teilchen ist aber wegen der Verknüllung eine erheblich kleinere, so daß das Achsenverhältnis der gestreckten Kette, wie es sich aus den Atommodellen entsprechend den Abb. 120 und 121 ergibt, durchaus nicht mit dem Achsenverhältnis des in der Lösung tatsächlich vorhandenen Teilchens übereinzustimmen braucht. Im allgemeinen wird man in der Lösung mit erheblich stärkerer Annäherung an die Kugelform zu rechnen haben, wenn auch die Kugelform selbst nur wieder in speziellen Fällen realisiert ist. Zu der allge-

---

[1] Wo. PAULI und E. VALKO, Kolloidchemie d. Eiweißkörper, Handbuch d. Kolloidwissenschaft.

meinen aus der freien Drehbarkeit der Kettenglieder herzuleitenden Tendenz der Knäuelbildung tritt nun bei den Eiweißkörpern noch die Tatsache hinzu, daß wegen der speziellen chemischen Zusammensetzung hier in das Gerüst des Teilchens elektrisch aufgeladene Gruppen eingelagert sind, deren Ladungszustand von der Azidität der umgebenden Flüssigkeit abhängt (Abb. 123). Je nachdem ob einander abstoßende oder anziehende Ladungen im Inneren eines solchen Knäuels vorhanden sind, wird durch ihre gegenseitige Wechselwirkung die kugelige oder längliche Form des Teilchens eine Begünstigung erfahren. Aber nicht nur von diesen inneren Kräften hängt die Gestalt der in Lösung befindlichen Gebilde ab, sondern auch davon, ob sie von außen starken Zug- oder Strömungskräften ausgesetzt sind. Die Viskosität solcher Lösungen ist nicht nur im höchsten Grad eine Funktion des Ionengehaltes, sondern auch abhängig von der Strömungsgeschwindigkeit, unter Umständen sogar von der Strömungsform. All diese Umstände liefern zwar durchaus nicht die Möglichkeit, das Verhalten einer Eiweißlösung in quantitativer Weise vorhersagen zu können, sie machen aber zumindestens verständlich, wie tatsächliche Erscheinungen so außerordentlich kompliziert und von den gegebenen Verhältnissen in so hohem Maße abhängig sind. Wenn man die Viskosität des Blutes, die Senkungsgeschwindigkeit der Blutkörperchen oder andere Eigenschaften biologischer Flüssigkeiten verstehen will, dann wird man alle die erwähnten Umstände mitberücksichtigen müssen und nur mit ihrer Hilfe in die Lage sein, sicn ein wenigstens qualitatives Bild von dem Verhalten der in Frage stehenden Systeme zu machen.

Die vorliegende Darstellung der neueren Anschauungen über den Aufbau von Eiweißkörpern ist mit Absicht nur in aller Kürze und unter Betonung nur der wichtigsten Effekte abgefaßt worden und möge zeigen, daß man sich gegenwärtig schon recht konkrete Vorstellungen über jedes einzelne Stadium dieses Aufbaues machen kann. Im Zusammenhang mit den im Hauptteil des vorliegenden Buches beschriebenen Erscheinungen besonders im Hinblick auf das überaus reichhaltige experimentelle Material an lebenden Organismen scheint die Möglichkeit der überwiegenden Wirkung gewisser niedrigmolekularer organischer Körper mit unserer allgemeinen Kenntnis über die Struktur des Eiweiß in bestem Einklang zu stehen. Über die Tatsache dieser Wirkung hinaus lassen sich nunmehr eine Reihe interessanter Fragen über den molekularen Mechanismus der auflockernden Wirkung einerseits und der diese Auflockerung wieder aufhebenden Wirkung gewisser Substanzen anderseits formulieren. Für den Kolloidchemiker bilden die physiologischen und medizinischen Erfahrungen einen starken und überaus wichtigen Anreiz, die grundlegenden Kenntnisse über die Eiweißstruktur dazu zu benutzen, um ein zwar sicherlich unvollständiges aber konkretes Bild von den molekularen Vorgängen zu entwerfen.

Für den Mediziner wiederum mag es von Vorteil sein, wenn er die ungeheure Fülle des Tatsachenmaterials von einem einheitlichen Gesichtspunkt aus ordnen kann. Es wird die Aufgabe beider, der Mediziner und der Chemiker, sein, die noch vorhandenen Widersprüche aufzuklären und das entworfene Modell auszubauen und zu verfeinern. Bei dieser Arbeit wird neben den experimentellen Ergebnissen und den Modellversuchen der Theoretiker auch den Beobachtungen und Erfahrungen des Praktikers, vor allem des praktischen Arztes, eine große Bedeutung zukommen. An Hand dieser Ausführungen mag vielleicht die Auswertung solcher Beobachtungen erleichtert werden.

In den letzten Jahren sind einige Monographien erschienen, in denen sich ausführliche Literaturangaben vorfinden und auf die zur eingehenden Orientierung verwiesen sei:

H. A. STUART: Molekülstruktur, Berlin: J. Springer, 1934.

K. H. MEYER und H. MARK: Der Aufbau der hochpolymeren organischen Naturstoffe. Leipzig: Akad. Verlagsges. m. b. H. 1930.

H. SAECHTLING: Hochpolymere organische Naturstoffe. Braunschweig: E. Vieweg und Sohn, 1935.

W. T. ASTBURY: Fundamentals of Fibre Structure. London: Humphrey Milford 1933.

Wo. PAULI und E. VALKO: Kolloidchemie d. Eiweißkörper, 2. Aufl. Dresden: Th. Steinkopff, 1933.

Wo. PAULI: The Chemistry of the Amino Acids and the Proteins in Annual Review of Biochemistry James Murray Luck, Stanford University, Volume III, 1934.

H. STAUDINGER: Die hochmolekularen Verbindungen. Kautschuk und Cellulose. Berlin: J. Springer, 1932.

Das Permeabilitätsproblem. Seine physiologische und allgemein-pathologische Bedeutung. Von Dr. phil. et med. **Ernst Gellhorn,** a. o. Professor der Physiologie an der Universität Halle a. S. („Monographien aus dem Gesamtgebiet der Physiologie der Pflanzen und der Tiere", 16. Band.) Mit 42 Abbildungen. X, 441 Seiten. 1929.
RM 30.60; gebunden RM 31.86

Gewebsproliferation und Säurebasengleichgewicht. Von Dr. **Rudolf Bálint †,** o. ö. Universitäts-Professor, Direktor der I. Med. Klinik der Pázmány Péter-Universität in Budapest, und Dr. **Stefan Weiß,** Assistent der I. Med. Klinik, Budapest. Mit einem Vorwort von Baron A. v. Korányi, o. ö. Universitäts-Professor, Direktor der III. Med. Klinik, Budapest. („Pathologie und Klinik in Einzeldarstellungen", 2. Band.) Mit 59 Abbildungen. VIII, 209 Seiten. 1930.   RM 15.12; gebunden RM 16.56

Vorlesungen über funktionelle Pathologie und Therapie der Nierenkrankheiten. Von Dr. **Baron Alexander von Korányi,** o. ö. Professor, Direktor der III. Medizinischen Klinik der K. Ungar. Pázmány Péter Universität der Wissenschaften in Budapest. Mit 37 Abbildungen. VIII, 330 Seiten. 1929.   RM 21.60; gebunden RM 24.12

Physikalisch-chemische Probleme in der Chirurgie. Von Privatdozent Dr. **C. Häbler,** Würzburg. Mit 62 Abbildungen. VIII, 275 Seiten. 1930.   RM 17.64

Die Wasserstoffionenkonzentration. Ihre Bedeutung für die Biologie und die Methoden ihrer Messung. Von Professor Dr. **Leonor Michaelis,** New York. Zweite, völlig umgearbeitete Auflage. Mit 32 Textabbildungen. XII, 271 Seiten. 1922. Unveränderter Neudruck 1927, mit einem die neuere Forschung berücksichtigenden Anhang.   Gebunden RM 14.85

Als zweiter Teil der „Wasserstoffionenkonzentration" erschien:

Oxydations-Reductions-Potentiale mit besonderer Berücksichtigung ihrer physiologischen Bedeutung. Von Professor Dr. **Leonor Michaelis,** New York. Zweite Auflage. Mit 35 Abbildungen. XI, 259 Seiten. 1933. („Monographien aus dem Gesamtgebiet der Physiologie der Pflanzen und der Tiere", 1. und 17. Band.) RM 18.—; geb. RM 19.60

ᵂ**Elektrochemie der Kolloide.** Von Professor Dr. **Wolfgang Pauli,** Vorstand des Institutes für Medizinische Kolloidchemie der Universität Wien, und Dr. **Emerich Valkó,** Gew. Assistent am Institute für Medizinische Kolloidchemie der Universität Wien. Mit 163 Abbildungen im Text und 252 Tabellen. XII, 647 Seiten. 1929.   RM 66.—; gebunden RM 68.—

Histamin. Seine Pharmakologie und Bedeutung für die Humoralphysiologie. Von **W. Feldberg** und **E. Schiff** am Physiologischen Institut der Universität Berlin. („Monographien aus dem Gesamtgebiet der Physiologie der Pflanzen und der Tiere", 20. Band.) Mit 86 Abbildungen. XII, 582 Seiten. 1930.
RM 43.20; gebunden RM 44.82

Anatomie und Physiologie der Capillaren. Von **A. Krogh,** Professor der Zoophysiologie an der Universität Kopenhagen. Zweite Auflage. Ins Deutsche übertragen von Dr. Wilhelm Feldberg, Vol.-Assistent am Physiologischen Institut der Universität Berlin. („Monographien aus dem Gesamtgebiet der Physiologie der Pflanzen und der Tiere", 5. Band.) Mit 97 Abbildungen. IX, 353 Seiten. 1929.
RM 23.40; gebunden RM 24.66

ᵂ= Verlag von Julius Springer - Wien

Das Versagen des Kreislaufes. Dynamische und energetische Ursachen. Von Professor Dr. **Hans Eppinger,** Direktor der medizinischen Universitätsklinik in Freiburg i. Br., Dr. **Franz Kisch** und Dr. **Heinrich Schwarz.** Mit 56 Abbildungen. V, 238 Seiten. 1927.   RM 14.85

Über das Asthma cardiale. Versuch zu einer peripheren Kreislaufpathologie. Von Professor Dr. **Hans Eppinger,** Dr. **L. v. Papp** und Dr. **H. Schwarz,** Erste Med. Klinik in Wien. Mit 39 Abbildungen im Text. VII, 217 Seiten. 1924.   RM 8.64

Herzkrankheiten. Eine Darstellung für praktische Ärzte und Studierende. Von Sir **Thomas Lewis,** Physician in Charge of Department of Clinical Research-University College Hospital, London. Übersetzt von Dr. med. W. Hess, Freiburg i. Br. Mit einem Geleitwort von Prof. Dr. F. Volhard, Frankfurt a. M. („Fachbücher für Ärzte", 17. Band.) Mit 45 Abbildungen. XVI, 270 Seiten. 1935.   Gebunden RM 18.—

Die Bezieher der „Klinischen Wochenschrift" erhalten einen Nachlaß von 10 %.

ᵂ**Klinik und Therapie der Herzkrankheiten.** Vorträge für praktische Ärzte. Von Privatdozent Dr. **D. Scherf,** Assistent der I. medizinischen Universitäts-Klinik in Wien. Zweite, verbesserte und vermehrte Auflage. Mit 10 Textabbildungen. VI, 232 Seiten. 1935.   RM 6.60

Die Krankheiten des Herzens und der Gefäße. Von Dr. **E. Edens,** a. o. Professor an der Universität München. Mit 239 zum Teil farbigen Abbildungen. VIII, 1057 Seiten. 1929.   RM 59.40; gebunden RM 62.10

Das Beriberi-Herz. Morphologie, Klinik, Pathogenese. Von Professo Dr. **K. F. Wenckebach,** em. Vorstand der I. Medizinischen Universitätsklinik Wien. („Pathologie und Klinik in Einzeldarstellungen", 6. Band.) Mit 38 Abbildungen. VII, 106 Seiten. 1934. RM 12.—; gebunden RM 13.50

Avitaminosen und verwandte Krankheitszustände. Bearl tet von W. Fischer, Rostock, P. György, Heidelberg, B. Ki Erlangen, C. H. Lavinder, New York, B. Nocht, Hamburg, V. Sal Berlin, A. Schittenhelm, Kiel, J. Shimazono, Tokyo, W. Steᴊ Breslau. Herausgegeben von **W. Stepp** und **P. György.** (Aus „Enzyklopä der klinischen Medizin", Spezieller Teil.) Mit 194 zum Teil farbigen bildungen. XII, 817 Seiten. 1927.   RM 59

Die Krankheiten des Stoffwechsels und ihre Behandlung. Professor Dr. **E. Grafe,** Direktor der Medizinischen und Nervenklinik ι Universität Würzburg. („Fachbücher für Ärzte", 14. Band.) Mit 34 Aι bildungen und 56 Tabellen. XI, 519 Seiten. 1931.   Gebunden RM 26.64

ᵂ = Verlag von Julius Springer - Wien